临床常见病护理技术与操作规范

LINCHUANG

CHANGJIANBING

HULI JISHU YU CAOZUO GUIFAN

■ 唐科毅　等 主编

上海科学普及出版社

图书在版编目（CIP）数据

临床常见病护理技术与操作规范／唐科毅等主编. —上海：上海科学普及出版社，2023.6
ISBN 978-7-5427-8483-4

Ⅰ.①临… Ⅱ.①唐… Ⅲ.①护理–技术操作规程 Ⅳ.①R472–65

中国国家版本馆CIP数据核字（2023）第113091号

统　　筹　张善涛
责任编辑　陈星星
整体设计　宗　宁

临床常见病护理技术与操作规范
主编　唐科毅　等
上海科学普及出版社出版发行
（上海中山北路832号　邮政编码200070）
http://www.pspsh.com

各地新华书店经销　　山东麦德森文化传媒有限公司印刷
开本 787×1092 1/16　印张 29.25　插页 2　字数 749 000
2023年6月第1版　　2023年6月第1次印刷

ISBN 978-7-5427-8483-4　定价：198.00元
本书如有缺页、错装或坏损等严重质量问题
请向工厂联系调换
联系电话：0531-82601513

编委会
EDITORIAL COMMITTEE

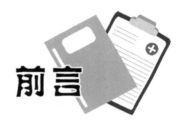

前言

　　护理工作是临床医务工作的关键组成部分,护理技能则是护理工作中最为基础的内容。随着科学技术的发展和医疗水平的提高,临床新理念、新技术、新器械不断涌现,这对护理工作者的知识结构和临床技能提出了更高的要求。同时,随着研究的不断深入,人们对疾病的认识也在不断加深,护理工作者必须不断学习、交流临床护理经验,熟悉并掌握新的护理学进展,才能跟上护理学发展的步伐,更好地为患者服务。为了帮助广大护理工作者更好地认识和了解相关疾病,提高自身护理技能水平,我们特组织了一批具有丰富临床经验的护理专家精心编写了《临床常见病护理技术与操作规范》一书。

　　本书注重将理论知识与临床实践相结合,首先简要叙述了护理学的基础理论知识,然后详细介绍了临床科室常见病的概述、病因、发病机制、临床表现、辅助检查、治疗、护理诊断、护理措施和护理评估等内容。本书在参考国内外大量护理学资料的基础上紧密结合了当前临床护理技术的进展,内容丰富、重点突出、结构合理,融科学性、系统性和实用性于一体。本书有助于提高护理工作者分析问题和解决问题的能力,可供各级医院的护理工作者参考使用,也可作为护理院校师生的辅助参考资料。

　　由于护理涉及内容繁杂,加上编者编写水平有限、编写经验不足,书中难免存在疏漏和不足之处,恩请广大读者在阅读过程中不断提出宝贵的意见和建议,以供今后修订时完善。

《临床常见病护理技术与操作规范》编委会

2023 年 3 月

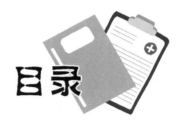

目录

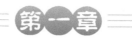

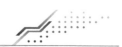

第一章

护理学概述

第一节　护理学的发展史

人们把护士比作"无翼天使"，象征着护士职业的崇高，护士是以人类的健康为服务目标的科技工作者，犹如天使维护着人们的生命和健康。100多年来，护理学与医学一同发展，经历了自我护理、简单的清洁卫生护理、以疾病为中心的护理、以患者为中心的护理，直至以人的健康为中心的护理的发展历程。通过实践、教育和研究，不断得到了充实和完善，逐渐形成了特有的理论和实践体系，成为一门独立的学科。

护理产生于人类生存的需要，护理学的发展与人类的文明和健康息息相关。学习护理学的发展历史，可以使护士了解护理学发展过程中的经验及教训，分析及把握现在，预测未来，更好地满足社会对护理服务的需要，提高人们的健康水平。

一、国外护理学的发展史

自有人类以来就有护理，护理是人们谋求生存的本能和需要。因此，可以说护理学是最古老的艺术，最年轻的专业。

（一）人类早期的护理

有了人类就有了生老病死，也就逐渐形成医疗和护理的实践活动。在古代，为谋求生存，人类在狩猎、与自然灾害抗争的活动中难免会有疾病、创伤，人们以自我保护式、互助式、经验式、家庭式等爱抚手段与疾病和死亡做斗争，由此积累了丰富的医疗、护理经验。在古埃及，以木乃伊的制作著称于世，尸体防腐、尸体包裹即为绷带包扎术的创始，还有止血、伤口缝合，以及用催吐、灌肠净化身体等护理技术；在社会发展进程中，人类逐渐认识到进熟食可减少胃肠疾病，开始了解饮食与胃肠疾病的关系；将烧热的石块或炒热的沙放在患处以减轻疼痛，这就是最原始而简单的热疗。古罗马十分重视个人卫生和环境卫生，修建公共浴室，修建上、下水道以供应清洁的饮水。印度最早有关医学的记载，见于公元前1600年婆罗门教的经典《吠陀经》，以此作为戒律、道德及医药行为的准则；它还包括治疗各种疾病的论述和要求人们有良好的卫生习惯，如每天刷牙、按时排便、洗涤等，叙述了医药、外科及预防疾病等方面的内容。在人类社会早期，由于科学的落后，医、药、护理活动长期与宗教和迷信活动联系在一起。公元初年基督教兴起，开始了教会1 000多年对医护的影响。教徒们在传播信仰、广建修道院的同时，还开展了医病、济贫等慈善事业,并建立了医院。这些医院最初为收容徒步朝圣者的休息站,后来发展为收治精神病、麻风病等疾病的医院及养老院。一些献身于宗教的妇女,在从事教会工作的同时,还参加对老弱病残的护理,并使护理工作从家庭走向社会。她们当中多数人未受过专门的训练,但工作认真,服务热忱,有奉献精神,受到社会的赞誉和欢迎,这是早期护理工作的雏形,对以后护理事业的发展有良好的影响。

(二)中世纪的护理

中世纪(476—1500 年),欧洲由于政治、经济、宗教的发展,频繁的战争,疾病的流行,对医院和护士有了迫切需要,这对护理工作的发展起到了一定的促进作用,护理逐渐由"家庭式"迈向了"社会化和组织化的服务",形成了宗教性、民俗性及军队性的护理社团。各国虽然建立了数以百计的大小医院,但条件极差,各种疾病的患者混杂住在一起,因此患者和医务人员的交叉感染率和病死率极高。这些医院大多受宗教控制,担任护理工作的多为修女,她们缺乏护理知识,得不到任何护理培训的机会,又无足够的护理设备,更谈不上护理管理。因此,当时的护理工作仅仅局限于简单的生活照料。

(三)文艺复兴时期与宗教改革时期的护理

文艺复兴使欧洲各国的政治经济发生了变化,科学的进步带动了医学的迅速发展。在此期间,人们揭开了对疾病的迷信,对疾病的治疗有了新的依据。文艺复兴以后,因慈善事业的发展,护理逐渐摆脱教会的控制,从事护理的人员开始接受部分的工作训练以专门照顾伤病者,类似的组织相继成立,护理开始走向独立职业之旅。发生于 1517 年的宗教革命,使社会结构发生了变化,妇女地位下降,多数修道院及教会医院被毁或关闭,从事护理工作的修女也受到迫害,纷纷逃离医院,教会支持的护理工作由此停顿,导致护理人员极度匮乏。为了满足需要,一些素质较低的妇女进入护理队伍,她们既无经验又无适当训练,也缺乏宗教热忱,致使护理质量大大下降,护理的发展进入了历史上的黑暗时期。

(四)南丁格尔的贡献与现代护理的诞生

19 世纪中期,由于科学的不断发展,欧洲相继开设了一些护士训练班,护理的质量和地位有了一定的提高。1836 年,德国牧师西奥多·弗里德尔建立了世界上第一个较为正规的护士训练班。南丁格尔曾在此接受了 3 个月的护士训练,现代护理的发展主要是从南丁格尔时代开始的。

1.南丁格尔的事迹

19 世纪中叶,南丁格尔首创了科学的护理专业,护理学理论才逐步形成和发展,护理学教育也逐步走上了正轨。国际上称这个时期为"南丁格尔时代",这是护理学发展的一个重要转折点,也是现代护理学的开始。

南丁格尔,英国人,1820 年 5 月 12 天生于意大利的佛罗伦萨,她家境优裕,受过高等教育,具有较高的文化修养。她乐于关心和照顾受伤的患者,立志要成为一位为患者带来幸福的人。

1854—1856 年,英、法等国与俄国爆发了克里米亚战争。战争开始时,英军的医疗救护条件非常低劣,伤员死亡率高达 42%。当这些事实经报界披露后,国内哗然。南丁格尔立即写信给当时的英国陆军大臣,表示愿意带护士前往前线救护伤员。获准后,南丁格尔率领 38 名护士奔赴战地医院。在前线,南丁格尔充分显示了她各方面的才能,她利用自己的声望和威信进行募捐活动,并用募捐到的 3 万英镑为医院添置药物和医疗设备,改善伤员的生活环境和营养条件,整顿手术室、食堂和化验室,很快改变了战地医院的面貌,只能收容 1 700 名伤员的战地医院经她安排竟可收治 3 000～4 000 名伤员。在这里,她的管理和组织才能得到充分发挥。6 个月后,战地医院发生了巨大的变化,伤员死亡率从42%迅速下降至2.2%。这种奇迹般的有目共睹的护理效果震动了全国,同时改变了英国朝野对护士们的评价并提高了妇女的地位,护理工作从此受到社会重视。南丁格尔建立了护士巡视制度,每天夜晚她总是提着风灯巡视病房,一夜巡视的路程在7千米以上。许多士兵回英国后,把南丁格尔在战地医院的业绩编成小册子和无数诗歌流传各地。有一首诗在50年之后仍在英国士兵们重逢时传诵,诗中称"南丁格尔是伤员的保卫者、守护神,毫不谋私,有一颗纯正的心,南丁格尔小姐是上帝给我们最大的福恩"。南丁格尔终身未婚,毕生致力于护理的改革与发展,将一生贡献给了护理事业。

2.南丁格尔的贡献

(1)为护理的科学化发展提供了基础:南丁格尔对护理事业的杰出贡献,在于她使护理走向科学的专业化轨道,并成功地使护理从医护合一的历史状态中分离出来。基于她的努力,护理逐渐摆脱了教会的控制及管理而成为一种独立的职业。她认为"护理是一门艺术,需要以组织性、实务性及科学性为基础",她确定了护理学的概念和护士的任务,提出了公共卫生的护理思想,形成并发展了独特的环境学说,开创了护理理论研究的先河。她对护理专业及其理论的精辟论述,形成了护理学知识体系的雏形,奠定了近代护理理论基础,确立了护理专业的社会地位和科学地位,推动护理学成为一门独立的学科。

(2)创办了世界上第一所护士学校:经过克里米亚战场的护理实践,南丁格尔深信护理是科学事业,护士必须要经过严格的科学训练,同时还应是具有献身精神、品德高尚、在任何困难条件下都能护理伤病员的有博爱精神的人。1880年,南丁格尔在伦敦圣托马斯医院用"南丁格尔基金"创建了世界上第一所护士学校——南丁格尔护士训练学校,开创了护理正式教育的新纪元。早年毕业于南丁格尔护士训练学校的学生,后来都成为护理骨干,她们在各地推行护理改革,创建护士学校,弘扬"职业自由,经济独立,精神自立"的南丁格尔精神,使护理工作有了崭新的局面。

(3)著书立说指导护理工作:南丁格尔一生写了大量的笔记、书信、报告和论著等,其中最著名的是《医院札记》和《护理札记》。在《医院札记》中,她阐述了自己对改革医院管理及建筑方面的构思、意见及建议。在《护理札记》中,她阐述了自己的护理思想及对护理的建议。这两本书多年来被视为各国护士必读的经典护理著作,曾被翻译成多种文字。直到今日,她的理念和思想对护理学仍有其指导意义。

(4)创立了一整套护理制度:南丁格尔强调在设立医院时必须先确定相应的政策,采用系统化的护理管理方式,制定医院设备及环境方面的管理要求,从而提高护理工作效率及护理质量。在护理组织机构的设立上,要求每个医院必须设立护理部,并由护理部主任来管理护理工作;要适当授权,以充分发挥每位护理人员的潜能。

(5)其他方面:南丁格尔强调了护理伦理及人道主义观念,要求护士不分信仰、种族、贫富,平等对待每位患者。同时,注重护理人员的训练及资历要求等。

南丁格尔以高尚的品德、渊博的知识和远大的目光投身护理工作,开创了科学的护理事业,提高了护理专业和护理人员的地位,对医院管理,环境卫生、家庭访视、生命统计及红十字会等都有较大贡献,为了纪念南丁格尔,在伦敦圣托马斯医院、印度及佛罗伦萨等地均铸有她的塑像,以供后人景仰。1907年,为表彰南丁格尔在医疗护理工作中的卓越贡献,英国国王授予她最高国民荣誉勋章,使她成为英国首位获此殊荣的妇女。1912年,国际护士会(ICN)倡议各国医院和护士学校在每年5月12天(南丁格尔诞辰日)举行纪念活动,并将5月12天定为国际护士节,以缅怀和纪念这位伟大的女性,旨在激励广大护士继承和发扬护理事业的光荣传统,以"爱心、耐心、细心、责任心"对待每一位患者,做好护理工作。国际红十字会设立南丁格尔奖章,作为各国优秀护士的最高荣誉奖,每2年颁发1次。我国从1983年开始参加第29届南丁格尔奖评选活动,至2017年已有81位优秀护士获此殊荣。

3.现代护理学的诞生

19世纪以后,现代护理学的诞生与各国经济、文化、教育、宗教、妇女地位及人民生活水平的改善有很大的关系。护理学在世界各地的发展很不平衡,总体来看,西方国家的护理学发展较快,护士的地位相对较高,其他国家的护理学发展相对滞后。现代护理学的发展实际上就是一个向专业化发展的过程,主要表现在以下几个方面。

(1)护理教育体制的建立:自1860年以后,欧美许多国家的南丁格尔式的护士学校如雨后春笋般出现,并逐渐完善了护理高等教育体系。以美国为例,1901年约翰霍普金斯大学开设了专门的护理课程;1924年耶鲁大学首先成立护理学院,学生毕业后取得护理学士学位,并于1929年开设硕士学位;1964年加州大学旧金山分校开设了第一个护理博士学位课程。世界其他国家和地区也创建了许多护士学校及护理学院,形成了多层次的护理教育体例。

(2)护理向专业化方向的发展:主要表现在对护理理论的研究及探讨、对护理科研的重视及投入和各种护理专业团体的形成。护理学作为一门为人类健康事业服务的专业,得到了进一步的发展及提高。

(3)护理管理体制的建立:自南丁格尔以后,世界各国都相继应用南丁格尔的护理管理模式,并将管理学的原理及技巧应用到护理管理中,强调了护理管理中的人性管理,并指出护理管理的核心是质量管理,对护理管理者要求更加具体及严格,如美国护理协会(ANA)对护理管理者有具体的资格及角色要求。

(4)临床护理分科的形成和深化:从1841年开始,特别是第二次世界大战结束以后,由于科学技术的发展及现代治疗手段的进一步提高,使护理专业化的趋势越来明显,如目前在美国,除了传统的内、外、妇、儿、急等分科,还有重症监护、职业病、社区及家庭等不同分科的护理。

(5)护理专业团队的成立:1899年,国际护士会(ICN)在英国伦敦正式成立,现总部设在瑞士日内瓦。ICN是世界各国自治的护士协会代表组织的国际护士群众团体,到目前已由创立之初的7个成员国扩大到111个会员国,拥有会员140多万人。ICN的使命是"代表全世界的护士推进护理专业的发展,影响卫生政策的制定"。

(五)现代护理学的发展

现代护理学的发展过程也是护理学科的建立和护理专业形成的过程。自南丁格尔开办护士学校,创建护理专业以来,护理学科不断变化和发展。从护理学的实践和理论研究来看,护理学的变化和发展可以概括性地分为以下3个阶段。

1.以疾病为中心的护理阶段

以疾病为中心的护理阶段(19世纪60年代至20世纪50年代)出现在现代护理发展的初期,当时医学科学的发展逐渐摆脱了宗教和神学的影响,各种科学学说被揭示和建立。在解释健康与疾病的关系上,人们认为疾病是由于病原体或外伤等外因引起的机体结构改变和功能异常,"没有疾病就是健康",导致医疗行为都围绕着疾病进行,以消除病灶为基本目标,形成了"以疾病为中心"的医学指导思想。受这一思想影响,加之护理还没有形成自己的理论体系,协助医师诊断和治疗疾病成为这一时期护理工作的基本特点。

以疾病为中心的护理特点:①护理已成为一种专门的职业。②护理从属于医疗:护士是医师的助手;护理工作的主要内容是执行医嘱和各项护理技术操作,并在对疾病进行护理的长期实践中逐步形成了一套较为规范的疾病护理常规和护理技术操作规程。

2.以患者为中心的护理阶段

以患者为中心的护理阶段为20世纪50年代至20世纪70年代。随着人类社会的不断进步和发展,20世纪40年代,社会科学中许多有影响的理论和学说相继被提出和确定,如系统论、人的基本需要层次论、人和环境的相互关系学说等,为护理学的进一步发展奠定了理论基础,促进人们重新认识人类健康与心理、精神、社会环境之间的关系。1948年世界卫生组织提出了新的健康观,为护理的研究开拓了领域,20世纪50年代,"护理程序"和"护理诊断"的提出与运用使护理有了科学的工作方法。护理理论家罗杰斯提出的"人是一个整体"的观点受到人们的关住。1977年,美国医学家恩格尔提出了"生物-心理-社会"这一新的医学模式。在这些思想的指导下,护理发生了根本性的变革,从"以疾病为中心"转向"以患者为中心"的护理阶段。

以患者为中心的护理特点:①强调护理是一门专业,护理学的知识体系逐步形成。②以患者为中心,对患者实施身、心、社会等方面的整体护理。③护理人员运用护理程序的工作方法解决患者的健康问题,满足患者的健康需要。④护士的工作场所主要还局限在医院内,护理的服务对象主要是患者。

3.以人的健康为中心的护理阶段

以人的健康为中心的护理阶段为20世纪70年代至今。随着社会的进步,科学技术的发展和人民物质生活水平的提高,人们对健康提出了更高的要求。工业化、城市化、人口老龄化进程加快,使疾病谱发生了很大的变化。过去对人类健康造成极大威胁的急性传染病已得到了较好的控制,而与人的生活方式和行为相关的疾病,如心脑血管疾病、恶性肿瘤、意外伤害等,成为威胁人类健康的主要问题,医疗护理服务局限在医院的现状已不能适应人们的健康需要,人们希望得到更积极更主动的卫生保健服务。1977年,世界卫生组织提出了"2000年人人享有卫生保健"的口号,使"以人的健康为中心"成为广大医务人员特别是护理人员工作的指导思想。

以人的健康为中心的护理特点:①护理学已成为现代科学体系中的一门综合自然、社会、人文科学知识的、为人类健康服务的应用学科。②护理的工作任务由患者转向促进人类健康,工作对象由原来的患者扩大为全体人类,工作场所由医院拓展至社区。

二、中国护理学的发展史

(一)中医学与护理

作为四大文明古国之一,中国的医药学为人类的医药发展做出了大的贡献,其特点是将人看成一个整体,按阴阳、五行、四诊、八纲、脏腑辨别表里、寒热、虚实的证候,采取不同的原则进行针对性的治疗与护理,建立了自己独特的理论体系治疗方法。中国传统医学长期以来医、药、护不分,强调三分治、七分养,养即为护。在祖国医学发展史和丰富的医学典籍及历代名传记中,均有护理理论和技术的记载,许多内容对现代护理仍有指导意义。春秋时代名医扁鹊提出"切脉、望色、听声、写形,言病之所在",就是护理观察病情的方法。《黄帝内经》是我国现存最早的医学经典著作,其中强调对人的整体观念和疾病预防的思想,记载着疾病与饮食调节、精神因素、自然环境和气候变化的关系,如"五谷为养,五果为助,五禽为益,五菜为充""肾病勿食盐""病热少愈,食肉则复,多食则遗,此其禁也",并提出"扶正祛邪"和"圣人不治已病治未病"的未病先防的观念。东汉末年名医张仲景著有《伤寒杂病论》，发明了猪胆汁灌肠术、人工呼吸和舌下给药法。三国时期外科鼻祖华佗医护兼任，医术高明，创"五禽戏"。晋代葛洪著《肘后方》。唐代名医孙思邈著有《备急千金要方》，宣传了隔离知识，如传染病患者的衣、巾、枕、镜不宜与人同用，还首创了导尿术。明清时期，瘟疫流行，出现了不少研究传染病防治的医学家，他们在治病用药的同时，十分重视护理，如胡正心提出用蒸汽消毒法处理传染病患者的衣物，还用艾叶燃烧、雄黄酒喷洒消毒空气和环境。中医护理的特点为整体观和辨证施护。中医护理的原则为扶正祛邪；标、本、缓、急；同病异护、异病同护；因时、因地、因人制宜；预防为主，强调治"未病"。中医治疗护理技术有针灸、推拿、按摩、拔火罐、刮痧、气功、太极拳、煎药法、服药法、食疗法等。现代营养学认为，只有全面而合理的膳食营养，即平衡饮食，才能维持人体的健康。最早提出平衡饮食观点的是中国，而且其排列的先后顺序十分科学。

（二）中国近代护理的发展

中国近代护理事业的发展是同国家命运相联系的。在鸦片战争前后，随着西方列强入侵，宗教和西方医学进入中国。1820年，英国医师在澳门开设诊所。1835年，英国传教士巴克尔在广州开设了第一所西医医院，两年后，这所医院以短训班的形式开始培训护理人员。1884年，美国护士兼传教士麦克尼在上海妇孺医院推行现代护理并于1887年开设护士培训班。1888年，美国护士约翰逊女士在福州一所医院里创立了我国第一所正式护士学校。1909年，中国护理界的群众性学术团体中华护士会在江西牯岭成立（1937易名为中华护士学会，1964年改名为中华护理学会）。1920年，护士会创刊《护士季刊》；同年，中国第一所本科水平的护校在北京协和医学院内建立，学制4～5年，5年制毕业学生被授予学士学位，1922年中华护士会加入国际护士会，成为国际护士会的第11个会员国。1931年在江西开办了"中央红色护士学校"。在抗战期间，许多医务人员奔赴延安，在解放区设立了医院，护理工作受到党中央的重视和关怀。1934年，教育部成立医学教育委员会护理教育专业委员会，将护理教育改为高级护士职业教育，招收高中毕业生，护理教育纳入国家正式教育体系。1941年在延安成立了中华护士学会延安分会，毛泽东同志于1941年和1942年两次为护士题词"护士工作有很大的政治重要性""尊重护士，爱护护士"。至1949年，全国有护士学校180多所，护士3万余人。

（三）中国现代护理的发展

新中国成立后，我国的医疗卫生事业有了长足的发展，护理工作进入一个新的发展时期，特别是党的十一届三中全会以后，改革开放政策进一步推动了护理事业的发展。

1.教育体制逐步健全

1950年，第一届全国卫生工作会议对护理专业的发展做了统一规划，专业教育定位在中专，学制3年，由国务院卫生行政部门制定全国统一的教学计划和大纲，结束了过去医院办护士学校的分散状态。1961年，北京第二医学院恢复了高等护理教育。1966—1976年，护理教育受到严重影响，护士学校被迫停办。1970年后，为解决护士短缺问题，许多医院开办了2年制的护士培训班。1976年后，中国护理教育进入恢复、整顿、加强和发展的阶段。1979年，国务院卫生行政部门发出《关于加强护理工作的意见》和《关于加强护理教育工作的意见》的通知，统一制定了中专护理教育的教学计划，编写了教材和教学大纲，着手恢复和发展高等护理教育。1980年，南京医学院率先开办高级护理进修班，学制3年，毕业后获大专学历。1983年，天津医学院率先开设了5年制护理本科专业，毕业后获学士学位。1984年1月，教育部联合卫健委在天津召开了全国高等护理专业教育座谈会，决定在医学院校内增设护理专业，培养本科水平的高级护理人才，充实教育、管理等岗位,以提高护理工作质量,促进护理学科发展,尽快缩短与先进国家的差距。这次会议不仅是对高等护理教育的促进,也是我国护理学科发展的转折点。

1985 年,全国有 11 所医学院校设立了护理本科教育。1987 年,北京市高等教育自学考试委员会率先组织了护理专业大专水平的自学考试。1992 年,北京医科大学护理系开始招收护理硕士研究生,结束了我国不能自主培养护理硕士的历史。2004 年,第二军医大学开始招收护理博士生,开始了我国护理博士的教育,形成了中专、大专、本科、硕士生、博士生 5 个层次的护理教育体系。同时,还注意开展护理学成人学历教育和继续教育。1997 年,中华护理学会在无锡召开继续护理学教育座谈会,制定了相应的法规,从而保证了继续护理学教育走向制度化、规范化、标准化,促进了护理人才的培养,推动了护理学科的发展。目前,全国不仅有 650 多所从事大专、中专护理教育的院校,170 多所能够进行本科护理教育的院校,60 多所高校招收护理硕士研究生,还培养出一批护理学博士。截至 2015 年年底,我国注册护士总数达到324.1 万,大专及以上护士占比达到 62.5%。

2.临床实践不断深化

1950 年以来,临床护理工作一直以疾病为中心,护理技术操作常规多围绕完成医疗任务而制定,护士是医师的助手,护理工作处于被动状态。1980 年以后,随着改革开放政策的落实,逐渐引进国外有关护理的概念和理论,认识到人的健康受生理、心理、社会、文化等诸多因素的影响,护理人员开始加强基础护理工作,分析、判断患者的需求,探讨如何进行以人为中心的整体护理,开始应用护理程序的方法主动为患者提供护理服务,护理工作的内容和范围不断扩展。护理人员的专业水平日益提高,器官移植、显微外科、大面积烧伤、重症监护、介入治疗、基因治疗等专科护理,中西医结合护理,家庭护理,社区护理等迅猛发展。

3.护理管理日趋成熟

(1)健全了护理指挥系统:为加强对护理工作的领导,国家卫生健康委员会医政医管局下设医疗与护理处,负责管理全国护理工作,制定有关政策法规。各省、市、自治区卫生行政部门在医政处下设专职护理管理干部,负责管辖范围内的护理工作。各级医院健全了护理管理体制,以保证护理质量。

(2)建立了晋升考核制度:1979 年,国务院批准国务院卫生行政部门颁发的《卫生技术人员职称及晋升条例(试行)》,明确规定了护理专业人员的技术职称分为"护士""护师""主管护师""副主任护师""主任护师"5 级。根据这一条例,各省、市、自治区制定了护士晋升考核的具体内容与办法,使护理人员具有了完整的晋升考试制度。

(3)实施了护士执业资格考试和执业注册制度:1993 年 3 月,国务院卫生行政部门颁发了我国第一个关于护士执业与注册的部长令和《中华人民共和国护士管理办法》。1995 年 6 月,在全国举行首次护士执业资格考试,考试合格获得执业证书,方可申请注册。2008 年 5 月 12 日起施行《护士条例》,我国护理管理逐步走上了标准化、法制化的管理轨道。

4.护理研究逐渐深入

1990 年后,接受高等护理教育培养的学生进入临床、教学和管理岗位,我国的护理研究有了较快的发展。护理科学研究在选题的先进性、设计的合理性、结果的准确性、讨论的逻辑性方面均有较快的发展。一些高等护理教育机构或医院设立了护理研究中心,为开展护理研究提供场所和条件,所进行的研究课题及研究成果对指导临床护理工作起到了积极作用。1993 年,中华护理学会第 21 届理事会在北京召开首届护理科技进步奖颁奖仪式及成果报告会,并宣布"护理科技进步奖评选标准"及每2年评奖一次的决定。护理研究走上了一个更高的台阶。

5.学术交流日益繁荣

1950年以后,中华护士学会积极组织国内的学术交流。特别是1977年以来,中华护理学会和各地分会先后恢复学术活动,多次召开护理学术交流会,举办各种不同类型的专题学习班、研讨会等。中华护理学会和各地护理学会成立了学术委员会和各专科护理委员会,以促进学术交流。1954年创刊的《护理杂志》复刊,1981年更名为《中华护理杂志》。《护士进修杂志》《实用护理杂志》等几十种护理期刊相继创刊。护理教材、护理专著和科普读物越来越多。1952年,中华护士学会开始参加国际学术交流,与苏联、南斯拉夫等国家和地区进行护理学术交流。1980年以后,国际学术交流日益增多,中华护理学会及各地护理学会多次举办国际学术会议、研讨会等,并与多个国家开展互访交流和互派讲学,提供相互了解、学习、交流和提高的机会。各医学院校也积极参与国际学术交流,同时选派一批护理骨干和师资出国深造或短期进修,获硕士学位或博士学位后回国工作。1985年,卫生部护理中心在北京成立,进一步取得了WHO对我国护理学科发展的支持。通过国际交流,开阔了眼界,活跃了学术气氛,增进和发展了我国护理界与世界各国护理界的友谊,促进了我国护理学科的发展。

(四)对中国护理未来发展的展望

1.护理教育高层次化

随着人们对医疗保健需求的增加,使得社会对护理人力资源的水平和教育层次也提出更高的标准。护理人员必须不断学习新知识、新技术来提高自己的能力和水平,护理教育也需依据市场对人才规格的要求,逐步调整护理教育的层次结构。2011年,国务院学位委员会正式批准护理学为医学门类下属的一级学科,这必将推动我国高等护理教育的科学化、规范化发展,护理学研究生教育将进入规模与质量并进的快速发展轨道。因此,护理教育将向高层次方向发展,高等护理教育将成为教育的主流,大专、本科、硕士、博士及博士后的护理教育将不断地完善和提高。

2.护理实践专科化

临床高科技医疗设备、先进治疗方法的不断更新,以及我国对优质护理服务工程的开展与深化,都对临床护士的专业素质提出了更高的要求。培养高素质的专科护理人才,处理复杂疑难的病例,为患者提供全面及连续性的护理,也是与国际护理学科接轨的重要策略。"十二五"期间实施了专科护理岗位护士的规范化培训工作,至2015年为全国培养了2.5万名临床专科护士。

3.护理管理标准化

护理管理的宗旨是以优质护理服务为患者提供全面、全程、专业、人性化的护理。通过完善护理质量标准、规范,以促进护理质量的持续改进,提高临床护理服务水平。目前,西方发达国家实施护理质量标准化管理,质量标准包含了护理工作的全部内容,是所有提供护理服务机构的护理质量管理依据。如美国、加拿大护理界制定了相应的护理质量标准指南。我国首次颁布的《临床护理实践指南(2011版)》,是我国护理走向标准化的起步。该指南明确了临床护理的技术要点,突出对患者的专业评估、病情观察、人文关怀和健康指导,将有效地指导临床护士科学、规范地从事专业实践活动,为患者提供安全、优质的整体护理。此外,随着我国法制化建设的推进,医疗护理的相关法律、法规将不断完善,护理的标准化管理将会逐步取代经验管理。

4.护理工作国际化

护理工作国际化主要是指专业目标国际化、专业标准国际化、职能范围国际化、教育国际化、管理国际化、人才流动国际化。随着全球经济一体化进程的加快,护理领域国际化交流与合作日益深化,跨国护理援助和护理合作增多,知识和人才交流日趋频繁。由于世界性护理人才资源匮乏,使中国的护士有机会迈出国门,进入国际市场就业。2013年5月8日,国际护士会恢复中华护理学会的国际护士会会员资格,标志着中国的护理事业真正迈向了国际舞台。面对这种国际化发展趋势,21世纪的护理人才应该是具有国际意识、国际交往能力、国际竞争能力和相应知识与技能的高素质人才。

5.护理模式特色化

随着护理学科的发展,未来护理人员所采取的护理模式将是以个案为中心的整体性护理。运用护理程序,尊重护理对象的个人自主权益,做到个别性、连续性、整体性的护理服务,强调护理诊断,并以此统一护理专业间的沟通。在我国,将中医护理的理论融入现代护理理论中,创建具有中国特色的护理理论和技术方法已成为一个重要的课题和研究方向。

(刘秀梅)

第二节 护理学的定义、特性与研究方法

一、护理学的定义

护理学是以自然科学与社会科学理论为基础,研究有关维护、促进、恢复人类健康的护理理论、知识、技能及其发展规律的综合性、应用性学科。护理学运用了多方面的自然科学理论,如数学、化学、生物学、解剖学和生理学等,同时也综合了大量的社会、人文科学知识,如社会学、心理学、护理美学、行为学和护理伦理学等。护理学的内容及范围涉及影响人类健康的生物、社会心理、文化及精神等各个方面的因素。

二、护理学的特性

(一)科学性

护理学不仅应用了自然科学、社会科学、人文科学理论知识作为基础,而且自身的理论知识体系也有很强的科学性。护理学有专门的护理专业技术操作,同时有伦理准则和道德规范指导护理专业技术操作。

(二)社会性

护理工作面向社会,给社会带来很多效益。社会的进步和改革又影响护理学的发展。

(三)艺术性

护理的对象是人,人兼有自然属性和社会属性。护理学既要研究人的生物属性和结构,又要关注人的心理和社会属性。对于人的生理、心理和社会活动的整体本质的理解,需要从科学和艺术结合的角度去研究。正如南丁格尔指出的:"人是各种各样的,由于社会地位、职业、民族、信仰、生活习惯、文化程度的不同,所患的疾病与病情也不同,要使千差万别的人都能达到治疗和康

复所需要的最佳身心状态,其本身就是一项最精细的艺术。"

(四)服务性

护理是一种服务,护理为人类和社会提供不可缺少的健康服务,是帮助人的一种方式,而不是有形的商品。因此,护理学是一门服务性很强的综合性应用科学,也属于生命科学的范畴。

三、护理学的研究对象与方法

(一)研究对象

随着单纯的生物医学模式向生物-心理-社会医学模式的转变,护理理念发生了根本的变化,护理学的研究对象也由单纯的患者发展到全体的人类,即包括现存健康问题的人、潜在健康问题的人和健康人群,也包括由人组成的家庭、社区和社会。护理的最终目标是提高整个人群的健康水平。

(二)研究方法

护理活动是一项涉及数理化、生物学、医学、工程技术学等自然科学,又涉及心理学、伦理学、社会学等人文社会科学的多学科的综合性实践活动,这既决定了护理研究范围和研究对象的广泛性,也决定了护理研究方法的多样性。护理学研究的类型可以分为两类。

1.实验性研究

实验性研究是按护理研究目的,合理地控制或创造一定条件,并采用人为干预措施,观察研究对象的变化和结果,从而验证假设,探讨护理现象因果关系的一种研究方法。实验性研究以患者为研究对象时,知情同意和保证不损害患者的权益是必须注意的原则。

实验性研究的结果科学客观,有说服力。但是,由于护理研究的问题较难控制各种混杂因素,受到护理实际工作的许多限制;同时由于护理科研起步较晚,护理现象的要素及因素间的联系规律尚未完全清楚,因此实验性研究在护理研究中的应用受到很大的限制。在实际的实验性研究工作中,由于试验条件的限制,不能满足随机分组的原则,或缺少其他1个或2个实验性研究的特征,因此将这种实验性研究称为类实验性研究,也有人称为半实验性研究。

2.非实验性研究

非实验性研究是不施加任何影响和处理因素的研究,是实验性研究的重要基础,在护理研究中发挥重要作用。常用的非实验性研究如下。

(1)描述性研究:是通过有目的的调查、观察等方法描述护理现象的状态,从中发现规律或找出影响因素的研究。

(2)相关性研究:是在描述性研究的基础上,探索各个变量之间的关系的研究。

(3)比较性研究:是对已经存在差异的两组人群或现象进行比较,从而发现引起差异原因的研究。根据研究目的又可以将比较性研究分为回顾性研究和前瞻性研究两种,前者是探究造成目前差异原因的研究,后者是观察不同研究对象持续若干时间以后的情况变化。

(4)个案研究:是在护理实践中,通过对特殊的病例进行深入的观察和研究,从面总结经验的研究方法。

(刘秀梅)

第三节 护理学的任务、范畴与工作方式

一、护理学的任务

随着社会的发展和人类生活水平的提高,护理学的任务和目标已发生了深刻的变化。1965年6月修订的《护士伦理国际法》中规定:护士的权利与义务是保护生命,减轻痛苦,促进健康;护士的唯一任务是帮助患者恢复健康,帮助健康人提高健康水平。护理学的最终目标是通过护理工作,保护全人类的健康,提高整个人类社会健康水平。因此,护理学的任务和目标可概括为以下4个方面。

(一)促进健康

促进健康就是帮助个体、家庭和社区发展维持和增强自身健康。这类护理实践活动包括:教育人们对自己的健康负责、形成健康的生活方式、解释改善营养和加强锻炼的意义、鼓励戒烟、预防药物成瘾、预防意外伤害和提供信息以帮助人们利用健康资源等。

(二)预防疾病

预防疾病的目标是通过预防疾病使人们达到最佳的健康状态。预防疾病的护理实践活动包括:开展妇幼保健的健康教育、增强免疫力、预防各种传染病、提供疾病自我监测的技术、评估社区的保健设施等。

(三)恢复健康

恢复健康的护理实践活动是护理人员的传统职责,帮助的是患病的人,使之尽快恢复健康,减少伤残水平,最大限度地恢复功能。这类护理实践活动包括:为患者提供直接护理,如执行药物治疗、生活护理等;进行护理评估,如测血压、留取标本做各类化验检查等;和其他卫生保健专业人员共同研讨患者的问题;教育患者如何进行康复活动;帮助疾病康复期的患者达到最佳功能水平。

(四)减轻痛苦

减轻痛苦的护理实践活动涉及对各种疾病患者、各年龄段临终者的安慰和照顾,包括帮助患者尽可能舒适地带病生活,提供支持以帮助人们应对功能减退、丧失,直至安宁的死亡。护理人员可以在医院、患者家中和其他卫生保健机构(如临终关怀中心)开展这些护理实践活动。

二、护理学的范畴

(一)护理学的理论范畴

随着护理学的研究对象从研究单纯的生物人向研究整体人、社会人方向转变,护理的专业知识结构也发生了变化,在现有的护理学专业知识基础上,还研究发展自己的理论框架、概念模式,吸收其他学科的理论,如社会学、心理学、伦理学、美学、教育学和管理学等,以构成自己的专业知识体系,更大范围地充实和促进护理学科的发展。

(二)护理学的实践范畴

1.临床护理

临床护理的服务对象是患者,工作内容包括基础护理和专科护理。

（1）基础护理：是临床各专科护理的基础，是应用护理学基本理论、基础知识和基本技术来满足患者的基本生活、心理、治疗和康复的需要，如饮食护理、排泄护理、病情观察、临终关怀等。

（2）专科护理：是以护理学及相关学科理论为基础，结合各专科患者的特点及诊疗要求，对患者实施身心整体护理，如消化内科患者的护理、急救护理等。

2.社区护理

社区护理的服务对象是社区所有人口，包括患病的人和健康的人，包括个人、家庭和社区。它以临床护理的理论、技能为基础，对社区所有成员进行疾病预防、妇幼保健、健康教育、家庭护理等工作，以帮助人们建立良好的生活方式，促进全民健康水平的提高。

3.护理教育

护理教育是我国现阶段发展最快的实践领域，也是护理学最高层次人才会聚的领域。目前，我国护理教育体系由3个部分组成。①基础护理学教育：包括中专、大专、本科。②毕业后护理学教育：包括岗位培训和研究生教育。③继续护理学教育：主要是为从事护理工作的在职人员提供学习新理论、新知识、新技术、新方法为目的的终身性教育。

4.护理管理

护理管理是运用现代管理学的理论和方法对护理工作的各要素——人、财、物、时间、信息进行组织、计划、应用、调控等，最终达到降低成本消耗，提高质量效益的目标。系统化管理以确保护理工作正确、及时、安全、有效地开展，为患者提供完善、优质的服务。

5.护理科研

护理学的发展依赖于护理科研。护理科研指用观察、调查分析等多学科研究方法揭示护理研究对象性质、护理学发展规律、创造新的护理学知识、护理学方法和技术，最终实现提高护理学学科的科学性和应用水平的目的。

三、护理工作方式

护理工作方式是一种为了满足护理对象的护理要求，提高护理工作质量和效率，根据护理人员的工作能力和数量设计出来的不同结构的工作分配方式。在不同的历史时期，不同的社会文化背景下，受不同护理理念的影响及工作环境、工作条件等的限制，相继出现了各种不同的护理工作方式。护理工作方式体现了不同历史时期的医学模式及当时人们对健康的认识，主要有以下5种护理工作方式。

（一）个案护理

个案护理是一位护士护理一位患者，即由专人负责实施个体化护理。

护理特点：专人负责实施个体化护理；责任明确，能掌握患者的全面情况；适用于危重患者、特殊患者及临床教学的需要，但消耗人力。

（二）功能制护理

功能制护理是一种以疾病为中心的护理模式，以完成各项医嘱和常规的基础护理为主要工作内容，将日常工作任务根据工作性质机械地分配给护理人员，护士被分为"治疗护士""办公室护士""生活护理护士""巡回护士"等班次来完成护理服务。

护理特点：以完成医嘱和执行常规为主要工作内容，又以工作内容为中心分配任务，分工明确，流水作业，易于组织管理、节省人力。但是较机械，与患者交流少、较少考虑患者的心理和社会需求，护士不能全面掌握患者的情况。

(三)小组护理

小组护理以分组护理的方式对患者进行整体护理。护士分成小组进行护理活动,一般每个护理组分管 10～15 位患者。小组成员由不同级别的护理人员构成,各司其职,在小组长的计划、指导下提供护理服务。

护理特点:分组管理患者,各级护士各司其职,护理小组的成员可以同心协力,有较好的工作气氛。护理工作有计划、有步骤、有条理地进行,新护士分配到病区时不至于因不熟悉工作而引起情绪紧张。但是,由于每个护理人员没有确定的护理对象,会影响护理人员的责任心;整个小组的护理工作质量受小组长的能力、水平和经验的影响较大;也可能因对患者护理过程的不连续及护理人员交替过程中的脱节而影响护理质量。

(四)责任制护理

责任制护理从以疾病为中心的护理转向了以患者为中心的护理,按照护理程序的工作方法对患者实施整体护理。护士增强了责任感,真正把患者作为"我的患者";患者增加了安全感,具有护士是"我的护士"的归属感,使护患关系更加密切。护理工作由责任护士和辅助护士按护理程序的工作方法对患者进行全面、系统和连续的整体护理,要求责任护士从患者入院到出院均实行 8 小时在班,24 小时负责制。由责任护士评估患者情况、制定护理计划、实施护理措施及评价护理效果,辅助护士按责任护士的计划实施护理。

护理特点:由责任护士、辅助护士按护理程序对患者进行全面、系统、连续的整体护理;能以患者为中心,掌握患者全面情况。但是,文件书写多、人员需要多,要求对患者 24 小时负责难以做到;责任护士之间较难相互沟通和帮助。

(五)综合护理

综合护理是一种通过有效地利用人力资源、恰当地选择并综合运用上述几种工作方式,为服务对象提供高效率、高质量、低消耗的护理服务的工作方式。

护理特点:各医疗机构可根据机构的特点和资源配备情况,选择符合自身特点的护理工作方式和流程,最终目标是促进患者康复,维持其最佳健康状态;根据患者需要,加强对护理人员的培训;要求明确不同层次人员和机构的职责与角色,既考虑了成本效益,又为护士的个人发展提供了空间和机会。

以上各种护理工作方式是有继承性的,新的工作方式总是在原有的工作方式基础上有所改进和提高。每一种护理工作方式在护理学的发展历程中都起着重要作用,各种工作方式可以综合运用。

(刘秀梅)

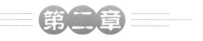

临床常用护理技术

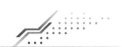

第一节　静　脉　输　液

一、准备

（1）仪表：着装整洁，佩戴胸牌，洗手，戴口罩。

（2）用物：注射盘内放干棉球缸、一次性输液器、网套、止血带、橡皮小枕及一次性垫巾、弯盘、0.75％碘酊、棉签、胶布、启盖器、药液瓶（外贴输液标签，上写患者姓名、床号、输液药品、剂量、用法、日期、时间、输液架）。

二、操作步骤

（1）根据医嘱备齐用物，携至床旁查对床号、姓名、剂量、用法、时间、药液瓶和面貌，并摇动药瓶对光检查。

（2）做好解释工作，询问大小便，备胶布。

（3）开启铝盖中心部分（如备物时加完药可省去）套网套，消毒瓶塞中心及瓶颈，挂于输液架上，检查输液器并打开，插入瓶塞至针头根部。

（4）排气，排液 3～5 mL 至弯盘内。

（5）选择血管、置小枕及垫巾，扎止血带、消毒皮肤，待干。

（6）再次查对床号、姓名、剂量、用法、时间、药液瓶和面貌。

（7）再次检查空气是否排尽，夹紧，穿刺时左手绷紧皮肤并用拇指固定静脉，见回血，松止血带及螺旋夹。

（8）胶布固定，干棉球遮盖针眼，调节滴速，开始 15 分钟应慢，无异常调节正常速度。

（9）交代注意事项，整理床单元及用物。

（10）爱护体贴患者，协助卧舒适体位。

（11）洗手、消毒用物。

三、临床应用

（一）静脉输液注意事项

（1）严格执行无菌操作和查对制度。

（2）根据病情需要,有计划地安排轮流顺序,如需加入药物,应合理安排,以尽快达到输液目的,注意配伍禁忌。

（3）需长期输液者,要注意保护和合理使用静脉,一般从远端小静脉开始。

（4）输液前应排尽输液管及针头内空气,药液滴尽前要按需及时更换溶液瓶或拔针,严防造成空气栓塞。

（5）输液过程中应加强巡视,耐心听取患者的主诉,严密观察注射部位皮肤有无肿胀,针头有无脱出、阻塞或移位,针头和输液器衔接是否紧密,输液管有无扭曲受压,输液滴速是否适宜及输液瓶内溶液量等,及时记录在输液卡或护理记录单上。

（6）需 24 小时连续输液者,应每天更换输液器。

（7）颈外静脉穿刺置管,如硅胶管内有回血,须及时用稀释肝素溶液冲注,以免硅胶管被血块堵塞;如遇输液不畅,须注意是否存在硅胶管弯曲或滑出血管外等情况。

（二）常见输液反应及防治

1.发热反应

（1）减慢滴注速度或停止输液,及时与医师联系。

（2）对症处理,寒战时适当增加盖被或用热水袋保暖,高热时给予物理降温。

（3）按医嘱给抗过敏药物或激素治疗。

（4）保留余液和输液器,必要时送检验室作细菌培养。

（5）严格检查药液质量、输液用具的包装及灭菌有效期等,防止致热物质进入体内。

2.循环负荷过重（肺水肿）

（1）立即停止输液,及时与医师联系,积极配合抢救,安慰患者,使患者有安全感和信任感。

（2）为患者安置端坐位,使其两腿下垂,以减少静脉回流,减轻心脏负担。

（3）加压给氧,可使肺泡内压力增高,减少肺泡内毛细血管渗出液的产生;同时给予 20%～30%乙醇湿化吸氧,因乙醇能减低肺泡内泡沫的表面张力,使泡沫破裂消散,从而改善肺部气体交换,迅速缓解缺氧症状。

（4）按医嘱给用镇静剂、扩血管药物和强心剂如洋地黄等。

（5）要时进行四肢轮流结扎,即用止血带或血压计袖带作适当加压,以阻断静脉血流,但动脉血流仍通畅。每隔 5～10 分钟轮流放松一侧肢体的止血带,可有效地减少静脉回心血量,待症状缓解后,逐步解除止血带。

（6）严格控制输液滴速和输液量,对心、肺疾病者及老年儿童尤应慎重。

3.静脉炎

（1）严格执行无菌操作,对血管壁有刺激性的药物应充分稀释后应用,并防止药物溢出血管外。同时,要有计划地更换注射部位,以保护静脉。

（2）患肢抬高并制动,局部用 95%乙醇或 50%硫酸镁溶液行热湿敷。

（3）理疗。

（4）如合并感染,根据医嘱给抗生素治疗。

4.空气栓塞

（1）立即停止输液,及时通知医师,积极配合抢救,安慰患者,以减轻恐惧感。

（2）立即为患者置左侧卧位和头低足高位（头低足高位在吸气时可增加胸内压力,以减少空气进入静脉;左侧位可使肺的位置低于右心室,气泡侧向上漂移到右心室,避开肺动脉口。由于心脏搏动将空气混成泡沫,分次小量进入肺动脉内)。

(3)氧气吸入。

(4)输液前排尽输液管内空气,输液过程中密切观察,加压输液或输血时应专人守护,以防止空气栓塞发生。

（王 莹）

第二节 铺 床 法

病床是病室的主要设备,是患者睡眠与休息的必须用具。患者尤其是卧床患者与病床朝夕相伴,因此,床铺的清洁、平整和舒适,可使患者心情舒畅,增强治愈疾病的自信心,并可预防并发症的发生。

铺床总的要求为舒适、平整、安全、实用、节时、节力。常用的病床有以下3种。①钢丝床:有的可通过支起床头、床尾(二截或三截摇床)而调节体位,有的床脚下装有小轮,便于移动。②木板床:骨科患者所用。③电动控制多功能床:患者可自己控制升降或改变体位。

病床及被服类规格要求包括以下几项。①一般病床:高 60 cm,长 200 cm,宽 90 cm。②床垫:长宽与床规格同,厚 9 cm。以棕丝制作垫芯为好,也可用橡胶泡沫、塑料泡沫作垫芯,垫面选帆布制作。③床褥:长宽同床垫,一般以棉花作褥芯,棉布作褥面。④棉胎:长 210 cm,宽 160 cm。⑤大单:长 250 cm,宽 180 cm。⑥被套:长 230 cm,宽 170 cm,尾端开口缝四对带。⑦枕芯:长 60 cm,宽 40 cm,内装木棉或高弹棉、锦纶丝绵,以棉布作枕面。⑧枕套:长 65 cm,宽 45 cm。⑨橡胶单:长 85 cm,宽 65 cm,两端各加白布 40 cm。⑩中单:长 85 cm,宽 170 cm。以上各类被服均以棉布制作。

一、备用床

(一)目的
铺备用床为准备接受新患者和保持病室整洁美观。

(二)用物准备
床、床垫、床褥、枕芯、棉胎或毛毯、大单、被套或衬单及罩单、枕套。

(三)操作方法
1.被套法

(1)将上述物品置于护理车上,推至床前。

(2)移开床旁桌,距床 20 cm,并移开床旁椅置床尾正中,距床 15 cm。

(3)将用物按铺床操作的顺序放于椅上。

(4)翻床垫:自床尾翻向床头或反之,上缘紧靠床头。床褥铺于床垫上。

(5)铺大单:取折叠好的大单放于床褥上,使中线与床的中线对齐,并展开拉平,先铺床头后铺床尾。①铺床头:一手托起床头的床垫,一手伸过床的中线将大单塞于床垫下,将大单边缘向上提起呈等边三角形,下半三角平整塞于床垫下,再将上半三角翻下塞于床垫下。②铺床尾:至床尾拉紧大单,一手托起床垫,一手握住大单,同法铺好床角。③铺中段:沿床沿边拉紧大单中部

17

边沿,然后,双手掌心向上,将大单塞于床垫下。④至对侧:同法铺大单。

(6)套被套方法包括以下2种。①S形式套被套法(图2-1):被套正面向外使被套中线与床中线对齐,平铺于床上,开口端的被套上层倒转向上约1/3。棉胎或毛毯竖向三折,再按S形横向三折。将折好的棉胎置于被套开口处,底边与被套开口边平齐。拉棉胎上边至被套封口处,并将竖折的棉胎两边展开与被套平齐(先近侧后对侧)。盖被上缘距床头15 cm,至床尾逐层拉平盖被,系好带子。边缘向内折叠与床沿平齐,尾端掖于床垫下。同上法将另一侧盖被理好。②卷筒式套被套法(图2-2):被套正面向内平铺于床上,开口端向床尾,棉胎或毛毯平铺在被套上,上缘与被套封口边齐,将棉胎与被套上层一并由床尾卷至床头(也可由床头卷向床尾),自开口处翻转,拉平各层,系带,余同S形式。

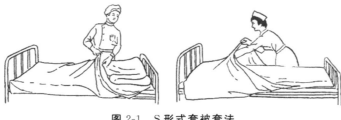

图2-1 S形式套被套法

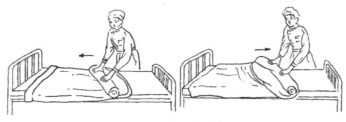

图2-2 卷筒式套被套法

(7)套枕套:于椅上套枕套,使四角充实,系带子,平放于床头,开口背门。

(8)移回桌椅,检查床单,保持整洁。

2.被单法

(1)移开床旁桌、椅,翻转床垫、铺大单,同被套法。

(2)将反折的大单(衬单)铺于床上,上端反折10 cm,与床头齐,床尾按铺大单法铺好床尾。

(3)棉胎或毛毯平铺于衬单上,上端距床头15 cm,将床头衬单反折于棉胎或毛毯上,床尾同大单铺法。

(4)铺罩单,正面向上对准床中线,上端与床头齐,床尾处则折成斜45°,沿床边垂下。转至对侧,先后将衬单、棉胎及罩单同上法铺好。

(5)余同被套法。

(四)注意事项

(1)铺床前先了解病室情况,若患者进餐或做无菌治疗时暂不铺床。

(2)铺床前要检查床各部分有无损坏,若有则修理后再用。

(3)操作中要使身体靠近床边,上身保持直立,两腿前后分开稍屈膝以扩大支持面增加身体稳定性,既省力又能适应不同方向操作。同时手和臂的动作要协调配合,尽量用连续动作,以节省体力消耗,并缩短铺床时间。

(4)铺床后应整理床单及周围环境,以保持病室整齐。

二、暂空床

(一)目的
铺暂空床供新入院的患者或暂离床活动的患者使用,保持病室整洁美观。

(二)用物准备
同备用床,必要时备橡胶中单、中单。

(三)操作方法
(1)将备用床的盖被四折叠于床尾。若被单式,在床头将罩单向下包过棉胎上端,再翻上衬单作25 cm的反折,包在棉胎及罩单外面。然后将罩单、棉胎、衬单一并四折,叠于床尾。

(2)根据病情需要铺橡胶中单、中单。中单上缘距床头50 cm,中线与床中线对齐,床沿的下垂部分一并塞床垫下。至对侧同上法铺好。

三、麻醉床

(一)目的
(1)铺麻醉床便于接受和护理手术后患者。

(2)使患者安全、舒适和预防并发症。

(3)防止被褥被污染,并便于更换。

(二)用物准备
1.被服类

同备用床,另加橡胶中单、中单两条。弯盘、纱布数块、血压计、听诊器、护理记录单、笔。根据手术情况备麻醉护理盘或急救车上备麻醉护理用物。

2.麻醉护理盘用物

治疗巾内置张口器、压舌板、舌钳、牙垫、通气导管、治疗碗、镊子、输氧导管、吸痰导管、纱布数块。治疗巾外放电筒、胶布等。必要时备输液架、吸痰器、氧气筒、胃肠减压器等。天冷时无空调设备应备热水袋及布套各2只、毯子。

(三)操作方法
(1)拆去原有枕套、被套、大单等。

(2)按使用顺序备齐用物至床边,放于床尾。

(3)移开床旁桌椅等同备用床。

(4)同暂空床铺好一侧大单、中段橡胶中单、中单及上段橡胶中单、中单,上段中单与床头齐。转至对侧,按上法铺大单、橡胶中单、中单。

(5)铺盖被包括以下内容。①被套式:盖被头端两侧同备用床,尾端系带后向内或向上折叠与床尾齐,将向门口一侧的盖被三折叠于对侧床边。②被单式:头端铺法同暂空床,下端向上反折和床尾齐,两侧边缘向上反折同床沿齐,然后将盖被折叠于一侧床边。

(6)套枕套后将枕头横立于床头,以防患者躁动时头部碰撞床栏而受伤(图2-3)。

(7)移回床旁桌,椅子放于接受患者对侧床尾。

(8)麻醉护理盘置于床旁桌上,其他用物放于妥善处。

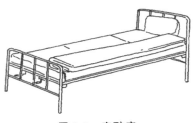

图 2-3　麻醉床

（四）注意事项

（1）铺麻醉床时,必须更换各类清洁被服。

（2）床头放置一块橡胶中单,中单可根据病情和手术部位需要铺于床头或床尾。若下肢手术者将单铺于床尾,头胸部手术者铺于床头。全麻手术者为防止呕吐物污染床单则铺于床头。而一般手术者,可只铺床中部中单即可。

（3）患者的盖被根据医院条件增减。冬季必要时可置热水袋两只加布套,分别放于床中部及床尾的盖被内。

（4）输液架、胃肠减压器等物放于妥善处。

四、卧有患者床

（一）扫床法

1.目的

（1）使病床平整无皱褶,患者睡卧舒适,保持病室整洁美观。

（2）随扫床操作协助患者变换卧位,又可预防压疮及坠积性肺炎。

2.用物准备

护理车上置浸有消毒液的半湿扫床巾的盆,扫床巾每床 1 块。

3.操作方法

（1）备齐用物,推护理车至患者床旁,向患者解释,以取得合作。

（2）移开床旁桌椅,半卧位患者,若病情许可,暂将床头、床尾支架放平,以便操作。若床垫已下滑,须上移与床头齐。

（3）松开床尾盖被,助者翻身侧卧背向护士,枕头随患者翻身移向对侧。松开近侧各层被单,取扫床巾分别扫净中单、橡胶中单后搭在患者身上。然后自床头至床尾扫净大单上碎屑,注意枕下及患者身下部分各层应彻底扫净,最后将各单逐层拉平铺好。

（4）助患者翻身侧卧于扫净一侧,枕头也随之移向近侧。转至对侧,以上法逐层扫净拉平铺好。

（5）助患者平卧,整理盖被,将棉胎与被套拉平,掖成被筒,为患者盖好。

（6）取出枕头,揉松,放于患者头下,支起床上支架。

（7）移回床旁桌椅,整理床单位,保持病室整洁美观,向患者致谢意。

（8）清理用物,归回原处。

（二）更换床单法

1.目的

（1）使病床平整无皱褶,患者睡卧舒适,保持病室整洁美观。

（2）随扫床操作协助患者变换卧位，又可预防压疮及坠积性肺炎。

2.用物准备

清洁的大单、中单、被套、枕套，需要时备患者衣裤。护理车上置浸有消毒液的半湿扫床巾的盆，扫床巾每床1块。

3.操作方法

（1）适用于卧床不起，病情允许翻身者（图2-4）。①备齐用物推护理车至患者床旁，向患者解释，以取得合作。移开床旁桌椅，半卧位患者，若病情许可，暂将床头、床尾支架放平，以便操作。若床垫已下滑，须上移与床头齐。清洁的被服按更换顺序放于床尾椅上。②松开床尾盖被，助患者侧卧，背向护士，枕头随之移向对侧。③松开近侧各单，将中单卷入患者身下，用扫床巾扫净橡胶中单上的碎屑，搭在患者身上再将大单卷入患者身下，扫净床上碎屑。④取清洁大单，使中线与床中线对齐。将对侧半幅卷紧塞于患者身近侧，半幅自床头、床尾、中部先后展平拉紧铺好，放下橡胶中单，铺上中单（另一半卷紧塞于患者身下），两层一并塞入床垫下铺平。移枕头并助患者翻身面向护士。转至对侧，松开各单，将中单卷至床尾大单上，扫净橡胶中单上的碎屑后搭于患者身上，然后将污大单从床头卷至床尾与污中单一并丢入护理车污衣袋或护理车下层。⑤扫净床上碎屑，依次将清洁大单、橡胶中单、中单逐层拉平，同上法铺好。助患者平卧。⑥解开污被套尾端带子，取出棉胎盖在污被套上，并展平。将清洁被套铺于棉胎上（反面在外），两手伸入清洁被套内，抓住棉胎上端两角，翻转清洁被套，整理床头棉被，一手抓棉被下端，一手将清洁被套往下拉平，同时顺手将污棉套撤出放入护理车污衣袋或护理车下层。棉被上端可压在枕下或请患者抓住，然后至床尾逐层拉平后系好带子，掖成被筒为患者盖好。⑦一手托起头颈部，一手迅速取出枕头，更换枕套，助患者枕好枕头。⑧清理用物，归回原处。

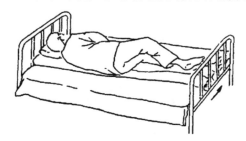

图2-4 卧有允许翻身患者床换单法

（2）适用于病情不允许翻身的侧卧患者（图2-5）。①备齐用物推护理车至患者床旁，向患者解释，以取得合作。移开床旁桌椅，半卧位患者，若病情许可，暂将床头、床尾支架放平，以便操作。若床垫已下滑，需上移与床头齐。清洁的被服按更换顺序放于床尾椅上。②2人操作。一人一手托起患者头颈部，另一人一手迅速取出枕头，放于床尾椅上。松开床尾盖被、大单、中单及橡胶中单。从床头将大单横卷成筒式至肩部。③将清洁大单横卷成筒式铺于床头，大单中线与床中线对齐，铺好床头大单。一人抬起患者上半身（骨科患者可利用牵引架上拉手，自己抬起身躯），将污大单、橡胶中单、中单一起从床头卷至患者臀下，同时另一人将清洁大单也随着污单拉至臀部。④放下上半身，一人托起臀部，一人迅速撤出污单，同时将清洁大单拉至床尾，橡胶中单放在床尾椅背上，污单丢入护理车污衣袋或护理车下层，展平大单铺好。⑤一人套枕套为患者枕好。一人备橡胶中单、中单，并先铺好一侧，余半幅塞患者身下至对侧，另一人展平铺好。⑥更换被套、枕套同允许翻身者，两人合作更换。

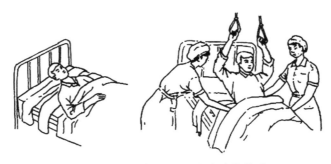

图 2-5　卧有不允许翻身患者床换单法

（3）盖被为被单式更换衬单和罩单的方法：①将床头污衬单反折部分翻至被下，取下污罩单丢入污衣袋或护理车下层。②铺大单（衬单）于棉胎上，反面向上，上端反折 10 cm，与床头齐。③将棉胎在衬单下由床尾退出，铺于衬单上，上端距床头 15 cm。④铺罩单，正面向上，对准中线，上端和床头齐。⑤在床头将罩单向下包过棉胎上端，再翻上衬单作 25 cm 的反折，包在棉胎和罩单的外面。⑥盖被上缘压于枕下或请患者抓住，在床尾撤出衬单，并逐层拉平铺好床尾，注意松紧，以防压迫足趾。

4.注意事项

（1）更换床单或扫床前，应先评估患者及病室环境是否适宜操作。需要时应关闭门窗。

（2）更换床单时注意保暖，动作敏捷，勿过多翻动和暴露患者，以免患者过劳和受凉。

（3）操作时要随时注意观察病情。

（4）患者若有输液管或引流管，更换床单时可从无管一侧开始，操作较为方便。

（5）撤下的污单切勿丢在地上或他人床上。

（王　莹）

第三节　生命体征的观察与护理

生命体征是体温、脉搏、呼吸及血压的总称，是机体生命活动的客观反映，是评价生命活动状态的重要依据，也是护士评估患者身心状态的基本资料。

正常情况下，生命体征在一定范围内相对稳定，相互之间保持内在联系；当机体患病时，生命体征可发生不同程度的变化。护士通过对生命体征的观察，可以了解机体重要脏器的功能状态，了解疾病的发生、发展、转归，并为疾病预防、诊断、治疗和护理提供依据；同时，可以发现患者现存的或潜在的健康问题，以正确制订护理计划。因此，生命体征的测量及护理是临床护理工作的重要内容之一，也是护士应掌握的基本技能。

一、体温

体温由三大营养物质氧化分解而产生。50% 以上迅速转化为热能，50% 贮存于 ATP 内，供机体利用，最终仍转化为热能散发到体外。正常人体的温度是由大脑皮质和丘脑下部体温调节中枢所调节（下丘脑前区为散热中枢，下丘脑后区为产热中枢），并通过神经、体液因素调节产热和散热过程,保持产热与散热的动态平衡,所以正常人有相对恒定的体温。

(一)正常体温及生理性变化

1.正常体温

通常说的体温是指机体内部的温度,即胸腔、腹腔、中枢神经的温度,又称体核温度,较高且稳定。皮肤温度称体壳温度。临床上通常用口温、肛温、腋温来代替体温。在这 3 个部位测得的温度接近身体内部的温度,且测量较为方便。3 个部位测得的温度略有不同,口腔温度居中,直肠温度较高,腋下温度较低。同时在 3 个部位进行测量,其温度差一般不超过 1 ℃。这是由于血液在不断地流动,将热量很快地由温度较高处带往温度较低处,因而机体各部的温度一般差异不大。

体温的正常值不是一个具体的点,而是一个范围。机体各部位由于代谢率的不同,温度略有差异,常以口腔、直肠、腋下的平均温度为标准,个体体温可以较正常的平均温度增减 0.3～0.6 ℃,健康成人的平均温度波动范围见表 2-1。

表 2-1 健康成人不同部位温度的波动范围

部位	波动范围
口腔	36.2～37.0 ℃
直肠	36.5～37.5 ℃
腋窝	36.0～36.7 ℃

2.生理性变化

人的体温在一些因素的影响下,会出现生理性的变化,但这种体温的变化,往往是在正常范围内或是一闪而过的。

(1)时间:人的体温 24 小时内的变动在 0.5～1.5 ℃,一般清晨 2～6 时体温最低,下午 2～8 时体温最高。这种昼夜的节律波动,可能与人体活动代谢的相应周期性变化有关。如长期从事夜间工作的人员,可出现夜间体温上升、日间体温下降的现象。

(2)年龄:新生儿因体温调节中枢尚未发育完全,调节体温的能力差,体温易受环境温度影响而变化;儿童由于代谢率高,体温可略高于成人;老年人代谢率较低,血液循环变慢,加上活动量减少,因此体温偏低。

(3)性别:一般来说,女性比男性有较厚的皮下脂肪层,维持体热能力强,故女性体温较男性高约0.3 ℃。并且女性的基础体温随月经周期出现规律变化,即月经来潮后逐渐下降,至排卵后,体温又逐渐上升。这种体温的规律性变化与血中孕激素及其代谢产物的变化相吻合。

(4)环境温度:在寒冷或炎热的环境下,机体的散热受到明显的抑制或加强,体温可暂时性的降低或升高。另外,气流、个体暴露的范围大小亦影响个体的体温。

(5)活动:任何需要耗力的活动,都使肌肉代谢增强,产热增加,可以使体温暂时性上升1～2 ℃。

(6)饮食:进食的冷热可以暂时性地影响口腔温度,进食后,由于食物的特殊动力作用,可以使体温暂时性地升高 0.3 ℃左右。

另外,强烈的情绪反应、冷热的应用及个体的体温调节机制都对体温有影响,在测量体温的过程中要加以注意并能够做出解释。

3.产热与散热

(1)产热过程:机体产热过程是细胞新陈代谢的过程。人体通过化学方式产热,即食物氧化、骨骼肌运动、交感神经兴奋、甲状腺素分泌增多,以及体温升高均可提高新陈代谢率,而增加产热量。

(2)散热过程:机体通过物理方式进行散热。机体大部分的热量通过皮肤的辐射、传导、对流、蒸发来散热;一小部分的热量通过呼吸、尿、粪便而散发于体外。

当外界温度等于或高于皮肤温度时,蒸发就是人体唯一的散热形式。①辐射:是热由一个物体表面通过电磁波的形式传至另一个与它不接触物体表面的一种形式。在低温环境中,它是主要的散热方式,安静时的辐射散热所占的百分比较大,可达总热量的60%。其散热量的多少与所接触物质的导热性能、接触面积和温差大小有关。②传导:是机体的热量直接传给同它接触的温度较低的物体的一种散热方法。③对流:是传导散热的特殊形式。对流是指通过气体或液体的流动来交换热量的一种散热方法。④蒸发:由液态转变不气态,同时带走大量热量的一种散热方法。

(二)异常体温的观察

人体最高的耐受热为 40.6～41.4 ℃,低于 34 ℃ 或高于 43 ℃,则极少存活。升高超过41 ℃,可引起永久性的脑损伤;高热持续在 42 ℃ 以上 24 小时常导致休克及严重并发症。所以对于体温过高或过低者应密切观察病情变化,不能有丝毫的松懈。

1.体温过高

体温过高又称发热,是由于各种原因使下丘脑体温调节中枢的调定点上移,产热增加而散热减少,导致体温升高超过正常范围。

(1)原因:①感染性如病毒、细菌、真菌、螺旋体、立克次体、支原体、寄生虫等感染引起的发热,最多见。②非感染性如无菌性坏死物质的吸收引起的吸收热、变态反应性发热等。

(2)以口腔温度为例,按照发热的高低将发热分为如下几类。①低热:37.5～37.9 ℃。②中等热:38.0～38.9 ℃。③高热:39.0～40.9 ℃。④超高热:41 ℃ 及以上。

(3)发热过程:发热的过程常依疾病在体内的发展情况而定,一般分为 3 个阶段。

体温上升期,特点是产热大于散热。主要表现:皮肤苍白、干燥无汗,患者畏寒、疲乏,体温升高,有时伴寒战。方式:骤升和渐升。骤升指体温在数小时内升至高峰,如肺炎球菌导致的肺炎;渐升指体温在数小时内逐渐上升,数天内达高峰,如伤寒。

高热持续期,特点是产热和散热在较高水平上趋于平衡。主要表现:体温居高不下,皮肤潮红,呼吸加深加快,脉搏增快并有头痛、食欲缺乏、恶心、呕吐、口干、尿量减少等症状,甚至惊厥、谵妄。

体温下降期,特点是散热增加,产热趋于正常,体温逐渐恢复至正常水平。主要表现:大量出汗、皮肤潮湿、温度降低。老年人易出现血压下降、脉搏细速、四肢厥冷等循环衰竭的症状。方式:骤降和渐降。骤降指体温在数小时内降至正常,如大叶性肺炎、疟疾;渐降指体温在数天内降至正常,如伤寒、风湿热。

(4)热型:将不同时间测得的体温绘制在体温单上,互相连接就构成体温曲线。各种体温曲线形状称为热型。有些发热性疾病有特殊的热型,通过观察体温曲线可协助诊断。但需注意,药物的应用可使热型变得不典型。常见的热型有以下 4 种。①稽留热,体温持续在 39～40 ℃,达数天或数周,24 小时波动范围不超过 1 ℃。常见于大叶性肺炎、伤寒等急性感染性疾病的极期。②弛张热,体温多在 39 ℃ 以上,24 小时体温波动幅度可超过 2 ℃,但最低温度仍高于正常水平。常见于化脓性感染、败血症、浸润性肺结核等疾病。③间歇热,体温骤然升高达高峰后,持续数小时又迅速降至正常,经过一天或数天间歇后,体温又突然升高,如此有规律地反复发作,常见于疟疾。④不规则热,发热不规律,持续时间不定。常见于流行性感冒、肿瘤等疾病引起的发热。

2.体温过低

体温过低是指由于各种原因引起的产热减少或散热增加,导致体温低于正常范围,称为体温过低。当体温低于35 ℃时,称为体温不升。体温过低的原因如下。

(1)体温调节中枢发育未成熟:如早产儿、新生儿。

(2)疾病或创伤:见于失血性休克、极度衰竭等患者。

(3)药物中毒。

(三)体温异常的护理

1.体温过高

降温措施有物理降温、药物降温及针刺降温。

(1)观察病情:加强对生命体征的观察,定时测量体温,一般每天测温 4 次,高热患者应每4 小时测温 1 次,待体温恢复正常 3 天后,改为每天 1~2 次,同时观察脉搏、呼吸、血压、意识状态的变化;及时了解有关各种检查结果及治疗护理后病情好转还是恶化。

(2)饮食护理:①补充高蛋白、高热量、高维生素、易消化的流质或半流质饮食,如粥、鸡蛋羹、面片汤、青菜、新鲜果汁等。②多饮水,每天补充液量 3 000 mL,必要时给予静脉点滴,以保证入量。

由于高热时,热量消耗增加,全身代谢率加快,蛋白质、维生素的消耗量增加,水分丢失增多,同时消化液分泌减少,胃肠蠕动减弱,所以宜及时补充水分和营养。

(3)使患者舒适:①安置舒适的体位让患者卧床休息,同时调整室温和避免噪声。②每天早、晚刷牙、饭前、饭后漱口,不能自理者,可行特殊口腔护理。由于发热患者唾液分泌减少,口腔黏膜干燥,机体抵抗力下降,极易引起口腔炎、口腔溃疡,因此口腔护理可预防口腔及咽部细菌繁殖。③发热患者退热期出汗较多,此时应及时擦干汗液并更换衣裤和大单等,以保持皮肤的清洁和干燥,防止皮肤继发性感染。

(4)心理调护:注意患者的心理状态,对体温的变化给予合理的解释,以缓解患者紧张和焦虑的情绪。

2.体温过低

(1)保暖:①给患者加盖衣被、毛毯、电热毯等或放置热水袋,注意小儿、老人、昏迷者,热水袋温度不宜过高,以防烫伤。②暖箱:适用于体重<2 500 g,胎龄不足 35 周的早产儿、低体重儿。

(2)给予热饮。

(3)监测生命体征:每小时测体温 1 次,直至恢复正常且保持稳定,同时观察脉搏、呼吸、血压、意识的变化。

(4)设法提高室温:以 22~24 ℃为宜。

(5)积极宣教:教会患者避免导致体温过低的因素。

(四)测量体温的技术

1.体温计的种类及构造

(1)水银体温计:水银体温计又称玻璃体温计,是最常用的最普通的体温计。它是一种外标刻度为红线的真空玻璃毛细管。其刻度范围为 35~42 ℃,每小格 0.1 ℃,在 37 ℃刻度处以红线标记,以示醒目。体温计一端贮存水银,当水银遇热膨胀后沿毛细管上升;因毛细管下端和水银槽之间有一凹陷,所以水银柱遇冷不致下降,以便检视温度。

根据测量部位的不同可将体温计分为口表、肛表、腋表。口表的水银端呈圆柱形,较细长;肛表的水银端呈梨形,较粗短,适合插入肛门;腋表的水银端呈扁平鸭嘴形。临床上口表可代替腋表使用。

(2)其他:如电子体温计、感温胶片、可弃式化学体温计等。

2.测体温的方法

(1)目的:通过测量体温,了解患者的一般情况及疾病的发生,发展规律,为诊断、预防、治疗提供依据。

(2)用物准备:①测温盘内备体温计(水银柱甩至 35 ℃以下)、秒表、纱布、笔、记录本。②若测肛温,另备润滑油、棉签、手套、卫生纸、屏风。

(3)操作步骤:①洗手、戴口罩,备齐用物,携至床旁。②核对患者并解释目的。③协助患者取舒适卧位。④测体温法,根据病情选择合适的测温方法。测腋温法,擦干汗液,将体温计放在患者腋窝,紧贴皮肤屈肘臂过胸,夹紧体温计。测量 10 分钟后,取出体温计用纱布擦拭。测口温法,嘱患者张口,将口表汞柱端放于舌下热窝。嘱患者闭嘴用鼻呼吸,勿用牙咬体温计。测量时间3～5 分钟。嘱患者张口,取出口表,用纱布擦拭。测肛温法,协助患者取合适卧位,露出臀部。润滑肛表前端,戴手套用手垫卫生纸分开臀部,轻轻插入肛表 3～4 cm。测量时间 3～5 分钟。用卫生纸擦拭肛表。检视读数,放体温计盒内,记录。⑤整理床单位。⑥洗手,绘制体温于体温单上。⑦消毒用过的体温计。

(4)注意事项:①测温前应注意有无影响体温波动的因素存在,如 30 分钟内有无进食、剧烈活动、冷热敷、坐浴等。②体温值如与病情不符,应重复测量。③腋下有创伤、手术或消瘦夹不紧体温计者不宜测腋温;腹泻、肛门手术、心肌梗死的患者禁测肛温;精神异常、昏迷、婴幼儿等不能合作者及口鼻疾病或张口呼吸者禁测口温;进热食或面颊部热敷者,应间隔 30 分钟后再测口温。④对小儿、重症患者测温时,护士应守护在旁。⑤测口温时,如不慎咬破体温计,应立即清除玻璃碎屑,以免损伤口腔黏膜;口服蛋清或牛奶,以保护消化道黏膜并延缓汞的吸收;病情允许者,进粗纤维食物,以加快汞的排出。

3.体温计的消毒与检查

(1)体温计的消毒:为防止测体温引起的交叉感染,保证体温计清洁,用过的体温计应消毒。先将体温计分类浸泡于含氯消毒液内 30 分钟后取出,再用冷开水冲洗擦干,放入清洁容器中备用(集体测温后的体温计,用后全部浸泡于消毒液中)。5 分钟后取出清水冲净,擦干后放入另一消毒液容器中进行第二次浸泡,半小时后取出清水冲净,擦干后放入清洁容器中备用。消毒液的容器及清洁体温计的容器每周进行 2 次高压蒸汽灭菌消毒,消毒液每天更换 1 次,若有污染随时消毒。传染病患者应设专人体温计,单独消毒。

(2)体温计的检查:在使用新的体温计前,或定期消毒体温计后,应对体温计进行校对,以检查其准确性。将全部体温计的水银柱甩至 35 ℃以下,同一时间放入已测好的 40 ℃水内,3 分钟后取出检视。若体温计之间相差0.2 ℃以上或体温计上有裂痕者,取出不用。

二、脉搏

(一)正常脉搏及生理性变化

1.正常脉搏

随着心脏节律性收缩和舒张,动脉内的压力也发生周期性的波动,这种周期性的压力变化可引起动脉血管发生扩张与回缩的搏动,这种搏动在浅表的动脉可触摸到,临床简称为脉搏。正常人的脉搏节律均匀、规则,间隔时间相等,每搏强弱相同且有一定的弹性,每分钟搏动的次数为60～100 次(即脉率)。脉搏通常与心率一致,是心率的指标。

2.生理性变化

脉率受许多生理性因素影响而发生一定范围的波动。

(1)年龄:一般新生儿、幼儿的脉率较成人快。

(2)性别:同龄女性比男性快。

(3)情绪:兴奋、恐惧、发怒时脉率增快,忧郁时则慢。

(4)活动:一般人运动、进食后脉率会加快;休息、禁食则相反。

(5)药物:兴奋剂可使脉搏增快,镇静剂、洋地黄类药物可使脉搏减慢。

(二)异常脉搏的观察

1.脉率异常

(1)速脉:成人脉率在安静状态下超过 100 次/分,又称为心动过速。见于高热、甲状腺功能亢进(简称甲亢,由于代谢率增加而使脉率增快)、贫血或失血等患者。正常人可有窦性心动过速,为一过性的生理现象。

(2)缓脉:成人脉率在安静状态下低于 60 次/分,又称心动过缓。颅内压增高、病窦综合征、二度以上房室传导阻滞,或服用某些药物如地高辛、普尼拉明、利血平、普萘洛尔等可出现缓脉。正常人可有生理性窦性心动过缓,多见于运动员。

2.脉律异常

脉搏的搏动不规则,间隔时间时长时短,称为脉律异常。

(1)间歇脉:在一系列正常均匀的脉搏中出现一次提前而较弱的脉搏,其后有一较正常延长的间歇(即代偿性间歇)。见于各种心脏病或洋地黄中毒的患者;正常人在过度疲劳、精神兴奋、体位改变时也偶尔出现间歇脉。

(2)脉搏短绌:同一单位时间内脉率少于心率。绌脉是由于心肌收缩力强弱不等,有些心排血量少的搏动可发出心音,但不能引起周围血管搏动,导致脉率少于心率。特点为脉律完全不规则,心率快慢不一,心音强弱不等。多见于心房纤颤者。

3.强弱异常

(1)洪脉:当心排血量增加,血管充盈度和脉压较大时,脉搏强大有力,称洪脉。见于高热、甲亢、主动脉关闭不全等患者;运动后、情绪激动时也常触到洪脉。

(2)细脉:当心排血量减少,动脉充盈度降低时,脉搏细弱无力,扪之如细丝,称细脉或丝脉。见于大出血、主动脉瓣狭窄和休克、全身衰竭的患者,是一种危险的脉象。

(3)交替脉:节律正常而强弱交替时出现的脉搏,称为交替脉。交替脉是左心室衰竭的重要体征。常见于高血压性心脏病、急性心肌梗死、主动脉关闭不全等患者。

(4)水冲脉:脉搏骤起骤落,有如洪水冲涌,故名水冲脉,主要见于主动脉关闭不全、动脉导管未闭、甲亢、严重贫血患者,检查方法是将患者前臂抬高过头,检查者用手紧握患者手腕掌面,可明显感知。

(5)奇脉:在吸气时脉搏明显减弱或消失为奇脉。其产生主要与吸气时,左心室的搏出量减少有关。常见于心包腔积液、缩窄性心包炎等患者,是心脏压塞的重要体征之一。

4.动脉壁异常

由于动脉壁弹性减弱,动脉变得迂曲不光滑,有条索感,如按在琴弦上,多见于动脉硬化的患者。

(三)测量脉搏的技术

1.部位

临床上常在靠近骨骼的动脉测量脉搏。最常用最方便的是桡动脉,患者也乐于接受。其次为颞动脉、颈动脉、肱动脉、腘动脉、足背动脉和股动脉等。如怀疑患者心搏骤停或休克时,应选择大动脉为诊脉点,如颈动脉、股动脉。

2.测脉搏的方法

(1)目的:通过测量脉搏,可间接了解心脏的情况,观察相关疾病发生、发展规律,为诊断、治疗提供依据。

(2)准备:治疗盘内备带秒钟的表、笔、记录本及听诊器。

(3)操作步骤:①洗手、戴口罩,备齐用物,携至床旁。②核对患者,解释目的。③协助患者取坐位或半坐卧位,手臂放在舒适位置,腕部伸展。④以示指、中指、无名指的指端按在桡动脉表面,压力大小以能清楚地触及脉搏为宜,注意脉律,强弱动脉壁的弹性。⑤一般情况下所测得的数值乘以2,心脏病患者、脉率异常者、危重患者则应以1分钟记录。⑥协助患者取舒适体位。⑦将脉搏绘制在体温单上。

(4)注意事项:①诊脉前患者应保持安静,剧烈运动后应休息20分钟后再测。②偏瘫患者应选择健侧肢体测量。③脉搏细、弱难以测量时,用听诊器测心率。④脉搏短细的患者,应由2名护士同时测量,一人听心率,另一人测脉率,一人发出"开始""停止"的口令,记数1分钟,以分数式记录(心率/脉率),若心率每分钟120次,脉率90次,即应写成120/90次/分。

三、呼吸

(一)正常呼吸及生理变化

1.正常呼吸的观察

在安静状态下,正常成人的呼吸频率为16～20次/分。正常呼吸表现为节律规则,均匀无声且不费力。

2.生理性变化

(1)年龄:一般年龄越小,呼吸频率越快,小儿比成年人稍快,老年人稍慢。

(2)性别:同龄的女性呼吸频率比男性稍快。

(3)运动:运动后呼吸加深加快,休息和睡眠时减慢。

(4)情绪:强烈的情绪变化会刺激呼吸中枢,导致呼吸加快或屏气。如恐惧、愤怒、紧张等都可引起呼吸加快。

(5)其他:环境温度过高或海拔增加,均会使呼吸加深加快,呼吸的频率和深浅度还可受意识控制。

(二)异常呼吸的评估及护理

1.异常呼吸的评估

(1)频率异常。①呼吸过速:在安静状态下,成人呼吸频率超过24次/分,称为呼吸过速或气促。见于高热、疼痛、甲亢、缺氧等患者,因血液中二氧化碳积聚,血氧不足,可刺激呼吸中枢,使呼吸加快。发热时,体温每升高1℃,每分钟呼吸增加3~4次。②呼吸过缓:在安静状态下,成人呼吸频率少于10次/分,称为呼吸过缓。常见于呼吸中枢抑制的疾病,如颅内压增高、麻醉剂及安眠药过量等患者。

(2)节律异常。

潮式呼吸:又称陈-施呼吸,是一种周期性的呼吸异常,周期为0.5~2分钟,需观察较长时间才能发现。特点表现为开始时呼吸浅慢,以后逐渐加深加快,又逐渐由深快变为浅慢,然后呼吸暂停5~30秒后,再重复上述状态的呼吸,如此周而复始,呼吸运动呈潮水涨落样,故称潮式呼吸(图2-6)。发生机制为当呼吸中枢兴奋性减弱或高度缺氧时,呼吸减弱至暂停,血中二氧化碳增高到一定程度时,通过颈动脉和主动脉的化学感受器反射性地刺激呼吸中枢,使呼吸恢复。随着呼吸的由弱到强,二氧化碳不断排出,使其分压降低,呼吸中枢又失去有效的刺激,呼吸再次减弱至暂停,从而形成了周期性呼吸。常见于中枢神经系统疾病,如脑炎、颅内压增高、酸中毒、巴比妥中毒等患者。

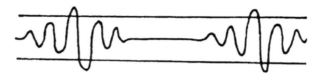

图2-6　潮式呼吸

间断呼吸:又称毕奥呼吸,表现为呼吸和呼吸暂停现象交替出现的呼吸。特点是有规律地呼吸几次后,突然暂停呼吸,间隔时间长短不同,随后又开始呼吸,然后反复交替出现(图2-7)。其发生机制同潮式呼吸,是呼吸中枢兴奋性显著降低的表现,但比潮式呼吸更为严重,多在呼吸停止前出现,预后不佳。常见于颅内病变、呼吸中枢衰竭等患者。

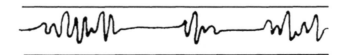

图2-7　间断呼吸

(3)深浅度异常。①深度呼吸:又称库斯莫呼吸,是一种深而规则的大呼吸。见于尿毒症、糖尿病等引起的代谢性酸中毒患者。②浮浅性呼吸:是一种浅表而不规则的呼吸。有时呈叹息样,见于呼吸肌麻痹或濒死的患者。

(4)音响异常。①蝉鸣样呼吸:吸气时有一种高音调的音响,声音似蝉鸣,称为蝉鸣样呼吸。其发生机制多由于声带附近有阻塞,使空气进入发生困难所致。见于喉头水肿、痉挛、喉头有异物等患者。②鼾声呼吸:呼气时发出粗糙的呼声。其发生机制由于气管或支气管内有较多的分泌物蓄积,多见于深昏迷等患者。

(5)呼吸困难:是指呼吸频率、节律和深浅度都有异常。呼吸困难的患者主观上表现空气不足、呼吸费力;客观上表现用力呼吸、张口耸肩、鼻翼翕动、发绀,辅助呼吸肌也参与呼吸运动,在呼吸频率、节律、深浅度上出现异常改变,根据临床表现可分为如下几种。

吸气性呼吸困难:是由于上呼吸道部分梗阻,使得气体进入肺部不畅,肺内负压极度增高所致,患者感觉吸气费力,吸气时间显著长于呼气时间,辅助呼吸肌收缩增强,出现明显的三凹征(胸骨上窝、锁骨上窝和肋间隙及腹上角凹陷)。多见于喉头水肿或气管、喉头有异物等患者。

呼气性呼吸困难:是由于下呼吸道部分梗阻,使得气体呼出肺部不畅所致,患者呼气费力,呼气时间显著长于吸气时间,多见于支气管哮喘和阻塞性肺气肿患者。

混合性呼吸困难:呼气和吸气均感费力,呼吸的频率加快而表浅。多见重症肺炎、大片肺不张或肺纤维化的患者。

(6)形态异常。①胸式呼吸渐弱,腹式呼吸增强:正常女性以胸式呼吸为主。当胸部或肺有疾病或手术时均使胸式呼吸渐弱,腹式呼吸增强。②腹式呼吸渐弱,胸式呼吸增强:正常男性及儿童以腹式呼吸为主。当有腹部疾病时,如腹膜炎、腹部巨大肿瘤、大量腹水等,使膈肌下降,腹式呼吸渐弱,胸式呼吸增强。

2.异常呼吸的护理

(1)观察:密切观察呼吸状态及相关症状、体征的变化。

(2)吸氧:酌情给予氧气吸入,必要时可用呼吸机辅助呼吸。

(3)心理护理:根据患者的反应,有针对性地对患者做好患者的心理护理,合理解释及安慰患者,以消除患者的紧张、恐惧心理,有安全感,主动配合治疗和护理。

(4)卧床休息:调节室内温度和湿度,保持空气清新,禁止吸烟;根据病情安置舒适体位,以保证患者的休息,减少耗氧量。

(5)保持呼吸道通畅:及时清除呼吸道分泌物,必要时给予吸痰。

(6)给药治疗:根据医嘱给药治疗,注意观察疗效及不良反应。

(7)健康教育:讲解有效咳嗽和正确呼吸方法,指导患者戒烟。

(三)呼吸测量技术

1.目的

(1)测量患者每分钟的呼吸次数。

(2)协助临床诊断,为预防、治疗、护理提供依据。

(3)观察呼吸的变化,了解患者疾病的发生、发展规律。

2.评估

(1)患者的病情、治疗情况及合作程度。

(2)患者在 30 分钟内有无活动、情绪激动等影响呼吸的因素存在。

3.操作前准备

(1)用物准备:有秒针的表、记录本和笔。

(2)患者准备:情绪稳定,保持自然的呼吸状态。

(3)护士准备:着装整洁,修剪指甲,洗手,戴口罩。

(4)环境准备:安静、整洁、光线充足。

4.操作步骤

见表 2-2。

5.注意事项

测量患者呼吸时,患者应处于自然呼吸的状态,以保证测量数值的准确性。

表 2-2　呼吸测量技术操作步骤

流程	步骤	要点说明
1.核对	携用物到床旁,核对床号、姓名	*确定患者
2.取体位	测量脉搏后,护士仍保持诊脉手势	*分散患者的注意力
3.测量呼吸	(1)观察患者胸部或腹部的起伏(一起一伏为一次呼吸),一般情况测 30 秒,将所测数值乘以 2 即为呼吸频率,如患者呼吸不规则或婴儿应测 1 分钟 (2)如患者呼吸微弱不易观察时,可用少许棉花放于患者鼻孔前,观察棉花纤维被吹动的次数,计数 1 分钟	*男性多为腹式呼吸,女性多为胸式呼吸,同时应观察呼吸的节律、深浅度、音响及呼吸困难的症状
4.记录	记录呼吸值:次/分,洗手	

四、血压

血压是指血液在血管内流动时对血管壁的侧压力。一般指动脉血压,如无特别注明均指肱动脉的血压。当心脏收缩时,主动脉压急剧升高,至收缩中期达最高值,此时的动脉血压称收缩压。当心室舒张时,主动脉压下降,至心舒末期达动脉血压的最低值,此时的动脉血压称舒张压。

(一)正常血压及生理性变化

1.正常血压

在安静状态下,正常成人的血压范围为(12.0～18.5)/(8.0～11.9)kPa,脉压为 4.0～5.3 kPa。血压的计量单位,过去多用 mmHg(毫米汞柱),后改用国际统一单位 kPa(千帕斯卡)。两者换算公式:1 kPa=7.5 mmHg、1 mmHg=0.133 kPa。

2.生理性变化

在各种生理情况下,动脉血压可发生各种变化,影响血压的生理因素有以下几种。

(1)年龄:随着年龄的增长血压逐渐增高,以收缩压增高较显著。儿童血压的计算公式为:

$$收缩压=80+年龄\times2$$
$$舒张压=收缩压\times2/3$$

(2)性别:青春期前的男女血压差别不显著。成年男子的血压比女性高 0.7 kPa(5 mmHg);绝经期后的女性血压又逐渐升高,与男性差不多。

(3)昼夜和睡眠:血压在上午 8～10 小时达全天最高峰,之后逐渐降低,午饭后又逐渐升高,下午4～6 小时出现全天次高值,然后又逐渐降低;至入睡后 2 小时,血压降至全天最低值;早晨醒来又迅速升高。睡眠欠佳时,血压稍增高。

(4)环境:寒冷时血管收缩,血压升高;气温高时血管扩张,血压下降。

(5)部位:一般右上肢血压常高于左上肢,下肢血压高于上肢。

(6)情绪:紧张、恐惧、兴奋及疼痛均可引起血压增高。

(7)体重:血压正常的人发生高血压的危险性与体重增加呈正比。

(8)其他:吸烟、劳累、饮酒、药物等都对血压有一定的影响。

(二)异常血压的观察

1.高血压

目前基本上采用 1999 年世界卫生组织(WHO)和国际抗高血压联盟(ISH)高血压治疗指南

的高血压定义:在未服抗高血压药的情况下,成人收缩压≥18.7 kPa(140 mmHg)和/或舒张压≥12.0 kPa(90 mmHg)者。95%的患者为病因不明的原发性高血压,多见于动脉硬化、肾炎、颅内压增高等,最易受损的部位是心、脑、肾、视网膜。

2.低血压

一般认为血压低于正常范围,且有明显的血容量不足表现如脉搏细速、心悸、头晕等,即可诊断为低血压。常见于休克、大出血等。

3.脉压异常

脉压增大多见于主动脉瓣关闭不全、主动脉硬化等;脉压减小多见于心包积液、缩窄性心包炎等。

(三)血压的测量

1.血压计的种类和构造

(1)水银血压计:分立式和台式两种,其基本结构都包括输气球、调节空气的阀门、袖带、能充水银的玻璃管、水银槽几部分。袖带的长度和宽度应符合标准,宽度比被测肢体的直径宽20%,长度应能包绕整个肢体。充水银的玻璃管上标有刻度,范围为0~40.0 kPa(0~300 mmHg),每小格表示0.3 kPa(2 mmHg);玻璃管上端和大气相通,下端和水银槽相通。当输气球送入空气后,水银由玻璃管底部上升,水银柱顶端的中央凸起可指出压力的刻度。水银血压计测得的数值相当准确。

(2)弹簧表式血压计:由一袖带与有刻度2.7~4.0 kPa(20~30 mmHg)的圆盘表相连而成,表上的指针指示压力。此种血压计携带方便,但欠准确。

(3)电子血压计:袖带内有一换能器,可将信号经数字处理,在显示屏上直接显示收缩压、舒张压和脉搏的数值。此种血压计操作方便,清晰直观,不需听诊器,使用方便、简单,但欠准确。

2.测血压的方法

(1)目的:通过测量血压,了解循环系统的功能状况,为诊断、治疗提供依据。

(2)准备:听诊器、血压计、记录纸、笔。

(3)操作步骤:①测量前,让患者休息片刻,以消除活动或紧张因素对血压的影响;检查血压计,如袖带的宽窄是否适合患者、玻璃管有无裂缝、橡胶管和输气球是否漏气等。②向患者解释,以取得合作。患者取坐位或仰卧,被侧肢体的肘臂伸直、掌心向上,肱动脉与心脏在同一水平。坐位时,肱动脉平第4软骨;卧位时,肱动脉平腋中线。如手臂低于心脏水平,血压会偏高;手臂高于心脏水平,血压会偏低。③放平血压计于上臂旁,打开水银槽开关,将袖带平整地缠于上臂中部,袖带的松紧以能放入一指为宜,袖带下缘距肘窝2~3 cm。如测下肢血压,袖带下缘距腘窝3~5 cm。将听诊器胸件置于腘动脉搏动处,记录时注明下肢血压。④戴上听诊器,关闭输气球气门,触及肱动脉搏动。易地听诊器胸件放在肱动脉搏动最明显的地方,但勿塞入袖带内,以一手稍加固定。⑤挤压输气球囊打气至肱动脉搏动音消失,水银柱又升高2.7~4.0 kPa(20~30 mmHg)后,以每秒0.5 kPa(4 mmHg)左右的速度放气,使水银柱缓慢下降,视线与水银柱所指刻度平行。⑥在听诊器中听到第一声动脉音时,水银柱所指刻度即为收缩压;当搏动音突然变弱或消失时,水银柱所指的刻度即为舒张压。当变音与消失音之间有差异时,或危重者应记录两个读数。⑦测量后,驱尽袖带内的空气,解开袖带。安置患者于舒适卧位。⑧将血压计右倾45°,关闭气门,气球放在固定的位置,以免压碎玻璃管;关闭血压计盒盖。⑨用分数式,即收缩压/舒张压 mmHg记录测得的血压值,如14.7 kPa(110mmHg)/ 9.3 kPa(70 mmHg)。

（4）注意事项：①测血压前,要求安静休息 20～30 分钟,如运动、情绪激动、吸烟、进食等可导致血压偏高。②血压计要定期检查和校正,以保证其准确性,切勿倒置或震动。③打气不可过猛、过高,如水银柱里出现气泡,应调节或检修,不可带着气泡测量。④降至"0",稍等片刻再行第二次测量。⑤对偏瘫、一侧肢体外伤或手术后患者,应在健侧手臂上测量。⑥排除影响血压值的外界因素,如袖带太窄、袖带过松、放气速度太慢测得的血压值偏高,反之则血压值偏低。⑦长期测血压应做到四定,即定部位、定体位、定血压计、定时间。

（陆凤花）

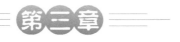

第三章
神经内科护理

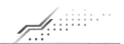

第一节 癫 痫

癫痫是多种原因导致的脑部神经元高度同步化异常放电所引起的临床综合征,临床表现具有发作性、短暂性、重复性和刻板性的特点。临床上每次发作或每种发作的过程称为痫性发作。

一、病因与发病机制

(一)病因

癫痫不是独立的疾病,而是一组疾病或综合征。引起癫痫的病因非常复杂,根据病因学不同,癫痫可分为三大类。

1.症状性癫痫

由各种明确的中枢神经系统结构损伤和功能异常引起,如脑肿瘤、脑外伤、脑血管病、中枢神经系统感染、寄生虫、遗传代谢性疾病、神经系统变性疾病等。

2.特发性癫痫

病因不明,未发现脑部有足以引起癫痫发作的结构性损伤或功能异常,可能与遗传因素密切相关。

3.隐源性癫痫

病因不明,但临床表现提示为症状性癫痫,现有的检查手段不能发现明确的病因。其占全部癫痫的 $60\%\sim70\%$ 。

(二)发病机制

癫痫的发病机制非常复杂,至今尚未能完全了解其全部机制,但发病的一些重要环节已被探知。

1.痫性放电的起始

神经元异常放电是癫痫发病的电生理基础。

2.痫性放电的传播

异常高频放电反复通过突触联系和强化后的易化作用诱发周边及远处的神经元的同步放电,从而引起异常电位的连续传播。

3.痫性放电的终止

目前机制尚未完全明了。

二、临床表现

(一)痫性发作

1.部分性发作

部分性发作包括以下几种。①单纯部分性发作:常以发作性一侧肢体、局部肌肉节律性抽动或感觉障碍为特征,发作时程短。②复杂部分性发作:表现为意识障碍,多有精神症状和自动症。③部分性发作继发全面性发作:上述部分性发作后出现全身性发作。

2.全面性发作

这类发作起源于双侧脑部,发作初期即有意识丧失,根据其临床表现的不同,可分为以下几种。

(1)全面强直-阵挛发作:以意识丧失、全身抽搐为主要临床特征。早期出现意识丧失、跌倒,随后的发作过程分为三期,即强直期、阵挛期和发作后期。发作过程可有喉部痉挛、尖叫、心率增快、血压升高、瞳孔散大、呼吸暂停等症状,发作后各项体征逐渐恢复正常。

(2)失神发作:典型表现为正常活动中突然发生短暂的意识丧失,两眼凝视且呼之不应,发作停止后立即清醒,继续原来的活动,对发作没有丝毫记忆。

(3)强直性发作:多在睡眠中发作,表现为全身骨骼肌强直性阵挛,常伴有面色潮红或苍白、瞳孔散大等症状。

(4)阵挛性发作:表现为全身骨骼肌阵挛伴意识丧失,见于婴幼儿。

(5)肌阵挛发作:表现为短暂、快速、触电样肌肉收缩,一般无意识障碍。

(6)失张力发作:表现为全身或部分肌肉张力突然下降,造成张口、垂颈、肢体下垂甚至跌倒。

3.癫痫持续状态

癫痫持续状态指一次癫痫发作持续 30 分钟以上,或连续多次发作致发作间期意识或神经功能未恢复至通常水平。可见于各种类型的癫痫,但通常是指全面强直-阵挛发作持续状态。可因不适当地停用抗癫痫药物或治疗不规范、感染、精神刺激、过度劳累、饮酒等诱发。

(二)癫痫综合征

特定病因引发的由特定症状和体征组成的癫痫。

三、辅助检查

(1)脑电图检查:脑电图检查是诊断癫痫最有价值的辅助检查方法,典型表现是尖波、棘波、棘-慢或尖-慢复合波。

(2)血液检查:通过血糖、血常规、血寄生虫等检查,可了解有无低血糖、贫血、寄生虫病。

(3)影像学检查:应用数字减影血管造影、CT、MRI 等检查可发现脑部器质性病变,为癫痫的诊断提供依据。

四、治疗

目前癫痫治疗仍以药物治疗为主,药物治疗应达到 3 个目的:①控制发作或最大限度地减少发作次数;②长期治疗无明显变态反应;③使患者保持或恢复其原有的生理、心理和社会功能状态。

(一)病因治疗

祛除病因,避免诱因。如全身代谢性疾病导致癫痫的应先纠正代谢紊乱,睡眠不足诱发癫痫的要保证充足的睡眠,对于颅内占位性病变引起者首先考虑手术治疗,对于脑寄生虫病行驱虫治疗。

(二)发作时治疗

立即让患者就地平卧,保持呼吸道通畅,及时给氧;防止外伤,预防并发症;应用药物预防再次发作,如地西泮、苯妥英钠等。

(三)发作间歇期治疗

合理应用抗癫痫药物,常用的抗癫痫药物有地西泮、氯硝西泮、卡马西平、丙戊酸、苯妥英钠、苯巴比妥、扑痫酮、拉莫三嗪、奥卡西平、左乙拉西坦、加巴喷丁等。强直性发作、部分性发作和部分性发作继发全面性发作首选卡马西平;全面强直-阵挛发作、典型失神、肌阵挛发作、阵挛性发作首选丙戊酸。

(四)癫痫持续状态的治疗

保持稳定的生命体征和进行性心肺功能支持;终止呈持续状态的癫痫发作,减少癫痫发作对脑部神经元的损害;寻找并尽可能根除病因及诱因;处理并发症。可依次选用地西泮、异戊巴比妥钠、苯妥英钠和水合氯醛等药物。及时纠正血酸碱度和电解质失衡,发生脑水肿时给予甘露醇和呋塞米注射,注意预防和控制感染。

(五)其他治疗

对于药物难治性、有确定癫痫灶的癫痫可采用手术治疗,中医学针灸治疗对某些癫痫也有一定疗效。

五、护理措施

(一)一般护理

(1)饮食:为患者提供充足的营养,癫痫持续状态的患者可给予鼻饲,嘱发作间歇期的患者进食清淡、无刺激、富于营养的食物。

(2)休息与运动:癫痫发作后宜卧床休息,平时应劳逸结合,保证充足的睡眠,生活规律,避免不良刺激。

(3)纠正水、电解质及酸碱平衡紊乱,预防并发症。

(二)病情观察

密切观察生命体征、意识状态、瞳孔变化、大小便等情况;观察并记录发作的类型、频率和持续时间;观察发作停止后意识恢复的时间,有无疲乏、头痛及行为异常。

(三)安全护理

告知患者有发作先兆时立即平卧。活动中发作时,立即将患者置于平卧位,避免摔伤。摘下眼镜、手表、义齿等硬物,用软垫保护患者关节及头部,必要时用约束带适当约束,避免外伤。用牙垫或厚纱布置于患者口腔一侧上下磨牙间,防止口、舌咬伤。发作间歇期,应为患者创造安静、安全的休养环境,避免或减少诱因,防止意外的发生。

(四)保持呼吸道通畅

发作时立即解开患者领扣、腰带以减少呼吸道受压,及时清除口腔内食物、呕吐物和分泌物,防止呼吸道阻塞。让患者平卧、头偏向一侧,必要时用舌钳拉出舌头,避免舌后坠阻塞呼吸道。必要时可行床旁吸引和气管切开。

(五)用药护理

有效的抗癫痫药物治疗可使 80% 的患者发作得到控制。告诉患者抗癫痫药物治疗的原则以及药物疗效与变态反应的观察,指导患者遵医嘱坚持长期正确服药。

1.服药注意事项

服药注意事项包括:①根据发作类型选择药物。②药物一般从小剂量开始,逐渐加量,以尽可能控制发作、又不致引起毒性反应的最小有效剂量为宜。③坚持长期有规律服药,完全不发作后还需根据发作类型、频率,再继续服药 2~3 年,然后逐渐减量至停药,切忌服药控制发作后就自行停药。④间断不规则服药不利于癫痫控制,易导致癫痫持续状态发生。

2.常用抗癫痫药物变态反应

每种抗癫痫药物均有多种变态反应。变态反应轻者一般不需停药,从小剂量开始逐渐加量或与食物同服可以减轻,严重反应时应减量或停药、换药。服药前应做血、尿常规和肝、肾功能检查,服药期间定期监测血药浓度,复查血常规和生化检查。

(六)避免促发因素

1.癫痫的诱因

疲劳、饥饿、缺睡、便秘、经期、饮酒、感情冲动、一过性代谢紊乱和变态反应。过度换气对于失神发作、过度饮水对于强直性阵挛发作、闪光对于肌阵挛发作也有诱发作用。有些反射性癫痫还应避免如声光刺激、惊吓、心算、阅读、书写、下棋、玩牌、刷牙、起步、外耳道刺激等特定因素。

2.癫痫持续状态的诱发因素

常为突然停药、减药、漏服药及换药不当;其次为发热、感冒、劳累、饮酒、妊娠与分娩;使用异烟肼、利多卡因、氨茶碱或抗抑郁药亦可诱发。

(七)手术的护理

对于手术治疗癫痫的患者,术前应做好心理护理以减少恐惧和紧张。密切观察意识、瞳孔、肢体活动和生命体征等情况,并按医嘱做好术前检查和准备;术后麻醉清醒后应采取头高脚低位,以减轻脑水肿的发生。严密监测病情,做好术后常规护理、用药护理和安全护理。

(八)心理护理

病情反复发作、长期服药常会给患者带来沉重的精神负担,易产生焦虑、恐惧、抑郁等不良心理状态。护士应多关心患者,随时关注其心理状态并给予安慰和疏导,缓解患者的心理负担,使其更好地配合治疗。

(九)健康指导

(1)向患者及家属介绍疾病治疗和预防的相关知识,教会其癫痫的基本护理方法,安静的环境、规律的生活、合理的饮食、充足的睡眠、远离不良刺激等均有利于患者的康复。

(2)告知患者及家属遵医嘱长期、规律用药,不可突然减药甚至停药,定期复查,病情变化立即就诊。

(3)应尽量避免患者单独外出,不参与蹦极、游泳等可能危及生命的活动,避免紧张、劳累。

(4)特发性癫痫且有家族史的女性患者,婚后不宜生育,双方均有癫痫,或一方患病,另一方有家族史者不宜婚配。

(程晓梅)

第二节 面 神 经 炎

一、疾病概述

(一)概念和特点
面神经炎是由茎乳孔内面神经非特异性炎症所致的周围性面瘫,又称为特发性面神经麻痹,或称贝尔麻痹,是一种最常见的面神经瘫痪疾病。

(二)相关病理生理
其早期病理改变主要为神经水肿和脱髓鞘,严重者可出现轴突变性,以茎乳孔和面神经管内部分尤为显著。

(三)病因与诱因
面神经炎的病因尚未完全阐明。受凉、感染、中耳炎、茎乳孔周围水肿及面神经在面神经管出口处受压、缺血、水肿等均可引起发病。

(四)临床表现
(1)本病任何年龄、任何季节均可发病,男性比女性略多。一般为急性发病,常于数小时或1～3天症状达到高峰。

(2)主要表现为一侧面部表情肌瘫痪,额纹消失,不能皱额蹙眉;眼裂闭合不能或闭合不完全;病侧鼻唇沟变浅,口角歪向健侧(露齿时更明显);吹口哨及鼓腮不能等。

(3)病初可有侧耳后麻痹或下颌角后疼痛。少数人可有茎乳孔附近及乳突压痛。面神经病变在中耳鼓室段者可出现说话时回响过度和病侧舌前2/3味觉缺失。影响膝状神经节者,除上述表现外,还出现病侧乳突部疼痛,耳郭与外耳道感觉减退,外耳道或鼓膜出现疱疹,称为Hunt综合征。

(五)辅助检查
面神经传导检查对早期(起病5～7天)完全瘫痪者的预后判断是一项有用的检查方法,EMG检查表现为病侧诱发的肌电动作电位M波波幅明显减低,如为对侧正常的30%或以上者,则可望在2个月内完全恢复。如为10%～29%者则需要2～8个月才能恢复,且有一定程度的并发症;如仅为10%以下者则需要6～12个月才有可能恢复,并常伴有并发症(面肌痉挛等);如病后10天内出现失神经电位,恢复时间将延长。

(六)治疗要点
改善局部血液循环,减轻面部神经水肿,促使功能恢复。治疗要点如下。

(1)急性期应尽早使用糖皮质激素,可用泼尼松30 mg口服,1次/天,或地塞米松静脉滴注10 mg/d,疗程1周左右,并用大剂量维生素B_1、维生素B_{12}肌内注射,还可以采用红外线照射或超短波透热疗法。若为带状疱疹引起者,可口服阿昔洛韦7～10天。眼裂不能闭合,可根据情况使用眼膏、眼罩,或缝合眼睑以保护角膜。

(2)恢复期可进行面肌的被动或主动运动训练,也可采用碘离子透入理疗、针灸、高压氧等治疗。

（3）2～3个月后，对自愈较差的高危患者可行面神经减压手术，以争取恢复的机会。发病后1年以上仍未恢复者，可考虑整容手术或面-舌下神经或面-副神经吻合术。

二、护理评估

（一）一般评估

1.生命体征

一般无特殊。体温升高常见于感染。

2.患者的主诉

（1）诱因：发病前有无受凉、感染、中耳炎。

（2）发作症状：发作时有无侧耳后麻痹或下颌角后疼痛，一侧面部表情肌瘫痪，额纹消失，不能蹙额蹙眉；眼裂闭合不能或闭合不完全；病侧鼻唇沟变浅，口角歪向健侧（露齿时更明显）；不能吹口哨及鼓腮。

（3）发病形式：是否急性发病，持续时间，症状的部位、范围、性质、严重程度等。

（4）既往检查、治疗经过及效果，是否有遵医嘱治疗。目前情况包括使用药物的名称、剂量、用法和有无变态反应。

3.其他

体重与身高、体位、皮肤黏膜、饮食状况及排便情况的评估和/或记录结果。口腔卫生评估：评估患者的口腔卫生清洁程度，患侧脸颊是否留有食物残渣。疼痛的评估：使用口诉言词评分法、数字等级评定量表、面部表情测量图对疼痛程度、疼痛控制及疼痛不良作用的评估。

（二）身体评估

1.头颈部

（1）外观评估：患侧额皱纹是否浅，眼裂是否增宽。鼻唇沟是否浅，口角是否低，口是否向健侧歪斜。

（2）运动评估：让患者做皱额、闭眼、吹哨、露齿、鼓气动作，比较两侧是否相等。

（3）味觉评估：让患者伸舌，检查者以棉签或毛笔蘸少许试液（醋、盐、糖等），轻擦于舌之前部，如有味觉可以手指预定符号表示之，不能伸舌和讲话。先试可疑一侧再试健侧。每种味觉试验完毕时，需用温水漱口，一般舌尖对甜、咸味最敏感，舌后边对酸味最敏感。

2.胸部、腹部、四肢

无特殊。

（三）心理-社会评估

（1）了解患者对疾病知识特别是预后的了解。

（2）观察患者有无心理异常的表现，患者面部肌肉出现瘫痪，自身形象改变，容易导致其焦虑和急躁的情绪。

（3）了解患者家庭经济状况，家属和社会支持程度。

（四）辅助检查结果的评估

1.常规检查

一般无特殊，注意监测体温、血常规有无异常。

2.面神经传导检查

有无异常。

(五)常用药物治疗效果的评估

主要是糖皮质激素。

(1)服用药物的具体情况:是否餐后服用,主要剂型、剂量与持续用药时间。

(2)胃肠道反应评估:这是口服糖皮质激素最常见的变态反应,主要表现为上腹痛、恶心及呕吐等。

(3)出血评估:糖皮质激素可致诱发或加剧胃和十二指肠溃疡的发生,严重时引起出血甚至穿孔。患者服药期间,应定期检测血象和异常出血的情况。

(4)体温变化及其相关感染灶的表现:皮质激素对机体免疫反应有多个环节的抑制作用,削弱机体的抵抗力。容易诱发各种感染的发生有关,尤其是上呼吸道、泌尿道、皮肤(含肛周)的感染。

(5)神经精神症状的评估:小剂量皮质激素可引起精神欣快感,而大剂量则出现兴奋、多语、烦躁不安、失眠、注意力不集中和易激动等精神症状,少数尚可出现幻觉、幻想谵妄、昏睡等症状,也有企图自杀者,这种精神失常可迅速恶化。

三、主要的护理诊断/问题

(一)身体意象紊乱

与面神经麻痹所致口角歪斜等有关。

(二)疼痛:下颌角或乳突部疼痛

与面神经病变累及膝状神经节有关。

四、护理措施

(一)心理护理

患者突然出现面部肌肉瘫痪,自身形象改变,害怕遇见熟人,不敢出现在公共场所。容易导致焦虑、急躁情绪。应观察有无心理异常的表现,鼓励患者表达对面部形象改变后的心理感受和对疾病预后担心的真实想法;告诉患者本病大多预后良好,并介绍治愈患者,指导克服焦躁情绪和害羞心理,正确对待疾病,积极配合治疗;同时护士在与患者谈话时应语言柔和、态度和蔼亲切,避免任何伤害患者自尊的言行。

(二)休息与修饰指导

急性期注意休息,防风、防寒,尤其患侧耳后茎乳孔周围应予保护,预防诱发。外出时可戴口罩,系围巾,或使用其他改善自身形象的恰当修饰。

(三)饮食护理

选择清淡饮食,避免粗糙、干硬、辛辣食物,有味觉障碍的患者应注意食物的冷热度,以防烫伤口腔黏膜;指导患者饭后及时漱口,清除口腔患侧滞留食物,保持口腔清洁,预防口腔感染。

(四)预防眼部并发症

眼睑不能闭合或闭合不全者予以眼罩、眼镜遮挡及点眼药等保护,防止角膜炎、溃疡。

(五)功能训练

指导患者尽早开始面肌的主动与被动运动。只要患侧面部能运动,就应进行面肌功能训练,可对着镜子做皱眉、抬额、闭眼、露齿、鼓腮和吹口哨等运动,每天数次,每次 5～15 分钟,并辅以面肌按摩,以促进早日康复。

（六）就诊指标

受凉、感染、中耳炎后出现一侧面部表情肌瘫痪，额纹消失，不能皱额蹙眉；眼裂闭合不能或闭合不完全；病侧鼻唇沟变浅，口角歪向健侧（露齿时更明显）；不能吹口哨、鼓腮；侧耳后麻痹或下颌角后疼痛。

五、护理效果评价

（1）患者能够正确对待疾病，积极配合治疗。

（2）患者能够掌握相关疾病知识，做好外出的自我防护。

（3）患者口腔清洁舒适，无口腔异物、异味及口臭，无烫伤。

（4）患者无角膜炎、溃疡的发生。

（5）患者积极参与康复锻炼，坚持自我面肌功能训练。

（6）患者对治疗效果满意。

（程晓梅）

第三节　三叉神经痛

一、疾病概述

（一）概念和特点

三叉神经痛是一种原因未明的三叉神经分布区内闪电样反复发作的剧痛，不伴三叉神经功能破坏的症状，又称为原发性三叉神经痛。

（二）相关病理生理

三叉神经感觉根切断术活检可见神经节细胞消失，炎症细胞浸润，神经鞘膜不规则增厚、髓鞘瓦解，轴索节段性蜕变、裸露、扭曲、变形等。

（三）病因与诱因

原发性三叉神经痛病因尚未完全明了，周围学说认为病变位于半月神经节到脑桥间部分，是由于多种原因引起的压迫所致；中枢学说认为三叉神经痛为一种感觉性癫痫样发作，异常放电部位可能在三叉神经脊束核或脑干。

发病机制迄今仍在探讨之中。较多学者认为是各种原因引起三叉神经局部脱髓鞘产生异位冲动，相邻轴索纤维假突触形成或产生短路，轻微痛觉刺激通过短路传入中枢，中枢传出冲动亦通过短路传入，如此叠加造成三叉神经痛发作。

（四）临床表现

（1）70％～80％的患者发生在 40 岁以上，女性稍多于男性，多为一侧发病。

（2）以面部三叉神经分布区内突发的剧痛为特点，似触电、刀割、火烫样疼痛，以面颊部、上下颌或舌疼痛最明显；口角、鼻翼、颊部和舌等处最敏感，轻触、轻叩即可诱发，故有"触发点"或"扳机点"之称。严重者洗牙、刷牙、谈话、咀嚼都可以诱发，以致不敢做这些动作。发作时患者常常双手紧握拳或握物、或用力按压痛部，或用手擦痛部，以减轻疼痛。因此，患者多出现面部皮肤粗糙,色素沉着、眉毛脱落等现象。

(3)每次发作从数秒至2分钟。其发作来去突然,间歇期完全正常。

(4)疼痛可固定累及三叉神经的某一分支,尤以第二、三支多见,也可以同时累及两支,同时三支受累者少见。

(5)病程可呈周期性,开始发作次数较少,间歇期长,随着病程进展使发作逐渐频繁,间歇期缩短,甚至整日疼痛不止。本病可以缓解,但极少自愈。

(6)原发性三叉神经痛者神经系统检查无阳性体征。继发性三叉神经疼痛,多伴有其他脑神经及脑干受损的症状及体征。

(五)辅助检查

1.螺旋CT检查

螺旋CT检查能更好地显示颅底三孔区正常和病理的颅脑组织结构和骨质结构。对于发现和鉴别继发性三叉神经痛的原因及病变范围尤为有效。

2.MRI综合成像

快速梯度回波加时间飞跃法即TOF法技术。它可以同时兼得三叉神经和其周围血管的影像,已作为MRI对于三叉神经痛诊断和鉴别诊断的首选检查。

(六)治疗原则

1.药物治疗

卡马西平首选,开始为0.1 g,2次/天,以后每天增加0.1 g,最大剂量不超过1.0 g/d。直到疼痛消失,然后再逐渐减量,最小有效维持剂量常为0.6~0.8 g/d。如卡马西平无效可考虑苯妥英钠0.1 g 口服3次/天。如两药无效时可试用氯硝西泮6~8 mg/d 口服。40%~50%患者可有效控制发作,25%疼痛明显缓解。可同时服用大剂量维生素B$_{12}$,1 000~2 000 μg,肌内注射,2~3次/周,4~8周为1个疗程,部分患者可缓解疼痛。

2.经皮半月神经节射频电凝治疗法

采用射频电凝治疗对大多数患者有效,可缓解疼痛数月至数年。但可致面部感觉异常、角膜炎、复视、咀嚼无力等并发症。

3.封闭治疗

药物治疗无效者可行三叉神经纯乙醇或甘油封闭治疗。

4.手术治疗

以上治疗长达数年无效且又能耐受开颅手术者可考虑三叉神经终末支或半月神经节内感觉支切断术,或行微血管减压术。手术治疗虽然止痛疗效良好,但也有可能失败,或产生严重的并发症,术后复发,甚至有生命危险等。因此,只有经过上述几种治疗后仍无效且剧痛难忍者才考虑手术治疗。

二、护理评估

(一)一般评估

1.生命体征

一般无特殊。

2.患者的主诉

有无三叉神经痛的临床表现。

3.相关记录

患者神志、年龄、性别、体重、体位、饮食、睡眠、皮肤等记录结果。尤其疼痛的评估,包括对疼痛程度、疼痛控制及疼痛不良作用的评估。主要包括以下 3 个方面。

(1)疼痛强度的单维测量。

(2)疼痛分成感觉强度和不愉快两个维度来测量。

(3)对疼痛经历的感觉、情感及认知评估方面的多维评估。

(二)身体评估

1.头颈部

(1)角膜反射:患者向一侧注视,用捻成细束的棉絮由外向内轻触角膜,反射动作为双侧直接和间接的闭眼活动。角膜反射可以受多种病变的影响。如一侧三叉神经受损造成角膜麻木时,刺激患侧角膜则双侧均无反应,而在做健侧角膜反射时,仍可引起双侧反应。

(2)腭反射:用探针或棉签轻刺软腭弓、咽腭弓边缘,正常时可引起腭帆上提,伴恶心或呕吐反应。当一侧反射消失,表明检查侧三叉神经、舌咽神经和迷走神经损害。

(3)眉间反射:用叩诊锤轻轻叩击两眉之间的部位,可出现两眼轮匝肌收缩和两眼睑闭合。一侧三叉神经及面神经损害,均可使该侧眉间反射减弱或消失。

(4)运动功能的评估:检查时,首先应注意观察患者两侧颞部及颌部是否对称,有无肌萎缩,然后让患者用力反复咬住磨牙,检查时双手掌按触两侧咬肌和颞肌,如肌肉无收缩,或一侧有明显肌收缩减弱,即有判断价值。另外,可嘱患者张大口,观察下颌骨是否有偏斜,如有偏斜证明三叉神经运动支受损。

(5)感觉功能的评估:检查时,可用探针轻划(测触感)与轻刺(测痛感)患侧的三叉神经各分布区的皮肤与黏膜,并与健侧相比较。如果痛觉丧失时,需再做温度觉检查,以试管盛冷热水试之。可用两支玻璃管分盛 0～10 ℃的冷水和 40～50 ℃温水交替地接触患者的皮肤,请其报出"冷"和"热"。

2.胸部、腹部、四肢

无特殊。

(三)心理-社会评估

1.疾病知识

患者对疾病的性质、过程、防治及预后知识的了解程度。

2.心理状况

了解疾病对其日常生活、学习和工作的影响,患者能否面对现实、适应角色转变,有无人格改变、反应迟钝、记忆力及计算力下降或丧失等精神症状。

3.社会支持系统

了解家庭的组成、经济状况、文化教育背景;家属对患者的关心、支持以及对患者所患疾病的认识程度;了解患者的工作单位或医疗保险机构所能承担的帮助和支持情况;患者出院后的继续就医条件,居住地的社区保健资源或继续康复治疗的可能性。

(四)辅助检查结果的评估

1.常规检查

一般无特殊,注意监测肝、肾功能有无异常。

2.头颅 CT

颅底三孔区的颅脑组织结构和骨质结构有无异常。

3.MRI 综合成像

三叉神经和其周围血管的影像有无异常。

(五)常用药物治疗效果的评估

1.卡马西平

(1)用药剂量、时间、方法的评估与记录。

(2)变态反应的评估:头晕、嗜睡、口干、恶心、消化不良等,多可消失。出现皮疹、共济失调、昏迷、肝功能受损、心绞痛、精神症状时需立即停药。

(3)血液系统毒性反应的评估:本药最严重的变态反应,但较少见,可产生持续性白细胞计数减少、单纯血小板计数减少及再生障碍性贫血。

2.苯妥英钠

(1)服用药物的具体情况:是否餐后服用,主要剂型、剂量与持续用药时间。

(2)变态反应的评估:本品变态反应小,长期服药后常见眩晕、嗜睡、头晕、恶心、呕吐、厌食、失眠、便秘、皮疹等反应,亦可有变态反应。有时有牙龈增生(儿童多见,并用钙盐可减轻),偶有共济失调、白细胞计数减少、巨细胞贫血、神经性震颤;严重时有视力障碍及精神错乱、紫癜等。长期服用可引起骨质疏松,孕妇服用有可能致胎儿畸形。

3.氯硝西泮

(1)服用药物的具体情况:是否按时服用,主要剂型、剂量与持续用药时间。

(2)变态反应的评估:最常见的变态反应为嗜睡和步态不稳及行为紊乱,老年患者偶见短暂性精神错乱,停药后消失。偶有一过性头晕、全身瘙痒、复视等变态反应。对孕妇及闭角性青光眼患者禁用。对肝肾功能有一定的损害,故对肝肾功能不全者应慎用或禁用。

三、主要护理诊断/问题

(一)疼痛

面颊、上下颌及舌疼痛与三叉神经受损(发作性放电)有关。

(二)焦虑

与疼痛反复、频繁发作有关。

四、护理措施

(一)避免发作诱因

由于本病为突然、反复发作的阵发性剧痛,患者非常痛苦,加之咀嚼、哈欠和讲话均可能诱发,患者常不敢洗脸、刷牙、进食和大声说话等,故表现为面色憔悴、精神抑郁和情绪低落,应指导患者保持心情愉快,生活有规律、合理休息、适度娱乐;选择清淡、无刺激的饮食,严重者可进食流质;帮助患者尽可能减少刺激因素,如保持周围环境安静、室内光线柔和,避免因周围环境刺激而产生焦虑情绪,以致诱发或加重疼痛。

(二)疼痛护理

观察患者疼痛的部位、性质,了解疼痛的原因与诱因;与患者讨论减轻疼痛的方法与技巧,鼓励患者运用指导式想象、听轻音乐、阅读报纸杂志等分散注意力,以达到精神放松、减轻疼痛。

（三）用药护理

指导患者遵医嘱正确服用止痛药，并告知药物可能出现的变态反应，如服用卡马西平应先行血常规检查以了解患者的基本情况，用药2个月内应2周检查血常规1次。如无异常情况，以后每3个月检查血常规1次。

（四）就诊指标

出现头晕、嗜睡、口干、恶心、步态不稳、肝功能损害、皮疹和白细胞计数减少及时就医；患者不要随意更换药物或自行停药。

五、护理效果评价

（1）患者疼痛程度得到有效控制，达到预定疼痛控制目标。

（2）患者能正确认识疼痛并主动参与疼痛治疗护理。

（3）患者不舒适被及时发现，并予以相应处理。

（4）患者掌握相关疾病知识，遵医行为好。

（5）患者对治疗效果满意。

（程晓梅）

第四节　偏　头　痛

偏头痛是一类发作性且常为单侧的搏动性头痛。发病率各家报告不一，Solomon描述约6%的男性，18%的女性患有偏头痛，男女之比为1：3；Wilkinson的报告为约10%的英国人口患有偏头痛；Saper报告在美国约有2 300万人患有偏头痛，其中男性占6%，女性占17%。偏头痛多开始于青春期或成年早期，约25%的患者于10岁以前发病，55%的患者发生在20岁以前，90%以上的患者发生于40岁以前。在美国，偏头痛造成的社会经济负担为10亿～17亿美元。在我国也有大量患者因偏头痛而影响工作、学习和生活。多数患者有家庭史。

一、病因与发病机制

偏头痛的确切病因及发病机制仍处于讨论之中。很多因素可诱发、加重或缓解偏头痛的发作。通过物理或化学的方法，学者们也提出了一些学说。

（一）激发或加重因素

对于某些个体而言，很多外部或内部环境的变化可激发或加重偏头痛发作。

（1）激素变化：口服避孕药可增加偏头痛发作的频度；月经是偏头痛常见的触发或加重因素（"周期性头痛"）；妊娠、性交可触发偏头痛发作（"性交性头痛"）。

（2）某些药物：某些易感个体服用硝苯地平、异山梨酯或硝酸甘油后可出现典型的偏头痛发作。

（3）天气变化：特别是天气转热、多云或天气潮湿。

（4）某些食物添加剂和饮料：最常见者是酒精性饮料，如某些红葡萄酒；奶制品，如奶酪，特别是硬奶酪；咖啡；含亚硝酸盐的食物，如汤、热狗；某些水果，如柑橘类水果；巧克力（"巧克力性头痛");某些蔬菜;酵母;人工甜食;发酵的腌制品如泡菜;味精。

(5)运动:头部的微小运动可诱发偏头痛发作或使之加重,有些患者因惧怕乘车引起偏头痛发作而不敢乘车;踢足球的人以头顶球可诱发头痛("足球运动员偏头痛");爬楼梯上楼可出现偏头痛。

(6)睡眠过多或过少。

(7)一顿饭漏吃或延后。

(8)抽烟或置身于烟中。

(9)闪光、灯光过强。

(10)紧张、生气、情绪低落、哭泣("哭泣性头痛"):很多女性逛商场或到人多的场合可致偏头痛发作;国外有人骑马时尽管拥挤不到 1 分钟,也可使偏头痛加重。

在激发因素中,剂量、联合作用及个体差异尚应考虑。如对于敏感个体,吃一枚橘子可能不致引起头痛,而吃数枚橘子则可引起头痛。有些情况下,吃数枚橘子也不引起头痛发作,但如同时有月经的影响,这种联合作用就可引起偏头痛发作。有的个体在商场中待一会儿即出现发作,而有的个体仅于商场中久待才出现偏头痛发作。

偏头痛尚有很多改善因素。有人在偏头痛发作时静躺片刻,即可使头痛缓解。有人在光线较暗淡的房间闭目而使头痛缓解。有人在头痛发作时喜以双手压迫双颞侧,以期使头痛缓解,有人通过冷水洗头使头痛得以缓解。妇女绝经后及妊娠 3 个月后偏头痛趋于缓解。

(二)有关发病机制的几个学说

1.血管活性物质

在所有血管活性物质中,5-HT 学说是学者们提及最多的一个。人们发现偏头痛发作期血小板中5-HT浓度下降,而尿中 5-HT 代谢物 5-HT 羟吲哚乙酸增加。脑干中 5-HT 能神经元及去甲肾上腺素能神经元可调节颅内血管舒缩。很多 5-HT 受体拮抗剂治疗偏头痛有效。以利血压耗竭 5-HT 可加速偏头痛发生。

2.三叉神经血管脑膜反应

曾通过刺激啮齿动物的三叉神经,可使其脑膜产生炎性反应,而治疗偏头痛药物麦角胺,双氢麦角碱、舒马普坦等可阻止这种神经源性炎症。在偏头痛患者体内可检测到由三叉神经所释放的降钙素基因相关肽,而降钙素基因相关肽为强烈的血管扩张剂。双氢麦角碱、舒马普坦既能缓解头痛,又能降低降钙素基因相关肽含量。因此,偏头痛的疼痛是由神经血管性炎症产生的无菌性脑膜炎。Wilkinson 认为三叉神经分布于涉痛区域,偏头痛可能就是一种神经源性炎症。Solomon 在复习儿童偏头痛的研究文献后指出,儿童眼肌瘫痪型偏头痛的复视源于海绵窦内颈内动脉的肿胀伴第Ⅲ对脑神经的损害。另一种解释是小脑上动脉和大脑后动脉肿胀造成的第Ⅲ对脑神经的损害,也可能为神经的炎症。

3.内源性疼痛控制系统障碍

中脑水管周围及第四脑室室底灰质含有大量与镇痛有关的内源性阿片肽类物质,如脑啡肽、β-内啡肽等。正常情况下,这些物质通过对疼痛传入的调节而起镇痛作用。虽然报告的结果不一,但多数报告显示偏头痛患者脑脊液或血浆中 β-内啡肽或其类似物降低,提示偏头痛患者存在内源性疼痛控制系统障碍。这种障碍导致患者疼痛阈值降低,对疼痛感受性增强,易于发生疼痛。鲑钙紧张素治疗偏头痛的同时可引起患者血浆 β-内啡肽水平升高。

4.自主功能障碍

自主功能障碍很早即引起了学者们的重视。瞬时心率变异及心血管反射研究显示,偏头痛患者存在交感功能低下。24 小时动态心率变异研究提示,偏头痛患者存在交感、副交感功能平衡障碍。也有学者报道偏头痛患者存在瞳孔直径不均,提示这部分患者存在自主功能异常。有人认为在偏头痛患者中的猝死现象可能与自主功能障碍有关。

5.偏头痛的家族聚集性及基因研究

偏头痛患者具有肯定的家族聚集性倾向。遗传因素最明显,研究较多的是家族性偏瘫型偏头痛及基底型偏头痛。有先兆偏头痛比无先兆偏头痛具有更高的家族聚集性。有先兆偏头痛和偏瘫发作可在同一个体交替出现,并可同时出现于家族中,基于此,学者们认为家族性偏瘫型偏头痛和非复杂性偏头痛可能具有相同的病理生理和病因。Baloh 等报告了数个家族,其家族中多个成员出现偏头痛性质的头痛,并有眩晕发作或原发性眼震,有的晚年继发进行性周围性前庭功能丧失,有的家族成员发病年龄趋于一致,如均于 25 岁前出现症状发作。

有报告,偏瘫型偏头痛家族基因缺陷与 19 号染色体标志点有关,但也有发现提示有的偏瘫型偏头痛家族与 19 号染色体无关,提示家族性偏瘫型偏头痛存在基因的变异。与 19 号染色体有关的家族性偏瘫型偏头痛患者出现发作性意识障碍的频度较高,这提示在各种与 19 号染色体有关的偏头痛发作的外部诱发阈值较低是由遗传决定的。Ophoff 报告 34 例与 19 号染色体有关的家族性偏瘫型偏头痛家族,在电压闸门性钙通道 α_1 亚单位基因代码功能区域存在 4 种不同的错义突变。

有一种伴有发作间期眼震的家族性发作性共济失调,其特征是共济失调。眩晕伴以发作间期眼震,为显性遗传性神经功能障碍,这类患者约有 50% 出现无先兆偏头痛,临床症状与家族性偏瘫型偏头痛有重叠,二者也均与基底型偏头痛的典型状态有关,且均可有原发性眼震及进行性共济失调。Ophoff 报告了 2 例伴有发作间期眼震的家族性共济失调家族,存在 19 号染色体电压依赖性钙通道基因的突变,这与在家族性偏瘫型偏头痛所探测到的一样。所不同的是其阅读框架被打断,并产生一种截断的 α_1 亚单位,这导致正常情况下可在小脑内大量表达的钙通道密度的减少,由此可能解释其发作性及进行性加重的共济失调。同样的错义突变如何导致家族性偏瘫型偏头痛中的偏瘫发作尚不明。

Baloh 报告了三个伴有双侧前庭病变的家族性偏头痛家族。家族中多个成员经历偏头痛性头痛、眩晕发作(数分钟),晚年继发前庭功能丧失,晚期,当眩晕发作停止,由于双侧前庭功能丧失导致平衡障碍及走路摆动。

6.血管痉挛学说

颅外血管扩张可伴有典型的偏头痛性头痛发作。偏头痛患者是否存在颅内血管的痉挛尚有争议。以往认为偏头痛的视觉先兆是由血管痉挛引起的,现在有确切的证据表明,这种先兆是由于皮层神经元活动由枕叶向额叶的扩布抑制(3 mm/min)造成的。血管痉挛更像是视网膜性偏头痛的始动原因,一些患者经历短暂的单眼失明,于发作期检查,可发现视网膜动脉的痉挛。另外,这些患者对抗血管痉挛剂有反应。与偏头痛相关的听力丧失和/或眩晕可基于内听动脉耳蜗和/或前庭分支的血管痉挛来解释。血管痉挛可导致内淋巴管或囊的缺血性损害,引起淋巴液循环损害,并最终发展成为水肿。经颅多普勒超声(TCD)脑血流速度测定发现,不论是在偏头痛发作期还是发作间期,均存在血流速度的加快,提示这部分患者颅内血管紧张度升高。

7.离子通道障碍

很多偏头痛综合征所共有的临床特征与遗传性离子通道障碍有关。偏头痛患者内耳存在局部细胞外钾的积聚。当钙进入神经元时钾退出。因为内耳的离子通道在维持富含钾的内淋巴和神经元兴奋功能方面是至关重要的,脑和内耳离子通道的缺陷可导致可逆性毛细胞除极及听觉和前庭症状。偏头痛中的头痛则是继发现象,这是细胞外钾浓度增加的结果。偏头痛综合征的很多诱发因素,包括紧张、月经,可能是激素对有缺陷的钙通道影响的结果。

8.其他学说

有人发现偏头痛于发作期存在血小板自发聚集和黏度增加。另有人发现偏头痛患者存在 TXA_2、PGI_2 平衡障碍、P 物质及神经激肽的改变。

二、临床表现

(一)偏头痛发作

Saper 在描述偏头痛发作时将其分为五期来叙述。需要指出的是,这五期并非每次发作所必备的,有的患者可能只表现其中的数期,大多数患者的发作表现为两期或两期以上,有的仅表现其中的一期。此外,每期特征可以存在很大不同,同一个体的发作也可不同。

1.前驱期

60%的偏头痛患者在头痛开始前数小时至数天出现前驱症状。前驱症状并非先兆,不论是有先兆偏头痛还是无先兆偏头痛均可出现前驱症状。可表现为精神、心理改变,如精神抑郁、疲乏无力、懒散、昏昏欲睡,也可情绪激动。易激惹、焦虑、心烦或欣快感等。尚可表现为自主神经症状,如面色苍白、发冷、厌食或明显的饥饿感、口渴、尿少、尿频、排尿费力、打哈欠、颈项发硬、恶心、肠蠕动增加、腹痛、腹泻、心慌、气短、心率加快,对气味过度敏感等,不同患者前驱症状具有很大的差异,但每例患者每次发作的前驱症状具有相对稳定性。这些前驱症状可在前驱期出现,也可于头痛发作中,甚至持续到头痛发作后成为后续症状。

2.先兆

约有 20%的偏头痛患者出现先兆症状。先兆多为局灶性神经症状,偶为全面性神经功能障碍。典型的先兆应符合下列 4 条特征中的 3 条:重复出现,逐渐发展,持续时间不多于 1 小时,跟随出现头痛。大多数患者先兆持续 5~20 分钟。极少数情况下先兆可突然发作,也有的患者于头痛期间出现先兆性症状,尚有伴迁延性先兆的偏头痛,其先兆不仅始于头痛之前,尚可持续到头痛后数小时至 7 天。

先兆可为视觉性的、运动性的、感觉性的,也可表现为脑干或小脑性功能障碍。最常见的先兆为视觉性先兆,约占先兆的 90%。如闪电、暗点、单眼黑蒙、双眼黑蒙、视物变形、视野外空白等。闪光可为锯齿样或闪电样闪光、城垛样闪光。视网膜动脉型偏头痛患者眼底可见视网膜水肿,偶可见樱红色黄斑。仅次于视觉现象的常见先兆为麻痹。典型的是影响一侧手和面部,也可出现偏瘫。如果优势半球受累,可出现失语。数十分钟后出现对侧或同侧头痛,多在儿童期发病。这称为偏瘫型偏头痛。偏瘫型偏头痛患者的局灶性体征可持续 7 天以上,甚至在影像学上发现脑梗死。偏头痛伴迁延性先兆和偏头痛性偏瘫以前曾被划入"复杂性偏头痛"。偏头痛反复发作后出现眼球运动障碍称为眼肌瘫痪型偏头痛。多为动眼神经麻痹所致,其次为滑车神经和展神经麻痹。多有无先兆偏头痛病史,反复发作者麻痹可经久不愈。如果先兆涉及脑干或小脑,则这种状况被称为基底型偏头痛,又称基底动脉型偏头痛。可出现头昏、眩晕、耳鸣、听力障碍、共济失调、复视,视觉症状包括闪光、暗点、黑蒙、视野缺损、视物变形。双侧损害可出现意识抑制,后者尤见于儿童。尚可出现感觉迟钝,偏侧感觉障碍等。

偏头痛先兆可不伴头痛出现,称为偏头痛等位症,多见于儿童偏头痛,有时见于中年以后,先兆可为偏头痛发作的主要临床表现而头痛很轻或无头痛。也可与头痛发作交替出现,可表现为闪光、暗点、腹痛、腹泻、恶心、呕吐、复发性眩晕、偏瘫、偏身麻木及精神心理改变,如儿童良性发作性眩晕、前庭性梅尼埃病、成人良性复发性眩晕。有跟踪研究显示,为数不少的以往诊断为梅尼埃病的患者,其症状大多数与偏头痛有关。有报告描述了一组成人良性复发性眩晕患者,年龄在 7～55 岁,晨起发病症状表现为反复发作的头晕、恶心、呕吐及大汗,持续数分钟至 4 天不等。发作开始及末期表现为位置性眩晕,发作期间无听觉症状。发作间期几乎所有患者均无症状,这些患者眩晕发作与偏头痛有着几个共同的特征,包括可因乙醇、睡眠不足、情绪紧张造成及加重,女性多发,常见于经期。

3.头痛

头痛可出现于围绕头或颈部的任何部位,可位于颞侧、额部、眶部。多为单侧痛,也可为双侧痛,甚至发展为全头痛,其中单侧痛者约占 2/3。头痛性质往往为搏动性痛,但也有的患者描述为钻痛。疼痛程度往往为中、重度痛,甚至难以忍受。往往是晨起后发病,逐渐发展,达高峰后逐渐缓解,也有的患者于下午或晚上起病。成人头痛大多历时 4 小时至 3 天,而儿童头痛多历时 2 小时至 2 天。尚有持续时间更长者,可持续数周。有人将发作持续 3 天以上的偏头痛称为偏头痛持续状态。

头痛期间不少患者伴随出现恶心、呕吐、视物不清、畏光、畏声等,喜独居。恶心为最常见伴随症状,达一半以上,且常为中、重度恶心。恶心可先于头痛发作,也可于头痛发作中或发作后出现。近一半的患者出现呕吐,有些患者的经验是呕吐后发作即明显缓解。其他自主功能障碍也可出现,如尿频、排尿障碍、鼻塞、心慌、高血压、低血压、甚至可出现心律失常。发作累及脑干或小脑者可出现眩晕、共济失调、复视、听力下降、耳鸣、意识障碍。

4.头痛终末期

此期为头痛开始减轻至最终停止这一阶段。

5.后续症状期

为数不少的患者于头痛缓解后出现一系列后续症状。表现怠倦、昏昏欲睡。有的感到精疲力竭、饥饿感或厌食、多尿、头皮压痛、肌肉酸痛。也可出现精神心理改变,如烦躁、易怒、心境高涨或情绪低落、少语、少动等。

(二)儿童偏头痛

儿童偏头痛是儿童期头痛的常见类型。儿童偏头痛与成人偏头痛在一些方面有所不同。性别方面,发生于青春期以前的偏头痛,男女患者比例大致相等,而成人期偏头痛,女性比例大大增加,约为男性的 3 倍。

儿童偏头痛的诱发及加重因素有很多与成人偏头痛一致,如劳累和情绪紧张可诱发或加重头痛,为数不少的儿童可因运动而诱发头痛,儿童偏头痛患者可有睡眠障碍,而上呼吸道感染及其他发热性疾病在儿童比成人更易使头痛加重。

在症状方面,儿童偏头痛与成人偏头痛也有区别。儿童偏头痛持续时间常较成人短。偏瘫型偏头痛多在儿童期发病,成年期停止,偏瘫发作可从一侧到另一侧,这种类型的偏头痛常较难控制。反复的偏瘫发作可造成永久性神经功能缺损,并可出现病理征,也可造成认知障碍。基底动脉型偏头痛,在儿童也比成人常见,表现闪光、暗点、视物模糊、视野缺损,也可出现脑干、小脑及耳症状,如眩晕、耳鸣、耳聋、眼球震颤。在儿童出现意识恍惚者比成人多,尚可出现跌倒发作。有些偏头痛儿童尚可仅出现反复发作性眩晕,而无头痛发作。一个平时表现完全正常的儿童可突然恐惧、大叫、面色苍白、大汗、步态蹒跚、眩晕、旋转感,并出现眼球震颤,数分钟后可完全缓解,恢复如常,称之为儿童良性发作性眩晕,属于一种偏头痛等位症。这种眩晕发作始于 4 岁以前,可每天数次发作,其后发作次数逐渐减少,多数于 7~8 岁以后不再发作。与成人不同,儿童偏头痛的前驱症状常为腹痛,有时可无偏头痛发作而代之以腹痛、恶心、呕吐、腹泻,称为腹型偏头痛等位症。在偏头痛的伴随症状中,儿童偏头痛出现呕吐较成人更加常见。

儿童偏头痛的预后较成人偏头痛好。6 年后约有一半儿童不再经历偏头痛,约 1/3 的偏头痛得到改善。而始于青春期以后的成人偏头痛常持续几十年。

三、诊断与鉴别诊断

(一)诊断

偏头痛的诊断应根据详细的病史做出,特别是头痛的性质及相关的症状非常重要。如头痛的部位、性质、持续时间、疼痛严重程度、伴随症状及体征、既往发作的病史、诱发或加重因素等。

对于偏头痛患者应进行细致的一般内科查体及神经科检查,以除外症状与偏头痛有重叠、类似或同时存在的情况。诊断偏头痛虽然没有特异性的实验室指标,但有时给予患者必要的实验室检查非常重要,如血、尿、脑脊液及影像学检查,以排除器质性病变。特别是中年或老年期出现的头痛,更应排除器质性病变。当出现严重的先兆或先兆时间延长时,有学者建议行颅脑 CT 或MRI 检查。也有学者提议当偏头痛发作每月超过 2 次时,应警惕偏头痛的原因。

国际头痛协会头痛分类委员会于 1962 年制定了一套头痛分类和诊断标准,这个旧的分类与诊断标准在世界范围内应用了 20 余年,至今我国尚有部分学术专著仍在沿用或参考这个分类。1988 年国际头痛协会头痛分类委员会制定了新的关于头痛、脑神经痛及面部痛的分类和诊断标准。目前临床及科研多采用这个标准。本标准将头痛分为 13 个主要类型,包括了总数 129 个头痛亚型。其中常见的头痛类型为偏头痛、紧张型头痛、丛集性头痛和慢性发作性偏头痛,而偏头痛又被分为七个亚型(表 3-1~表 3-4)。这七个亚型中,最主要的两个亚型是无先兆偏头痛和有先兆偏头痛,其中最常见的是无先兆偏头痛。

表 3-1　偏头痛分类

无先兆偏头痛
有先兆偏头痛
偏头痛伴典型先兆
偏头痛伴迁延性先兆
家族性偏瘫型偏头痛
基底动脉型偏头痛
偏头痛伴急性先兆发作
眼肌瘫痪型偏头痛
视网膜型偏头痛

可能为偏头痛前驱或与偏头痛相关联的儿童期综合征

　　儿童良性发作性眩晕

　　儿童交替性偏瘫

偏头痛并发症

　　偏头痛持续状态

　　偏头痛性偏瘫

不符合上述标准的偏头痛性障碍

表 3-2　国际头痛协会(1988)关于无先兆偏头痛的定义

无先兆偏头痛

诊断标准:

1.至少 5 次发作符合第 2～4 项标准

2.头痛持续 4～72 小时(未治疗或没有成功治疗)

3.头痛至少具备下列特征中的 2 条

　　(1)位于单侧

　　(2)搏动性质

　　(3)中度或重度(妨碍或不敢从事每天活动)

　　(4)因上楼梯或类似的日常体力活动而加重

4.头痛期间至少具备下列 1 条

　　(1)恶心和/或呕吐

　　(2)畏光和畏声

5.至少具备下列 1 条

　　(1)病史、体格检查和神经科检查不提示器质性障碍

　　(2)病史和/或体格检查和/或神经检查确实提示这种障碍(器质性障碍),但被适当的观察所排除

　　(3)这种障碍存在,但偏头痛发作并非在与这种障碍有密切的时间关系上首次出现

表 3-3　国际头痛协会(1988)关于有先兆偏头痛的定义

有先兆偏头痛

先前用过的术语:经典型偏头痛,典型偏头痛;眼肌瘫痪型、偏身麻木型、偏瘫型、失语型偏头痛

诊断标准:

1.至少 2 次发作符合第 2 项标准

2.至少符合下列 4 条特征中的 3 条

　　(1)一个或一个以上提示局灶大脑皮质或脑干功能障碍的完全可逆性先兆症状

　　(2)至少一个先兆症状逐渐发展超过 4 分钟,或 2 个或 2 个以上的症状接着发生

　　(3)先兆症状持续时间不超过 60 分钟,如果出现 1 个以上先兆症状,持续时间可相应增加

　　(4)继先兆出现的头痛间隔期在 60 分钟之内(头痛尚可在先兆前或与先兆同时开始)

续表

3.至少具备下列 1 条

（1）病史:体格检查及神经科检查不提示器质性障碍

（2）病史和/或体格检查和/或神经科检查确实提示这障碍,但通过适当的观察被排除

（3）这种障碍存在,但偏头痛发作并非在与这种障碍有密切的时间关系上首次出现

有典型先兆的偏头痛

诊断标准:

1.符合有先兆偏头痛诊断标准,包括第 2 项全部 4 条标准

2.有一条或一条以上下列类型的先兆症状

（1）视觉障碍

（2）单侧偏身感觉障碍和/或麻木

（3）单侧力弱

（4）失语或非典型言语困难

表 3-4　国际头痛协会(1988)关于儿童偏头痛的定义

1.至少 5 次发作符合第（1）、（2）项标准

（1）每次头痛发作持续 2～48 小时

（2）头痛至少具备下列特征中的 2 条

①位于单侧

②搏动性质

③中度或重度

④可因常规的体育活动而加重

2.头痛期间内至少具备下列 1 条

（1）恶心和/或呕吐

（2）畏光和畏声

国际头痛协会的诊断标准为偏头痛的诊断提供了一个可靠的、可量化的诊断标准,对于临床和科研的意义是显而易见的,有学者特别提到其对于临床试验及流行病学调查有重要意义。但临床上有时遇到患者并不能完全符合这个标准,对这种情况学者们建议随访及复查,以确定诊断。

由于国际头痛协会的诊断标准掌握起来比较复杂,为了便于临床应用,国际上一些知名的学者一直在探讨一种简单化的诊断标准。其中 Solomon 介绍了一套简单标准,符合这个标准的患者 99% 符合国际头痛协会关于无先兆偏头痛的诊断标准。

（1）具备下列 4 条特征中的任何 2 条,即可诊断无先兆偏头痛:①疼痛位于单侧。②搏动性痛。③恶心。④畏光或畏声。

（2）另有 2 条附加说明:①首次发作者不应诊断。②应无器质性疾病的证据。

在临床工作中尚能遇到患者有时表现为紧张型头痛,有时表现为偏头痛性质的头痛,为此有学者查阅了国际上一些临床研究文献后得到的答案是,紧张型头痛和偏头痛并非是截然分开的,

其临床上确实存在着重叠,故有学者提出二者可能是一个连续的统一体。有时遇到有先兆偏头痛患者可表现为无先兆偏头痛,同样,学者们认为二型之间既可能有不同的病理生理,又可能是一个连续的统一体。

(二)鉴别诊断

偏头痛应与下列疼痛相鉴别。

1.紧张型头痛

紧张型头痛又称肌收缩型头痛。其临床特点是头痛部位较弥散,可位于前额、双颞、顶、枕及颈部。头痛性质常呈钝痛,头部压迫感、紧箍感,患者常述犹如戴着一个帽子。头痛常呈持续性,可时轻时重。多有头皮、颈部压痛点,按摩头颈部可使头痛缓解,多有额、颈部肌肉紧张。多少伴有恶心、呕吐。

2.丛集性头痛

丛集性头痛又称组胺性头痛,Horton 综合征。表现为一系列密集的、短暂的、严重的单侧钻痛。与偏头痛不同,头痛部位多局限并固定于一侧眶部、球后和额颞部。发病时间常在夜间,并使患者痛醒。发病时间固定,起病突然而无先兆,开始可为一侧鼻部烧灼感或球后压迫感,继之出现特定部位的疼痛,常疼痛难忍,并出现面部潮红、结膜充血、流泪、流涕、鼻塞。为数不少的患者出现 Horner 征,可出现畏光,不伴恶心、呕吐。诱因可为发作群集期饮酒、兴奋或服用扩血管药引起。发病年龄常较偏头痛晚,平均 25 岁,男女之比约4∶1。罕见家族史。治疗包括:非类固醇类抗炎止痛剂;激素治疗;睾丸素治疗;吸氧疗法(国外介绍为100％氧,8～10 L/min,共 10～15 分钟,仅供参考);麦角胺咖啡因或双氢麦角碱睡前应用,对夜间头痛特别有效;碳酸锂疗效尚有争议,但多数介绍其有效,但中毒剂量有时与治疗剂量很接近,曾有老年患者(精神患者)服一片致昏迷者,建议有条件者监测血锂水平,变态反应有胃肠道症状、肾功能改变、内分泌改变、震颤、眼球震颤、抽搐等;其他药物尚有钙通道阻滞剂、舒马普坦等。

3.痛性眼肌麻痹

痛性眼肌麻痹又称 Tolosa-Hunt 综合征,是一种以头痛和眼肌麻痹为特征,涉及特发性眼眶和海绵窦的炎性疾病。病因可为颅内颈内动脉的非特异性炎症,也可能涉及海绵窦。常表现为球后及眶周的顽固性胀痛、刺痛,数天或数周后出现复视,并可有第Ⅲ、Ⅳ、Ⅵ对脑神经受累表现,间隔数月数年后复发,需行血管造影以排除颈内动脉瘤。皮质类固醇治疗有效。

4.颅内占位所致头痛

占位早期,头痛可为间断性或晨起为重,但随着病情的发展,多成为持续性头痛,进行性加重,可出现颅内高压的症状与体征,如头痛、恶心、呕吐、视盘水肿,并可出现局灶症状与体征,如精神改变。偏瘫、失语、偏身感觉障碍、抽搐、偏盲、共济失调、眼球震颤等,典型者鉴别不难。但需注意,也有表现为十几年的偏头痛,最后被确诊为巨大血管瘤者。

四、防治

(一)一般原则

偏头痛的治疗策略包括两个方面:对症治疗及预防性治疗。对症治疗的目的在于消除、抑制或减轻疼痛及伴随症状。预防性治疗用来减少头痛发作的频度及减轻头痛严重性。对偏头痛患者是单用对症治疗还是同时采取对症治疗及预防性治疗,要具体分析。一般说来,如果头痛发作频度较小,疼痛程度较轻,持续时间较短,可考虑单纯选用对症治疗。如果头痛发作频度较大,疼痛程度较重,持续时间较长,对工作、学习、生活影响较明显,则在给予对症治疗的同时,给予适当的预防性治疗。总之,既要考虑到疼痛对患者的影响,又要考虑到药物变态反应对患者的影响,有时还要参考患者个人的意见。Saper 的建议是每周发作 2 次以下者单独给予药物性对症治疗,而发作频繁者应给予预防性治疗。

不论是对症治疗还是预防性治疗均包括两个方面,即药物干预及非药物干预。

非药物干预方面,强调患者自助。嘱患者详细记录前驱症状、头痛发作与持续时间及伴随症状,找出头痛诱发及缓解的因素,并尽可能避免。如避免某些食物,保持规律的作息时间、规律饮食。不论是在工作日,还是周末抑或假期,坚持这些方案对于减轻头痛发作非常重要,接受这些建议对 30% 患者有帮助。另有人倡导有规律的锻炼,如长跑等,可能有效地减少头痛发作。认知和行为治疗,如生物反馈治疗等,已被证明有效,另有患者于头痛时进行痛点压迫,于凉爽、安静、暗淡的环境中独处,或以冰块冷敷均有一定效果。

(二)药物对症治疗

偏头痛对症治疗可选用非特异性药物治疗,包括简单的止痛药,非甾体抗炎药及麻醉剂。对于轻、中度头痛,简单的镇痛药及非甾体抗炎药常可缓解头痛的发作。常用的药物有脑清片、对乙酰氨基酚、阿司匹林、萘普生、吲哚美辛、布洛芬、罗痛定等。麻醉药的应用是严格限制的,Saper 提议主要用于严重发作,其他治疗不能缓解,或对偏头痛特异性治疗有禁忌或不能忍受的情况下应用。偏头痛特异性 5-羟色胺(5-HT)受体拮抗剂主要用于中、重度偏头痛。偏头痛特异性 5-HT 受体拮抗剂结合简单的止痛剂,大多数头痛可得到有效的治疗。

5-HT 受体拮抗剂治疗偏头痛的疗效是肯定的。麦角胺咖啡因既能抑制去甲肾上腺素的再摄取,又能拮抗其与 β-肾上腺素受体的结合,于先兆期或头痛开始后服用 1 片,常可使头痛发作终止或减轻。如效不显,于数小时后加服 1 片,每天不超过 4 片,每周用量不超过 10 片。该药缺点是变态反应较多,并且有成瘾性,有时剂量会越来越大。常见变态反应为消化道症状、心血管症状,如恶心、呕吐、胸闷、气短等。孕妇、心肌缺血、高血压、肝肾疾病等忌用。

麦角碱衍生物酒石酸麦角胺,舒马普坦和双氢麦角碱为偏头痛特异性药物,均为 5-HT 受体拮抗剂。这些药物作用于中枢神经系统和三叉神经中受体介导的神经通路,通过阻断神经源性炎症而起到抗偏头痛作用。

酒石酸麦角胺主要用于中、重度偏头痛,特别是当简单的镇痛治疗效果不足或不能耐受时。其有多项作用:既是 $5-HT_{1A}$、$5-HT_{1B}$、$5-HT_{1D}$ 和 $5-HT_{1F}$ 受体拮抗剂,又是 α-肾上腺素受体拮抗剂,通过刺激动脉平滑肌细胞 5-HT 受体而产生血管收缩作用;它可收缩静脉容量性血管、抑制交感神经末端去甲肾上腺素再摄取。作为 $5-HT_1$ 受体拮抗剂,它可抑制三叉神经血管系统神经源性炎症,其抗偏头痛活性中最基础的机制可能在此,而非其血管收缩作用。其对中枢神经递质的作用对缓解偏头痛发作也是重要的。给药途径有口服、舌下及直肠给药。生物利用度与给药途径关系密切。口服及舌下含化吸收不稳定,直肠给药起效快,吸收可靠。为了减少过多应用导致麦角胺依赖性或反跳性头痛,一般每周应用不超过 2 次,应避免大剂量连续用药。

Saper 总结酒石酸麦角胺在下列情况下慎用或禁用:年龄 55～60 岁(相对禁忌);妊娠或哺乳;心动过缓(中至重度);心室疾病(中至重度);胶原-肌肉病;心肌炎;冠心病,包括血管痉挛性心绞痛;高血压(中至重度);肝、肾损害(中至重度);感染或高热/败血症;消化性溃疡性疾病;周围血管病;严重瘙痒。另外,该药可加重偏头痛造成的恶心、呕吐。

舒马普坦也适用于中、重度偏头痛发作。作用于神经血管系统和中枢神经系统,通过抑制或减轻神经源性炎症而发挥作用。曾有人称舒马普坦为偏头痛治疗的里程碑。皮下用药 2 小时，约 80％的急性偏头痛有效。尽管 24～48 小时内 40％的患者重新出现头痛，这时给予第 2 剂仍可达到同样的有效率。口服制剂的疗效稍低于皮下给药，起效也稍慢，通常在 4 小时内起效。皮下用药后 4 小时给予口制剂不能预防再出现头痛，但对皮下用药后 24 小时内出现的头痛有效。

舒马普坦具有良好的耐受性，其变态反应通常较轻和短暂，持续时间常在 45 分钟以内。包括注射部位的疼痛、耳鸣、面红、烧灼感、热感、头昏、体重增加、颈痛及发音困难。少数患者于首剂时出现非心源性胸部压迫感，仅有很少患者于后续用药时再出现这些症状。罕见引起与其相关的心肌缺血。

Saper 总结应用舒马普坦注意事项及禁忌证为：年龄超过 55 岁（相对禁忌证）；妊娠或哺乳；缺血性心肌病（心绞痛、心肌梗死病史、记录到的无症状性缺血）；不稳定型心绞痛；高血压（未控制）；基底型或偏瘫型偏头痛；未识别的冠心病（绝经期妇女，男性＞40 岁，心脏病危险因素如高血压、高脂血症、肥胖、糖尿病、严重吸烟及强阳性家族史）；肝肾功能损害（重度）；同时应用单胺氧化酶抑制剂或单胺氧化酶抑制剂治疗终止后 2 周内；同时应用含麦角胺或麦角类制剂（24 小时内），首次剂量可能需要在医师监护下应用。

酒石酸双氢麦角碱的效果超过酒石酸麦角胺。大多数患者起效迅速，在中、重度发作特别有用，也可用于难治性偏头痛。与酒石酸麦角胺有共同的机制，但其动脉血管收缩作用较弱，有选择性收缩静脉血管的特性，可静脉注射、肌内注射及鼻腔吸入。静脉注射途径给药起效迅速。肌内注射生物利用度达 100％。鼻腔吸入的绝对生物利用度 40％，应用酒石酸双氢麦角碱后再出现头痛的频率较其他现有的抗偏头痛剂小，这可能与其半衰期长有关。

酒石酸双氢麦角碱较酒石酸麦角胺具有较好的耐受性、恶心和呕吐的发生率及程度非常低，静脉注射最高，肌内注射及鼻吸入给药低。极少成瘾和引起反跳性头痛。通常的变态反应包括胸痛、轻度肌痛、短暂的血压上升。不应给予有血管痉挛反应倾向的患者，包括已知的周围性动脉疾病，冠状动脉疾病（特别是不稳定性心绞痛或血管痉挛性心绞痛）或未控制的高血压。注意事项和禁忌证同酒石酸麦角胺。

（三）药物预防性治疗

偏头痛的预防性治疗应个体化，特别是剂量的个体化。可根据患者体重，一般身体情况、既往用药体验等选择初始剂量，逐渐加量，如无明显变态反应，可连续用药 2～3 天，无效时再使用其他药物。

1.抗组织胺药物

苯噻啶为一有效的偏头痛预防性药物。可每天 2 次，每次 0.5 mg 起，逐渐加量，一般可增加至每天 3 次，每次 1.0 mg，最大量不超过 6 mg/d。变态反应为嗜睡、头昏、体重增加等。

2.钙通道拮抗剂

氟桂利嗪，每晚 1 次，每次 5～10 mg，变态反应有嗜睡、锥体外系反应、体重增加、抑郁等。

3.β受体阻滞剂

普萘洛尔，开始剂量 3 次/天，每次 10 mg，逐渐增加至 60 mg/d，也有介绍 120 mg/d，心率＜60 次/分者停用。哮喘、严重房室传导阻滞者禁用。

4.抗抑郁剂

阿米替林每天 3 次，每次 25 mg，逐渐加量。可有嗜睡等变态反应，加量后变态反应明显。氟西汀（商品名百优解）20 mg/片，每晨 1 片，饭后服，该药初始剂量及有效剂量相同，服用方便，变态反应有睡眠障碍、胃肠道症状等,常较轻。

5.其他

非甾体抗炎药,如萘普生;抗惊厥药,如卡马西平、丙戊酸钠等;舒必利、硫必利;中医中药(辨证施治、辨经施治、成方加减、中成药)等皆可试用。

(四)关于特殊类型偏头痛

与偏头痛相关的先兆是否需要治疗及如何治疗,目前尚无定论。通常先兆为自限性的、短暂的,大多数患者于治疗尚未发挥作用时可自行缓解。如果患者经历复发性、严重的、明显的先兆,考虑舌下含化尼非地平,但头痛有可能加重,且疗效也不肯定。给予舒马普坦及酒石酸麦角胺的疗效也尚处观察之中。

(五)关于难治性、严重偏头痛性头痛

这类头痛主要涉及偏头痛持续状态,头痛常不能为一般的门诊治疗所缓解。患者除持续的进展性头痛外尚有一系列生理及情感症状,如恶心、呕吐、腹泻、脱水、抑郁、绝望,甚至自杀倾向。用药过度及反跳性依赖、戒断症状常促发这些障碍。这类患者常需收入急症室观察或住院,以纠正患者存在的生理障碍,如脱水等;排除伴随偏头痛出现的严重的神经内科或内科疾病;治疗纠正药物依赖;预防患者于家中自杀等。应注意患者的生命体征,可做心电图检查。药物可选用酒石酸双氢麦角碱、舒马普坦、鸦片类及止吐药,必要时也可谨慎给予氯丙嗪等。可选用非肠道途径给药,如静脉或肌内注射给药。一旦发作控制,可逐渐加入预防性药物治疗。

(六)关于妊娠妇女的治疗

Schulman 建议给予地美罗注射剂或片剂,并应限制剂量。还可应用泼尼松,其不易穿过胎盘,在妊娠早期不损害胎儿,但不宜应用太频。如欲怀孕,最好尽最大可能不用预防性药物并避免应用麦角类制剂。

(七)关于儿童偏头痛

儿童偏头痛用药的选择与成人有很多重叠,如止痛药物、钙离子通道拮抗剂、抗组织胺药物等,但也有人质疑酒石酸麦角胺药物的疗效。如能确诊,重要的是对儿童及其家长进行安慰,使其对本病有一个全面的认识,以缓解由此带来的焦虑,对治疗当属有益。

五、护理

(一)护理评估

1.健康史

(1)了解头痛的部位、性质和程度:询问是全头疼还是局部头疼;是搏动性头疼还是胀痛、钻痛;是轻微痛、剧烈痛还是无法忍受的疼痛。偏头疼常描述为双侧颞部的搏动性疼痛。

(2)头疼的规律:询问头疼发病的急缓,是持续性还是发作性,起始与持续时间,发作频率,激发或缓解的因素,与季节、气候、体位、饮食、情绪、睡眠、疲劳等的关系。

(3)有无先兆及伴发症状:如头晕、恶心、呕吐、面色苍白、潮红、视物不清、闪光、畏光、复视、耳鸣、失语、偏瘫、嗜睡、发热、晕厥等。典型偏头疼发作常有视觉先兆和伴有恶心、呕吐、畏光。

(4)既往史与心理社会状况:询问患者的情绪、睡眠、职业情况以及服药史,了解头疼对日常生活、工作和社交的影响,患者是否因长期反复头疼而出现恐惧、忧郁或焦虑心理。大部分偏头疼患者有家族史。

2.身体状况

检查意识是否清楚,瞳孔是否等大等圆、对光反射是否灵敏;体温、脉搏、呼吸、血压是否正常;面部表情是否痛苦,精神状态怎样;眼睑是否下垂,有无脑膜刺激征。

3.主要护理问题及相关因素

(1)偏头疼:与发作性神经血管功能障碍有关。

(2)焦虑:与偏头疼长期、反复发作有关。

(3)睡眠形态紊乱:与头疼长期反复发作和/或焦虑等情绪改变有关。

(二)护理措施

1.避免诱因

告知患者可能诱发或加重头疼的因素,如情绪紧张、进食某些食物、饮酒、月经来潮、用力性动作等;保持环境安静、舒适、光线柔和。

2.指导减轻头疼的方法

如指导患者缓慢深呼吸,听音乐、练气功、生物反馈治疗,引导式想象,冷、热敷以及理疗、按摩、指压止痛法等。

3.用药护理

告知止痛药物的作用与变态反应,让患者了解药物依赖性或成瘾性的特点,如大量使用止痛剂,滥用麦角胺咖啡因可致药物依赖。指导患者遵医嘱正确服药。

(程晓梅)

第五节　蛛网膜下腔出血

一、疾病概述

(一)概念和特点

蛛网膜下腔出血指各种原因致脑底部或脑表面的血管破裂,血液直接流入蛛网膜下腔引起的一种临床综合征,又称为原发性蛛网膜下腔出血。还可见因脑实质内,脑室出血,硬膜外或硬膜下血管破裂,血液穿破脑组织流入蛛网膜下腔,称为继发性蛛网膜下腔出血。约占急性脑卒中的10%,是一种非常严重的常见疾病。世界卫生组织调查显示中国发病率约为2.0/10万人年,也有报道为每年(6～20)/10万人。

(二)相关病理生理

血液进入蛛网膜下腔后、血性脑脊液刺激血管、脑膜和神经根等脑组织,引起无菌性脑膜炎反应。脑表面常有薄层凝块掩盖,其中有时可找到破裂的动脉瘤或血管。随时间推移,大量红细胞开始溶解,释放出含铁血黄素,使软脑膜有不同程度的粘连。如脑沟中的红细胞溶解,蛛网膜绒毛细胞间小沟再开道,则脑脊液的回吸收可以恢复。

(三)病因与诱因

凡能引起脑出血的病因都能引起本病,但以颅内动脉瘤、动静脉畸形、高血压动脉硬化症、脑底异常血管网和血液病等为最常见。本病多在情绪激动或过度用力时发病(如排便)。

(四)临床表现

(1)突然发生的剧烈头痛、恶心、呕吐和脑膜刺激征,以颈项强直最为典型,伴或不伴局灶体征。

(2)部分患者,尤其是老年患者头痛、脑膜刺激征等临床表现常不典型,而精神症状较明显。

(3)原发性中脑出血的患者症状较轻,CT 表现为中脑或脑桥周围脑池积血,血管造影未发现动脉瘤或其他异常,一般不发生再出血或迟发型血管痉挛等情况,临床预后良好。

(五)辅助检查

1.头颅影像学检查

(1)CT:是诊断蛛网膜下腔出血的首选方法,CT 显示蛛网膜下腔内高密度影可以确诊蛛网膜下腔出血。

(2)MRI:当病后数天 CT 的敏感性降低时,MRI 可发挥较大作用。4 天后 T_1 像能清楚地显示外渗的血液,血液高信号可持续至少 2 周,在 FLAIR 像则持续更长时间。因此,当病后 1~2 周,CT 不能提供蛛网膜下腔出血的证据时,MRI 可作为诊断蛛网膜下腔出血和了解破裂动脉瘤部位的一种重要方法。

2.脑血管影像学检查

(1)数字减影血管造影:是诊断颅内动脉瘤最有价值的方法,阳性率达 95%,可以清楚显示动脉瘤的位置、大小、与载瘤动脉的关系、有无血管痉挛等,血管畸形和烟雾病也能清楚显示。但以出血 3 天内或 3~4 周后进行为宜。

(2)CT 血管成像(CTA)和 MR 血管成像(MRA):CTA 和 MRA 是无创性的脑血管显影方法,但敏感性、准确性不如数字减影血管造影。主要用于动脉瘤患者的随访及急性期不能耐受数字减影血管造影检查的患者。

(3)其他:经颅超声多普勒(TCD)。

3.实验室检查

血常规、凝血功能、肝功能及免疫学检查有助于寻找出血的其他原因。

(六)治疗原则

制止继续出血,防止血管痉挛及复发,以降低病死率。

二、护理评估

(一)一般评估

1.生命体征

患者的血压、脉搏、呼吸、体温有无异常。

2.患者主诉

患者发病时间、方式,有无明显诱因,有无头晕、剧烈头痛、恶心、呕吐等症状出现。患者既往有无高血压、动脉粥样硬化、血液病和家族脑卒中病史。患者的平时生活方式和饮食情况,患者的性格特点。

3.相关记录

体重、身高、上臂围、皮肤、饮食等记录结果。

(二)身体评估

1.头颈部

患者意识是否清楚,睁眼运动是否正常。两侧瞳孔是否等大等圆、瞳孔对光反射是否灵敏,角膜反射是否正常。有无面色苍白、口唇发绀、皮肤湿冷、烦躁不安,是否存在吞咽困难和饮水呛咳,咽反射是否存在或消失,有无声音嘶哑或其他语言障碍。注意头颅有无局部肿块或压痛,头痛是否为爆炸样。有无头部活动受限、不自主活动及抬头无力。脑膜刺激征是否阳性,颈椎、脊柱、肌肉有无压痛。颈动脉听诊是否闻及血管杂音。

2.胸部

脊柱有无畸形,心脏及肺部听诊是否异常。

3.腹部

上腹部有无疼痛、饱胀,肠鸣音是否正常。有无大、小便失禁,并观察大小便的颜色、量和性质。

4.四肢

有无肢体活动障碍或感觉缺失,四肢肌力及肌张力等情况。

(三)心理-社会评估

了解患者及其家属对疾病的了解程度,经济状况,对患者的支持关心程度等。

(四)辅助检查结果评估

评估血液检查、影像学检查、脑血管影像学检查等结果。

(五)常用药物治疗效果的评估

对意识清醒者给予适量的止痛剂和镇静剂,如罗通定、苯巴比妥等,禁用吗啡以免抑制呼吸。患有高血压的蛛网膜下腔出血患者,可有一过性反应性血压升高,注意监测,必要时使用降压药,血压过低可导致脑组织灌注不足,过高则有再出血的危险,降血压控制在正常范围内。预防和缓解血管痉挛的药物,在静脉滴注过程中,应注意滴速,定时测血压及观察患者的意识状态。用20%甘露醇降低颅内压时,应按时给药,以保持颅内压的稳定性。

三、主要护理诊断/问题

(一)疼痛:头痛

与脑水肿、颅内高压、血液刺激脑膜或继发出血有关。

(二)潜在并发症

(1)再出血:与病情变化有关。

(2)肺部感染:与长期卧床有关。

(三)焦虑

与担心疾病预后有关。

(四)生活自理缺陷

与医源性限制有关。

四、护理措施

(一)一般护理

绝对卧床休息,卧床时间应在4周以上,尽量减少搬动,减少人员探视,避免精神刺激,亲属探望过多,会引起情绪激动,身体劳累诱发再出血。

(二)严密观察病情变化

注意脑血管痉挛发生:脑血管痉挛是蛛网膜下腔出血的主要并发症,继发于出血后4~5天,这是出血后患者死亡和致残的主要原因。因此除观察体温,脉搏,呼吸,血压外,应特别观察瞳孔,头痛,呕吐和抽搐等情况的变化。

(三)保持呼吸道通畅预防肺部感染

保持呼吸道通畅,预防肺部感染并发症,对昏迷患者尤为重要,因为昏迷患者咳嗽及吞咽反射减弱或消失。口腔呼吸道分泌物及呕吐物误吸或坠积于肺部而发生肺部感染,此外也可引起窒息,患者应取侧卧位,头部略抬高稍后仰,吸痰时,吸痰管从鼻腔或口腔内插入,轻轻地吸出,避免损伤黏膜。

(四)保持大便通畅

患者因长期卧床,肠蠕动减少,或不习惯于床上排便,常常引起便秘,用力排便可使血压突然升高,再次出血。因此,应培养患者良好的生活习惯,多吃高维生素,粗纤维饮食,锻炼床上大小便能力,防止便秘及尿潴留,对便秘者可用开塞露,液状石蜡或缓泻剂昏迷者可留置导尿管。切忌灌肠,以免腹压突然增加,患者烦躁不安,加重出血。

(五)再出血的护理

蛛网膜下腔再出血是病情变化的重要因素,一般在病后 2～3 周发生,发生率及病死率均较高。如患者经治疗后出现剧烈头痛,意识障碍进行性加重,频繁呕吐,瞳孔不等大,应高度怀疑再出血的发生。预防再出血要做到:①绝对卧床休息 8 周以上,饮食,大小便均不能下床;②保持大便通畅,排便时不能用力过猛;③避免情绪激动以免引起再出血。

(六)心理护理

护士要细心观察患者的心理反应,及时做好心理疏导工作,耐心安慰患者,向其介绍疾病的特点和病程转归,使他对疾病有正确的认识,取得合作,同时指导患者学会自我调节,保持情绪稳定,避免情绪激动和突然用力,对于合并肢体瘫痪患者,帮助其进行功能锻炼。

(七)健康教育

1.饮食指导

指导患者了解肥胖、吸烟、酗酒及饮食因素与脑血管病的关系,改变不合理的饮食习惯和饮食结构。选择低盐、低脂、充足蛋白质和丰富维生素的饮食,如多食谷类和鱼类,新鲜蔬菜水果,少吃糖类和甜食。限制钠盐和动物油的摄入及辛辣、油炸食物和暴饮暴食;注意粗细搭配,荤素搭配,戒烟限酒,控制食物热量,保持理想体重。

2.避免诱因

指导患者尽量避免使血压骤然升高的各种因素。如保持情绪稳定和心态平衡,避免过分喜悦、愤怒、焦虑、恐惧和悲伤等不良心理和惊吓等刺激;建立健康的生活方式,保证充足睡眠,适当运动,避免体力和脑力的过度劳累和突然用力过猛;养成定时排便的习惯,保持大便通畅,避免用力排便,戒烟酒。

3.检查指导

蛛网膜下腔出血患者一般在首次出血 3 周后进行数字减影血管造影检查,应告知脑血管造影的相关知识,指导患者积极配合,已明确病因,尽早手术,解除隐患或危险。

4.照顾者指导

家属应关心体贴患者,为其创造良好的修养环境,督促尽早检查和手术,发现再出血征象及时就诊。

5.就诊指标

患者出现意识障碍、肢体麻木、无力、头痛、头晕、视物模糊等症状及时就诊;定期门诊复查。

五、护理效果评估

（1）患者头痛得到减轻。

（2）患者没有出现再次出血或能及时发现再次出血并得到很好控制。

（3）患者心理得到很好的疏导，能很好配合治疗。

（4）患者无其他并发症发生。

（程晓梅）

第六节　脑　梗　死

一、疾病概述

（一）概念和特点

脑梗死又称缺血性脑卒中，是由于脑组织局部供血动脉血流的突然减少或停止，造成该血管供血区的脑组织缺血、缺氧导致脑组织坏死、软化，并伴有相应部位的临床症状和体征，如偏瘫、失语等神经功能缺失的症候。

脑梗死发病率、患病率和病死率随年龄增加，45 岁后均呈明显增加，65 岁以上人群增加最明显，75 岁以上者发病率是 45～54 岁组的 5～8 倍。男性发病率高于女性，男：女为（1.3～1.7）：1。

（二）相关病理生理

动脉内膜损伤、破裂，随后胆固醇沉积于内膜下，形成粥样斑块，管壁变性增厚，使管腔狭窄，动脉变硬弯曲，最终动脉完全闭塞，导致供血区形成缺血性梗死。梗死区伴有脑水肿及毛细血管周围点状出血，后期病变组织萎缩，坏死组织被格子细胞清除，留下瘢痕组织及空腔，通常称为缺血性坏死。脑栓塞引起的梗死发生快，可产生红色充血性梗死或白色缺血性或混合性梗死。红色充血性梗死，常由较大栓子阻塞血管所引起，在梗死基础上导致梗死区血管破裂和脑内出血。大脑的神经细胞对缺血的耐受性最低，3～4 分钟的缺血即引起梗死。

（三）病因与诱因

脑血管病是神经科最常见的疾病，病因复杂，受多种因素的影响，一般根据常规把脑血管病按病因分类分为血管壁病变，血液成分改变和血流动力学改变。

流行病学研究证实，高血脂和高血压是动脉粥样硬化的两个主要危险因素，吸烟、饮酒、糖尿病、肥胖、高密度脂蛋白胆固醇降低、甘油三酯增高、血清脂蛋白增高均为脑血管病的危险因素，尤其是缺血性脑血管病的危险因素。

（四）临床表现

临床表现因梗死的部位和梗死面积而有所不同，常见的临床表现如下。

（1）起病突然，常于安静休息或睡眠时发病。起病在数小时或 1～2 天达到高峰。

（2）头痛、眩晕、耳鸣、半身不遂，可以是单个肢体或一侧肢体，也可以是上肢比下肢重或下肢比上肢重，并出现吞咽困难，说话不清，伴有恶心、呕吐等多种情况，严重者很快昏迷不醒。

（3）腔隙性脑梗死患者可以无症状或症状轻微，因其他病而行脑 CT 检查发现此病，有的已属于陈旧性病灶。这种情况以老年人多见，患者常伴有高血压病、动脉硬化、高脂血症、冠心病、糖尿病等慢性病。腔隙性脑梗死可以反复发作，有的患者最终发展为有症状的脑梗死，有的患者病情稳定，多年不变。故对老年人"无症状性脑卒中"应引起重视，在预防上持积极态度。

（五）治疗原则

1.急性期治疗

（1）溶栓治疗：发病后 6 小时之内，常用药物有尿激酶、链激酶、重组组织型纤溶酶原激活剂等。

（2）脱水剂：对较大面积的梗死应及时应用脱水治疗。

（3）抗血小板聚集药：右旋糖酐-40，有心、肾疾病者慎用。此外，可口服小剂量阿司匹林，有出血倾向或溃疡病患者禁用。

（4）钙通道阻滞剂：可选用桂利嗪、盐酸氟桂利嗪。

（5）血管扩张剂。

2.恢复期治疗

继续口服抗血小板聚集药、钙通道阻滞剂等，但主要应加强功能锻炼，进行康复治疗，经过3～6 个月即可生活自理。

3.手术治疗

大面积梗死引起急性颅内压增高，除用脱水药以外，必要时可进行外科手术减压，以缓解症状。

4.其他治疗

中医、中药、针灸、按摩方法对本病防治和康复有较好疗效，一般应辨证施治，使用活血化瘀、通络等方药治疗，针灸、按摩对功能恢复十分有利。

二、护理评估

（一）一般评估

1.生命体征

监测患者的血压、脉搏、呼吸、体温有无异常。脑梗死的患者一般会出现血压升高。

2.患者主诉

询问患者发病时间及发病前有无头晕、头痛、恶心、呕吐等症状出现。

3.相关记录

体重、身高、上臂围、皮肤、饮食等记录结果。

（二）身体评估

1.头颈部

脑梗死的患者一般都会出现不同程度的意识障碍，要注意观察患者意识障碍的类型；注意有无眼球运动受限、结膜有无水肿及眼睑闭合不全；观察瞳孔的大小以及对光反射情况；观察有无口角歪斜及鼻唇沟有无变浅，评估患者吞咽功能。

2.胸部

评估患者肺部呼吸音情况（肺部感染是脑梗死患者一个重要并发症）。

3.腹部

上腹部有无疼痛、饱胀,肠鸣音是否正常。有无大、小便失禁,并观察大小便的颜色、量和性质。

4.四肢

评估患者四肢肌力,腱反射情况,以及有无出现患者反射(如巴宾斯基征)、脑膜刺激征(如颈强直、凯尔尼格征和布鲁津斯基征)。

(三)心理-社会评估

评估患者及其照顾者对疾病的认知程度,心理反应与需求,家庭及社会支持情况,正确引导患者及家属配合治疗与护理。

(四)辅助检查评估

(1)血液检查:血脂、血糖、血流动力学和凝血功能有无异常。

(2)头部 CT 及 MRI 有无异常。

(3)数字减影血管造影、MRA 及 TCD 检查结果有无异常。

三、主要护理诊断/问题

(一)脑血流灌注不足

与脑血流不足、颅内压增高、组织缺血缺氧有关。

(二)躯体移动障碍

与意识障碍、肌力异常有关。

(三)言语沟通障碍

与意识障碍或相应言语功能区受损有关。

(四)焦虑

与担心疾病预后差有关。

(五)有发生压疮的可能

与长期卧床有关。

(六)有误吸的危险

与吞咽功能差有关。

(七)潜在并发症

肺部感染、泌尿系统感染。

四、护理措施

(一)一般护理

(1)严密观察病情,监测生命体征。备齐各种急救药品、仪器。

(2)保持呼吸道通畅,及时吸痰,防止窒息。

(3)多功能监护,氧气吸入。

(4)躁动的患者给予安全措施,必要时用约束带。

(5)保证呼吸机正常工作,观察血氧、血气结果,遵医嘱对症处理。

(6)保持各种管道通畅,并妥善固定,观察引流液的色、量、性状,做好记录。

(7)做好鼻饲喂养的护理。口腔护理 2 次/天。

（8）导尿管护理 2 次/天。

（9）保持肢体功能位,按时翻身,叩背,预防压疮发生。

（10）准确测量 24 小时出入量并记录。

（11）护理记录客观、及时、准确、真实、完整。严格按计划实施护理措施。

（12）患者病情变化时,及时报告医师。

（13）脑血管造影术后,穿刺侧肢体制动,观察足背动脉、血压,有病情变化及时报告医师。

（14）做好晨晚间护理,做到两短六洁。

(二)健康教育

1.疾病知识指导

脑梗死患者康复时间比较长,患者出院后要教会患者及家属必要的护理方法。教会患者药物的名称、用法、疗效及变态反应。介绍脑梗死的症状及体征。并与患者及其家属共同制定包括饮食、锻炼在内的康复计划,告知其危险因素。

2.就诊指标

出现肢体麻木、无力、头痛、头晕、视物模糊等症状及时就诊,定期门诊复查,积极治疗高血压、高血脂、糖尿病等疾病。

五、护理效果评估

（1）患者脑血流得到改善。

（2）患者呼吸顺畅,无误吸发生。

（3）患者躯体活动得到显著提高。

（4）患者言语功能恢复或部分恢复。

（5）患者无压疮发生。

（6）患者生活基本能够自理。

（7）患者无肺部及尿路感染或发生感染后得到及时处理。

（程晓梅）

第七节 帕 金 森 病

一、疾病概述

(一)概念和特点

帕金森病(Parkinson's disease,PD)又称震颤麻痹,是中老年常见的神经系统变性疾病,以静止性震颤、运动减少、肌强直和体位不稳为临床特征,主要病理改变是黑质多巴胺能神经元变性和路易小体形成。

(二)相关病理生理

黑质多巴胺能神经元通过黑质-纹状体通路将多巴胺输送到纹状体,参与基底节的运动调节。由于 PD 患者的黑质多巴胺能神经元显著变性丢失,黑质-纹状体多巴胺能通路变性,纹状体多巴胺递质浓度显著降低,出现临床症状时纹状体多巴胺浓度一般降低80%以上。多巴胺递质降低的程度与患者的症状严重程度相一致。

(三)病因与发病机制

本病的病因未明,发病机制复杂。目前认为PD非单因素引起,可能为多因素共同参与所致,可能与以下因素有关。

1.年龄老化

本病多见于中老年人,60岁以上人口的患病率高达1%,应用氟多巴显影的正电子发射断层扫描(PET)也显示多巴胺能神经元功能随年龄增长而降低,并与黑质细胞的死亡数成正比。

2.环境因素

流行病学调查显示,长期接触杀虫剂、除草剂或某些工业化学品等可能是PD发病的危险因素。

3.遗传因素

本病在一些家族中呈聚集现象,包括常染色体显性遗传或常染色体隐性遗传,细胞色素$P450_2D_6$型基因可能是PD的易感基因之一。

高血压脑动脉硬化、脑炎、外伤、中毒、基底核附近肿瘤以及吩噻嗪类药物等所产生的震颤、强直等症状,称为帕金森综合征。

(四)临床表现

常为60岁以后发病,男性稍多,起病缓慢,进行性发展。首发症状多为震颤,其次为步行障碍、肌强直和运动迟缓。

1.静止性震颤

多从一侧上肢开始,呈现有规律的拇指对掌和手指屈曲的不自主震颤。类似"搓丸"样动作。具有静止时明显震颤,动作时减轻,入睡后消失等特征,故称为"静止性震颤";随病程进展,震颤可逐步涉及下颌、唇、面和四肢。少数患者无震颤,尤其是发病年龄在70岁以上者。

2.肌强直

多从一侧的上肢或下肢近端开始,逐渐蔓延至远端、对侧和全身的肌肉。肌强直与锥体束受损时的肌张力增高不同,后者被动运动关节时,阻力在开始时较明显,随后迅速减弱,呈所谓"折刀"现象,故称"折刀样肌强直"多伴有腱反射亢进和病理反射。

3.运动迟缓

患者随意动作减少,减慢。多表现为开始的动作困难和缓慢,如行走时起动和终止均有困难。面肌强直使面部表情呆板,双眼凝视和瞬目动作减少,笑容出现和消失减慢,造成"面具脸"。手指精细动作很难完成,系裤带、鞋带等很难进行;有书写时字越写越小的倾向,称为"写字过小症"。

4.姿势步态异常

早期走路拖步,迈步时身体前倾,行走时步距缩短,颈肌、躯干肌强直而使患者站立时呈特殊屈曲体姿,行走时上肢协同摆动的联合动作减少或消失;晚期由坐位、卧位起立困难。迈步后碎步、往前冲,越走越快,不能立刻停步,称为"慌张步态"。

(五)辅助检查

(1)一般检查无异常。

(2)头颅CT:头颅CT可显示脑部不同程度的脑萎缩表现。

（3）功能性脑影像：采用 PET 或 SPECT 检查有辅助诊断价值。

（4）基因检测：DNA 印记技术、PCR、DNA 序列分析等，在少数家族性 PD 患者中可能发现基因突变。

（5）生化检测：采用高效液相色谱可检测到脑脊液和尿中 HVA 含量降低。

（六）治疗原则

1.综合治疗

应采取综合治疗，包括药物治疗、手术治疗、康复治疗、心理治疗等，药物治疗是首选且主要的治疗手段。

2.用药原则

药物治疗应从小剂量开始，缓慢递增，以较小剂量达到较满意疗效。达到延缓疾病进展、控制症状，尽可能延长症状控制的年限，同时尽量减少药物的变态反应和并发症。

3.药物治疗

早期无须药物治疗，当疾病影响患者日常生活和工作能力时，适当的药物治疗可不同程度的减轻症状，并可因减少并发症而延长生命。以替代药物如复方左旋多巴、多巴受体激动剂等效果较好。

4.外科治疗

采用立体定向手术破坏丘脑腹外侧核后部可以控制对侧肢体震颤；破坏其前部则可制止对侧肌强直。采用 γ 刀治疗本病近期疗效较满意，远期疗效待观察。

5.康复治疗

进行肢体运动、语言、进食等训练和指导，可改善患者的生活质量，减少并发症。

6.干细胞治疗

干细胞治疗是正在探索中的一种较有前景的新疗法。

二、护理评估

（一）一般评估

1.生命体征

一般无特殊。

2.患者主诉

（1）症状：有无静止性震颤，类似"搓丸"样动作；折刀样肌强直及铅管样肌强直；面具脸；写字过小症及慌张步态。

（2）发病形式：何时发病，持续时间，症状的部位、范围、性质、严重程度等。

（3）既往检查、治疗经过及效果，是否有遵医嘱治疗。目前情况包括使用药物的名称、剂量、用法和有无变态反应。

3.相关记录

患者认知功能、日常生活能力、精神行为症状、年龄、性别、体重、体位、饮食、睡眠、皮肤、出入量、跌倒风险评估、吞咽功能障碍评定等记录结果。

（二）身体评估

1.头颈部

患者意识是否清楚，睁眼运动是否正常。两侧瞳孔是否等大、等圆、瞳孔对光反射是否灵敏;角膜反射是否正常。头颅大小、形状,注意有无头颅畸形。面部表情是否淡漠、颜色是否正常,有无畸形、面肌抽动、眼睑水肿、眼球突出、眼球震颤、巩膜黄染、结膜充血,额纹及鼻唇沟是否对称或变浅,鼓腮、示齿动作能否完成,伸舌是否居中,舌肌有无萎缩。有无吞咽困难、饮水呛咳,有无声音嘶哑或其他语言障碍。咽反射是否存在或消失。有无头部活动受限、不自主活动及抬头无力;颈动脉搏动是否对称。颈椎、脊柱、肌肉有无压痛。颈动脉听诊是否闻及血管杂音。

2.胸部

无特殊。

3.腹部

无特殊。

4.四肢

四肢有无震颤、肌阵挛等不自主运动,患者站立和行走时步态是否正常。肱二头肌反射、肱三头肌反射、桡反射、膝腱反射、跟腱反射是否阳性。

(三)心理-社会评估

1.疾病知识

患者对疾病的性质、过程、防治及预后知识的了解程度。

2.心理状况

了解疾病对其日常生活、学习和工作的影响,患者能否面对现实、适应角色转变,有无人格改变、反应迟钝、记忆力及计算力下降或丧失等精神症状。

3.社会支持系统

了解家庭的组成、经济状况、文化教育背景;家属对患者的关心、支持以及对患者所患疾病的认识程度;了解患者的工作单位或医疗保险机构所能承担的帮助和支持情况;患者出院后的继续就医条件,居住地的社区保健资源或继续康复治疗的可能性。评估患者居住的环境舒适程度及其安全性;评估患者的决策能力,决定患者是否需要代理人;评估服药情况和护理评测需求,是否需要制定临终护理计划;确认患者的主要照料者,并对照料者的心理和生理健康也予以评价。

(四)辅助检查结果的评估

(1)常规检查:一般无特殊。

(2)头颅 CT:脑部有无脑萎缩表现。

(3)功能性脑影像、基因检测、生化检测有无异常。

(五)常用药物治疗效果的评估

1.应用抗胆碱能药物评估

(1)用药剂量、时间、方法的评估与记录。

(2)变态反应的评估:观察并询问患者有无头晕、视力模糊、口干、便秘、尿潴留、情绪不安、抽搐症状。

(3)精神症状的评估:有无出现幻觉等。

2.应用金刚烷胺药物评估

(1)用药剂量、时间、方法的评估与记录。

(2)变态反应的评估:有无神志模糊、下肢网状青斑、踝部水肿。

(3)精神症状的评估:有无出现幻觉等。

3.应用左旋多巴制剂评估

（1）用药剂量、时间、方法的评估与记录。

（2）有无"开、关"现象、异动症及剂末现象。

（3）有无胃肠道症状：初期可出现胃肠不适，表现为恶心、呕吐等。

三、主要护理诊断/问题

（一）躯体活动障碍

与黑质病变、锥体外系功能障碍所致震颤、肌强直、体位不稳、随意运动异常有关。

（二）长期自尊低下

与震颤、流涎、面肌强直等身体形象改变和言语障碍、生活依赖他人有关。

（三）知识缺乏

缺乏本病相关知识与药物治疗知识。

（四）营养失调

低于机体需要量：与吞咽困难、饮食减少和肌强直、震颤所致机体消耗量增加等有关。

（五）便秘

与消化功能障碍或活动量减少等有关。

（六）语言沟通障碍

与咽喉部、面部肌肉强直，运动减少、减慢有关。

（七）无能性家庭应对

与疾病进行性加重，患者长期需要照顾、经济或人力困难有关。

（八）潜在并发症

外伤、压疮、感染。

四、护理措施

（一）生活护理

加强巡视，主动了解患者的需要，既要指导和鼓励患者自我护理，做自己力所能及的事情，又要协助患者洗漱、进食、淋浴、大小便料理和做好安全防护，增进患者的舒适，预防并发症。主要是个人卫生、皮肤护理、提供生活方便、采取有效沟通方式、保持大小便通畅。

（二）运动护理

告知患者运动锻炼的目的在于防止和推迟关节强直与肢体挛缩；与患者和家属共同制定切实可行的具体锻炼计划。

1.疾病早期

应指导患者维持和增加业余爱好，鼓励患者尽量参加有益的社交活动，坚持适当运动锻炼，注意保持身体和各关节的活动强度与最大活动范围。

2.疾病中期

告诉患者知难而退或简单的家人包办只会加速其功能衰退。平时注意做力所能及的家务，尽量做到自己的事情自己做。起步困难和步行时突然僵住不能动时，应思想放松，尽量跨大步伐；向前走时脚要抬高，双臂要摆动，目视前方，不要目视地面；转弯时，不要碎步移动，否则易失去平衡；护士或家人在协助患者行走时，不要强行拉着走；当患者感到脚粘在地上时，可告诉患者先向后退一步,再往前走,这样会比直接向前容易得多。

3.疾病晚期

应帮助患者采取舒适体位,被动活动关节,按摩四肢肌肉,注意动作轻柔,勿造成患者疼痛和骨折。

（三）安全护理

（1）对于上肢震颤未能控制、日常生活动作笨拙的患者,应谨防烧伤、烫伤等。为端碗持筷困难者准备带有大把手的餐具,选用不易打碎的不锈钢饭碗、水杯和汤勺,避免玻璃和陶瓷制品等。

（2）对有幻觉、错觉、欣快、抑郁、精神错乱、意识模糊或智能障碍的患者应特别强调专人陪护。护士应该认真查对患者是否按时服药,有无错服或误服,药物代为保管,每次送服到口;严格交接班制度,禁止患者自行使用锐利器械和危险品;智能障碍患者应安置在有严密监控区域,避免自伤、坠床、坠楼、走失、伤人等意外发生。

（四）心理护理

护士应细心观察患者的心理反应,鼓励患者表达并注意倾听他们的心理感受,与患者讨论身体健康状况改变所造成的影响、不利于应对的因素,及时给予正确的信息和引导,使其能够接受和适应自己目前的状态并能设法改善。鼓励患者尽量维持过去的兴趣与爱好,多与他人交往;指导家属关心体贴患者,为患者创造好的亲情氛围,减轻他们心理压力。告诉患者本病病程长、进展缓慢、治疗周期长,而疗效的好坏常与患者精神情绪有关,鼓励他们保持良好心态。

（五）用药指导

告知患者本病需要长期或终身服药治疗,让患者了解常用的药物种类、用法、服药注意事项、疗效及变态反应的观察和处理。告诉患者长期服药过程中可能会突然出现某些症状加重或疗效减退,让患者了解用药过程可能出现的"开-关现象""剂末现象"及应对方法。

（六）饮食指导

告知患者及家属导致营养低下的原因、饮食治疗的原则与目的,指导合理选择饮食和正确进食。给予高热量、高维生素、高纤维素、低盐、低脂、适量优质蛋白的易消化饮食,并根据病情变化及时调整和补充各种营养素,戒烟、酒。

（七）健康教育

（1）对于被迫退休或失去工作的患者,应指导或协助其培养新的爱好。

（2）教会家属协助患者计划每天的益智活动及参与社会交往。

（3）就诊指标:症状加重或者出现精神症状及时就诊。

五、护理效果评价

（1）患者能够接受和适应目前的状态并能设法改善。

（2）患者积极参与康复锻炼,尽量能够坚持自我护理。

（3）患者坚持按时服药,无错服、误服及漏服。

（4）患者未发生跌倒或跌倒次数减少。

（5）患者及家属合理选择饮食和正确进食;进食水时不发生呛咳。

（6）患者大便能维持正常。

（7）患者及家属的焦虑症状减轻。

（程晓梅）

第八节　阿尔茨海默病

一、疾病概述

阿尔茨海默病是发生于老年和老年前期,以进行性认知功能障碍和行为损害为特征的中枢神经系统退行性病变,是老年期痴呆的最常见类型,临床上表现为记忆障碍、失语、失用、认知障碍、视空间能力损害、抽象思维和计算力损害、人格和行为的改变等。

(一)病因

阿尔茨海默病可分为家族性和散发性,家族性阿尔茨海默病呈常染色体显性遗传,多于65岁前起病。

(二)临床表现

阿尔茨海默病通常是隐匿起病,病程为持续进行性,无缓解,停止进展的平稳期即使有,也极罕见。阿尔茨海默病的临床症状可分为两方面,即认知功能减退及其伴随的生活能力减退症状和非认知性神经精神症状。其病程演变大致可以分为轻、中、重三个阶段。

1.轻度

主要表现是记忆障碍。

2.中度

除记忆障碍继续加重外,可出现思维和判断力障碍、性格改变和情感障碍。患者的工作、学习以及社会接触能力减退,特别是原已掌握的知识和技巧出现明显的衰退。

3.重度

除上述各项症状逐渐加重外,还有情感淡漠、哭笑无常、言语能力丧失,以致不能完成日常简单的生活事项,如穿衣、进食。终日无语而卧床,与外界(包括亲友)逐渐丧失接触能力。晚期并发全身系统疾病衰竭而死亡。

(三)治疗原则

查清原因、及时治疗、越早越好。做好生活护理可有效延长患者的生命,改善其生活质量。药物治疗以改善认知功能、控制精神症状为主,重度晚期患者应加强支持和对症治疗,可采取非药物治疗包括职业训练、音乐治疗和群体治疗等。

(四)护理要点

1.病情观察

评估患者认知能力、生活能力;观察有无并发症发生。

2.药物护理

按医嘱正确应用改善智能、营养脑神经药物,告知患者应用药物注意事项,观察药物变态反应。

3.安全护理

采取有效安全防措施,防止走失、跌倒、坠床、烫伤等意外。

二、健康教育

(一)住院期间健康教育

1.休息与运动

根据病情适当参加体力劳动或户外活动。生活不能自理者要专人看护,切勿让老人单独活动;对思维活跃的老年人,应改变话题,转移思维,使情绪平静。

2.饮食护理

多食鸡蛋、鱼、肉,可以增加血液中有助于记忆的神经递质;多食豆类、麦芽、牛奶、绿色蔬菜、坚果等有助于核糖核酸注入脑内提高记忆,保证足够热量。

3.用药指导

多奈哌齐可出现恶心、呕吐、腹泻、头晕、失眠、肌肉痉挛、疲乏等不良反应,要睡前服用。美金刚多数不良反应是短暂、轻微和一过性的幻觉瘙痒、皮疹、恶心、胃痛等,停药后可自行消退。氟西汀不良反应为恶心、意识混沌、头晕、头痛和疲倦。奥拉西坦不良反应较少,可有焦虑不安、皮肤瘙痒。奥氮平变态反应为嗜睡和体重增加。

4.生活护理

生活护理包括:①不能自理的患者协助做好生活护理,包括饮食、穿衣、大小便、个人卫生等;②定时定量协助患者进食,保证营养供给;③餐后协助刷牙、漱口;④每周洗澡、洗头,及时更换衣服;⑤大小便失禁者,护理人员要掌握患者的排便规律,及时清理排泄物,并拭净肛周皮肤,保持局部干燥。

(二)出院健康教育

1.并发症的预防及护理

(1)压疮:每 2 小时翻身 1 次,保持床铺平整干燥;如已发生压疮,应根据分期及时清创、换药,避免感染,加强全身营养,促进愈合。

(2)泌尿系统感染:尿潴留者需留置导尿管,间断夹管,每 2~3 小时放尿一次,以训练膀胱功能;鼓励多饮水每天不少于 2 000 mL,经常坐起活动锻炼,利于膀胱功能恢复,预防膀胱结石;注意尿色、尿量及性质。大便失禁者,要保持会阴部及肛周清洁。

(3)呼吸系统感染:经常叩背,鼓励并帮助患者咳痰;进食时注意观察患者的吞咽功能,防止误吸。

(4)失用性萎缩:每天至少 2 次,每次至少 30 分钟肢体被动主动活动,延缓肢体功能衰退。

2.遵医嘱服药

根据医嘱按时按量正确服药;要专人给予服用药物,以防误服。

3.做好安全管理

有专人看护,避免走失。可随身携带有姓名、年龄、诊断、家庭住址、家属联系方式的卡片或手腕带,以便于协助。

4.康复指导

(1)要预防老年人卧床不起。对老年性痴呆患者,家人易产生过度保护倾向,这是造成患者卧床不起的最大原因。患者一旦卧床不起,可出现许多并发症,这将会加重痴呆症状,加快缩短其寿命。因此,对早期痴呆患者,应该在家人看护和指导下,做一些力所能及的事情。

(2)对安排的活动做好提示,例如在抽屉上标记好里面应装的东西,这样患者更有可能放对地方。

（3）要保持日常卫生习惯。对早期痴呆症患者要尽可能帮助其保持日常生活习惯和卫生习惯，如起居、穿衣、刷牙、洗脸等，即使做得不规范，也要尽可能让他自己去做，这也是防止疾病进一步发展所不可忽视的环节。

（4）提示患者远离危险，保持周围环境安全。

5.心理护理

调节老人情绪，寻求老人感兴趣的话题交谈，多给信息和语言刺激；对老人要关爱体贴，帮助患者树立战胜疾病信心，取得家属配合与支持。

6.复诊须知

出院 3 周后门诊复诊，不适随诊。

（程晓梅）

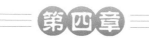

消化内科护理

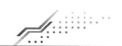

第一节 病毒性肝炎

一、概述

(一)甲型病毒性肝炎

甲型病毒性肝炎旧称流行性黄疸或传染性肝炎,早在8世纪就有记载。目前全世界有40亿人口受到该病的威胁。后经对其病原学和诊断技术等方面的研究进展较大,并已成功研制出甲型肝炎病毒减毒活疫苗和灭活疫苗,已有效控制甲型肝炎的流行。

1.病因

甲型肝炎传染源是患者和亚临床感染者。潜伏期后期及黄疸出现前数天传染性最强,黄疸出现后2周粪便仍可能排出病毒,但传染性已明显减弱。本病无慢性甲肝病毒(HAV)携带者。

2.诊断要点

甲型病毒性肝炎主要依据流行病学资料、临床特点、常规实验室检查和特异性血清学诊断。流行病学资料应参考当地甲型肝炎流行疫情,病前有无肝炎患者密切接触史及个人、集体饮食卫生状况。急性黄疸型病例黄疸期诊断不难。在黄疸前期获得诊断称为早期诊断,此期表现似"感冒"或"急性胃肠炎",如尿色变为深黄色应疑及本病。急性无黄疸型及亚临床型病例不易早期发现,诊断主要依赖肝功能检查。根据特异性血清学检查可做出病因学诊断。凡慢性肝炎和重型肝炎,一般不考虑甲型肝炎的诊断。

(1)分型:甲型肝炎潜伏期为2~6周,平均为4周,临床分为急性黄疸型(AIH)、急性无黄疸型和亚临床型。

急性黄疸型。①黄疸前期:急性起病,多有畏寒发热,体温38 ℃左右,全身乏力,食欲缺乏,厌油、恶心、呕吐,上腹部饱胀不适或腹泻。少数病例以上呼吸道感染症状为主要表现,偶见荨麻疹,继之尿色加深。本期一般持续5~7天。②黄疸期:热退后出现黄疸,可见皮肤巩膜不同程度黄染。肝区隐痛,肝大,触之有充实感,伴有叩痛和压痛,尿色进一步加深。黄疸出现后全身及消化道症状减轻,否则可能发生重症化,但重症化者罕见。本期持续2~6周。③恢复期:黄疸逐渐消退,症状逐渐消失,肝脏逐渐回缩至正常,肝功能逐渐恢复。本期持续2~4周。

急性无黄疸型:起病较缓慢,除无黄疸外,其他临床表现与黄疸型相似,症状一般较轻。多在

3 个月内恢复。

亚临床型：部分患者无明显临床症状，但肝功能有轻度异常。

急性淤胆型：本型实为黄疸型肝炎的一种特殊形式，特点是肝内胆汁淤积性黄疸持续较久，消化道症状轻，肝实质损害不明显。而黄疸很深，多有皮肤瘙痒及粪色变浅，预后良好。

（2）实验室检查。

常规检查：外周血白细胞总数正常或偏低，淋巴细胞相对增多，偶见异型淋巴细胞，一般不超过 10%，这可能是淋巴细胞受病毒抗原刺激后发生的母细胞转化现象。黄疸前期末尿胆原及尿胆红素开始呈阳性反应，是早期诊断的重要依据。血清丙氨酸氨基转移酶（ALT）于黄疸前期早期开始升高，血清胆红素在黄疸前期末开始升高。血清 ALT 高峰在血清胆红素高峰之前，一般在黄疸消退后一至数周恢复正常。急性黄疸型血浆球蛋白常见轻度升高，但随病情恢复而逐渐恢复。急性无黄疸型和亚临床型病例肝功能改变以单项 ALT 轻中度升高为特点。急性淤胆型病例血清胆红素显著升高而 ALT 仅轻度升高，两者形成明显反差，同时伴有血清 ALP 及 GGT 明显升高。

特异性血清学检查：特异性血清学检查是确诊甲型肝炎的主要指标。血清 IgM 型甲型肝炎病毒抗体（抗-HAV-IgM）于发病数天即可检出，黄疸期达到高峰，一般持续 2～4 个月，以后逐渐下降乃至消失。目前临床上主要用酶联免疫吸附法（ELISA）检查血清抗-HAV-IgM，以作为早期诊断甲型肝炎的特异性指标。血清抗-HAV-IgM 出现于病程恢复期，较持久，甚至终生阳性，是获得免疫力的标志，一般用于流行病学调查。新近报道应用线性多抗原肽包被进行 ELISA 检测 HAV 感染，其敏感性和特异性分别高于 90% 和 95%。

3.鉴别要点

本病需与药物性肝炎、传染性单核细胞增多症、钩端螺旋体病、急性结石性胆管炎、原发性胆汁性肝硬化、妊娠期肝内胆汁淤积症、胆总管梗阻、妊娠急性脂肪肝等鉴别。其他如血吸虫病、肝吸虫病、肝结核、脂肪肝、肝淤血及原发性肝癌等均可有肝大或 ALT 升高，鉴别诊断时应加以考虑。与乙型、丙型、丁型及戊型病毒型肝炎急性期鉴别除参考流行病学特点及输血史等资料外，主要依据血清抗-HAV-IgM 的检测。

4.规范化治疗

急性期应强调卧床休息，给予清淡而营养丰富的饮食，外加充足的 B 族维生素及维生素 C。进食过少及呕吐者，应每天静脉滴注 10% 的葡萄糖液 1 000～1 500 mL，酌情加入能量合剂及 10%氯化钾。热重者可服用茵陈蒿汤、栀子柏皮汤加减；湿重者可服用茵陈胃苓汤加减；湿热并重者宜用茵陈蒿汤和胃苓汤合方加减；肝气郁结者可用逍遥散；脾虚湿困者可用平胃散。

（二）乙型病毒性肝炎

慢性乙型病毒性肝炎是由乙型肝炎病毒感染致肝脏发生炎症及肝细胞坏死，持续 6 个月以上而病毒仍未被清除的疾病。我国是慢性乙型病毒性肝炎的高发区，人群中约有 9.09% 为乙型肝炎病毒携带者。该疾病呈慢性进行性发展，间有反复急性发作，可演变为肝硬化、肝癌或肝功能衰竭等，严重危害人民健康，故对该疾病的早发现、早诊断、早治疗很重要。

1.病因

（1）传染源：传染源主要是有 HBV DNA 复制的急、慢性患者和无症状慢性 HBV 携带者。

（2）传播途径：主要通过血清及日常密切接触而传播。血液传播途径除输血及血制品外，可通过注射，刺伤，共用牙刷、剃刀及外科器械等方式传播，经微量血液也可传播。由于患者唾液、精液、初乳、汗液、血性分泌物均可检出 HBsAg,故密切的生活接触可能是重要传播途径。所谓"密切生活接触"可能是由于微小创伤所致的一种特殊经血传播形式,而非消化道或呼吸道传播。另一种重要的传播方式是母-婴传播(垂直传播)。生于 HBsAg/HBeAg 阳性母亲的婴儿,HBV 感染率高达 95%,大部分在分娩过程中感染,低于 20% 可能为宫内感染。因此,医源性或非医源性经血液传播,是本病的传播途径。

(3)易感人群:感染后患者对同一 HBsAg 亚型 HBV 可获得持久免疫力。但对其他亚型免疫力不完全,偶可再感染其他亚型,故极少数患者血清抗-HBs(某一亚型感染后)和 HBsAg(另一亚型再感染)可同时阳性。

2.诊断要点

急性肝炎病程超过半年,或原有乙型病毒性肝炎或 HBsAg 携带史,本次又因同一病原再次出现肝炎症状、体征及肝功能异常者可以诊断为慢性乙型病毒性肝炎。发病日期不明或虽无肝炎病史,但肝组织病理学检查符合慢性乙型病毒性肝炎,或根据症状、体征、化验及 B 超检查综合分析,亦可做出相应诊断。

(1)分型:据 HBeAg 可分为 2 型。

HBeAg 阳性慢性乙型病毒性肝炎:血清 HBsAg、HBVDNA 和 HBeAg 阳性,抗-HBe 阴性,血清 ALT 持续或反复升高,或肝组织学检查有肝炎病变。

HBeAg 阴性慢性乙型病毒性肝炎:血清 HBsAg 和 HBVDNA 阳性,HBeAg 持续阴性,抗-HBe 阳性或阴性,血清 ALT 持续或反复异常,或肝组织学检查有肝炎病变。

(2)分度:根据生化学试验及其他临床和辅助检查结果,可进一步分 3 度。

轻度:临床症状、体征轻微或缺如,肝功能指标仅 1 或 2 项轻度异常。

中度:症状、体征、实验室检查居于轻度和重度之间。

重度:有明显或持续的肝炎症状,如乏力、食欲缺乏、尿黄、便溏等,伴有肝病面容、肝掌、蜘蛛痣、脾大,并排除其他原因,且无门静脉高压者。实验室检查血清 ALT 和/或 AST 反复或持续升高,清蛋白降低或 A/G 比值异常,球蛋白明显升高。除前述条件外,凡清蛋白不超过 32 g/L,胆红素大于 5 倍正常值上限,凝血酶原活动度为 40%~60%,胆碱酯酶低于 2 500 U/L,4 项检测中有 1 项达上述程度者即可诊断为重度慢性肝炎。

(3)B 超检查结果可供慢性乙型病毒性肝炎诊断参考。

轻度:B 超检查肝脾无明显异常改变。

中度:B 超检查可见肝内回声增粗,肝脏和/或脾脏轻度肿大,肝内管道(主要指肝静脉)走行多清晰,门静脉和脾静脉内径无增宽。

重度:B 超检查可见肝内回声明显增粗,分布不均匀;肝表面欠光滑,边缘变钝;肝内管道走行欠清晰或轻度狭窄、扭曲;门静脉和脾静脉内径增宽;脾大;胆囊有时可见"双层征"。

(4)组织病理学诊断:包括病因(根据血清或肝组织的肝炎病毒学检测结果确定病因)、病变程度及分级分期结果。

3.鉴别要点

本病应与慢性丙型病毒性肝炎、嗜肝病毒感染所致肝损害、酒精性及非酒精性肝炎、药物性肝炎、自身免疫性肝炎、肝硬化、肝癌等鉴别。

4.规范化治疗

(1)治疗目标:最大限度地长期抑制或消除乙肝病毒,减轻肝细胞炎症坏死及肝纤维化,延缓和阻止疾病进展,减少和防止肝脏失代偿、肝硬化、肝癌及其并发症的发生,从而改善生活质量和延长存活时间。主要包括抗病毒、免疫调节、抗炎保肝、抗纤维化和对症治疗,其中抗病毒治疗是关键,只要有适应证,且条件允许。就应进行规范的抗病毒治疗。

(2)适应证。

如下:①HBV DNA$\geq 2 \times 10^4$ U/mL(HBeAg 阴性者为不低于 2×10^3 U/mL);②ALT$\geq 2 \times$ULN;如用干扰素治疗,ALT 应不高于 $10 \times$ULN,血总胆红素水平应低于 $2 \times$ULN;③如 ALT$< 2 \times$ULN,但肝组织学显示 Knodell HAI≥ 4,或$\geq G_2$。

具有①并有②或③的患者应进行抗病毒治疗;对达不到上述治疗标准者,应监测病情变化,如持续 HBV DNA 阳性,且 ALT 异常,也应考虑抗病毒治疗。ULN 为正常参考值上限。

(3)HBeAg 阳性慢性乙型肝炎患者:对于 HBV DNA 定量不低于 2×10^4 U/mL,ALT 水平不低于 $2 \times$ULN 者,或 ALT$< 2 \times$ULN,但肝组织学显示 Knodell HAI≥ 4,或$\geq G_2$ 炎症坏死者,应进行抗病毒治疗。可根据具体情况和患者的意愿,选用IFN-α,ALT 水平应低于 $10 \times$ULN,或核苷(酸)类似物治疗。对 HBV DNA 阳性但低于2×10^4 U/mL者,经监测病情 3 个月,HBV DNA 仍未转阴,且 ALT 异常,则应抗病毒治疗。

普通 IFN-α:5 MU(可根据患者的耐受情况适当调整剂量),每周 3 次或隔天 1 次,皮下或肌内注射,一般疗程为 6 个月。如有应答,为提高疗效亦可延长疗程至 1 年或更长。应注意剂量及疗程的个体化。如治疗 6 个月无应答者,可改用其他抗病毒药物。

聚乙二醇干扰素 α-2a:180 μg,每周 1 次,皮下注射,疗程 1 年。剂量应根据患者耐受性等因素决定。

拉米夫定:100 mg,每天 1 次,口服。治疗 1 年时,如 HBV DNA 检测不到(PCR 法)或低于检测下限、ALT 复常、HBeAg 转阴但未出现抗-HBe 者,建议继续用药直至 HBeAg 血清学转归,经监测 2 次(每次至少间隔 6 个月)仍保持不变者可以停药,但停药后需密切监测肝脏生化学和病毒学指标。

阿德福韦酯:10 mg,每天 1 次,口服。疗程可参照拉米夫定。

恩替卡韦:0.5 mg(对拉米夫定耐药患者 1 mg),每天 1 次,口服。疗程可参照拉米夫定。

(4)HBeAg 阴性慢性乙型肝炎患者:HBV DNA 定量不低于 2×10^3 U/mL,ALT 水平不低于 $2 \times$ULN 者,或 ALT<2 ULN,但肝组织学检查显示 Knodell HAI≥ 4,或 G2 炎症坏死者,应进行抗病毒治疗。由于难以确定治疗终点,因此,应治疗至检测不出 HBVDNA(PCR 法),ALT 复常。此类患者复发率高,疗程宜长,至少为 1 年。

因需要较长期治疗,最好选用 IFN-α(ALT 水平应低于 $10 \times$ULN)或阿德福韦酯或恩替卡韦等耐药发生率低的核苷(酸)类似物治疗。对达不到上述推荐治疗标准者,则应监测病情变化,如持续 HBV DNA 阳性,且 ALT 异常,也应考虑抗病毒治疗。①普通 IFN-α:5 MU,每周 3 次或隔天 1 次,皮下或肌内注射,疗程至少 1 年。②聚乙二醇干扰素 α-2a:180 μg,每周 1 次,皮下注射,疗程至少 1 年。③阿德福韦酯:10 mg,每天 1 次,口服,疗程至少 1 年。当监测 3 次(每次至少间隔 6 个月)HBV DNA检测不到(PCR 法)或低于检测下限和 ALT 正常时可以停药。④拉米夫定:100 mg,每天 1 次,口服,疗程至少 1 年。治疗终点同阿德福韦酯。⑤恩替卡韦:0.5 mg(对拉米夫定耐药患者 1 mg),每天 1 次,口服。疗程可参照阿德福韦酯。

(5)应用化学治疗(简称化疗)和免疫抑制剂治疗的患者:对于因其他疾病而接受化疗、免疫抑制剂(特别是肾上腺糖皮质激素)治疗的 HBsAg 阳性者,即使 HBV DNA 阴性和 ALT 正常,也应在治疗前 1 周开始服用拉米夫定,每天 100 mg,化疗和免疫抑制剂治疗停止后,应根据患者病情决定拉米夫定停药时间。对拉米夫定耐药者,可改用其他已批准的能治疗耐药变异的核苷(酸)类似物。核苷(酸)类似物停用后可出现复发,甚至病情恶化,应十分注意。

(6)其他特殊情况的处理:①经过规范的普通 IFN-α 治疗无应答患者,再次应用普通 IFN-α 治疗的疗效很低。可试用聚乙二醇干扰素 α-2a 或核苷(酸)类似物治疗。②强化治疗指在治疗初始阶段每天应用普通 IFN-α,连续 2～3 周后改为隔天 1 次或每周3 次的治疗。目前对此疗法意见不一,因此不予推荐。③应用核苷(酸)类似物发生耐药突变后的治疗,拉米夫定治疗期间可发生耐药突变,出现"反弹",建议加用其他已批准的能治疗耐药变异的核苷(酸)类似物,并重叠 1～3 个月或根据 HBV DNA 检测阴性后撤换拉米夫定,也可使用 IFN-α(建议重叠用药 1～3 个月)。④停用核苷(酸)类似物后复发者的治疗,如停药前无拉米夫定耐药,可再用拉米夫定治疗,或其他核苷(酸)类似物治疗。如无禁忌证,亦可用 IFN-α 治疗。

(7)儿童患者间隔:12 岁以上慢性乙型病毒性肝炎患儿,其普通 IFN-α 治疗的适应证、疗效及安全性与成人相似,剂量为 $3～6\ \mu U/m^2$,最大剂量不超过 $10\ \mu U/m^2$。在知情同意的基础上,也可按成人的剂量和疗程用拉米夫定治疗。

(三)丙型病毒性肝炎

慢性丙型病毒性肝炎是一种主要经血液传播的疾病,是由丙型肝炎病毒(HCV)感染导致的慢性传染病。慢性 HCV 感染可导致肝脏慢性炎症坏死,部分患者可发展为肝硬化甚至肝细胞癌(HCC),严重危害人民健康,已成为严重的社会和公共卫生问题。

1.病因

(1)传染源:主要为急、慢性患者和慢性 HCV 携带者。

(2)传播途径:与乙型肝炎相同,主要有以下 3 种。

通过输血或血制品传播:由于 HCV 感染者病毒血症水平低,所以输血和血制品(输 HCV 数量较多)是最主要的传播途径。经初步调查,输血后非甲非乙型肝炎患者血清丙型肝炎抗体(抗-HCV)阳性率高达 80% 以上,已成为大多数(80%～90%)输血后肝炎的原因。但供血员血清抗-HCV 阳性率较低,欧美各国为 0.35%～1.4%,故目前公认,反复输入多个供血员血液或血制品者更易发生丙型肝炎,输血3 次以上者感染 HCV 的危险性增高 2～6 倍。国内曾因单采血浆回输血细胞时污染,造成丙型肝炎暴发流行,经 2 年以上随访,血清抗-HCV 阳性率达到 100%。1989 年国外综合资料表明,抗-HCV 阳性率在输血后非甲非乙型肝炎患者为 85%,血源性凝血因子治疗的血友病患者为 60%～70%,静脉药瘾患者为 50%～70%。

通过非输血途径传播:丙型肝炎亦多见于非输血人群,主要通过反复注射、针刺、含 HCV 血液反复污染皮肤黏膜隐性伤口及性接触等其他密切接触方式而传播。这是世界各国广泛存在的散发性丙型肝炎的传播途径。

母婴传播:要准确评估 HCV 垂直传播很困难,因为在新生儿中所检测到的抗-HCV 实际可能来源于母体(被动传递)。检测 HCV RNA 提示,HGV 有可能由母体传播给新生儿。

(3)易感人群:对 HCV 无免疫力者普遍易感。在西方国家,除反复输血者外,静脉药瘾者、同性恋等混乱性接触者及血液透析患者丙型肝炎发病率较高。本病可发生于任何年龄,一般儿童和青少年 HCV 感染率较低,中青年次之。男性 HCV 感染率大于女性。HCV 多见于 16 岁以上人群。HCV 感染恢复后血清抗体水平低,免疫保护能力弱,有再次感染 HCV 的可能性。

2.诊断要点

(1)诊断依据:HCV 感染超过 6 个月,或发病日期不明、无肝炎史,但肝脏组织病理学检查符合慢性肝炎,或根据症状、体征、实验室及影像学检查结果综合分析,做出诊断。

(2)病变程度判定:慢性肝炎按炎症活动度(G)可分为轻、中、重 3 度,并应标明分期(S)。

轻度慢性肝炎(包括原慢性迁延性肝炎及轻型慢性活动性肝炎):$G_{1\sim2}$,$S_{0\sim2}$。①肝细胞变性,点、灶状坏死或凋亡小体;②汇管区有(无)炎症细胞浸润、扩大,有或无局限性碎屑坏死(界面肝炎);③小叶结构完整。

中度慢性肝炎(相当于原中型慢性活动性肝炎):G_3,$S_{1\sim3}$。①汇管区炎症明显,伴中度碎屑坏死;②小叶内炎症严重,融合坏死或伴少数桥接坏死;③纤维间隔形成,小叶结构大部分保存。

重度慢性肝炎(相当于原重型慢性活动性肝炎):G_4,$S_{2\sim4}$。①汇管区炎症严重或伴重度碎屑坏死;②桥接坏死累及多数小叶;③大量纤维间隔,小叶结构紊乱,或形成早期肝硬化。

(3)组织病理学诊断:组织病理学诊断包括病因(根据血清或肝组织的肝炎病毒学检测结果确定病因)、病变程度及分级分期结果,如病毒性肝炎,丙型,慢性,中度,G_3/S_4。

3.鉴别要点

本病应与慢性乙型病毒性肝炎、药物性肝炎、酒精性肝炎、非酒精性肝炎、自身免疫性肝炎、病毒感染所致肝损害、肝硬化、肝癌等鉴别。

4.规范化治疗

(1)抗病毒治疗的目的:清除或持续抑制体内的 HCV,以改善或减轻肝损害,阻止进展为肝硬化、肝衰竭或 HCC,并提高患者的生活质量。治疗前应进行 HCV RNA 基因分型(1 型和非 1 型)和血中 HCV RNA 定量,以决定抗病毒治疗的疗程和利巴韦林的剂量。

(2)HCV RNA 基因为 1 型和/或 HCV RNA 定量不低于 4×10^5 U/mL 者:可选用下列方案之一。

聚乙二醇干扰素 α 联合利巴韦林治疗方案:聚乙二醇干扰素 α-2a 180 μg,每周 1 次,皮下注射,联合口服利巴韦林 1 000 mg/d,至 12 周时检测 HCV RNA。①如 HCV RNA 下降幅度少于 2 个对数级,则考虑停药。②如 HCV RNA 定性检测为阴转,或低于定量法的最低检测限。继续治疗至 48 周。③如 HCV RNA 未转阴,但下降超过 2 个对数级,则继续治疗到 24 周。如 24 周时 HCV RNA 转阴,可继续治疗到 48 周;如果 24 周时仍未转阴,则停药观察。

普通 IFN-α 联合利巴韦林治疗方案:IFN-α 3~5 MU,隔天 1 次,肌内或皮下注射,联合口服利巴韦林 1 000 mg/d,建议治疗 48 周。

不能耐受利巴韦林不良反应者的治疗方案:可单用普通 IFN-α 复合 IFN 或 PEG-IFN,方法同上。

(3)HCV RNA 基因为非 1 型和/或 HCV RNA 定量小于 4×10^5 U/mL 者:可采用以下治疗方案之一。

聚乙二醇干扰素 α 联合利巴韦林治疗方案:聚乙二醇干扰素 α-2a 180 μg,每周 1 次,皮下注射,联合应用利巴韦林 800 mg/d,治疗 24 周。

普通 IFN-α 联合利巴韦林治疗方案:IFN-α3 mU,每周 3 次,肌内或皮下注射,联合应用利巴韦林 800~1 000 mg/d,治疗 24~48 周。

不能耐受利巴韦林不良反应者的治疗方案:可单用普通 IFN-α 或聚乙二醇干扰素 α。

(四)丁型病毒性肝炎

丁型病毒性肝炎是由于丁型肝炎病毒(HDV)与 HBV 共同感染引起的以肝细胞损害为主的传染病,呈世界性分布,易使肝炎慢性化和重型化。

1.病因

HDV 感染呈全球性分布。意大利是 HDV 感染的发现地。地中海沿岸、中东地区、非洲和南美洲亚马孙河流域是 HDV 感染的高流行区。HDV 感染在地方性高发区的持久流行,是由 HDV 在 HBsAg 携带者之间不断传播所致。除南欧为地方性高流行区之外,其他发达国家 HDV 感染率一般只占 HBsAg 携带者的 5% 以下。发展中国家 HBsAg 携带者较高,有引起 HDV 感染传播的基础。我国各地 HBsAg 阳性者中 HDV 感染率为 0～32%,北方偏低,南方较高。活动性乙型慢性肝炎和重型肝炎患者 HDV 感染率明显高于无症状慢性 HBsAg 携带者。

(1)传染源:主要是急、慢性丁型肝炎患者和 HDV 携带者。

(2)传播途径:输血或血制品是传播 HDV 的最重要途径之一。其他包括经注射和针刺传播,日常生活密切接触传播,以及围生期传播等。我国 HDV 传播方式以生活密切接触为主。

(3)易感人群:HDV 感染分两种类型。①HDV/HBV 同时感染,感染对象是正常人群或未接受 HBV 感染的人群。②HDV/HBV 重叠感染,感染对象是已受 HBV 感染的人群,包括无症状慢性 HBsAg 携带者和乙型肝炎患者,他们体内含有 HBV 及 HBsAg,一旦感染 HDV,极有利于 HDV 的复制,所以这一类人群对 HDV 的易感性更强。

2.诊断要点

我国是 HBV 感染高发区,应随时警惕 HDV 感染。HDV 与 HBV 同时感染所致急性丁型肝炎,仅凭临床资料不能确定病因。凡无症状慢性 HBsAg 携带者突然出现急性肝炎样症状、重型肝炎样表现或迅速向慢性肝炎发展者,以及慢性乙型肝炎病情突然恶化而陷入肝衰竭者,均应想到 HDV 重叠感染,及时进行特异性检查,以明确病因。

(1)临床表现:HDV 感染一般只与 HBV 感染同时发生或继发于 HBV 感染者中,故其临床表现部分取决于HBV 感染状态。

HDV 与 HBV 同时感染(急性丁型肝炎):潜伏期为 6～12 周,其临床表现与急性自限性乙型肝炎类似,多数为急性黄疸型肝炎。在病程中可先后发生两次肝功能损害,即血清胆红素和转氨酶出现两个高峰。整个病程较短,HDV 感染常随 HBV 感染终止而终止,预后良好,很少向重型肝炎、慢性肝炎或无症状慢性 HDV 携带者发展。

HDV 与 HBV 重叠感染:潜伏期为 3～4 周。其临床表现轻重悬殊,复杂多样。①急性肝炎样丁型肝炎:在无症状慢性 HBsAg 携带者基础上重叠感染 HDV 后,最常见的临床表现形式是急性肝炎样发作,有时病情较重,血清转氨酶持续升高达数月之久,或血清胆红素及转氨酶升高呈双峰曲线。在 HDV 感染期间,血清 HBsAg 水平常下降,甚至转阴,有时可使 HBsAg 携带状态结束。②慢性丁型肝炎:无症状慢性 HBsAg 携带者重叠感染 HDV 后,更容易发展成慢性肝炎。慢性化后发展为肝硬化的进程较快。早期认为丁型肝炎不易转化为肝癌,近年来在病理诊断为原发性肝癌的患者中,HDV 标志阳性者可达 11%～22%,故丁型肝炎与原发性肝癌的关系不容忽视。

重型丁型肝炎:在无症状慢性 HBsAg 携带者基础上重叠感染 HDV 时,颇易发展成急性或亚急性重型肝炎。在"暴发性肝炎"中,HDV 感染标志阳性率高达 21%～60%,认为 HDV 感染是促成大块肝坏死的一个重要因素。按国内诊断标准,这些"暴发性肝炎"应包括急性和亚急性重型肝炎。HDV 重叠感染易使原有慢性乙型肝炎病情加重。如有些慢性乙型肝炎患者,病情本来相对稳定或进展缓慢,血清 HDV 标志转阳,临床状况可突然恶化,继而发生肝衰竭,甚至死亡,颇似慢性重型肝炎,这种情况国内相当多见。

(2)实验室检查:近年丁型肝炎的特异诊断方法日臻完善,从受检者血清中检测到 HDAg 或 HDV RNA,或从血清中检测抗-HDV,均为确诊依据。

3.鉴别要点

应注意与慢性重型乙型病毒型肝炎相鉴别。

4.规范化治疗

丁型病毒性肝炎以护肝对症治疗为主。近年研究表明,IFN-α 可能抑制 HDV RNA 复制,经治疗后,可使部分病例血清 DHV RNA 转阴,所用剂量宜大,疗程宜长。目前 IFN-α 是唯一可供选择的治疗慢性丁型肝炎的药物,但其疗效有限。IFN-α900 万 U。每周 3 次,或者每天 500 万 U,疗程 1 年,能使40%～70%的患者血清中 HDV RNA 消失,但是抑制 HDV 复制的作用很短暂,停止治疗后 60%～97%的患者复发。

(五)戊型病毒性肝炎

戊型病毒型肝炎原称肠道传播的非甲非乙型肝炎或流行性非甲非乙型肝炎,其流行病学特点及临床表现颇像甲型肝炎,但两者的病因完全不同。

1.病因

戊型肝炎流行最早发现于印度,开始疑为甲型肝炎,但回顾性血清学分析,证明既非甲型肝炎,也非乙型肝炎。本病流行地域广泛,在发展中国家以流行为主,发达国家以散发为主。其流行特点与甲型肝炎相似,传染源是戊型肝炎患者和阴性感染患者,经粪-口传播。潜伏期末和急性期初传染性最强。流行规律大体分两种:一种为长期流行,常持续数月,可长达 20 个月,多由水源不断污染所致;另一种为短期流行,约 1 周即止,多为水源一次性污染引起。与甲型肝炎相比,本病发病年龄偏大,16～35 岁者占 75%,平均 27 岁。孕妇易感性较高。

2.诊断要点

流行病学资料、临床特点和常规实验室检查仅作临床诊断参考,特异血清病原学检查是确诊依据,同时排除 HAV、HBV、HCV 感染。

(1)临床表现:本病潜伏期 15～75 天,平均为 6 周。绝大多数为急性病例,包括急性黄疸型和急性无黄疸型肝炎,两者比例约为 1:13。临床表现与甲型肝炎相似,但其黄疸前期较长,症状较重。除淤胆型病例外,黄疸常于一周内消退。戊型肝炎胆汁淤积症状(如灰浅色大便、全身瘙痒等)较甲型肝炎为重,大约 20%的急性戊型肝炎患者会发展成淤胆型肝炎。部分患者有关节疼痛。

(2)实验室检查:用戊型肝炎患者急性期血清 IgM 型抗体建立 ELISA 法,可用于检测拟诊患者粪便内的 HEAg,此抗原在黄疸出现第 14～18 天的粪便中较易检出,但阳性率不高。用荧光素标记戊型肝炎恢复期血清 IgG,以实验动物 HEAg 阳性肝组织作抗原片,进行荧光抗体阻断实验,可用于检测血清戊型肝炎抗体(抗-HEV),阳性率 50%～100%。但本法不适用于临床常规检查。

用重组抗原或合成肽原建立 ELISA 法检测血清抗-HEV,已在国内普遍开展,敏感性和特异性均较满意。用本法检测血清抗-HEV-IgM,对诊断现症戊型肝炎更有价值。

3.鉴别要点

应注意与 HAV、HBV、HCV 相鉴别。

4.规范化治疗

急性期应强调卧床休息,给予清淡而营养丰富的饮食,外加充足的 B 族维生素及维生素 C。HEV ORF2 结构蛋白可用于研制有效疫苗,并能对 HEV 株提供交叉保护。HEV ORF2 蛋白具有较好的免疫原性,用其免疫猕猴能避免动物发生戊型肝炎和 HEV 感染。该疫苗正在研制,安全性和有效性正在评估。

二、护理措施

(一)一般护理

(1)甲、戊型肝炎进行消化道隔离;急性乙型肝炎进行血液(体液)隔离至 HBsAg 转阴;慢性乙型和丙型肝炎患者应分别按病毒携带者管理。

(2)向患者及家属说明休息是肝炎治疗的重要措施。重型肝炎、急性肝炎、慢性活动期应卧床休息;慢性肝炎病情好转后,体力活动以不感疲劳为度。

(3)急性期患者宜进食清淡、易消化的饮食,蛋白质以营养价值高的动物蛋白为主 1.0～1.5 g/(kg·d);慢性肝炎患者宜高蛋白、高热量、高维生素易消化饮食,蛋白质 1.5～2.0 g/(kg·d);重症肝炎患者宜低脂、低盐、易消化饮食,有肝性脑病先兆者应限制蛋白质摄入,蛋白质摄入小于 0.5 g/(kg·d);合并腹水、少尿者,钠摄入限制在 0.5 g/d。

(4)各型肝炎患者均应戒烟和禁饮酒。

(5)皮肤瘙痒者及时修剪指甲,避免搔抓,防止皮肤破损。

(6)应向患者解释注射干扰素后可出现发热、头痛、全身酸痛等"流感样综合征",体温常随药物剂量增大而增高,不良反应随治疗次数增加而逐渐减轻。发热时多饮水、休息,必要时按医嘱对症处理。

(7)密切观察有无皮肤瘀点瘀斑、牙龈出血、便血等出血倾向;观察有无性格改变、计算力减退、嗜睡、烦躁等肝性脑病的早期表现。如有异常及时报告医师。

(8)让患者家属了解肝病患者易生气、易急躁的特点,对患者要多加宽容理解;护理人员多与患者热情、友好交谈沟通,缓解患者焦虑、悲观、抑郁等心理问题;向患者说明保持豁达、乐观的心情对于肝脏疾病的重要性。

(二)应急措施

1.消化道出血

(1)立即取平卧位,头偏向一侧,保持呼吸道通畅,防止窒息。

(2)通知医师,建立静脉液路。

(3)合血、吸氧、备好急救药品及器械,准确记录出血量。

(4)监测生命体征的变化,观察有无四肢湿冷、面色苍白等休克体征的出现,如有异常,及时报告医师并配合抢救。

2.肝性脑病

(1)如有烦躁,做好保护性措施,必要时给予约束,防止患者自伤或伤及他人。

(2)昏迷者,平卧位,头偏向一侧,保持呼吸道通畅。

(3)吸氧,密切观察神志和生命体征的变化,定时翻身。

（4）遵医嘱给予准确及时的治疗。

（三）健康教育

（1）宣传各类型病毒性肝炎的发病及传播知识，重视预防接种的重要性。

（2）对于急性肝炎患者要强调彻底治疗的重要性及早期隔离的必要性。

（3）慢性患者、病毒携带者及家属采取适当的家庭隔离措施，对家中密切接触者鼓励尽早进行预防接种。

（4）应用抗病毒药物者必须在医师的指导、监督下进行，不得擅自加量或停药，并定期检查肝功能和血常规。

（5）慢性肝炎患者出院后避免过度劳累、酗酒、不合理用药等，避免反复发作，并定期监测肝功能。

（6）对于乙肝病毒携带者禁止献血和从事饮食、水管、托幼等工作。

（王　莹）

第二节　肝　硬　化

一、疾病概述

（一）概念和特点

肝硬化是各种慢性肝病发展的晚期阶段。病理上以肝脏弥漫性纤维化、再生结节和假小叶形成为特征。临床上，起病隐匿，病程发展缓慢，晚期以肝功能减退和门静脉高压为主要表现，常出现多种并发症。

肝硬化是临床常见病，发病高峰年龄在35～50岁，男性多见，出现并发症时死亡率高。

（二）相关病理生理

肝硬化的病理改变主要是正常肝小叶结构被假小叶所替代后，在大体形态上：肝脏早期肿大、晚期明显缩小，质地变硬。

肝硬化的病理生理改变主要是肝功能减退（失代偿）和门静脉高压，临床上表现为由此而引起的多系统、多器官受累所产生的症状和体征，进一步发展可产生一系列并发症。

（三）肝硬化的病因

引起肝硬化的病因很多，在我国以病毒性肝炎为主，欧美国家以慢性酒精中毒多见。

（1）病毒性肝炎：主要为乙型、丙型和丁型肝炎病毒的重叠感染，通常经过慢性肝炎阶段演变而来，急性或亚急性肝炎如有大量肝细胞坏死和肝纤维化可以直接演变为肝硬化，乙型和丙型或丁型肝炎病毒的重叠感染可加速发展至肝硬化。

（2）慢性酒精中毒：长期大量饮酒（一般为每天摄入乙醇 80 g 达 10 年以上），乙醇及其代谢产物（乙醛）的毒性作用，引起酒精性肝炎，继而可发展为肝硬化。

（3）非酒精性脂肪性肝炎：非酒精性脂肪性肝炎可发展成肝硬化。

（4）胆汁淤积：持续肝内胆汁淤积或肝外胆管阻塞时，高浓度胆酸和胆红素对肝细胞有损害作用，引起原发性胆汁性肝硬化或继发性胆汁性肝硬化。

(5)肝静脉回流受阻:慢性充血性心力衰竭、缩窄性心包炎、肝静脉阻塞综合征、肝小静脉闭塞等引起肝脏长期淤血缺氧,引起肝细胞坏死和纤维化。

(6)遗传代谢性疾病:先天性酶缺陷疾病,致使某些物质不能被正常代谢而沉积在肝脏,如肝豆状核变性(铜沉积)、血色病(铁沉积)、α_1-抗胰蛋白酶缺乏症等。

(7)工业毒物或药物:长期接触四氯化碳、磷、砷或服用双醋酚汀、甲基多巴、异烟肼等可引起中毒性或药物性肝炎而演变为肝硬化;长期服用甲氨蝶呤可引起肝纤维化而发展为肝硬化。

(8)自身免疫性肝炎可演变为肝硬化。

(9)血吸虫病:虫卵沉积于汇管区,引起肝纤维化组织增生,导致窦前性门静脉高压,亦称为血吸虫病性肝硬化。

(10)隐源性肝硬化:部分原因不明的肝硬化。

(四)临床表现

1.代偿期肝硬化

症状轻且无特异性。可有乏力、食欲缺乏、腹胀不适等。患者营养状况一般,可触及肿大的肝脏、质偏硬,脾可肿大。肝功能检查正常或仅有轻度酶学异常。常在体检或手术中被偶然发现。

2.失代偿期肝硬化

临床表现明显,可发生多种并发症。

(1)症状:①全身症状。乏力为早期症状,其程度可自轻度疲倦至严重乏力。体重下降往往随病情进展而逐渐明显。少数患者有不规则低热,与肝细胞坏死有关,但注意与合并感染、肝癌鉴别。②消化道症状。食欲缺乏为常见症状,可有恶心、偶伴呕吐。腹胀亦常见,与胃肠积气、腹水和肝脾肿大等有关,腹水量大时,腹胀成为患者最难忍受的症状。腹泻往往表现为对脂肪和蛋白质耐受差,稍进油腻肉食即易发生腹泻。部分患者有腹痛,多为肝区隐痛,当出现明显腹痛时要注意合并肝癌、原发性腹膜炎、胆管感染、消化性溃疡等情况。③出血倾向。可有牙龈、鼻腔出血、皮肤紫癜,女性月经过多等。④与内分泌紊乱有关的症状。男性可有性功能减退、男性乳房发育,女性可发生闭经、不孕。部分患者有低血糖的表现。⑤门脉高压症状。如食管胃底静脉曲张破裂而致上消化道出血时,表现为呕血及黑粪;脾功能亢进可致血细胞减少,贫血而出现皮肤黏膜苍白。

(2)体征:呈肝病容,面色黝黑而无光泽。晚期患者消瘦、肌肉萎缩。皮肤可见蜘蛛痣、肝掌、男性乳房发育。腹壁静脉以脐为中心显露至曲张,严重者脐周静脉突起呈水母状并可听见静脉杂音。黄疸提示肝功能储备已明显减退,黄疸呈持续性或进行性加深提示预后不良。腹水伴或不伴下肢水肿是失代偿期肝硬化最常见表现,部分患者可伴肝性胸腔积液,以右侧多见。

肝脏早期肿大可触及,质硬而边缘钝;后期缩小,肋下常触不到。半数患者可触及肿大的脾脏,常为中度,少数重度。

各型肝硬化起病方式与临床表现并不完全相同。如大结节性肝硬化起病较急进展较快,门静脉高压症相对较轻,但肝功能损害则较严重;血吸虫病性肝纤维化的临床表现则以门静脉高压症为主,巨脾多见,黄疸、蜘蛛痣、肝掌少见,肝功能损害较轻,肝功能试验多基本正常。

(五)辅助检查

1.实验室检查

血、尿、粪常规,血清免疫学、内镜、腹腔镜、腹水和门静脉压力生化检查(以了解其病因、诱因及潜在的护理问题)。

2.肝功能检查

代偿期大多正常或仅有轻度的酶学异常,失代偿期普遍异常,且异常程度往往与肝脏的储备功能减退程度相关。具体表现为转氨酶升高、血清蛋白下降、球蛋白升高,A/G 倒置,凝血酶原时间延长,结合胆红素升高等。

3.影像学检查

(1)X 线检查:食管静脉曲张时行食管吞钡 X 线检查显示虫蚀样或蚯蚓状充盈缺损,纵行黏膜皱襞增宽,胃底静脉曲张时胃肠钡餐可见菊花瓣样充盈缺损。

(2)腹部超声检查:B 超检查显示肝脏表面不光滑、肝叶比例失调、肝实质回声不均匀等,以及脾大、门静脉扩张和腹水等超声图像。

(3)CT 和 MRI 对肝硬化的诊断价值与 B 超相似。

(六)治疗原则

本病目前无特效治疗,关键在于早期诊断,针对病因给予相应处理,阻止肝硬化进一步发展,后期积极防治并发症,终末期则只能有赖于肝移植。

二、护理评估

(一)一般评估

1.生命体征

伴感染时可有发热、有心脏功能不全时可有呼吸、脉搏和血压的改变,余无明显特殊变化。

2.患病及治疗经过

询问本病的有关病因。例如有无肝炎或输血史、心力衰竭、胆管疾病;有无长期接触化学毒物、使用损肝药物或嗜酒,其用量和持续时间。有无慢性肠道感染、消化不良、消瘦、黄疸、出血史。有关的检查、用药和其他治疗情况。

3.患者主诉及一般情况

饮食及消化情况。例如食欲、进食量及食物种类、饮食习惯及爱好。有无食欲缺乏甚至畏食,有无恶心、呕吐、腹胀、腹痛,呕吐物和粪便的性质及颜色。日常休息及活动量、活动耐力、尿量及颜色等。

4.相关记录

体重、饮食、皮肤、肝脏大小、出入量、出血情况、意识等记录结果。

(二)身体评估

1.头颈部

(1)面部颜色有无异常,有无肝病面容,脱发。

(2)患者的精神状态,对人物、时间、地点的定向力(表情淡漠、性格改变或行为异常多为肝脏病的前驱表现)。

2.胸部

呼吸的频率和节律,有无呼吸浅速、呼吸困难和发绀,有无因呼吸困难、心悸而不能平卧,有无胸腔积液形成。

3.腹部

(1)测量腹围有无腹壁紧张度增加、脐疝、腹式呼吸减弱等腹水征象。

(2)腹部有无移动性浊音,大量腹水可有液波震颤。

（3）有无腹壁静脉显露,腹壁静脉曲张时在剑突下,脐周腹壁静脉曲张处可听见静脉连续性潺潺声(结合病例综合考虑)。

（4）肝脾大小、质地、表面情况及有无压痛(结合 B 超检查结果综合考虑)。

4.其他

是否消瘦,皮下脂肪消失、肌肉萎缩;皮肤是否干枯、有无黄染、出血点、蜘蛛痣、肝掌等。

(三)心理-社会评估

评估时应注意患者的心理状态,有无个性、行为的改变,有无焦虑、抑郁、易怒、悲观等情绪。并发肝性脑病时,患者可出现嗜睡、兴奋、昼夜颠倒等神经精神症状,应注意鉴别。评估患者及家属对疾病的认识及态度、家庭经济情况和社会支持等。

(四)辅助检查结果评估

1.血常规检查

有无红细胞减少或全血细胞减少。

2.血生化检查

肝功能有无异常,有无电解质和酸碱平衡紊乱,血氨是否增高,有无氮质血症。

3.腹水检查

腹水的性质是漏出液或渗出液,有无找到病原菌或恶性肿瘤细胞。

4.其他检查

钡餐造影检查有无食管胃底静脉曲张,B 超检查有无静脉高压征象等。

(五)常用药物治疗效果的评估

1.准确记录患者出入量(尤其是 24 小时尿量)

大量利尿可引起血容量过度降低,心排血量下降,血尿素氮增高。患者皮肤弹性减低,出现直立性低血压和少尿。

2.血生化检查的结果

长期使用噻嗪类利尿剂有可能导致水、电解质紊乱,产生低钠、低氯和低钾血症。

三、主要护理诊断/问题

(一)营养失调

低于机体需要量与肝功能减退、门静脉高压引起食欲缺乏、消化和吸收障碍有关。

(二)体液过多

与肝功能减退、门静脉高压引起水、钠潴留有关。

(三)潜在并发症

1.上消化道出血

与食管胃底静脉曲张破裂有关。

2.肝性脑病

与肝功能障碍、代谢紊乱致神经系统功能失调有关。

四、护理措施

(一)休息与活动

睡眠应充足,生活起居有规律。代偿期患者无明显的精神、体力减退,可适当参加工作,避免过度疲劳;失代偿期患者以卧床休息为主,并视病情适量活动,活动量以不加重疲劳感和其他症状为度。腹水患者宜平卧位,可抬高下肢,以减轻水肿。阴囊水肿者可用拖带托起阴囊,大量腹水者卧床时可取半卧位,以减轻呼吸困难和心悸。

(二)合理饮食

既保证饮食营养又遵守必要的饮食限制是改善肝功能、延缓病情进展的基本措施。与患者共同制订符合治疗需要而又为其接受的饮食计划。饮食治疗原则:高热量、高蛋白质、高维生素、限制水钠、易消化饮食,并根据病情变化及时调整。

(三)用药护理

应严格按医嘱用药,并注意观察常用药的毒副作用,发现问题及时处理。如使用利尿药注意维持水电解质和酸碱平衡,利尿速度不宜过快,以每天体重减轻不超过 0.5 kg 为宜。

(四)心理护理

多关心体贴患者,使患者保持愉快心情,帮助患者树立治病的信心。

(五)健康教育

1.饮食指导

切实遵循饮食治疗原则和计划,禁酒。

2.用药原则

遵医嘱按时、正确服用相关药物,加用药物需征得医师同意,以免加重肝脏负担和肝功能损害。让患者了解常用药物不良反应及自我观察要点。

3.预防感染的措施

注意保暖和个人卫生保健。

4.适当活动计划

睡眠应充足,生活起居有规律。制订个体化的活动计划,避免过度疲劳。

5.皮肤的保护

沐浴时应注意避免水温过高,或使用有刺激性的皂类和沐浴液,沐浴后使用性质柔和的润肤品;皮肤瘙痒者给予止痒处理,嘱患者勿用手抓搔,以免皮肤破损。

6.及时就诊的指标

(1)患者出现性格、行为改变等可能为肝性脑病的前驱症状时。

(2)出现消化道出血等其他并发症时。

五、护理效果评估

(1)患者自觉症状好转,食欲增加。

(2)患者尿量增加、体重减轻、水肿减轻及其他身体不适有所减轻。

(3)患者能正确记录出入量,测量腹围和体重。

(王 莹)

第三节 肝 性 脑 病

肝性脑病又称肝昏迷,是严重肝病引起的、以代谢紊乱为基础的中枢神经系统功能失调的综合征,其主要表现是意识障碍、行为异常和昏迷。无明显临床表现和生化异常、仅能用精细的智力试验和/或电生理检测才可做出诊断的肝性脑病,称为亚临床或隐性肝性脑病。

一、病因和诱因

大部分肝性脑病是由各型肝硬化引起的,其中肝炎后肝硬化最多见;还可因其他严重肝损害引起,如原发性肝癌、急性重症肝炎、妊娠急性脂肪肝、严重中毒性肝炎等;也可见于门体分流手术后。

由肝硬化引起的肝性脑病的发生多有明显诱因,常见的有上消化道出血、摄入过高的蛋白质饮食、大量排钾利尿和放腹水、感染、镇静催眠和麻醉药、便秘、低血糖。

二、发病机制

肝性脑病的发病机制尚未完全明了,目前关于其发病机制的学说主要如下。

(一)氨中毒学说

这是目前公认的并有较确实的依据的学说。

1.氨的形成和代谢

氨主要在肠道内产生。大部分是由血循环弥散至肠道的尿素经肠菌的尿素酶分解产生,小部分是食物中的蛋白质被肠菌的氨基酸氧化酶分解产生。游离的 NH_3 有毒性,且能透过血-脑屏障; NH_4^+ 呈盐类形式存在,相对无毒,不能透过血-脑屏障。

机体清除血氨的主要途径为:肝脏合成尿素;脑、肝、肾等组织利用和消耗氨,以合成谷氨酸和谷氨酰胺(α-酮戊二酸 $+NH_3 \rightarrow$ 谷氨酸,谷氨酸 $+NH_3 \rightarrow$ 谷氨酰胺);肾脏排出大量尿素和 NH_4^+ ;从肺部呼出少量。

2.血氨增高的原因

血氨的增高主要是由于生成过多和/或代谢清除减少。①产生多:肠道产氨增多,如摄入过多的含氮食物(高蛋白饮食)或药物、上消化道出血、便秘;低钾性碱中毒时,游离的 NH_3 增多,通过血-脑屏障进入脑细胞产生毒性。②清除少:肝衰竭时,合成为尿素的能力减退;低血容量如上消化道出血、大量利尿和放腹水、休克等,可致肾前性氮质血症,使排出减少。

3.氨干扰脑的能量代谢

氨使大脑细胞的能量供应不足,消耗大脑兴奋性神经递质谷氨酸,使大脑兴奋性下降。

(二)氨、硫醇及短链脂肪酸的协同毒性作用学说

甲基硫醇是蛋氨酸在胃肠道内被细菌代谢的产物、甲基硫醇及其衍变的二甲基亚砜和氨这3种物质对中枢神经系统产生协同毒性作用。

(三)GABA/BZ 复合受体学说

γ-氨基丁酸(GABA)是哺乳动物大脑的主要抑制性神经递质,由肠道细菌产生。肝衰竭时,

GABA 血浓度增高,大脑突触后神经元的 GABA 受体显著增多,这种受体不仅能与 GABA 结合,也能与巴比妥类和弱安定类(benzodiazepines,BZs)药物结合,故称为 GABA/BZ 复合受体,产生抑制作用。

(四)假性神经介质学说

肝衰竭时,食物中的芳香族氨基酸分解减少,经肠道内细菌作用可转变为与正常神经递质去甲肾上腺素相似的神经递质,但却不具有神经递质的生理功能,因此被称为假性神经介质。当假性神经介质被脑细胞摄取并取代了突触中的正常递质时,则出现神经冲动传导障碍,兴奋冲动不能正常地传入大脑而产生抑制,出现意识障碍及昏迷。

(五)氨基酸代谢失衡学说

肝衰竭时,芳香族氨基酸分解减少,血浆中芳香族氨基酸(如苯丙氨酸、酪氨酸、色氨酸)增多,而支链氨基酸(如亮氨酸、异亮氨酸)减少。当进入脑中的芳香族氨基酸增多时,它们或可进一步形成假性神经介质,导致意识障碍和昏迷。

三、临床表现

急性而严重的肝性脑病的发病常可无明显诱因,患者在起病数周内即在无任何前驱症状的情况下进入昏迷状态直至死亡。慢性肝脏疾病如肝硬化患者发生的肝性脑病常有明显的诱因,起病时多有前驱症状,其发作可根据患者的神经系统表现、意识障碍和脑电图改变分为四期。

Ⅰ期(前驱期):有轻度的性格改变和行为异常。表现为欣快激动或淡漠寡言、衣冠不整、随地便溺;对答尚准确,但吐词不清且较缓慢;患者可有扑翼(击)样震颤。此期病理反射多阴性,脑电图多正常。

Ⅱ期(昏迷前期):原有Ⅰ期症状加重,睡眠障碍、意识错乱、行为失常是突出表现。定向力和理解力减退,对人、地、时的概念混乱,不能完成简单的计算和构图。言语不清,书写障碍,举止反常。多有睡眠时间倒错,昼睡夜醒。部分患者可能出现幻觉、狂躁等较严重的精神症状。患者有扑翼样震颤,同时伴有明显的肌张力增高,腱反射亢进,巴宾斯基征阳性。脑电图有特异性改变。

Ⅲ期(昏睡期):以昏睡和精神错乱为主,患者大部分时间呈昏睡状,但可被唤醒,醒时尚能对答,神志不清,常有幻觉。扑翼样震颤仍可引出,肌张力增加,腱反射亢进,锥体束征呈阳性。脑电图有异常波形。

Ⅳ期(昏迷期):神志完全丧失,不能唤醒。浅昏迷时对疼痛刺激尚有反应,患者扑翼样震颤无法引出;深昏迷时,各种反射消失,肌张力降低,瞳孔常散大,可有抽搐和换气过度。部分患者有肝臭。脑电图明显异常。

四、实验室和其他检查

(一)血氨

慢性肝性脑病尤其是门体分流性脑病血氨多增高,急性肝性脑病血氨多正常。

(二)脑电图

典型改变为脑电波节律变慢,出现每秒 4～7 次的 θ 波和每秒 1～3 次的 δ 波,昏迷期双侧同时出现对称的高波幅的 δ 波。

(三)心理智能测验

对诊断早期肝性脑病包括亚临床脑病最简便而有效。最常用的有数字连接试验,其他如搭积木、构词、书写、画图等。

五、诊断要点

肝性脑病的主要诊断依据：严重肝病和/或广泛门体侧支循环，精神错乱、昏睡或昏迷，有肝性脑病的诱因，明显肝功能损害或血氨增高。扑翼样震颤和典型脑电图改变有重要参考价值。对肝硬化患者进行常规的简易智力测试（如数字连接试验），可发现轻微肝性脑病。

六、治疗要点

目前尚无特效治疗，多采取综合措施。

（1）消除诱因，避免诱发和加重肝性脑病。

（2）减少肠内毒物的生成和吸收：包括禁食蛋白食物，每天保证足够的以葡萄糖为主的热量摄入；灌肠或导泻，清洁肠道；抑制肠道细菌的生长。

饮食：开始数天内禁食蛋白质，以碳水化合物为主和补充足量维生素，热量 $5.0\sim6.7$ kJ/d。神志清楚后，可逐渐增加蛋白质。

灌肠和导泻：清除肠内积食、积血或其他含氮物。①灌肠：使用生理盐水或弱酸性溶液（如稀醋酸液），弱酸溶液可使肠内 pH 保持在 $5.0\sim6.0$，有利于 NH_3 在肠内与 H^+ 合成 NH_4^+ 随粪便排出，禁用肥皂水灌肠。对急性门体分流性脑病昏迷患者，应首选 66.7% 乳果糖 500 mL 灌肠。②导泻：口服或鼻饲 25% 硫酸镁 $30\sim60$ mL 导泻。也可口服乳果糖 $30\sim60$ g/d，分 3 次服，从小剂量开始，以调整到每天排便 $2\sim3$ 次，粪便 pH $5\sim6$ 为宜。乳梨醇疗效与乳果糖相同，$30\sim45$ g/d，分 3 次服用。

抑制肠道细菌生长：口服新霉素或甲硝唑。

（3）促进体内有毒物质的代谢清除，纠正氨基酸失衡。①应用降氨药物，常用的有谷氨酸钠、谷氨酸钾、精氨酸，可促进尿素合成，降低血氨；②纠正氨基酸代谢紊乱：口服或静脉输注以支链氨基酸为主的氨基酸混合液；③服用 GABA/BZ 复合受体拮抗药，如氟马西尼；④人工肝：用活性炭、树脂等进行血液灌注可清除血氨。

（4）对症治疗：纠正水、电解质和酸碱平衡失调，对肝硬化腹水患者的入液量应加以控制，一般为尿量加 1 000 mL，防止稀释性低钠，及时纠正缺钾和碱中毒；保护脑细胞功能；保持呼吸道通畅；防治脑水肿、出血与休克；进行腹膜透析或血液透析等。

（5）肝移植是各种终末期肝病的有效治疗手段。

七、常用护理诊断/问题

（一）急性意识障碍
急性意识障碍与未经肝脏解毒的有毒代谢产物引起大脑功能紊乱有关。

（二）营养失调：低于机体需要量
营养失调：低于机体需要量与代谢紊乱、进食少等有关。

（三）潜在并发症
脑水肿。

八、护理措施

(一)一般护理

1.合理饮食

以碳水化合物为主要食物,每天保证充足的热量和维生素。对昏迷患者,可采用经鼻导管鼻饲或静脉滴注葡萄糖供给热量,以减少蛋白质的分解;对需长期静脉内补充者,可做锁骨下静脉和颈静脉穿刺插管供给营养。食物配制中应含有丰富的维生素,尤其是维生素 C、维生素 B、维生素 K、维生素 E 等,但不宜用维生素 B_6,因其可使多巴在周围神经处转为多巴胺,影响多巴进入脑组织,减少中枢神经的正常传导递质。昏迷患者应暂禁蛋白质,以减少氨的生成。保证足够热量,以碳水化合物为主,对不能进食者鼻饲或静脉补充葡萄糖,以减少蛋白质的分解。清醒后可逐渐恢复,从小量开始,每天 20 g,每隔 2 天增加 10 g,逐渐达到 50 g 左右,但需密切观察患者对蛋白质的耐受力,反复尝试,掌握较适当的蛋白质量。如有复发现象,则再度禁用蛋白质。患者恢复蛋白质饮食,主要以植物蛋白为好,因为植物蛋白含蛋氨酸、芳香氨基酸较少,含非吸收性纤维素较多,有利于氨的排除,也可少量选用酸牛奶等含必需氨基酸的蛋白质。

注意事项:脂肪可延缓胃的排空,尽量少用。显著腹水者钠量应限制在 250 mg/d,入水量一般为前日尿量加 1 000 mL/L。

2.加强护理,提供感情支持

(1)训练患者定向力:安排专人护理,利用媒体提供环境刺激。

(2)注意患者安全:对烦躁患者注意保护,可加床栏,必要时使用约束带,以免患者坠床。

(3)尊重患者:切忌嘲笑患者的异常行为,安慰患者,尊重患者的人格。

(二)病情观察

注意早期征象,如欣快或冷漠、行为异常、有无扑翼样震颤等。加强对患者血压、脉搏、呼吸、体温、瞳孔等生命体征的监测并做记录。定期抽血复查肝、肾功能和电解质的变化。对出现意识障碍者应加强巡视,注意其安全;对昏迷患者按昏迷患者护理。

(三)消除和避免诱因

1.保持大便通畅

发生便秘时,应给予灌肠或导泻,对导泻患者应注意观察血压、脉搏,记录尿量、排便量和粪便颜色,加强肛周皮肤护理。对血容量不足、血压不稳定者不能导泻,以免因大量脱水而影响循环血量。

2.慎用药物

避免使用含氮药物及对肝脏有毒的药物,如烦躁不安或抽搐,可注射地西泮 5~10 mg。忌用水合氯醛、吗啡、硫苯妥钠等药物。

3.注意保持水和电解质的平衡

对有肝性脑病倾向的患者,应避免使用快速、大量排钾利尿剂和大量放腹水。

4.预防感染

机体感染一方面加重肝脏吞噬、免疫和解毒的负荷,另一方面使组织的分解代谢加速而增加产氨和机体的耗氧量。所以,感染时应按医嘱及时应用有效的抗生素。

5.积极控制上消化道出血

及时清除肠道内积存血液、食物或其他含氮物质。因肝性脑病易并发于上消化道出血后,故应及时灌肠和导泻。

6.避免发生低血糖

禁食和限食者应避免发生低血糖。因葡萄糖是大脑的重要供能物质,低血糖时,脑内去氨活动停滞,氨的毒性增加。

(四)维持体液平衡

正确记录出入液量,肝性脑病多有水、钠潴留倾向,水不宜摄入过多,一般为尿量加1 000 mL/d,对疑有脑水肿的患者尤应限制;显著腹水者钠盐应限制在 250 mg/d。除肾功能有障碍者,钾应补足。按需要测定血钠、钾、氯化物、血氨、尿素等。有肝性脑病倾向的患者应避免快速和大量利尿及放腹水。

(五)用药护理

(1)降氨药物,常用的有谷氨酸钠、谷氨酸钾、精氨酸。①谷氨酸钠:严重水肿、腹水、心力衰竭、脑水肿时慎用谷氨酸钠。使用这些药物时,滴速不宜过快,否则可出现流涎、呕吐、面色潮红等反应。②谷氨酸钾:一般根据患者血钠、血钾情况混合使用。患者有肝肾综合征、尿少、尿闭时慎用谷氨酸钾,以防血钾过高。③精氨酸:常用于血 pH 偏高患者的降氨治疗,精氨酸系酸性溶液,含氯离子,不宜与碱性溶液配伍。

(2)乳果糖,可降低肠腔 pH,减少氨的形成和吸收。①适应证:对有肾功能损害或耳聋、忌用新霉素的患者,或需长期治疗者,乳果糖常为首选药物;②不良反应:乳果糖有轻泻作用,多从小剂量开始服用,需观察服药后的排便次数,以每天排便 2~3 次、粪 pH5.0~6.0 为宜。该药在肠内产气较多,易出现腹胀、腹痛、恶心、呕吐,也可引起电解质紊乱。

(3)必需氨基酸:静脉注射支链氨基酸可以补充能量,降低血氨。静脉注射精氨酸时速度不宜过快,以免引起流涎、面色潮红与呕吐等。

(4)新霉素:少数可出现听力和肾脏损害,故服用新霉素不宜超过 6 个月,做好听力和肾功能监测。

(5)大量输注葡萄糖的过程中,必须警惕低血钾、心力衰竭和脑水肿。

九、健康教育

本病的发生有明显诱因且易去除,肝功能恢复较好,门体分流性肝性脑病者预后较好;腹水、黄疸明显,有出血倾向者预后较差。

(1)告诫患者及家属保持合理的饮食,保持大便通畅,不滥用损伤肝脏的药物,积极防治各种感染,戒烟戒酒等,是减少和防止肝性脑病发生的重要措施。

(2)既要使患者认识本病的严重性,以引起患者重视,又要让患者对通过自我保健可使疾病不致恶化树立起信心,自觉地进行自我保健。

(3)要求患者必须严格遵医嘱用药,不可擅自停用和改换其他药物,也不能随意增减药物用量;患者应定期门诊复查。

(王 莹)

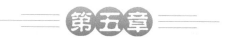

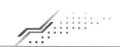

内分泌科护理

第一节 糖 尿 病

糖尿病(diabetes mellitus,DM)是一组由多病因引起的以慢性高血糖为特征的代谢性疾病,是由胰岛素分泌和/或作用缺陷所引起。糖尿病是常见病、多发病。

一、分型

(一)1型糖尿病

胰岛 β 细胞破坏,常导致胰岛素绝对缺乏。

(二)2型糖尿病

从以胰岛素抵抗为主伴胰岛素分泌不足到以胰岛素分泌不足为主伴胰岛素抵抗。

(三)其他特殊类型糖尿病

其他特殊类型糖尿病指病因相对比较明确,如胰腺炎、皮质醇增多症等引起的一些高血糖状态。

(四)妊娠期糖尿病

妊娠期糖尿病指妊娠期间发生的不同程度的糖代谢异常。

二、病因与发病机制

糖尿病的病因和发病机制至今未完全阐明。总的来说,遗传因素及环境因素共同参与其发病过程。胰岛素由胰岛 β 细胞合成和分泌,经血液循环到达体内各组织器官的靶细胞,与特异受体结合并引发细胞内物质代谢效应。该过程中任何一个环节发生异常,均可导致糖尿病。

(一)1型糖尿病

1.遗传因素

遗传因素在 1 型糖尿病发病中起重要作用。

2.环境因素

糖尿病可能与病毒感染、化学毒物和饮食因素有关。

3.自身免疫

有证据支持 1 型糖尿病为自身免疫性疾病。

4.1 型糖尿病的自然史

1 型糖尿病的发生发展经历以下阶段。

(1)个体具有遗传易感性,临床无任何异常。

(2)某些触发事件,如病毒感染引起少量 β 细胞破坏并启动自身免疫过程。

(3)出现免疫异常,可检测出各种胰岛细胞抗体。

(4)β 细胞数目开始减少,仍能维持糖耐量正常。

(5)β 细胞持续损伤达到一定程度时(通常只残存 10%～20% 的 β 细胞),胰岛素分泌不足,出现糖耐量降低或临床糖尿病,需用外源胰岛素治疗。

(6)β 细胞几乎完全消失,需依赖外源胰岛素维持生命。

(二)2 型糖尿病

1.遗传因素与环境因素

有资料显示遗传因素主要影响 β 细胞功能。环境因素包括年龄增加、现代生活方式改变、营养过剩、体力活动不足、子宫内环境及应激、化学毒物等。

2.胰岛素抵抗和 β 细胞功能缺陷

胰岛素抵抗是指胰岛素作用的靶器官对胰岛素作用的敏感性降低。β 细胞功能缺陷主要表现为胰岛素分泌异常。

3.糖耐量减低和空腹血糖调节受损

糖耐量减低是葡萄糖不耐受的一种类型。空腹血糖调节受损是指一类非糖尿病性空腹血糖异常,其血糖浓度高于正常,但低于糖尿病的诊断值。目前认为两者均为糖尿病的危险因素,是发生心血管病的危险标志。

4.临床糖尿病

一直沿用的糖尿病的诊断标准,参见表 5-1。

表 5-1　糖尿病诊断标准(WHO,1999)

诊断标准	静脉血浆葡萄糖水平
(1)糖尿病症状＋随机血糖或	≥11.1 mmol/L
(2)空腹血浆血糖(FPG)或	≥7.0 mmol/L
(3)葡萄糖负荷后两小时血糖(2 小时 PG)	≥11.1 mmol/L
无糖尿病症状者,需改天重复检查,但不做第 3 次 OGTT	

注:空腹的定义是至少 8 小时没有热量的摄入;随机是指一天当中的任意时间而不管上次进餐的时间及食物摄入量

三、临床表现

(一)代谢紊乱综合征

1."三多一少"

多饮、多食、多尿和体重减轻。

2.皮肤瘙痒

患者常有皮肤瘙痒,女性患者可出现外阴瘙痒。

3.其他症状

四肢酸痛、麻木、腰痛、性欲减退、月经失调、便秘和视物模糊等。

（二）并发症

1.糖尿病急性并发症

（1）糖尿病酮症酸中毒（diabetic ketoacidosis,DKA）：为最常见的糖尿病急症，以高血糖、酮症和酸中毒为主要表现。DKA最常见的诱因是感染，其他诱因还包括胰岛素治疗中断或不适当减量、饮食不当、各种应激及酗酒等。临床表现为早期三多一少，症状加重；随后出现食欲缺乏、恶心、呕吐，多尿、口干、头痛、嗜睡，呼吸深快，呼气中有烂苹果味（丙酮）；后期严重失水、尿量减少、眼球下陷、皮肤黏膜干燥，血压下降、心率加快，四肢厥冷；晚期出现不同程度意识障碍。

（2）高渗高血糖综合征：是糖尿病急性代谢紊乱的另一临床类型，以严重高血糖、高血浆渗透压、脱水为特点，无明显酮症酸中毒，患者常有不同程度的意识障碍或昏迷。本病起病缓慢，最初表现为多尿、多饮，但多食不明显或反而食欲缺乏；随病情进展出现严重脱水和神经精神症状，患者反应迟钝、烦躁或淡漠、嗜睡，逐渐陷入昏迷、出现抽搐，晚期尿少甚至尿闭，但无酸中毒样深大呼吸。与DKA相比，失水更为严重、神经精神症状更为突出。

（3）感染性疾病：糖尿病容易并发各种感染，血糖控制差者更易发生，病情也更严重。

（4）低血糖：一般将血糖≤2.8 mmol/L作为低血糖的诊断标准，而糖尿病患者血糖值≤3.9 mmol/L就属于低血糖范畴。低血糖有两种临床类型，即空腹低血糖和餐后（反应性）低血糖。低血糖的临床表现呈发作性，具体分为两类：①自主（交感）神经过度兴奋，表现为多有出汗、颤抖、心悸、紧张、焦虑、饥饿、流涎、软弱无力、面色苍白、心率加快、四肢冰凉和收缩压轻度升高等。②脑功能障碍，初期表现为精神不集中、思维和语言迟钝、头晕、嗜睡、视物不清、步态不稳，后可有幻觉、躁动、易怒、性格改变、认知障碍，严重时发生抽搐和昏迷。

2.糖尿病慢性并发症

（1）微血管病变：这是糖尿病的特异性并发症。微血管病变主要发生在视网膜、肾、神经和心肌组织，尤其以肾脏和视网膜病变最为显著。

（2）大血管病变：这是糖尿病最严重、突出的并发症，主要表现为动脉粥样硬化。动脉粥样硬化主要侵犯主动脉、冠状动脉、脑动脉、肾动脉和肢体外周动脉等。

（3）神经系统并发症：以周围神经病变最常见，通常为对称性，下肢较上肢严重，病情进展缓慢。患者常先出现肢端感觉异常，如呈袜子或手套状分布，伴麻木、烧灼、针刺感或如踏棉垫感，可伴痛觉过敏、疼痛；后期可有运动神经受累，出现肌力减弱甚至肌萎缩和瘫痪。

（4）糖尿病足：指与下肢远端神经异常和不同程度周围血管病变相关的足部溃疡、感染和/或深层组织破坏，主要表现为足部溃疡、坏疽。糖尿病足是糖尿病最严重且需治疗费用最多的慢性并发症之一，是糖尿病非外伤性截肢的最主要原因。

（5）其他：糖尿病还可引起黄斑病、白内障、青光眼、屈光改变和虹膜睫状体病变等。牙周病是最常见的糖尿病口腔并发症。

在我国，糖尿病是导致成人失明、非创伤性截肢的主要原因；心血管疾病是使糖尿病患者致残、致死的主要原因。

四、辅助检查

（一）尿糖测定

尿糖受肾糖阈的影响。尿糖呈阳性只提示血糖值超过肾糖阈（大约10 mmol/L），尿糖呈阴性不能排除糖尿病可能。

(二)血糖测定

血糖测定的方法有静脉血葡萄糖测定、毛细血管血葡萄糖测定和 24 小时动态血糖测定 3 种。前者用于诊断糖尿病,后两种仅用于糖尿病的监测。

(三)口服葡萄糖耐量试验

当血糖高于正常范围而又未达到诊断糖尿病标准时,须进行口服葡萄糖耐量试验(OGTT)。OGTT 应在无摄入任何热量 8 小时后,清晨空腹进行,75 g 无水葡萄糖,溶于 250～300 mL 水中,5～10 分钟内饮完,空腹及开始饮葡萄糖水后 2 小时测静脉血浆葡萄糖。儿童服糖量按 1.75 g/kg 计算,总量不超过 75 g。

(四)糖化血红蛋白 A_1 测定

糖化血红蛋白 A_1 测定:其测定值者取血前 8～12 周血糖的总水平,是糖尿病病情控制的监测指标之一,正常值是 3%～6%。

(五)血浆胰岛素和 C 肽测定

主要用于胰岛 β 细胞功能的评价。

(六)其他

根据病情需要选用血脂、肝肾功能等常规检查,急性严重代谢紊乱时的酮体、电解质、酸碱平衡检查,心、肝、肾、脑、眼科及神经系统的各项辅助检查等。

五、治疗要点

糖尿病管理须遵循早期和长期、积极而理性、综合治疗和全面达标、治疗措施个体化等原则。国际糖尿病联盟(IDF)提出糖尿病综合管理 5 个要点(有"五驾马车"之称):糖尿病健康教育、医学营养治疗、运动治疗、血糖监测和药物治疗。

(一)健康教育

健康教育是重要的基础管理措施,是决定糖尿病管理成败的关键。每位糖尿病患者均应接受全面的糖尿病教育,充分认识糖尿病并掌握自我管理技能。

(二)医学营养治疗

医学营养治疗是糖尿病基础管理措施,是综合管理的重要组成部分。详见饮食护理。

(三)运动疗法

在糖尿病的管理中占重要地位,尤其对肥胖的 2 型糖尿病患者,运动可增加胰岛素敏感性,有助于控制血糖和体重。运动的原则是适量、经常性和个体化。

(四)药物治疗

1.口服药物治疗

(1)促胰岛素分泌剂。①磺脲类药物:其作用不依赖于血糖浓度。常用的有格列苯脲、格列吡嗪、格列齐特、格列喹酮和格列苯脲等。②非磺脲类药物:降血糖作用快而短,主要用于控制餐后高血糖。如瑞格列奈和那格列奈。

(2)增加胰岛素敏感性药物。①双胍类:常用的药物有二甲双胍。二甲双胍通常每天剂量 500～1 500 mg,分 2～3 次口服,最大剂量不超过每天2 g。②噻唑烷二酮类:也称格列酮类,有罗格列酮和吡格列酮两种制剂。

(3)α-葡萄糖苷酶抑制剂:作为 2 型糖尿病第一线药物,尤其适用于空腹血糖正常(或偏高)而餐后血糖明显升高者。常用药物有阿卡波糖和伏格列波糖。

2.胰岛素治疗

胰岛素治疗是控制高血糖的重要和有效手段。

(1)适应证:①1型糖尿病。②合并各种严重的糖尿病急性或慢性并发症。③处于应激状态,如手术、妊娠和分娩等。④2型糖尿病血糖控制不满意,β细胞功能明显减退者。⑤某些特殊类型糖尿病。

(2)制剂类型:按作用快慢和维持作用时间长短,可分为速效、短效、中效、长效和预混胰岛素5类。根据胰岛素的来源不同,可分为动物胰岛素、人胰岛素和胰岛素类似物。

(3)使用原则:①胰岛素治疗应在综合治疗基础上进行。②胰岛素治疗方案应力求模拟生理性胰岛素分泌模式。③从小剂量开始,根据血糖水平逐渐调整。

(五)人工胰

人工胰由血糖感受器、微型电子计算机和胰岛素泵组成。目前尚未广泛应用。

(六)胰腺和胰岛细胞移植

治疗对象主要为1型糖尿病患者,目前尚局限于伴终末期肾病的患者。

(七)手术治疗

部分国家已将减重手术(代谢手术)推荐为肥胖2型糖尿病患者的可选择的治疗方法之一,我国也已开展这方面的治疗。

(八)糖尿病急性并发症的治疗

1.糖尿病酮症酸中毒

对于早期酮症患者,仅需给予足量短效胰岛素和口服液体,严密观察病情,严密监测血糖、血酮变化,调节胰岛素剂量。对于出现昏迷的患者应立即抢救,具体方法如下。

(1)补液:是治疗的关键环节。基本原则是"先快后慢,先盐后糖"。在1~2小时内输入0.9%氯化钠溶液1 000~2 000 mL,前4小时输入所计算失水量的1/3。24小时输液量应包括已失水量和部分继续失水量,一般为4 000~6 000 mL,严重失水者可达6 000~8 000 mL。

(2)小剂量胰岛素治疗:每小时0.1 U/kg的短效胰岛素加入生理盐水中持续静脉滴注或静脉泵入。根据血糖值调节胰岛素的泵入速度,血糖下降速度一般以每小时3.9~6.1 mmol/L(70~110 mg/dL)为宜,每1~2小时复查血糖;病情稳定后过渡到胰岛素常规皮下注射。

(3)纠正电解质及酸碱平衡失调:①轻度酸中毒一般不必补碱。补碱指征为血pH<7.1,HCO_3^-<5 mmol/L。应采用等渗碳酸氢钠(1.25%~1.4%)溶液。补碱不宜过多、过快,以避免诱发或加重脑水肿。②根据血钾和尿量补钾。

(4)防治诱因和处理并发症:如休克、严重感染、心力衰竭、心律失常、肾衰竭、脑水肿和急性胃扩张等。

2.高渗高血糖综合征

治疗原则同DKA。严重失水时,24小时补液量可达6 000~10 000 mL。

3.低血糖

对轻至中度的低血糖,口服糖水或含糖饮料,进食面包、饼干、水果等即可缓解。重者和疑似低血糖昏迷的患者,应及时测定毛细血管血糖,甚至无须血糖结果,及时给予50%葡萄糖60~100 mL静脉注射,继以5%~10%葡萄糖液静脉滴注。另外,应积极寻找病因,对因治疗。

(九)糖尿病慢性并发症的治疗

1.糖尿病足

控制高血糖、血脂异常和高血压,改善全身营养状况和纠正水肿等;神经性足溃疡给予规范的伤口处理;给予扩血管和改善循环治疗;有感染出现时给予抗感染治疗;必要时行手术治疗。

2.糖尿病高血压

血脂紊乱和大血管病变,要控制糖尿病患者血压<17.3/10.7 kPa(130/80 mmHg);如尿蛋白排泄量达到 1 g/24 h,血压应控制低于 16.7/10.0 kPa(125/75 mmHg)。低密度脂蛋白胆固醇(LDL-C)的目标值为<2.6 mmol/L。

3.糖尿病肾病

早期筛查微量蛋白尿及评估 GFR。早期应用血管紧张素转化酶抑制剂或血管紧张素 II 受体拮抗剂,除可降低血压外,还可减轻微量清蛋白尿和使 GFR 下降缓慢。

4.糖尿病视网膜病变

定期检查眼底,必要时尽早使用激光进行光凝治疗。

5.糖尿病周围神经病变

早期严格控制血糖并保持血糖稳定是糖尿病神经病变最重要和有效的防治方法。在综合治疗的基础上,采用多种维生素及对症治疗可改善症状。

六、护理措施

(一)一般护理

1.饮食护理

应帮助患者制订合理、个性化的饮食计划,并鼓励和督促患者坚持执行。

(1)制订总热量。①计算理想体重(简易公式法):理想体重(kg)=身高(cm)-105。②计算总热量:成年人休息状态下每天每千克理想体重给予热量 105~126 kJ,轻体力劳动 126~147 kJ,中度体力劳动 147~167 kJ,重体力劳动>167 kJ。儿童、孕妇、乳母、营养不良、消瘦及伴有消耗性疾病者应酌情增加,肥胖者酌减,使体重逐渐恢复至理想体重的±5%左右。

(2)食物的组成和分配。①食物组成:总的原则是高碳水化合物、低脂肪、适量蛋白质和高纤维的膳食。碳水化合物所提供的热量占饮食总热量的50%~60%,蛋白质的摄入量占供能比的10%~15%,脂肪所提供的热量不超过总热量的30%,饱和脂肪酸不应超过总热量的7%,每天胆固醇摄入量宜<300 mg。②确定每天饮食总热量和碳水化合物、脂肪、蛋白质的组成后,按每克碳水化合物、蛋白质产热 16.7 kJ,每克脂肪产热 37.7 kJ,将热量换算为食品后制订食谱,可按每天三餐分配为 1/5、2/5、2/5 或 1/3、1/3、1/3。

(3)注意事项。①超重者,禁食油炸、油煎食物,炒菜宜用植物油,少食动物内脏、蟹黄、蛋黄、鱼子、虾子等含胆固醇高的食物。②每天食盐摄入量应<6 g,限制摄入含盐高的食物,如加工食品、调味酱等。③严格限制各种甜食:包括各种糖果、饼干、含糖饮料、水果等。为满足患者口味,可使用甜味剂。对于血糖控制较好者,可在两餐之间或睡前加水果,例如,苹果、梨、橙子等。④限制饮酒量,尽量不饮白酒,不宜空腹饮酒。每天饮酒量≤1 份标准量(1 份标准量为:啤酒 350 mL 或红酒 150 mL 或低度白酒 45 mL,各约含乙醇 15 g)。

2.运动护理

(1)糖尿病患者运动锻炼的原则:有氧运动、持之以恒和量力而行。

（2）运动方式的选择：有氧运动为主，如散步、慢跑、快走、骑自行车、做广播体操、打太极拳和球类活动等。

（3）运动量的选择：合适的运动强度为活动时患者的心率达到个体 60% 的最大氧耗量，简易计算方法为：心率＝170－年龄。

（4）运动时间的选择：最佳运动时间是餐后 1 小时（以进食开始计时）。每天安排一定量的运动，至少每周 3 次。每次运动时间 30～40 分钟，包括运动前作准备活动和运动结束时的整理运动时间。

（5）运动的注意事项：①不宜空腹时进行，运动过程应补充水分，携带糖果，出现低血糖症状时，立即食用。②运动过程中出现胸闷、胸痛、视物模糊等应立即停止运动，并及时处理。③血糖 ＞14 mmol/L，应减少活动，增加休息。④随身携带糖尿病卡以备急需。⑤运动时，穿宽松的衣服，棉质的袜子和舒适的鞋子，可以有效排汗和保护双脚。

（二）用药护理

1.口服用药的护理

指导患者正确服用口服降糖药，了解各类降糖药的作用、剂量、用法、不良反应和注意事项。

（1）口服磺脲类药物的护理：①协助患者于早餐前 30 分钟服用，每天多次服用的磺脲类药物应在餐前 30 分钟服用。②严密观察药物的不良反应。最主要的不良反应是低血糖，护士应教会患者正确识别低血糖的症状及如何及时应对和选择医疗支持。③注意药物之间的协同与拮抗。水杨酸类、磺胺类、保泰松、利血平、β 受体阻滞剂等药物与磺脲类药物合用时会产生协同作用，增强后者的降糖作用；噻嗪类利尿剂、呋塞米、依他尼酸、糖皮质激素等药物与磺脲类药物合用时会产生拮抗作用，降低后者的降糖作用。

（2）口服双胍类药物的护理：①指导患者餐中或餐后服药。②如出现轻微胃肠道反应，给予患者讲解和指导，以减轻患者的紧张或恐惧心理。③用药期间限制饮酒。

（3）口服 α-葡萄糖苷酶抑制剂类药物的护理：①应与第一口饭同时服用。②本药的不良反应有腹部胀气、排气增多或腹泻等症状，在继续使用或减量后消失。③服用该药时，如果饮食中淀粉类比例太低，而单糖或啤酒过多则疗效不佳。④出现低血糖时，应直接给予葡萄糖口服或静脉注射，进食淀粉类食物无效。

（4）口服噻唑烷二酮类药物的护理：①每天服用 1 次，可在餐前、餐中、餐后任何时间服用，但服药时间应尽可能固定。②密切观察有无水肿、体重增加等不良反应，缺血性心血管疾病的风险增加，一旦出现应立即停药。③如果发现食欲缺乏等情况，警惕肝功能损害。

2.使用胰岛素的护理

（1）胰岛素的保存：①未开封的胰岛素放于冰箱 4～8 ℃ 冷藏保存，勿放在冰箱门上，以免震荡受损。②正在使用的胰岛素在常温下（≤28 ℃）可使用 28 天，无须放入冰箱。③运输过程尽量保持低温，避免过热、光照和剧烈晃动等，否则可因蛋白质凝固变性而失效。

（2）胰岛素的注射途径：包括静脉注射和皮下注射。注射工具有胰岛素专用注射器、胰岛素笔和胰岛素泵。

（3）胰岛素的注射部位：皮下注射胰岛素时，宜选择皮肤疏松部位，如上臂三角肌、臀大肌、大腿前侧、腹部等。进行运动锻炼时，不要选择大腿、臂部等要活动的部位注射。注射部位要经常更换，如在同一区域注射，必须与上次注射部位相距 1 cm 以上，选择无硬结的部位。

（4）胰岛素不良反应的观察与处理：①低血糖反应。②变态反应表现为注射部位瘙痒，继而出现荨麻疹样皮疹,全身性荨麻疹少见。处理措施包括更换高纯胰岛素,使用抗组胺药及脱敏疗法,严重反应者中断胰岛素治疗。③注射部位皮下脂肪萎缩或增生时,采用多点、多部位皮下注射和及时更换针头可预防其发生。若发生则停止注射该部位后可缓慢自然恢复。④胰岛素治疗初期可发生轻度水肿,以颜面和四肢多见,可自行缓解。⑤部分患者出现视物模糊,多为晶状体屈光改变,常于数周内自然恢复。⑥体重增加以老年 2 型糖尿病患者多见,多引起腹部肥胖。护士应指导患者配合饮食、运动治疗控制体重。

(5)使用胰岛素的注意事项:①准确执行医嘱,按时注射。对 40 U/mL 和 100 U/mL 两种规格的胰岛素,使用时应注意注射器与胰岛素浓度的匹配。②长、短效或中、短效胰岛素混合使用时,应先抽吸短效胰岛素,再抽吸长效胰岛素,然后混匀,禁忌反向操作。③注射胰岛素时应严格无菌操作,防止发生感染。④胰岛素治疗的患者,应每天监测血糖 2~4 次,出现血糖波动过大或过高,及时通知医师。⑤使用胰岛素笔时要注意笔与笔芯是否匹配,每次注射前确认笔内是否有足够的剂量,药液是否变质。每次注射前安置新针头,使用后丢弃。⑥用药期间定期检查血糖、尿常规、肝肾功能、视力、眼底视网膜血管、血压及心电图等,了解病情及糖尿病并发症的情况。⑦指导患者配合糖尿病饮食和运动治疗。

(三)并发症的护理

1.低血糖的护理

(1)加强预防:①指导患者应用胰岛素和胰岛素促分泌剂,从小剂量开始,逐渐增加剂量,谨慎调整剂量。②指导患者定时定量进餐,如果进餐量较少,应相应减少药物剂量。③指导患者运动量增加时,运动前应增加额外的碳水化合物的摄入。④乙醇能直接导致低血糖,应指导患者避免酗酒和空腹饮酒。⑤容易在后半夜及清晨发生低血糖的患者,晚餐适当增加主食或含蛋白质较高的食物。

(2)症状观察和血糖监测:观察患者有无低血糖的临床表现,尤其是服用胰岛素促分泌剂和注射胰岛素的患者。对老年患者的血糖不宜控制过严,一般空腹血糖≤7.8 mmol/L,餐后血糖≤11.1 mmol/L 即可。

(3)急救护理:一旦确定患者发生低血糖,应尽快给予糖分补充,解除脑细胞缺糖状态,并帮助患者寻找诱因,给予健康指导,避免再次发生。

2.高渗高血糖综合征的护理

(1)预防措施:定期监测血糖,应激状况时每天监测血糖。合理用药,不要随意减量或停药。保证充足的水分摄入。

(2)病情监测:严密观察患者的生命体征、意识和瞳孔的变化,记录 24 小时出入液量等。遵医嘱定时监测血糖、血钠和渗透压的变化。

(3)急救配合与护理:①立即开放两条静脉通路,准确执行医嘱,输入胰岛素,按照正确的顺序和速度输入液体。②绝对卧床休息,注意保暖,给予患者持续低流量吸氧。③加强生活护理,尤其是口腔护理、皮肤护理。④昏迷者按昏迷常规护理。

3.糖尿病足的预防与护理

(1)足部观察与检查:①每天检查双足 1 次,视力不佳者,亲友可代为检查。②了解足部有无感觉减退、麻木、刺痛感;观察足部的皮肤温度、颜色及足背动脉搏动情况。③注意检查趾甲、趾间、足底皮肤有无红肿、破溃、坏死等损伤。④定期做足部保护性感觉的测试,常用尼龙单丝测试。

（2）日常保护措施：保持足部清洁，避免感染，每天清洗足部 1 次，10 分钟左右；水温适宜，不能烫脚；洗完后用柔软的浅色毛巾擦干，尤其是脚趾间；皮肤干燥者可涂护肤软膏，但不要太油，不能常用。

（3）预防外伤：①指导患者不能赤足走路，外出时不能穿拖鞋和凉鞋，不能光脚穿鞋，禁忌穿高跟鞋和尖头鞋，防止脚受伤。②应帮助视力不好的患者修剪趾甲，趾甲修剪与脚趾平齐，并锉圆边缘尖锐部分。③冬天不要使用热水袋、电热毯或烤灯保暖，防止烫伤，同时应注意预防冻伤。夏天注意避免蚊虫叮咬。④避免足部针灸、修脚等，防止意外感染。

（4）选择合适的鞋袜：①指导患者选择厚底、圆头、宽松、系鞋带的鞋子；鞋子的面料以软皮、帆布或布面等透气性好的面料为佳；购鞋时间最好是下午，需穿袜子试穿，新鞋第 1 次穿 20～30 分钟，之后再延长穿鞋时间。②袜子选择以浅色、弹性好、吸汗、透气及散热好的棉质袜子为佳，大小适中、无破洞和不粗糙。

（5）促进肢体血液循环：①指导患者步行和进行腿部运动（如提脚尖，即脚尖提起、放下，重复20 次。试着以单脚承受全身力量来做）。②避免盘腿坐或跷二郎腿。

（6）积极控制血糖，说服患者戒烟：足溃疡的教育应从早期指导患者控制和监测血糖开始。同时告知患者戒烟，因吸烟会导致局部血管收缩而促进足溃疡的发生。

（7）及时就诊：如果伤口出现感染或久治不愈，应及时就医，进行专业处理。

（四）心理护理

糖尿病患者常见的心理特征有：否定、怀疑、恐惧紧张、焦虑烦躁、悲观抑郁、轻视麻痹、愤怒拒绝和内疚混乱等。针对以上特征，护理人员应对患者进行有针对性的心理护理。糖尿病患者的心理护理因人而异，但对每一个患者，护士都要做到以和蔼可亲的态度进行耐心细致、科学专业的讲解。

（1）当患者拒绝承认患病事实时，护士应耐心主动地向患者讲解糖尿病相关的知识，使患者消除否定、怀疑、拒绝的心理，并积极主动地配合治疗。

（2）有轻视、麻痹心理的患者，应耐心地向患者讲解不重视治疗的后果及各种并发症的严重危害，使患者积极地配合治疗。

（3）指导患者学习糖尿病自我管理的知识，帮助患者树立战胜疾病的信心，使患者逐渐消除上述心理。

（4）寻求社会支持，动员糖尿病患者的亲友学习糖尿病相关知识，理解糖尿病患者的困境，全面支持患者。

（刘　静）

第二节　痛　风

痛风是由于单钠尿酸盐沉积在骨关节、肾脏和皮下等部位，引发的急、慢性炎症与组织损伤，与嘌呤代谢紊乱和/或尿酸排泄减少所导致的高尿酸血症直接相关。其临床特点为高尿酸血症、反复发作的痛风性急性关节炎、间质性肾炎和痛风石形成，严重者可导致关节畸形及功能障碍，常伴有尿酸性尿路结石。根据病因可分为原发性及继发性两大类，其中原发性痛风占绝大多数。

一、病因与发病机制

由于地域、民族、饮食习惯的不同,高尿酸血症的发病率也明显不同。其中原发性痛风属遗传性疾病,由先天性嘌呤代谢障碍所致,多数有阳性家族史。继发性痛风可由肾病、血液病、药物及高嘌呤食物等多种原因引起。

(一)高尿酸血症的形成

痛风的生化标志是高尿酸血症。尿酸是嘌呤代谢的终产物,血尿酸的平衡取决于嘌呤的生成和排泄。高尿酸血症的形成原因如下。①尿酸生成过多:当嘌呤核苷酸代谢酶缺陷和/或功能异常时,引起嘌呤合成增加,尿酸升高,这类患者在原发性痛风中不足 20%。②肾对尿酸排泄减少:这是引起高尿酸血症的重要因素,在原发性痛风中 80%～90%的个体有尿酸排泄障碍。事实上尿酸的排泄减少和生成增加常是伴发的。

(二)痛风的发生

高尿酸血症只有 5%～15%发生痛风,部分患者的高尿酸血症可持续终生但却无痛风性关节炎发作。当血尿酸浓度过高或在酸性环境下,尿酸可析出结晶,沉积在骨关节、肾脏及皮下组织等,引起痛风性关节炎、痛风肾及痛风石等。

二、临床表现

痛风多见于 40 岁以上的男性,女性多在绝经期后发病,近年发病有年轻化趋势,常有家族遗传史。

(一)无症状期

本期突出的特点为仅有血尿酸持续性或波动性升高,无任何临床表现。一般从无症状的高尿酸血症发展至临床痛风需要数年,有些甚至可以终生不出现症状。

(二)急性关节炎期

急性关节炎期常于夜间突然起病,并可因疼痛而惊醒。初次发病往往为单一关节受累,继而累及多个关节。以第一跖趾关节为好发部位,其次为足、踝、跟、膝、腕、指和肘。症状一般在数小时内进展至高峰,受累关节及周围软组织呈暗红色,明显肿胀,局部发热,疼痛剧烈,常有关节活动受限,大关节受累时伴有关节腔积液。可伴有体温升高、头痛等症状。

(三)痛风石及慢性关节炎期

痛风石是痛风的特征性临床表现,典型部位在耳郭,也可见于反复发作的关节周围。外观为大小不一、隆起的黄白色赘生物,表面薄,破溃后排出白色豆渣样尿酸盐结晶,很少引起继发感染。关节内大量沉积的痛风石可导致骨质破坏、关节周围组织纤维化及继发退行性改变等,临床表现为持续的关节肿痛、畸形、关节功能障碍等。

(四)肾脏改变

肾脏改变主要表现在两个方面。①痛风性肾病:早期表现为尿浓缩功能下降,可出现夜尿增多、低分子蛋白尿和镜下血尿等。晚期发展为慢性肾功能不全、高血压、水肿、贫血等。少数患者表现为急性肾衰竭,出现少尿甚至无尿,尿中可见大量尿酸晶体。②尿酸性肾石病:有 10%～25%的痛风患者出现肾尿酸结石。较小者呈细小泥沙样结石并可随尿液排出,较大的结石常引起肾绞痛、血尿、排尿困难及肾盂肾炎等。

三、辅助检查

（1）尿尿酸测定：经过 5 天限制嘌呤饮食后，24 小时尿尿酸排泄量超过 3.57 mmol（600 mg），即可认为尿酸生成增多。

（2）血尿酸测定：男性血尿酸正常值为 208～416 μmol/L；女性为 149～358 μmol/L，绝经后接近男性。男性及绝经期后女性血尿酸＞420 μmol/L，绝经前女性＞360 μmol/L，可诊断为高尿酸血症。

（3）滑囊液或痛风石内容物检查：偏振光显微镜下可见双折光的针形尿酸盐结晶。

（4）X 线检查：急性关节炎期可见非特异性软组织肿胀；慢性关节炎期可见软骨缘破坏，关节面不规则，特征性变化为穿凿样、虫蚀样圆形或弧形的骨质透亮缺损。

（5）CT 与 MRI：CT 扫描受损部位可见不均匀的斑点状高密度痛风石影像；MRI 的 T_1 和 T_2 加权图像呈斑点状低信号。

四、治疗要点

痛风防治原则：控制高尿酸血症，预防尿酸盐沉积；控制急性关节炎发作；预防尿酸结石形成和肾功能损害。

（一）无症状期的处理

一般无需药物治疗，积极寻找病因及相关因素。如一些利尿药、体重增加、饮酒、高血压、血脂异常等。适当调整生活方式，以减低血尿酸水平。此期的患者需定期监测血尿酸水平。

（二）急性关节炎期的治疗

此期治疗目的是迅速终止关节炎发作。①非甾体抗炎药：为急性痛风关节炎的一线药物，代表药物有吲哚美辛、双氯芬酸、依托考昔。②秋水仙碱：为痛风急性关节炎期治疗的传统药物，其机制是抑制致炎因子释放，对控制痛风急性发作具有非常显著的疗效，但不良反应较大。③糖皮质激素：上述两类药无效或禁忌时用，一般尽量不用。

（三）间歇期及慢性关节炎期的治疗

主要治疗目的是降低血尿酸水平。抑制尿酸合成的药物有别嘌醇等；促进尿酸排泄的药物有丙磺舒、磺吡酮、苯溴马隆等；碱性药物有碳酸氢钠等，目的是碱化尿液。

（四）继发性痛风的治疗

除治疗原发病外，对于痛风的治疗原则同前面阐述。

五、护理措施

（一）一般护理

改变生活方式，饮食应以低嘌呤食物为主，鼓励多饮水，每天饮水量至少在 1 500 mL，最好＞2 000 mL。限制烟酒，坚持运动和控制体重等。

（二）病情观察

观察关节疼痛的部位、性质、间隔时间等。观察受累关节红肿热痛的变化和功能障碍。观察有无过度疲劳、受凉、潮湿、饮酒、饱餐、精神紧张、关节扭伤等诱发因素。有无痛风石体征，结石的部位，有无溃破，有无症状。观察药物疗效及不良反应，及时反馈给医师，调整用药。卧床患者做好口腔、皮肤护理，预防压疮发生。观察患者体温的变化，有无发热。监测血尿酸、尿尿酸、肾功能的变化。

(三)关节疼痛的护理

急性发作时应卧床休息,抬高患肢,避免受累关节负重。也可在病床上安放支架支托盖被,减少患部受压。也可给予25％硫酸镁于受累关节处湿敷,消除关节的肿胀和疼痛。如痛风石溃破,则要注意保持受损部位的清洁,避免发生感染。

(四)用药护理

指导患者正确用药,观察药物的疗效,及时发现不良反应并反馈给医师,给予处理。

1.秋水仙碱

口服给药常有胃肠道反应,若患者一开始口服即出现恶心、呕吐、水样腹泻等严重的消化道反应,可静脉给药。但是静脉给药可能发生严重的不良反应,如肝损害、骨髓抑制、弥散性血管内凝血(DIC)、脱发、肾衰竭、癫痫样发作甚至死亡。应用时要密切观察患者状态,一旦出现不良反应立即停药。此外,静脉给药时要特别注意切勿外漏,以免引起组织坏死。

2.非甾体抗炎药

要注意有无活动性消化道溃疡或消化道出血的发生。

3.别嘌醇

除有可能出现皮疹、发热、胃肠道反应外,还可能出现肝损害、骨髓抑制等,要密切关注。对于肾功能不全者,使用别嘌醇宜减量。

4.丙磺舒、磺吡酮、苯溴马隆

可能出现皮疹、发热、胃肠道反应等。

5.糖皮质激素

要观察其疗效,是否出现"反跳"现象。

(五)健康指导

给予患者健康指导及心理指导,讲解疾病相关知识,提高患者防病治病的意识,提高治疗依从性。

(1)培养良好的生活习惯,肥胖的患者要减轻体重,避免劳累、受凉、感染、外伤等诱发因素。

(2)限制进食高嘌呤食物,多饮水,尤其是碱性水,多食碱性食物,有助于尿酸的排出。

(3)适度活动与保护关节:急性期避免运动。运动后疼痛超过1小时,则暂时停止此项运动。不要长时间持续进行重体力劳动或工作,可选择交替完成轻、重不同的工作。不时改变姿势,使受累关节保持舒适,若局部红肿,应尽可能避免活动。

(4)促进局部血液循环,可通过局部按摩、泡热水澡等促进局部血液循环,避免尿酸盐结晶形成。

(5)自我观察病情,如经常用手触摸耳郭及手足关节,检查是否有痛风石形成。

(6)定期复查血尿酸及门诊随访。

(刘　静)

第三节 肥 胖 症

肥胖症指体内脂肪堆积过多和/或分布异常、体重增加，是包括遗传和环境因素在内的多种因素相互作用所引起的慢性代谢性疾病。肥胖症分单纯性肥胖症和继发性肥胖症两大类。临床上无明显内分泌及代谢性病因所致的肥胖症，称单纯性肥胖症。若作为某些疾病的临床表现之一，称为继发性肥胖症，约占肥胖症的 1%。据估计，在西方国家成年人中，约有半数人超重和肥胖。

一、病因与发病机制

病因未明，被认为是包括遗传和环境因素在内的多种因素相互作用的结果。总的来说，脂肪的积聚是由于摄入的能量超过消耗的能量。

（一）遗传因素

肥胖症有家族聚集倾向，但遗传基础未明，也不能排除共同饮食、活动习惯的影响。

（二）中枢神经系统

体重受神经系统和内分泌系统双重调节，最终影响能量摄取和消耗的效应器官而发挥作用。

（三）内分泌系统

肥胖症患者均存在血中胰岛素升高，高胰岛素血症可引起多食和肥胖。

（四）环境因素

通过饮食习惯和生活方式的改变，如坐位生活方式、体育运动少、体力活动不足使能量消耗减少、进食多、喜甜食或油腻食物，使摄入能量增多。

（五）其他因素

1.与棕色脂肪组织（BAT）功能异常有关

可能由于棕色脂肪组织产热代谢功能低下，使能量消耗减少。

2.肥胖症与生长因素有关

幼年起病者多为增生型或增生肥大型，肥胖程度较重，且不易控制；成年起病者多为肥大型。

3.调定点说

肥胖者的调定点较高，具体机制仍未明了。

二、临床表现

肥胖症可见于任何年龄，女性较多见。多有进食过多和/或运动不足，肥胖家族史。引起肥胖症的病因不同，其临床表现也不相同。

（一）体型变化

脂肪堆积是肥胖的基本表现。脂肪组织分布存在性别差异，通常男性型主要分布在腰部以上，以颈项部、躯干部为主，称为苹果型。女性型主要分布在腰部以下，以下腹部、臀部、大腿部为主，称为梨型。

(二)心血管疾病

肥胖患者血容量、心排血量均较非肥胖者增加而加重心脏负担,引起左心室肥厚、扩大;心肌脂肪沉积导致心肌劳损,易发生心力衰竭。由于静脉回流障碍,患者易发生下肢静脉曲张、栓塞性静脉炎和静脉血栓形成。

(三)内分泌与代谢紊乱

常有高胰岛素血症、动脉粥样硬化、冠心病等,且糖尿病发生率明显高于非肥胖者。

(四)消化系统疾病

胆石症、胆囊炎发病率高,慢性消化不良、脂肪肝、轻至中度肝功能异常较常见。

(五)呼吸系统疾病

由于胸壁肥厚,腹部脂肪堆积,使腹内压增高、横膈升高而降低肺活量,引起呼吸困难。严重者导致缺氧、发绀、高碳酸血症,可发生肺动脉高压和心力衰竭。还可引起睡眠呼吸暂停综合征及睡眠窒息。

(六)其他

恶性肿瘤发生率升高,如女性子宫内膜癌、乳腺癌;男性结肠癌、直肠癌、前列腺癌发生率均升高。因长期负重易发生腰背及关节疼痛。皮肤皱褶易发生皮炎、擦烂、并发化脓性或真菌感染。

三、医学检查

肥胖症的评估包括测量身体肥胖程度、体脂总量和脂肪分布,其中后者对预测心血管疾病危险性更为准确。常用测量方法如下。

(一)体重指数(BMI)

测量身体肥胖程度,$BMI＝体重(kg)/身长(m)^2$,是诊断肥胖症最重要的指标。我国成年人 BMI 值≥24 为超重,≥28 为肥胖。

(二)腰围(WC)

目前认为测定腰围更为简单可靠,是诊断腹部脂肪积聚最重要的临床指标。WHO 建议男性 WC＞94 cm、女性 WC＞80 cm 为肥胖。中国肥胖问题工作组建议,我国成年男性 WC ≥85 cm、女性 WC≥80 cm 为腹部脂肪积蓄的诊断界限。

(三)腰臀比(WHR)

反映脂肪分布。腰围测量髂前上棘和第 12 肋下缘连线的中点水平,臀围测量环绕臀部的骨盆最突出点的周径。正常成人 WHR 男性＜0.90,女性＜0.85,超过此值为中央性(又称腹内型或内脏型)肥胖。

(四)CT 或 MRI

计算皮下脂肪厚度或内脏脂肪量。

(五)其他

身体密度测量法、生物电阻抗测定法、双能 X 线(DEXA)吸收法测定体脂总量等。

四、诊断要点

目前国内外尚未统一。根据病史、临床表现和判断指标即可诊断。在确定肥胖后,应鉴别单纯性或继发性肥胖症,并注意肥胖症并非单纯体重增加。

五、治疗

治疗要点:减少热量摄取、增加热量消耗。

(一)行为治疗

教育患者采取健康的生活方式,改变饮食和运动习惯,并自觉地长期坚持。

(二)营养治疗

控制总进食量,采用低热卡、低脂肪饮食。对肥胖患者应制订能为之接受、长期坚持下去的个体化饮食方案,使体重逐渐减轻到适当水平,再继续维持。

(三)体力活动和体育运动

体力活动和体育运动与医学营养治疗相结合,并长期坚持,尽量创造多活动的机会、减少静坐时间,鼓励多步行。运动方式和运动量应适合患者具体情况,注意循序渐进,有心血管并发症和肺功能不好的患者必须更为慎重。

(四)药物治疗

长期用药可能产生药物不良反应及耐药性,因而选择药物必须十分慎重,减重药物应根据患者个体情况在医师指导下应用。

(五)外科治疗

外科治疗仅用于重度肥胖、减重失败,又有能通过体重减轻而改善的严重并发症者。对伴有糖尿病、高血压和心肺功能疾病的患者应给予相应监测和处理。可选择使用吸脂术、切脂术和各种减少食物吸收的手术,如空肠回肠分流术、胃气囊术、小胃手术或垂直结扎胃成形术等。

(六)继发性肥胖

应针对病因进行治疗。

六、护理诊断/问题

(一)营养失调

高于机体需要量与能量摄入和消耗失衡有关。

(二)身体形像紊乱

身体形像紊乱与肥胖对身体外形的影响有关。

(三)有感染的危险

与机体抵抗力下降有关。

七、护理措施

(一)安全与舒适管理

肥胖症患者的体育锻炼应长期坚持,并提倡进行有氧运动,包括散步、慢跑、游泳、跳舞、太极拳、球类活动等,运动方式根据年龄、性别、体力、病情及有无并发症等情况确定。

1.评估患者的运动能力和喜好

帮助患者制定每天活动计划并鼓励实施,避免运动过度和过猛。

2.指导患者固定每天运动的时间

每次运动 30～60 分钟,包括前后 10 分钟的热身及整理运动,持续运动 20 分钟左右。如出现头昏、眩晕、胸闷或胸痛、呼吸困难、恶心、丧失肌肉控制能力等应停止活动。

(二)饮食护理

1.评估

评估患者肥胖症的发病原因,仔细询问患者单位时间内体重增加的情况,饮食习惯,了解患者每天进餐量及次数,进食后感觉和消化吸收情况,排便习惯。有无气急、行动困难、腰痛、便秘、怕热、多汗、头晕、心悸等伴随症状及其程度。是否存在影响摄食行为的精神心理因素。

2.制定饮食计划和目标

与患者共同制定适宜的饮食计划和减轻体重的具体目标,饮食计划应为患者能接受并长期坚持的个体化方案,护士应监督和检查计划执行情况,使体重逐渐减轻(每周降低0.5~1 kg)直到理想水平并保持。

(1)热量的摄入:采用低热量、低脂肪饮食,控制每天总热量的摄入。

(2)采用混合的平衡饮食,合理分配营养比例,进食平衡饮食:饮食中蛋白质占总热量的15%~20%,碳水化合物占50%~55%,脂肪占30%以下。

(3)合理搭配饮食:饮食包含适量优质蛋白质、复合糖类(如谷类)、足量的新鲜蔬菜(400~500 g/d)和水果(100~200 g/d)、适量维生素及微量营养素。

(4)养成良好的饮食习惯:少食多餐、细嚼慢咽、蒸煮替代煎炸、粗细搭配、少脂肪多蔬菜、多饮水、停止夜食及饮酒、控制情绪化饮食。

(三)疾病监测

定期评估患者营养状况和体重的控制情况,观察生命体征、睡眠、皮肤状况,动态观察实验室有关检查的变化。注意热量摄入过低可引起衰弱、脱发、抑郁甚至心律失常,应严密观察并及时按医嘱处理。对于焦虑的患者,应观察焦虑感减轻的程度,有无焦虑的行为和语言表现;对于活动无耐力的患者,应观察活动耐力是否逐渐增加,能否耐受日常活动和一般性运动。

(四)用药护理

对使用药物辅助减肥者,应指导患者正确服用,并观察和处理药物的不良反应。①服用西布曲明患者可出现头痛、口干、畏食、失眠、便秘、心率加快,血压轻度升高等不良反应,故禁用于冠心病、充血性心力衰竭、心律失常和脑卒中的患者。②奥利司他主要不良反应为胃肠胀气、大便次数增多和脂肪便。由于粪便中含有脂肪多而呈烂便、脂肪泻、恶臭,肛门常有脂滴溢出而容易污染内裤,应指导患者及时更换,并注意肛周皮肤护理。

(五)心理护理

鼓励患者表达自己的感受;与患者讨论疾病的治疗及预后,增加战胜疾病的信心;鼓励患者自身修饰;加强自身修养,提高自身的内在气质;及时发现患者情绪问题,及时疏导,严重者建议心理专科治疗。

八、健康指导

(一)预防疾病

加强患者的健康教育,特别是有肥胖家族史的儿童,妇女产后及绝经期,男性中年以上或病后恢复期尤应注意。说明肥胖对健康的危害,使其了解肥胖症与心血管疾病、高血压、糖尿病、血脂异常等密切相关。告知肥胖患者体重减轻5%~10%,就能明显改善以上与肥胖相关的心血管病危险因素及并发症。

（二）管理疾病

向患者宣讲饮食、运动对减轻体重及健康的重要性，指导患者坚持运动，并养成良好的进食习惯。

（三）康复指导

运动要循序渐进并持之以恒，避免运动过度或过猛，避免单独运动；患者运动期间，不要过于严格控制饮食；运动时注意安全，运动时有家属陪伴。

（刘　静）

第四节　尿　崩　症

尿崩症（DI）是指精氨酸加压素（AVP）[又称抗利尿激素（ADH）]严重缺乏或部分缺乏（称中枢性尿崩症），以及肾脏对 AVP 不敏感，致肾远曲小管和集合管对水的重吸收减少（称肾性尿崩症），从而引起多尿、烦渴、多饮与低密度尿为特征的一组综合征。正常人每天尿量仅 1.5 L 左右。任何情况使 ADH 分泌不足或不能释放，或肾脏对 ADH 不反应都可使尿液无法浓缩而有多尿，随之有多饮。尿崩症可发生于任何年龄，但以青少年为多见，男性多于女性，男女之比为 2：1。

一、病因分类

（一）中枢性尿崩症

任何导致 AVP 合成、分泌与释放受损的情况都可引起本症的发生，中枢性尿崩症的病因有原发性、继发性与遗传性 3 种。

1.原发性

病因不明者占 1/3～1/2。此型患者的下丘脑视上核与室旁核内神经元数目减少，Nissil 颗粒耗尽。AVP 合成酶缺陷，神经垂体缩小。

2.继发性

中枢性尿崩症可继发于下列原因导致的下丘脑-神经垂体损害，如颅脑外伤或手术后、肿瘤等；感染性疾病，如结核、梅毒、脑炎等；浸润性疾病，如结节病、肉芽肿病；脑血管病变，如血管瘤；自身免疫性疾病，有人发现患者血中存在针对下丘脑 AVP 细胞的自身抗体；Sheehan 综合征等。

3.遗传性

一般症状轻，可无明显多饮多尿。临床症状包括尿崩症、糖尿病、视神经萎缩和耳聋，是一种常染色体隐性遗传疾病，常为家族性，患者从小多尿，本症可能因为渗透压感受器缺陷所致。

（二）肾性尿崩症

肾脏对 AVP 产生反应的各个环节受到损害导致肾性尿崩症，病因有遗传性与继发性两种。

1.遗传性

呈 X 连锁隐性遗传方式，由女性遗传，男性发病，多为家族性。近年已把肾性尿崩症基因即 G 蛋白耦联的 *AVP-V2R* 基因精确定位于 X 染色体长臂端粒 Xq28 带上。

2.继发性

肾性尿崩症可继发于多种疾病导致的肾小管损害,如慢性肾盂肾炎、阻塞性尿路疾病、肾小管性酸中毒、肾小管坏死、淀粉样变、骨髓瘤、肾脏移植与氮质血症。代谢紊乱如低钾血症、高钙血症也可导致肾性尿崩症。多种药物可致肾性尿崩症,如庆大霉素、头孢唑林、诺氟沙星、阿米卡星、链霉素、大剂量地塞米松、过期四环素、碳酸锂等。应用碳酸锂的患者中 20%～40% 可致肾性尿崩症,其机制可能是锂盐导致了细胞 cAMP 生成障碍,干扰肾脏对水的重吸收。

二、诊断要点

(一)临床特征

(1)大量低密度尿,尿量超过 3 L/d。

(2)因鞍区肿瘤过大或向外扩展者,常有蝶鞍周围神经组织受压表现,如视力减退、视野缺失。

(3)有渴觉障碍者,可出现脱水、高钠血症、高渗状态、发热、抽搐等,甚至脑血管意外。

(二)实验室检查

(1)尿渗透压:为 50～200 mOsm/L,明显低于血浆渗透压,血浆渗透压可高于 300 mOsm/L(正常参考值为 280～295 mOsm/L)。

(2)血浆抗利尿激素值:降低(正常基础值为 1～1.5 pg/mL),尤其是禁水和滴注高渗盐水时仍不能升高,提示垂体抗利尿激素储备能力降低。

(3)禁水试验:最常用的诊断垂体性尿崩症的功能试验。方法为试验前测体重、血压、尿量、尿密度、尿渗透压。以后每 2 小时排尿,测尿量、尿密度、尿渗透压、体重、血压等,至尿量无变化、尿密度及尿渗透压持续两次不再上升为止。抽血测定血浆渗透压,并皮下注射抗利尿激素(水剂)5 U,每小时再收集尿量,测尿密度、尿渗透压 1～2 次。一般需禁水 8～12 小时以上。如有血压下降、体重减轻 3 kg 以上时,应终止试验。

三、鉴别要点

(一)精神性多饮性多尿

有精神刺激史,主要表现为烦渴、多饮、多尿、低密度尿,与尿崩症极相似,但 AVP 并不缺乏,禁水试验后尿量减少,尿密度增高,尿渗透压上升,注射加压素后尿渗透压和尿密度变化不明显。

(二)糖尿病多饮多尿

糖尿病为高渗性利尿,尿糖阳性,尿密度高,血糖高。

(三)高钙血症

甲旁亢危象时血钙增高。尿钙增高,肾小管对抗利尿激素反应下降,产生多饮多尿,亦是高渗利尿,尿密度增高。

(四)其他

如慢性肾功能不全、肾上腺皮质功能减退。

四、治疗

(一)中枢性尿崩症

1.病因治疗

针对各种不同的病因积极治疗有关疾病,以改善继发于此类疾病的尿崩症病情。

2.药物治疗

轻度尿崩症患者仅需多饮水,如长期多尿,每天尿量大于 4 000 mL 时因可能造成肾脏损害而致肾性尿崩症,需要药物治疗。

(1)抗利尿激素制剂。①1-脱氨-8-右旋精氨酸血管升压素(DDAVP):为目前治疗尿崩症的首选药物,可由鼻黏膜吸入,每天 2 次,每次 10～20 μg(儿童患者为每次 5 μg,每天 1 次),肌内注射制剂每毫升含 4 μg,每天 1～2 次,每次 1～4 μg(儿童患者每次 0.2～1 μg)。②鞣酸升压素油剂注射液:每毫升油剂注射液含 5 U,从 0.1 mL 开始肌内注射,必要时可加至 0.2～0.5 mL。疗效持续 5～7 天。长期应用 2 年左右可因产生抗体而减效,过量则可引起水潴留,导致水中毒。故因视病情从小剂量开始,逐渐调整用药剂量与间隔时间。③粉剂升压素:每次吸入 20～50 mg,每 4～6 小时 1 次。长期应用可致萎缩性鼻炎,影响吸收或过敏而引起支气管痉挛,疗效亦减弱。④赖氨酸血管升压素粉剂:为人工合成粉剂,由鼻黏膜吸入,疗效持续 3～5 小时,每天吸入 2～3 次。长期应用亦可发生萎缩性鼻炎。⑤神经垂体后叶素水剂:每次 5～10 μg,每天 2～3 次,皮下注射。作用时间短,适用于一般尿崩症,注射后有头痛、恶心、呕吐及腹痛不适等症状,故多数患者不能坚持用药。⑥抗利尿素纸片:每片含 AVP 10 μg,可于白天或睡前舌下含化,使用方便,有一定的疗效。⑦神经垂体后叶素喷雾剂:赖氨酸血管升压素与精氨酸血管升压素均有此制剂,疗效与粉剂相当,久用亦可致萎缩性鼻炎。

(2)口服治疗尿崩症药物。①氢氯噻嗪:小儿每天 2 mg/kg,成人每次 25 mg,每天 3 次,或 50 mg,每天 2 次,服药过程中应限制钠盐摄入,同时应补充钾(每天 60 mg 氯化钾)。②氯磺丙脲:每次 0.125～0.25 g,每天 1～2 次,一般每天剂量不超过 0.5 g。服药 24 小时后开始起作用,4 天后出现最大作用,单次服药 72 小时后恢复疗前情况。③氯贝丁酯:用量为每次 0.5～0.75 g,每天 3 次,24～48 小时迅速起效,可使尿量下降,尿渗透压上升。④卡马西平:为抗癫痫药物,其抗尿崩作用机制大致同氯磺丙脲,用量每次 0.2 g,每天 2～3 次,作用迅速,尿量可减至 2 000～3 000 mL,不良反应为头痛、恶心、疲乏、眩晕、肝损害与白细胞减低等。⑤吲达帕胺:为利尿、降压药物,其抗尿崩作用机制可能类似于氢氯噻嗪。用量为每次 2.5～5 mg,每天 1～2 次。用药期间应监测血钾变化。

(二)肾性尿崩症

由药物引起的或代谢紊乱所致的肾性尿崩症,只要停用药物,纠正代谢紊乱,就可以恢复正常。如果为家族性的,治疗相对困难,可限制钠盐摄入,应用噻嗪类利尿剂、前列腺素合成酶抑制剂(如吲哚美辛),上述治疗可将尿量减少 80%。

五、护理措施

按内科及本系统疾病的一般护理常规。

(一)病情观察

(1)准确记录患者尿量、尿比重、饮水量,观察液体出入量是否平衡,以及体重变化。

(2)观察饮食情况,如食欲缺乏以及便秘、发热、皮肤干燥、倦怠、睡眠不佳等症状。

(3)观察脱水症状,如头痛、恶心、呕吐、胸闷、虚脱、昏迷。

(二)对症护理

(1)对于多尿、多饮者应给予扶助与预防脱水,根据患者的需要供应水。

(2)测尿量、饮水量、体重,从而监测液体出入量,正确记录,并观察尿色、尿比重等及电解质、血渗透压情况。

(3)患者因夜间多尿而失眠、疲劳以及精神焦虑等,应给予护理照料。

(4)注意患者出现的脱水症状,一旦发现要尽早补液。

(5)保持皮肤、黏膜的清洁。

(6)有便秘倾向者及早预防。

(7)药物治疗及检查时,应注意观察疗效及不良反应,嘱患者准确用药。

(三)一般护理

(1)患者夜间多尿,白天容易疲倦,要注意保持安静舒适的环境。

(2)在患者身边经常备足温开水。

(3)定时测血压、体温、脉搏、呼吸及体重,以了解病情变化。

(四)健康指导

(1)患者由于多尿、多饮,要嘱患者在身边备足温开水。

(2)注意预防感染,尽量休息,适当活动。

(3)指导患者记录尿量及体重变化。

(4)准确遵医嘱给药,不得自行停药。

(5)门诊定期随访。

(刘　静)

第五节　腺垂体功能减退症

腺垂体功能减退症是由多种病因引起一种或多种腺垂体激素减少或缺乏所致的一系列临床综合征。腺垂体功能减退症可原发于垂体病变,或继发于下丘脑病变,表现为甲状腺、肾上腺、性腺等功能减退症和/或蝶鞍区占位性病变。由于病因多,涉及的激素种类和数量多,故临床症状变化大,但补充所缺乏激素治疗后症状可快速缓解。

一、病因与发病机制

(一)垂体瘤

成人最常见的原因,大都属于良性肿瘤。肿瘤可分为功能性和无功能性。腺瘤增大可压迫正常垂体组织,引起垂体功能减退或功能亢进,并与腺垂体功能减退症同时存在。

(二)下丘脑病变

如肿瘤、炎症、浸润性病变(如淋巴瘤、白血病等)、肉芽肿(如结节病)等,可直接破坏下丘脑神经内分泌细胞,使释放激素分泌减少。

(三)垂体缺血性坏死

妊娠期垂体呈生理性肥大,血供丰富,若围生期前置胎盘、胎盘早期剥离、胎盘滞留、子宫收缩无力等引起大出血、休克、血栓形成,可使腺垂体大部分缺血坏死和纤维化,致腺垂体功能低下,临床称为希恩综合征。糖尿病血管病变使垂体供血障碍也可导致垂体缺血性坏死。

(四)蝶鞍区手术、放射治疗(简称放疗)和创伤

垂体瘤切除、术后放疗及乳腺癌做垂体切除治疗等,均可导致垂体损伤。颅底骨折可损毁垂

体柄和垂体门静脉血液供应。鼻咽癌放疗也可损坏下丘脑和垂体,引起腺垂体功能减退。

(五)感染和炎症

细菌、病毒、真菌等感染引起的脑炎、脑膜炎、流行性出血热、梅毒或疟疾等均可损伤下丘脑和垂体。

(六)糖皮质激素长期治疗

可抑制下丘脑-垂体-肾上腺皮质轴,突然停用糖皮质激素后可出现医源性腺垂体功能减退,表现为肾上腺皮质功能减退。

(七)先天遗传性

腺垂体激素合成障碍可有基因遗传缺陷,转录因子突变可见于特发性垂体单一或多激素缺乏症患者。

(八)垂体卒中

垂体瘤内突然出血,瘤体骤然增大,压迫正常垂体组织和邻近视神经束,可出现急症危象。

(九)其他

自身免疫性垂体炎、空泡蝶鞍、颞动脉炎、海绵窦处颈内动脉瘤均可引起腺垂体功能减退。

二、临床表现

垂体组织破坏达95％临床表现为重度,75％临床表现为中度,破坏60％为轻度,破坏50％以下者不出现功能减退症状。促性腺激素、生长激素(GH)和催乳素(PRL)缺乏为最早表现;促甲状腺激素(TSH)缺乏次之;然后可伴有促皮质素(ACTH)缺乏。希恩综合征患者往往因围生期大出血休克而有全垂体功能减退症,即垂体激素均缺乏,但无占位性病变发现。腺垂体功能减退主要表现为相应靶腺(性腺、甲状腺、肾上腺)功能减退。

(一)靶腺功能减退表现

1.性腺(卵巢、睾丸)功能减退

性腺(卵巢、睾丸)功能减退常最早出现。女性多数有产后大出血、休克、昏迷病史,表现为产后无乳、绝经、乳房萎缩、性欲减退、不育、性交痛、阴道炎等。查体见阴道分泌物减少,外阴、子宫和阴道萎缩,毛发脱落,尤以阴毛、腋毛为甚。成年男子表现为性欲减退、阳痿、无男性气质等,查体见肌力减弱、皮脂分泌减少、睾丸松软缩小、胡须稀少、骨质疏松等。

2.甲状腺功能减退

表现与原发性甲状腺功能减退症相似,但通常无甲状腺肿。

3.肾上腺功能减退

表现与原发性慢性肾上腺皮质功能减退症相似,所不同的是本病由于缺乏黑素细胞刺激素,故皮肤色素减退,表现为面色苍白、乳晕色素浅淡,而原发性慢性肾上腺功能减退症则表现为皮肤色素加深。

4.生长激素不足

成人一般无特殊症状,儿童出现生长障碍,表现为侏儒症。

(二)垂体内或其附近肿瘤压迫症群

最常见的为头痛及视神经交叉受损引起的偏盲甚至失明。

(三)垂体功能减退性危象

在全垂体功能减退症基础上,各种应激如感染、败血症、腹泻、呕吐、失水、饥饿、寒冷、急性心肌梗死、脑血管意外、手术、外伤、麻醉及使用镇静药、安眠药、降糖药等均可诱发垂体功能减退性危象(简称垂体危象)。临床表现:①高热型(体温>40 ℃)。②低温型(体温<30 ℃)。③低血糖型。④低血压、循环虚脱型。⑤水中毒型。⑥混合型。各种类型可伴有相应的症状,突出表现为消化系统、循环系统和神经精神方面的症状,如高热、循环衰竭、休克、恶心、呕吐、头痛、神志不清、谵妄、抽搐、昏迷等严重垂危状态。

三、医学检查

(一)性腺功能测定

女性有血雌二醇水平降低,没有排卵及基础体温改变,阴道涂片未见雌激素作用的周期性改变;男性见血睾酮水平降低或正常低值,精液检查精子数量减少,形态改变,活动度差,精液量少。

(二)甲状腺功能测定

游离 T_4、血清总 T_4 均降低,而游离 T_3、总 T_3 可正常或降低。

(三)肾上腺皮质功能测定

24 小时尿 17-羟皮质类固醇及游离皮质醇输出量减少;血浆皮质醇浓度降低,但节律正常;葡萄糖耐量试验显示血糖曲线低平。

(四)腺垂体分泌激素测定

如 FSH、LH、TSH、ACTH、GH、PRL 均减少。

(五)腺垂体内分泌细胞的储备功能测定

可采用 TRH、PRL 和 LRH 兴奋试验。胰岛素低血糖激发试验忌用于老年人、冠心病、惊厥和黏液性水肿的患者。

(六)其他检查

通过 X 线、CT、MRI 无创检查来了解、辨别病变部位、大小、性质及其对邻近组织的侵犯程度。肝、骨髓和淋巴结等活检,可用于判断原发性疾病的原因。

四、诊断要点

本病诊断须根据病史、症状、体征,结合实验室检查和影像学发现进行全面分析,排除其他影响因素和疾病后才能明确。

五、治疗

(一)病因治疗

肿瘤患者可通过手术、放疗或化疗等措施缓解症状,对于鞍区占位性病变,首先必须解除压迫及破坏作用,减轻和缓解颅内高压症状;出血、休克而引起的缺血性垂体坏死,预防是关键,应加强产妇围生期的监护。

(二)靶腺激素替代治疗

需长期甚至终身维持治疗。①糖皮质激素:为预防肾上腺危象发生,应先补糖皮质激素。常用氢化可的松,20~30 mg/d,服用方法按照生理分泌节律为宜,剂量根据病情变化做相应调整。②甲状腺激素:常用左甲状腺素 50~150 μg/d,或甲状腺干粉片 40~120 mg/d。对于冠心病、老年人、骨密度低的患者,用药从最小剂量开始缓慢递增剂量,防止诱发危象。③性激素:育龄女性病情较轻者可采用人工月经周期治疗,维持第二性征和性功能;男性患者可用丙酸睾酮治疗,以改善性功能与性生活。

(三)垂体危象抢救

抢救过程见图 5-1。抢救过程中,禁用或慎用麻醉剂、镇静药、催眠药或降糖药等。

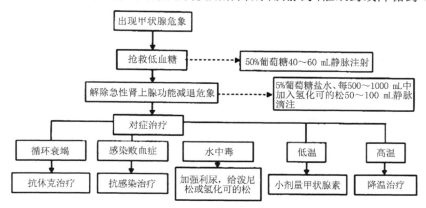

图 5-1　垂体危象抢救

六、护理诊断/问题

(一)性功能障碍

与促性腺激素分泌不足有关。

(二)自我形象紊乱

与身体外观改变有关。

(三)体温过低

与继发性甲状腺功能减退有关。

(四)潜在并发症

垂体危象。

七、护理措施

(一)安全与舒适管理

根据自身体力情况安排适当的活动量,保持情绪稳定,注意生活规律,避免感染、饥饿、寒冷、手术、外伤、过劳等诱因。更换体位时注意动作易缓慢,以免发生晕厥。

(二)疾病监测

1.常规监测

观察有无视力障碍,脑神经压迫症状及颅内压增高征象。

2.并发症监测

严密观察患者生命体征、意识、瞳孔变化,一旦出现低血糖、低血压、高热或体温过低、谵妄、恶心、呕吐、抽搐甚至昏迷等垂体危象的表现,立即通知医师并配合抢救。

(三)对症护理

对于性功能障碍的患者,应安排恰当的时间与患者沟通,了解患者目前的性功能、性活动与性生活情况。向患者解释疾病及药物对性功能的影响,为患者提供信息咨询服务的途径,如专业医师、心理咨询师、性咨询门诊等。鼓励患者与配偶交流感受,共同参加性健康教育及阅读有关性健康教育的材料。女性患者若存在性交痛,推荐使用润滑剂。

(四)用药护理

向患者介绍口服药物的名称、剂量、用法、剂量不足和过量的表现;服甲状腺激素应观察心率、心律、体温及体重的变化;嘱患者避免服用镇静剂、麻醉剂等药物。应用激素替代疗法的患者,应使其认识到长期坚持按量服药的重要性和随意停药的危险性。严重水中毒浮肿明显者,应用利尿剂应注意观察药物治疗效果,加强皮肤护理,防止擦伤,皮肤干燥者涂以油剂。

(五)垂体危象护理

急救配合:立即建立静脉通路,维持输液通畅,保证药物、液体输入;保持呼吸道通畅,氧气吸入;做好对症护理,低温者可用热水袋或电热毯保暖,但要注意防止烫伤;高热者应进行降温处理,如酒精擦浴、冰敷或遵医嘱用药。加强基础护理,如口腔护理、皮肤护理,防止感染。

八、健康指导

(一)预防疾病

保持皮肤清洁,注意个人卫生,督促患者勤换衣、勤洗澡。保持口腔清洁,避免到人多拥挤的公共场所。鼓励患者活动,减少皮肤感染和皮肤完整性受损的机会;告知患者要注意休息,保持心情愉快,避免精神刺激和情绪激动。

(二)管理疾病

指导患者定期复查,发现病情加重或有变化时及时就诊。嘱患者外出时随身携带识别卡,以便发生意外时能及时救治。

(三)康复指导

遵医嘱定时、定量服用激素,勿随意停药。若需要生育者,可在医师指导下使用性激素替代疗法,以期精子(卵子)生成。

(刘　静)

第六节　甲状腺功能亢进症

甲状腺功能亢进症(简称甲亢)指由多种病因导致的甲状腺激素(TH)分泌过多,引起各系统兴奋性增高和代谢亢进为主要表现的一组临床综合征。其中以毒性弥漫性甲状腺肿(Graves病)最多见。

一、病因

(一)遗传因素

弥漫性毒性甲状腺肿是器官特异性自身免疫性疾病之一,有显著的遗传倾向。

(二)免疫因素

弥漫性毒性甲状腺肿的体液免疫研究较为深入。最明显的体液免疫特征为血清中存在甲状腺细胞促甲状腺激素(TSH)受体抗体。即甲状腺细胞增生,TH合成及分泌增加。

（三）环境因素

环境因素对本病的发生、发展有重要影响，如细菌感染、性激素、应激等，可能是该病发生和恶化的重要诱因。

二、临床表现

（一）一般临床表现

1.甲状腺激素分泌过多综合征

（1）高代谢综合征：多汗怕热、疲乏无力、体重锐减、低热和皮肤温暖潮湿。

（2）精神神经系统：焦躁易怒、神经过敏、紧张忧虑、多言好动、失眠不安、思想不集中和记忆力减退等。

（3）心血管系统：心悸、胸闷、气短，严重者可发生甲亢性心脏病。

（4）消化系统：常表现为食欲亢进，多食消瘦。重者可有肝功能异常，偶有黄疸。

（5）肌肉骨骼系统：部分患者有甲亢性肌病、肌无力和周期性瘫痪。

（6）生殖系统：女性月经常有减少或闭经。男性有勃起功能障碍，偶有乳腺发育。

（7）内分泌系统：早期血促肾上腺皮质激素（ACTH）及 24 小时尿 17-羟皮质类固醇升高，继而受过高 T_3、T_4 抑制而下降。

（8）造血系统：血淋巴细胞升高，白细胞计数偏低，血容量增大，可伴紫癜或贫血，血小板寿命缩短。

2.甲状腺肿

（1）弥漫性、对称性甲状腺肿大。

（2）质地不等、无压痛。

（3）肿大程度与甲亢轻重无明显关系。

（4）甲状腺上下可触及震颤，闻及血管杂音，为诊断本病的重要体征。

3.眼征

（1）单纯性突眼：眼球轻度突出，瞬目减少，眼裂增宽。

（2）浸润性突眼：眼球突出明显，眼睑肿胀，眼球活动受限，结膜充血水肿，严重者眼睑闭合不全、眼球固定、角膜外露而形成角膜溃疡、全眼炎，甚至失明。

（二）特殊临床表现

（1）甲亢危象：①高热（40 ℃以上）；②心率快（＞140 次/分）；③烦躁不安、呼吸急促、大汗、恶心、呕吐和腹泻等，严重者可出现心力衰竭、休克及昏迷。

（2）甲状腺毒症性心脏病主要表现为心排血量增加、心动过速、心房颤动和心力衰竭。

（3）淡漠型甲状腺功能亢进症：①多见于老年患者，起病隐袭；②明显消瘦、乏力、头晕、淡漠、昏厥等；③厌食、腹泻等消化系统症状。

（4）T_3 型甲状腺毒症多见于碘缺乏地区和老年人，实验室检查：血清总三碘甲腺原氨酸（TT_3）与游离三碘甲腺原氨酸（FT_3）均增高，而血清总甲状腺素（TT_4）、血清游离甲状腺素（FT_4）正常。

（5）亚临床型甲状腺功能亢进症血清 FT_3、FT_4 正常，促甲状腺激素（TSH）降低。

（6）妊娠期甲状腺功能亢进症：①妊娠期甲状腺激素结合球蛋白增高，引起 TT_4 和 TT_3 增高。②一过性甲状腺毒症。③新生儿甲状腺功能亢进症。④产后由于免疫抑制的解除，弥漫性毒性甲状腺肿易于发生,称为产后弥漫性毒性甲状腺肿。

(7)胫前黏液性水肿多发生在胫骨前下 1/3 部位,也见于足背、踝关节、肩部、手背或手术瘢痕处,偶见于面部,皮损大多为对称性。

(8)Graves 眼病(甲状腺相关性眼病)。

三、辅助检查

(一)实验室检查

检测血清游离甲状腺素(FT_4)、游离三碘甲状腺原氨酸(FT_3)和促甲状腺激素(TSH)。

(二)影像学及其他检查

放射性核素扫描、CT 检查、B 超检查、MRI 检查等有助于甲状腺、异位甲状腺肿和球后病变性质的诊断,可根据需要选用。

四、处理原则和治疗要点

(一)抗甲状腺药物

口服抗甲状腺药物是治疗甲亢的基础措施,也是手术和 ^{131}I 治疗前的准备阶段。常用的抗甲状腺药物包括硫脲类(丙硫氧嘧啶、甲硫氧嘧啶等)和咪唑类(甲巯咪唑、卡比马唑等)。

(二)^{131}I 治疗甲亢

目的是破坏甲状腺组织,减少甲状腺激素产生。该方法简单、经济,治愈率高,尚无致畸、致癌、不良反应增加的报道。

(三)手术治疗

通常采取甲状腺次全切术,两侧各留下 2~3 g 甲状腺组织。

五、护理评估

(一)病史

详细询问过去健康情况,有无甲亢家族史,有无病毒感染,应激因素,诱发因素,生活方式,饮食习惯,排便情况;查询上次住院的情况,药物使用情况,以及出院后病情控制情况;询问最近有无疲乏无力、怕热多汗、大量进食却容易饥饿、甲状腺肿大、眼部不适、高热的症状。

(二)身体状况

评估生命体征的变化,包括体温是否升高,脉搏是否加快,脉压是否增大等;情绪是否发生变化;有无体重下降,是否贫血。观察和测量突眼度;观察甲状腺肿大的程度,是否对称,有无血管杂音等。

(三)心理-社会评估

询问对甲状腺疾病知识的了解情况,患病后对日常生活的影响,是否有情绪上的变化,如急躁易怒,易与身边的人发生冲突或矛盾;了解所在社区的医疗保健服务情况。

六、护理措施

(一)饮食护理

(1)给予高蛋白、高维生素、矿物质丰富、高热量饮食。

(2)适量增加奶类、蛋类、瘦肉类等优质蛋白以纠正体内的负氮平衡,多摄取新鲜蔬菜和水果。

(3)多饮水,保证每天2 000～3 000 mL,以补充腹泻、出汗等所丢失的水分。若患者并发心脏疾病应避免大量饮水,以预防水肿和心力衰竭的发生。

(4)为避免引起患者精神兴奋,不宜摄入刺激性的食物及饮料,如浓茶、咖啡等。

(5)为减少排便次数,不宜摄入过多的粗纤维食物。

(6)限制含碘丰富的食物,不宜食海带、紫菜等海产品,慎食卷心菜、甘蓝等易致甲状腺肿的食物。

(二)用药护理

(1)指导患者正确用药,不可自行减量或停药。

(2)观察药物不良反应:①粒细胞缺乏症多发生在用药后2～3个月内。定期复查血常规,如血白细胞计数低于$3 \times 10^9/L$或中性粒细胞计数低于$1.5 \times 10^9/L$,应考虑停药,并给予升白药物。②如伴咽痛、发热、皮疹等症状须立即停药。③药疹较常见,可用抗组胺药控制,不必停药,发生严重皮疹时应立即停药,以免发生剥脱性皮炎。④发生肝坏死、中毒性肝炎、精神病、狼疮样综合征、胆汁淤滞综合征、味觉丧失等应立即停药进行治疗。

(三)休息与活动

评估患者目前的活动情况,与患者共同制订日常活动计划。不宜剧烈活动,活动时以不感疲劳为好,适当休息,保证充足睡眠,防止病情加重。如有心力衰竭或严重感染者应严格卧床休息。

(四)环境

保持病室安静,避免嘈杂,限制探视时间,告知家属不宜提供兴奋、刺激的信息,以减少患者激动、易怒的精神症状。甲亢患者因怕热多汗,应安排通风良好的环境,夏天使用空调,保持室温凉爽而恒定。

(五)生活护理

协助患者完成日常的生活护理,如洗漱、进餐、如厕等。对大量出汗的患者,加强皮肤护理,应随时更换浸湿的衣服及床单,防止受凉。

(六)心理护理

耐心细致地解释病情,提高患者对疾病的认知水平,让患者及其家属了解其情绪、性格改变是暂时的,可因治疗而得到改善,鼓励患者表达内心感受,理解和同情患者,建立互信关系。与患者共同探讨控制情绪和减轻压力的方法,指导和帮助患者正确处理生活中的突发事件。

(七)病情观察

观察患者精神状态和手指震颤情况,注意有无焦虑、烦躁、心悸等甲亢加重的表现,必要时使用镇静剂。

(八)眼部护理

采取保护措施,预防眼睛受到刺激和伤害。外出戴深色眼镜,减少光线、灰尘和异物的侵害。经常用眼药水湿润眼睛,避免过度干燥;睡前涂抗生素眼膏,眼睑不能闭合者用无菌纱布或眼罩覆盖双眼。指导患者当眼睛有异物感、刺痛或流泪时,勿用手直接揉眼睛。睡眠或休息时,抬高头部,使眶内液回流减少,减轻球后水肿。

七、健康指导

(一)疾病知识指导

为患者讲解有关甲亢的疾病知识,指导患者注意加强自我保护,上衣领宜宽松,避免压迫甲状腺,严禁用手挤压甲状腺以免 TH 分泌过多,加重病情。对有生育需要的女性患者,应告知其妊娠可加重甲亢,宜治愈后再妊娠。育龄女性在[131]I 治疗后的 6 个月内应当避孕。妊娠期间监测胎儿发育。鼓励患者保持身心愉快,避免精神刺激或过度劳累,建立和谐的人际关系和良好的社会支持系统。

(二)患者用药指导

坚持遵医嘱按剂量、按疗程服药,不可随意减量或停药。对妊娠期甲亢患者,应指导其避免各种对母亲及胎儿造成影响的因素,宜选用抗甲状腺药物治疗,禁用[131]I 治疗,慎用普萘洛尔。产后如需继续服药,则不宜哺乳。

(三)定期监测及复查

指导患者服用抗甲状腺药物,开始 3 个月,每周检查血常规 1 次,每隔 1～2 个月做甲状腺功能测定,每天清晨卧床时自测脉搏,定期测量体重。脉搏减慢、体重增加是治疗有效的标志。若出现高热、恶心、呕吐、不明原因腹泻、突眼加重等症状,警惕甲状腺危象可能,应及时就诊。指导患者出院后定期复查甲状腺功能、甲状腺彩超等。

(刘　静)

第七节　甲状腺功能减退症

甲状腺功能减退症(简称甲减)是由各种原因导致的甲状腺激素合成和分泌减少(低甲状腺激素血症),或组织利用不足(甲状腺激素抵抗)而引起的全身性低代谢并伴各系统功能减退的综合征。其病理征表现为黏液性水肿。起病于胎儿或新生儿的甲减称为呆小病,常伴有智力障碍和发育迟缓。起病于成人者称成年型甲减。本节主要介绍成年型甲减。

一、病因

(一)自身免疫损伤

常见于自身免疫性甲状腺炎引起 TH 合成和分泌减少。

(二)甲状腺破坏

甲状腺切除术后、[131]I 治疗后导致的甲状腺功能减退。

(三)中枢性甲减

由垂体外照射、垂体大腺瘤、颅咽管瘤及产后大出血引起的促甲状腺激素释放激素(TRH)和促甲状腺激素(TSH)产生和分泌减少所致。

(四)碘过量

可引起具有潜在性甲状腺疾病者发生甲减,也可诱发和加重自身免疫性甲状腺炎。

(五)抗甲状腺药物使用

硫脲类药物、锂盐等可抑制 TH 合成。

二、临床表现

甲减多病程较长、病情轻或早期可无症状,其临床表现与甲状腺激素缺乏的程度有关。

（一）一般表现

1.基础代谢率降低

体温偏低、怕冷，易疲倦、无力，水肿、体重增加，反应迟钝、健忘、嗜睡等。

2.黏液性水肿面容

面部虚肿、面色苍白或呈姜黄色，部分患者鼻唇增厚、表情淡漠、声音低哑、说话慢且发音不清。

3.皮肤及附属结构

皮肤苍白、干燥、粗糙少光泽，肢体凉。少数病例出现胫前黏液性水肿。指甲生长缓慢、厚脆，表面常有裂纹，毛发稀疏干燥、眉毛外 1/3 脱落。

（二）各系统表现

1.心血管系统

主要表现为心肌收缩力减弱、心动过缓、心排血量降低。久病者由于胆固醇增高，易并发冠心病，10%的患者伴发高血压。

2.消化系统

主要表现为便秘、腹胀、畏食等，严重者可出现麻痹性肠梗阻或黏液水肿性巨结肠。

3.内分泌生殖系统

主要表现为性欲减退，女性常有月经过多或闭经情况。

4.肌肉与关节

主要表现为肌肉乏力，暂时性肌强直、痉挛和疼痛等。

5.血液系统

主要表现为贫血。

6.黏液水肿性昏迷

主要表现为低体温（<35 ℃）、嗜睡、呼吸减慢、心动过缓、血压下降、四肢肌肉松弛、腱反射减弱或消失、血压明显降低，甚至发生昏迷、休克而危及生命。

三、辅助检查

（一）实验室检查

血常规检查、血生化检查、尿常规检查、甲状腺功能检查。

（二）影像学及其他检查

颈部 B 超检查、心电图检查、胸部 X 线检查、头 MRI 检查、头 CT 检查。

四、处理原则及治疗要点

（一）替代治疗

首选左甲状腺素钠片口服。替代治疗时，需从最小剂量开始用药，之后根据 TSH 目标调整剂量，逐渐纠正甲减而不产生明显不良反应，使血 TSH 和 TH 水平恒定在正常范围内。

（二）对症治疗

有贫血者补充铁剂、维生素 B_{12}、叶酸等。胃酸分泌过少者补充稀盐酸，与 TH 合用疗效好。

（三）亚临床甲减的处理

亚临床甲减引起的血脂异常可导致动脉粥样硬化，部分亚临床甲减也可发展为临床甲减。

目前认为只要患者有高胆固醇血症、血清 TSH＞10 mU/L,就需要给予左甲状腺素钠片进行替代治疗。

(四)黏液性水肿昏迷的治疗

(1)立即静脉补充 TH,清醒后改口服维持治疗。

(2)保持呼吸道通畅,吸氧,同时给予保暖。

(3)糖皮质激素持续静脉滴注,待患者清醒后逐渐减量、停药。根据需要补液。

(4)祛除诱因,治疗原发病。

五、护理评估

(一)病史

(1)详细了解患者患病的起始时间,有无诱因,发病的缓急,主要症状及其特点。

(2)评估患者有无进食异常或营养异常,有无排泄功能异常和体力减退等。

(3)评估患者有无失眠、瞌睡、记忆力下降、注意力不集中、畏寒、手足搐搦、四肢感觉异常或麻痹等症状。

(4)评估患者既往检查情况,是否遵从医嘱治疗,用药及治疗效果。

(5)询问患者家族有无类似疾病发生。

(二)身体状况

(1)观察有无体温降低、脉搏减慢等体征。

(2)观察患者有无记忆力减退、反应迟钝和表情淡漠等表现。

(3)观察患者皮肤有无干燥发凉、粗糙脱屑、毛发脱落和黏液性水肿等表现。

(4)有无畏食、腹胀和便秘等。

(5)有无肌肉乏力、暂时性肌强直、痉挛、疼痛等表现,有无关节病变。

(6)有无心肌收缩力减弱、心动过缓、心排血量下降等表现。

(三)心理-社会状况

(1)评估患者患病后的精神、心理变化。

(2)评估疾病对患者日常生活、学习或工作、家庭的影响,是否适应角色的转变。

(3)评估患者对疾病的认知程度。

(4)评估社会支持系统,如家庭成员、经济状况等能否满足患者的医疗护理需求。

六、护理措施

(一)心理护理

多与患者接触交流,鼓励患者表达其感受,交谈时语言温和,耐心倾听,消除患者的陌生感和紧张感。耐心向患者解释病情,消除紧张和顾虑,保持一个健康的心态,积极面对疾病,使其积极配合治疗,树立信心。

(二)饮食护理

给予高维生素、高蛋白质、低钠、低脂饮食。宜进食粗纤维食物,促进排便。桥本甲状腺炎所致的甲减应避免摄取含碘食物和药物,以免诱发严重的黏液性水肿。

(三)低体温护理

(1)保持室内空气新鲜,每天通风,调节室温在 22～24 ℃,注意保暖。可通过添加衣服、包裹毛毯,睡眠时加盖棉被,冬季外出时戴手套、穿棉鞋,以避免着凉。

（2）注意监测生命体征变化,观察有无体温过低、心律失常等表现,并给予及时处理。

（四）便秘护理

指导患者每天定时排便,养成规律的排便习惯。适当地按摩腹部,多进食富含粗纤维的蔬菜、水果、全麦制品。根据患者病情、年龄进行适度的运动,如慢走、慢跑,促进胃肠蠕动。

（五）用药护理

通常需要终身服药,从小剂量开始,逐渐加量至达到完全替代剂量。空腹或餐前30分钟口服,一般与其他药物分开服用。如用泻剂,观察排便的次数、量,有无腹痛、腹胀等麻痹性肠梗阻的表现。

（六）黏液水肿昏迷的护理

（1）应立即建立静脉通路,给予急救药物。

（2）保持呼吸道通畅,给予吸氧,必要时配合气管插管术或气管切开术。

（3）监测生命体征和动脉血气分析的变化,记录24小时出入液量。

（4）给予保暖,避免局部热敷,以免烫伤和加重循环不良。

七、健康指导

（一）疾病知识指导

讲解疾病发生原因及注意事项,如地方性缺碘者可采用碘化盐。药物引起者应调整剂量或停药。注意个人卫生,注意保暖,避免在人群集中的地方停留时间过长,预防感染和创伤。慎用催眠、镇静、止痛等药物。

（二）饮食原则

遵循高蛋白质、高维生素、低钠、低脂肪的饮食原则。

（三）药物指导

向其解释终身坚持服药的必要性。不可随意停药或更改剂量,否则可能导致心血管疾病,如心肌缺血、心肌梗死或充血性心力衰竭。替代治疗效果最佳的指标为血TSH恒定在正常范围内,长期行替代治疗者宜每6～12个月检测1次。对有心脏病、高血压、肾炎的患者,注意剂量的调整。服用利尿药时,指导患者记录24小时出入量。

（四）病情观察

观察患者的症状和体征改善情况,如出现明显的药物不良反应或并发症,应及时给予处置。讲解黏液性水肿昏迷发生的原因及表现,若出现低血压、心动过缓、体温＜35 ℃等,应及时就医。指导患者自我监测甲状腺激素服用过量的症状,如出现多食消瘦、脉搏＞100次/分、心律失常、体重减轻、发热、大汗、情绪激动等情况,及时报告医师。指导患者定期复查肝肾功能、甲状腺功能、血常规、心电图等。

（五）定期复查甲状腺功能

药物治疗开始后4～8周或剂量调整后检测TSH,TSH恢复正常后每6～12个月检查1次甲状腺功能。监测体重,以了解病情控制情况,及时调整用药剂量。

（刘　静）

第八节　皮质醇增多症

皮质醇增多症(又称 Cushing 综合征)由各种病因导致糖皮质激素(主要是皮质醇)分泌过多所致病症的总称,其中最多见者为垂体促肾上腺皮质激素(ACTH)分泌亢进所引起的临床类型,称为库欣病(Cushing 病)。

一、病因

(一)依赖性 ACTH 的皮质醇增多症

1.库欣病

最常见,约占皮质醇增多症的 70%,是指垂体性皮质醇增多症,由垂体促肾上腺皮质激素细胞瘤分泌大量 ACTH。

2.异位 ACTH 分泌综合征

垂体以外肿瘤分泌过量 ACTH,刺激肾上腺皮质增生分泌过多的皮质醇。

(二)不依赖 ACTH 的综合征

(1)肾上腺皮质腺瘤占皮质醇增多症的 15%~20%,多见于成人,男性相对多见。

(2)肾上腺皮质癌约占皮质醇增多症的 5% 以下,病情重,进展快。

(3)不依赖 ACTH 的双侧肾上腺小结节性增生,可伴或不伴 Carney 综合征。

(4)不依赖 ACTH 的双侧肾上腺大结节性增生。

二、临床表现

(1)向心性肥胖:满月脸,水牛背,多血质外貌,面圆而呈暗红色,颈、胸、腹、背部脂肪甚厚。疾病后期,因肌肉消耗,四肢显得瘦小。

(2)皮肤表现:皮肤薄,微血管脆性增加,轻微损伤即可引起瘀斑。手、脚、指(趾)甲、肛周常出现真菌感染。异位 ACTH 综合征者及较重 Cushing 病患者皮肤色素沉着、颜色加深。

(3)代谢障碍:大量皮质醇促进肝糖原异生,使血糖升高,部分患者出现继发性糖尿病。大量皮质醇有潴钠、排钾作用,低血钾使患者乏力加重,部分患者因潴钠出现轻度水肿。同时病程长者可出现身材变矮、骨质疏松等。

(4)心血管表现:高血压常见,常伴有动脉硬化。长期高血压可并发左心室肥大、心力衰竭和脑血管意外。易发生动、静脉血栓,使心血管并发症发生率增加。

(5)感染:肺部感染多见。患者在感染后,炎症反应往往不显著,发热不明显,易于漏诊而造成严重后果。

(6)性功能障碍:女性患者大多出现月经减少、不规则或停经;痤疮常见;明显男性化(乳房萎缩、生须、喉结增大、阴蒂肥大)者少见。男性患者性欲可减退,睾丸变软,阴茎缩小。

(7)全身肌肉及神经系统:肌无力,下蹲后起立困难。不同程度的精神、情绪变化,严重者精神变态,个别可发生类偏狂。

三、辅助检查

(一)实验室检查

血、尿、粪便常规检查,血生化检查和血皮质醇检查。

(二)影像学及其他检查

肾上腺 B 超检查、CT 检查、MRI 检查,蝶鞍区断层摄片、鞍区 CT 检查及 MRI 检查,心电图及超声心动图检查和骨密度检查。

(三)地塞米松抑制试验

1.小剂量地塞米松抑制试验

尿 17-羟皮质类固醇不能降至对照值的 50% 以下,或尿游离皮质醇不能降至 55 nmol/24 h 以下者,表示不能被抑制。

2.大剂量地塞米松抑制试验

尿 17-羟皮质类固醇或尿游离皮质类固醇能降至对照组的 50% 以下者,表示被抑制。

(四)ACTH 兴奋试验

垂体性库欣病和异位 ACTH 综合征者常有反应,原发性肾上腺皮质肿瘤者多数无反应。

四、处理原则及治疗要点

根据不同病因行相应治疗。在病因治疗前,对病情严重的患者,宜先对症治疗以防止并发症的发生。

(一)库欣病

(1)经蝶窦切除垂体微腺瘤为治疗本病的首选疗法。

(2)如经蝶窦手术未能发现并摘除垂体微腺瘤或某种原因不能做垂体手术,对病情严重者,宜做一侧肾上腺全切,另一侧肾上腺大部分或全切除术,术后做激素替代治疗。

(3)对垂体大腺瘤患者,需做开颅手术治疗,尽可能切除肿瘤。

(4)影响神经递质的药物可做辅助治疗,对于催乳素升高者,可用溴隐亭治疗。

(5)必要时行双侧肾上腺切除术,术后行激素替代治疗。

(二)肾上腺腺瘤

手术切除可根治,术后需使用激素行替代治疗。在肾上腺功能逐渐恢复时,氢化可的松的剂量也随之递减,大多数患者于 6 个月至 1 年或更久可逐渐停用替代治疗。

(三)不依赖 ACTH 的小结节性或大结节性双侧肾上腺增生

行双侧肾上腺切除术,术后行激素替代治疗。

(四)异位 ACTH 综合征

应治疗原发性恶性肿瘤,视具体病情做手术、放疗和化疗。如能根治,Cushing 综合征可以缓解;如不能根治,则需要用肾上腺皮质激素合成阻滞剂。

五、护理评估

(一)病史

(1)详细了解患者患病的起始时间,有无诱因,发病的缓急,主要症状及其特点。

（2）评估患者有无进食异常或营养异常,有无排泄功能异常和体力减退等。

（3）评估患者有无失眠、瞌睡、记忆力减退、注意力不集中,有无下蹲后起立困难,肌无力症状等。

（4）评估患者既往检查情况,是否遵从医嘱治疗,用药及治疗效果。

（5）评估婚姻状况及生育情况,了解患者是否有性功能异常等问题。

（二）身体状况

（1）评估患者有无血压升高、向心性肥胖、满月脸等。

（2）评估患者有无皮肤、黏膜色素沉着、痤疮、多毛等。

（3）评估患者有无脊椎压缩变形、身材矮小、肌无力等。

（4）评估患者腹部皮肤有无紫纹。

（5）评估患者有无外生殖器发育异常。

（三）心理-社会状况

（1）评估患者患病后的精神、心理变化。

（2）评估疾病对日常生活、学习、工作和家庭的影响,是否适应患者角色的转变,对疾病的认知程度。

（3）评估社会支持系统,如家庭成员、经济状况等能否满足患者的医疗护理需求。

六、护理措施

（一）心理护理

讲解疾病的有关知识,给患者提供有关疾病的资料,向患者说明身体外形的改变是疾病发生、发展过程的表现,消除患者的紧张和焦虑情绪。经常巡视病房,了解患者的需要,帮助解决问题。多与患者接触和交流,鼓励患者表达其感受,交谈时语言要温和,耐心倾听。使患者正确认识疾病所导致的形体和外观改变,提高对形体改变的认识和适应能力,需要积极配合检查和治疗,帮助其树立自信心。

（二）饮食护理

给予低钠、高钾、高蛋白质、低碳水化合物、低热量的饮食,预防和控制水肿。鼓励患者摄取富含钙及维生素 D 的食物,如牛奶、紫菜、虾皮、坚果等以预防骨质疏松。鼓励患者多食柑橘类、枇杷、香蕉、南瓜等含钾高的食物。

（三）生活护理

保持病室环境清洁,避免患者暴露在污染的环境中,减少感染机会。保持室内适宜的温度和相对湿度。严格执行无菌操作,尽量减少侵入性治疗,以降低发生感染及交叉感染的危险。指导患者和家属学习预防感染的知识,如注意保暖,减少或避免到公共场所,以防上呼吸道感染。给予皮肤与口腔护理,协助患者做好个人卫生,避免皮肤擦伤和感染。长期卧床者宜定期翻身,注意保护骨隆突处,预防压疮发生。病重者做好口腔护理。

（四）安全护理

提供安全、舒适的环境,移除环境中不必要的家具或摆设,浴室应铺上防滑脚垫。避免剧烈运动,变换体位时动作宜轻柔,防止因跌倒或碰撞引起骨折。

七、健康指导

(一)疾病知识指导

指导患者在日常生活中注意预防感染,保持皮肤清洁,避免外伤、骨折等各种可能导致病情加重或诱发并发症的因素存在。

(二)药物指导

指导患者正确用药并掌握对药物疗效和不良反应的观察,了解激素替代治疗的有关注意事项,尤其是识别激素过量或不足的症状和体征,并告诫患者随意停用激素会引起致命的肾上腺危象。若发生虚弱、头晕、发热、恶心、呕吐等情况应立即就诊。

(三)定期复查

教会患者自我护理措施,适当从事力所能及的活动,以增强患者的自信心和自尊感,定期门诊复查。

(刘　静)

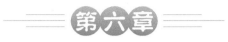

第六章

胸外科护理

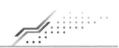

第一节　气道异物梗阻

一、概述

气道异物梗阻(FBAO)是导致窒息的紧急情况,如不及时解除,数分钟内即可死亡。FBAO造成心脏停搏并不常见,但有意识障碍或吞咽困难的老人和儿童发生人数相对较多。FBAO是可以预防而避免发生的。

二、原因及预防

任何人突然呼吸骤停都应考虑到FBAO。成人通常在进食时易发生,肉类食物是造成FBAO最常见的原因。易导致FBAO的诱因包括:吞食大块难咽食物、饮酒后、老年人戴义齿或吞咽困难、儿童口含小颗粒状食物及物品。注意以下事项有助于预防FBAO:①进食切碎的食物,细嚼慢咽,尤其是戴义齿者。②咀嚼和吞咽食物时,避免大笑或交谈。③避免酗酒。④阻止儿童口含食物行走、跑或玩耍。⑤将易误吸入的异物放在婴幼儿拿不到处。⑥不宜给小儿需要仔细咀嚼或质韧而滑的食物(如花生、坚果、玉米花、果冻等)。

三、临床表现

异物可造成呼吸道部分或完全阻塞,识别气道异物梗阻是及时抢救的关键。

(一)气道部分阻塞

患者有通气,能用力咳嗽,但咳嗽停止时,出现喘息声。这时救助者不宜妨碍患者自行排出异物,应鼓励患者用力咳嗽,并自主呼吸。但救助者应守护在患者身旁,并监视患者的情况,如不能解除,即求救EMSS系统。

FBAO患者可能一开始表现为通气不良,或开始通气好,但逐渐恶化,表现乏力、无效咳嗽、吸气时高调噪音、呼吸困难加重、发绀。对待这类患者要同气道完全阻塞患者一样,须争分夺秒进行救助。

(二)气道完全阻塞

患者已不能讲话、呼吸或咳嗽时,双手抓住颈部,无法通气。对此征象必须能够立即明确识别。救助者应马上询问患者是否被异物噎住,如果患者点头确认,必须立即救助,帮助解除异物。由于气体无法进入肺脏,如不能迅速解除气道阻塞,患者很快出现意识丧失,甚至死亡。如果患者已意识丧失、猝然倒地,则应立即实施心肺复苏。

四、治疗

(一)解除气道异物阻塞

对气道完全阻塞的患者必须争分夺秒地解除气道异物。通过压迫使气道内压力骤然升高,产生人为咳嗽,把异物从体内排除。具体可采用以下方法。

1.腹部冲击法

此法可用于有意识的站立或坐位患者。急救者站在患者身后,双臂环抱患者腰部,一手握拳,握拳手的拇指侧抵住患者腹部,位于剑突下与脐上的腹中线部位,再用另一手握紧拳头,快速向内向上使拳头冲击腹部,反复冲击腹部直到把异物排出。如患者意识丧失,即开始 CPR。

采用此法后,应注意检查有无危及生命的并发症,如胃内容物反流造成误吸、腹部或胸腔脏器破裂。除必要时,不宜随便使用。

2.自行腹部冲击法

气道阻塞患者本人可一手握拳,用拇指抵住腹部,部位同上,再用另一只手握紧拳头,用力快速向内、向上使拳头冲击腹部。如果不成功,患者应快速将上腹部抵压在一硬质物体上,如椅背、桌缘、护栏,用力冲击腹部,直到把异物排出。

3.胸部冲击法

患者是妊娠末期或过度肥胖者时,救助者双臂无法环抱患者腰部,可用胸部冲击法代替腹部冲击法。救助者站在患者身后,把上肢放在患者腋下,将胸部环抱住。一只手拳的拇指侧放在胸骨中线,避开剑突和肋骨下缘,另一只手握住拳头,向后冲压,直至把异物排出。

(二)对意识丧失者的解除方法

1.解除 FBAO 中意识丧失

救助者立即开始 CPR。在 CPR 期间,经反复通气后,患者仍无反应,急救人员应继续 CPR,严格按30:2按压/通气比例。

2.发现患者时已无反应

急救人员初始可能不知道患者发生了 FBAO,在反复通气数次后,患者仍无反应,应考虑到FBAO。可采用以下方法。

(1)在 CPR 过程中,如果有第二名急救人员在场,一名实施救助,另一名启动 EMSS,患者保持平卧。

(2)用舌-上颌上提法开放气道,并试用手指清除口咽部异物。

(3)如果通气时患者胸廓无起伏,重新摆正头部位置,注意开放气道状态,再尝试通气。

(4)异物清除前,如果通气仍未见胸廓起伏,应考虑进一步抢救措施(如 Kelly 钳,Magilla 镊,环甲膜穿刺/切开术)开通气道。

(5)如异物取出,气道开通后仍无呼吸,需继续缓慢人工通气。再检查脉搏、呼吸、反应。如无脉搏,即行胸外按压。

五、急救护理

急性呼吸道异物短时间内可危及生命,护士必须有强烈的风险意识,争分夺秒地协助抢救治疗工作。

(一)做好抢救准备

备氧气、吸引器、电动负压吸引器、纤维支气管镜、直接喉镜、气管插管及气管切开包等急救物品。使用静脉留置针建立静脉通道。完善术前准备,与手术室联系,做好气管、支气管镜检查的准备。询问过敏史。一旦出现极度呼吸困难,立即协助医师抢救,给予氧气吸入。

(二)病情观察

密切观察患者的呼吸情况,判断异物所在部位及运动情况。异物进入喉部及声门下时,患者有剧烈呛咳、喉喘鸣、声嘶、面色发绀、吸气性呼吸困难,可在数分钟内引起窒息。发现上述情况立即报告医师抢救。观察双肺呼吸动度是否相同、两侧呼吸音是否一致,吸气时胸骨上窝、锁骨上窝、肋间隙有无凹陷,有无喘鸣、口唇发绀、咳嗽及咳嗽的性质,有无颈静脉怒张及颈胸部皮下气肿。持续监护生命体征和血氧饱和度,记录各项目的基础数据。观察有无颅内压增高或颅内出血的征象,注意瞳孔大小、神经反射,有无惊厥、四肢震颤及肌张力增高或松弛等。

(三)尽量保持患者安静

安排在单人间,保持环境安静。使患者卧床,安定情绪,避免紧张,集中进行检查和治疗,尽量避免刺激。减少患儿哭闹,避免因大哭导致异物突然移位阻塞对侧支气管或卡在声门后引起窒息或增加耗氧量。禁饮食。

(四)向患者及家属介绍手术过程及注意事项

确定实施经气管镜取异物者,遵医嘱给予阿托品等术前用药。向患者及家属介绍手术的过程,术中、术后可能发生的并发症,配合治疗及护理的注意事项等。检查手术知情同意书是否签字。

(五)术后护理

(1)全麻术后麻醉尚未清醒前,设专人护理,取平卧位,头偏向一侧,防止误吸分泌物,及时吸净患者口腔及呼吸道分泌物,保持呼吸道通畅,持续吸氧。

(2)严密观察呼吸的节率、频率及形态,保持呼吸道通畅,血氧饱和度应保持在 $95\% \sim 100\%$ 。观察有无口唇发绀、烦躁不安、鼻翼翕动,注意呼吸有无喉鸣或喘鸣音,监测心电和血氧饱和度。检查口腔中有无分泌物和血液,观察双侧胸部呼吸动度是否对称一致。触诊患者颈部、胸部有无皮下气肿,如有应及时通知医师处理,并标记气肿的范围,以便动态观察。检查患者牙齿有无松动或脱落,并详细记录。

(3)了解术中情况和处理结果,包括异物是否取出、异物的种类、有无异物残留、术中是否发生呼吸暂停、出血、心力衰竭、气胸等并发症,便于有预见性和针对性地进行护理。

(4)并发症的观察与护理。①喉头水肿:婴幼儿患者施行支气管镜取出异物术后,可发生喉头水肿。如患儿出现声音嘶哑、烦躁不安、吸气性呼吸困难等症状,应考虑有喉头水肿。此时密切观察呼吸,有无口唇、面色发绀等窒息的前驱症状。遵医嘱给予吸氧,应用足量抗生素及激素,定时雾化吸入。经上述处理仍无缓解,并呈进行性加重,及时告知医师,必要时行气管切开术解除梗阻。②气胸和纵隔气肿:术后患者出现咳嗽、胸闷、不同程度的呼吸困难应考虑可能并发气胸。立即听诊双肺呼吸音,密切观察呼吸情况、血氧饱和度等,及时通知医师。做好紧急胸腔穿刺放气和胸腔闭式引流的准备,并做好相应护理。③支气管炎、肺炎:注意呼吸道感染的早期征象。反复出现体温升高、咳嗽、气促、多痰等,在确定无异物残留的情况下应考虑并发支气管炎、肺炎等感染。应鼓励患者咳嗽,帮助其每小时翻身 1 次,定时拍背,促进呼吸道分泌物排出,必要时超声雾化吸入,湿化气道、稀释痰液,便于咳出。根据医嘱给予抗生素治疗。

(六)健康指导

呼吸道异物是最常见的儿童意外危害之一,但可以预防。应加强宣传教育,使人们认识呼吸道异物的危险性,掌握预防知识。

(1)避免给幼儿吃花生、瓜子、豆类等带硬壳的食物,避免给孩子玩能够进入口、鼻孔的细小玩具。

(2)教育儿童进食应保持安静,避免其间逗笑、哭闹、嬉戏或受惊吓,以免深吸气时将食物误吸入气道。

(3)教育儿童不要口中含物玩耍。成人要纠正口中含物作业的不良习惯。

(4)加强对昏迷及全麻患者的护理,防止呕吐物吸入下呼吸道,活动义齿应取下。

(王 群)

第二节 食 管 异 物

食管异物是临床常见急诊之一,常发生于幼童及老人缺牙者。食管自上而下有 4 个生理狭窄,食管入口为第一狭窄,异物最常停留在食管入口。

一、食管异物的常见原因

(1)进食匆忙,食物未经仔细咀嚼而咽下,发生食管异物。

(2)进餐时注意力不集中,大口吞吃混有碎骨的汤饭。

(3)松动的牙齿或义齿脱落或使用义齿咀嚼功能差,口内感觉欠灵敏,易误吞。

(4)小儿磨牙发育不全,食物未充分咀嚼或将物件放在口中玩耍引起误咽等。

(5)食管本身的疾病如食管狭窄或食管癌时引起管腔变细。

二、食管异物的临床分级

(1)Ⅰ级:食管壁非穿透性损伤(食管损伤达黏膜、黏膜下层或食管肌层,未穿破食管壁全层),伴少量出血或食管损伤局部感染。

(2)Ⅱ级:食管壁穿透性损伤,伴局限性食管周围炎或纵隔炎,炎症局限且较轻。

(3)Ⅲ级:食管壁穿透性损伤并发严重的胸内感染(如纵隔脓肿、脓胸),累及邻近器官(如气管)或伴脓毒症。

(4)Ⅳ级:濒危出血型,食管穿孔损伤,感染累及主动脉,形成食管-主动脉瘘,发生致命性大出血。

三、食管异物的临床表现

(1)吞咽困难:小异物虽有吞咽困难,但仍能进流食;大异物并发感染可完全不能进食,重者饮水也困难。小儿患者常有流涎症状。

(2)疼痛:异物较小或较圆钝时,常仅有梗阻感。尖锐、棱角异物刺入食管壁疼痛明显,吞咽时疼痛更甚,患者常能指出疼痛部位。

(3)呼吸道症状:异物较大,向前压迫气管后壁时,或异物位置较高,未完全进入食管内压迫喉部时,可有呼吸困难。

(4)食管异物致食管穿破而引起感染者发生食管周围脓肿或脓胸,则可有胸痛、吐脓。损伤血管表现为呕血、黑便、休克甚至死亡。

四、治疗原则

食管镜下取出异物;有食管穿孔者应禁经口进食、水,采用鼻饲及静脉给予营养;颈深部或纵隔脓肿形成者切开引流;给足量有效抗生素治疗;对症支持治疗。

五、急救护理

(一)护理目标

(1)密切观察病情变化,使患者迅速接受治疗,提高救治成功率。

(2)协助患者迅速进入诊疗程序,完善围术期护理。

(3)预防各种并发症,提高救治成功率。

(4)保持呼吸道通畅,增加患者舒适感。

(5)帮助患者及家庭了解食管异物的有关知识。

(二)护理措施

1.密切观察病情变化

Ⅲ级、Ⅳ级食管异物患者病情危重、多变,胸腔、纵隔受累多见,而大血管损伤出血死亡率最高。

(1)给予持续心电、血压监护,密切监视心率和心律的变化。必要时需监测中心静脉压和血氧饱和度,随时观察患者的意识、神志变化。

(2)观察患者疼痛的部位、性质和持续时间,胸段食管异物痛常在胸骨后或背;异物位于食管上段时,疼痛部位常在颈根部或胸骨上窝处,为诊断提供依据。

(3)观察有无呕血,估计出血量。观察大便次数、性质和量。注意肢体温度和湿度、睑结膜、皮肤与甲床色泽,如有异常及时通知医师。

(4)记录 24 小时出入量,病情危重者应记录每小时尿量。

(5)监测体温变化。食管穿孔后伴有局部严重感染,体温是观察、判断治疗效果的重要指标之一,每2小时测量1次。如体温过高应给予物理降温,防止高热惊厥,如出现体温不升,伴血压下降、脉搏细速、面色苍白应警惕有大出血的发生,要及时报告医师。

(6)随时监测电解质,患者有不明原因的腹胀和肌无力要警惕低血钾,结合检查结果及时补钾。

(7)注意全身基础疾病的护理。既往有糖尿病、肝硬化等全身基础疾病者,预后极差。合并糖尿病患者,需监测血糖,维持在正常范围。合并高血压者,加强血压监测。

2.食管异物取出术的围术期护理

(1)患者入院后,详细询问病史,包括时间、吞入异物的种类、异物是否有尖、吞咽困难及疼痛部位、有无呛咳史等,以便与气管异物鉴别。及时进行胸片检查,确定异物存留部位,并通知患者禁食,备好手术器械,配合医师及早手术。

（2）注意患者有无疼痛加剧、发热及食管穿孔等并发症的症状。

（3）患者因异物卡入食管，急需手术治疗，常表现为精神紧张、恐惧，应耐心做好解释工作，说明手术的目的、过程，消除患者不良心理，并指导其术中如何配合，避免手术中患者挣扎，使异物不能取出或引起食管黏膜损伤等并发症。

（4）对异物嵌顿时间过长、合并感染、水与电解质紊乱者，首先应用有效的抗菌药物，静脉补液，给予鼻饲，补充足够的水分与营养，待炎症控制，纠正酸碱平衡紊乱后，及时进行食管镜检查加异物取出术。

（5）术前 30 分钟注射阿托品，减少唾液分泌，以利手术。将患者送入手术室，应将术前拍摄的胸片送入手术室，为手术医师提供异物存留部位的相关资料，避免手术盲目性。

（6）术后及时向术者了解手术过程是否顺利，异物是否取出，有无残留异物，并注意体温、脉搏、呼吸的变化，严密观察有无颈部皮下气肿、疼痛加剧、进食后呛咳、胸闷等症状。术后若出现颈部皮下气肿，局部疼痛明显或放射至肩背部，X 线检查见纵隔气肿等，提示食管穿孔可能。

（7）术后禁食 6 小时，如病情稳定，可恢复软质饮食，如有食管黏膜损伤或炎症者，勿进食早，应禁食48 小时以上，以防引起食管穿孔，对发生穿孔者，应给予鼻饲，同时注意观察钾、钠、氯及非蛋白氮的变化，防止发生或加重水与电解质紊乱，从而加重病情。

3.并发症的护理

（1）食管周围炎：食管周围脓肿是较常见的并发症，常表现为局部疼痛加重，吞咽困难和发热。应严密观察病情，注意局部疼痛是否加剧，颈部是否肿胀，有无吞咽困难及呼吸困难等，定时测量体温、脉搏、呼吸，体温超过 39 ℃者，在给予药物降温的同时，进行物理降温，按时、按量应用抗菌药物，积极控制炎症，给予鼻饲，加强口腔护理。

（2）食管气管瘘的护理：卧床休息，严密观察病情变化，应用大量有效的抗生素、静脉补液、鼻饲饮食，控制病情发展，避免发生气胸。对发生气胸者，进行胸腔闭式引流术，并严格按胸腔闭式引流术常规护理。

（3）食管主动脉瘘的护理：食管主动脉瘘是食管异物最严重的致死性并发症，重点应在预防，避免发生。一旦疑为此并发症，应严密观察出血先兆，从主动脉损伤到引起先兆性出血潜伏期一般为 5 天至3 周，此期间应注意观察患者有无胸骨后疼痛、不规则低热等症状，同时做好抢救的各种准备工作，根据患者情况，配合医师进行手术治疗。

4.保持呼吸道通畅

食管异物严重并发症多有气道压迫和肺部感染，通气功能往往受到影响，应加强气道管理。

（1）给予半卧位，减轻压迫症状和肺淤血，以利于呼吸。

（2）吸氧：对呼吸困难、低氧血症患者应给予鼻导管或面罩吸氧，并监测血氧饱和度，定时行血气分析。

（3）及时清除气道分泌物：协助患者变换体位，轻拍其背部，鼓励咳嗽，促进呼吸道分泌物排除。对痰液黏稠者，应给予雾化吸入以稀释痰液，利于咳出；必要时可予以吸痰。

（4）有呼吸困难者，应做好气管插管和气管切开的准备。气管切开后做好气管切开护理，及时有效地吸痰。

5.维持营养和水、电解质平衡

（1）密切观察病情，严格记录出入量，准确分析、判断有无营养缺乏、失水等表现。

（2）做好胃管护理：食管穿孔患者安置胃管最好在食管镜下进行，避免盲法反复下插加重食管损伤。留置胃管者,要保持通畅、固定,防止脱出。管饲饮食要合理配搭,保证足够的热量和蛋白质,适当的微量元素和维生素,以促进伤口愈合。管饲的量应满足个体需要,一般每天 1 500～3 000 mL 不等,具体应结合输入液量、丢失液量和患者饮食量来确定。

(3)维持静脉通畅:外周静脉穿刺困难者,应给予中心静脉置管,保证液体按计划输入。低位食管穿孔要禁止胃管管饲,可给予静脉高营养或胃造瘘。

(4)若有其他严重的基础疾病,应注意相应的特殊饮食要求,如糖尿病要控制糖的摄入,心脏病和肾脏病需限制钠盐及水分,以免顾此失彼。

6.做好心理护理

由于病情重,病程长,患者往往有不良情绪反应,应关心、爱护患者,多与其交谈,建立良好的护患关系;介绍有关疾病的知识、治疗方法及效果,将检查结果及时告知患者,提高遵医率,消除不良情绪。在与患者交流中应介绍该病的预防知识,以防止疾病的发生。

(三)健康教育

食管异物虽不及气管异物危险,但仍是事故性死亡的一个原因,在护理上应予重视,加强卫生宣教,可减少食管异物发生,食管异物发生后尽早取出异物,可减少或避免食管异物所致的并发症。

(1)教育人们进食不宜太快,提倡细嚼慢咽,进食时勿高声喧哗、大笑。

(2)教育儿童不要把小玩具放在口中玩耍,小儿口内有食物时不宜哭闹、嬉笑奔跑等。工作时不要将钉子之类的物品含在口中边做事边从口中取用,以免误吞。

(3)照顾好年岁已高的老人,松动义齿应及时修复,戴义齿者尤应注意睡前将义齿取出,吃团块食物宜切成小块等。昏迷患者或做食管、气管镜检查者,应取下义齿。

(4)强酸、强碱等腐蚀性物品要标记清楚,严格管理,放在小孩拿不到的地方。

(5)误吞异物后要及时到医院就诊,不要强行自吞。切忌自己吞入饭团、韭菜等食物,以免加重损伤或将异物推入深部,增加取出难度。

(王　群)

第三节　食　管　癌

一、疾病概述

(一)概念

食管癌是常见的一种消化道癌肿。食管癌的发病率有明显的地域差异,高发地区发病率可达 150/10 万以上,低发地区则只在 3/10 万左右。国外以中亚、非洲、法国北部和中南美洲为高发区。我国以太行山地区、秦岭东部地区、大别山区、四川北部地区、闽南和广东潮汕地区、苏北地区为高发区。

(二)相关病理生理

临床上将食管分为颈、胸、腹三段。胸段食管又分为上、中、下三段。胸中段食管癌较多见,下段次之,上段较少。95％以上的食管癌为鳞状上皮细胞癌,贲门部腺癌可向上延伸累及食管下段。

食管癌起源于食管黏膜上皮。癌细胞逐渐增大侵及肌层，并沿食管向上下、全周及管腔内外方向发展，出现不同程度的食管阻塞。晚期癌肿穿透食管壁、侵入纵隔或心包。食管癌主要经淋巴转移，血行转移发生较晚。

（三）病因与诱因

病因至今尚未明确，可能与下列因素有关。

1.亚硝胺及真菌

亚硝胺是公认的化学致癌物，在高发区的粮食和饮水中，其含量显著增高，且与当地食管癌和食管上皮重度增生的患病率呈正相关。各种霉变食物能产生致癌物质，一些真菌能将硝酸盐还原为亚硝酸盐，促进二级胺的形成，使二级胺比发霉前增高 50～100 倍。少数真菌还能合成亚硝胺。

2.遗传因素和基因

食管癌的发病常表现家族聚集现象，河南林县食管癌有阳性家族史者占 60%。在食管癌高发家族中，染色体数量及结构异常者显著增多。

3.营养不良及微量元素缺乏

饮食缺乏动物蛋白、新鲜蔬菜和水果，摄入的维生素 A、B_1、B_2、C 缺乏，是食管癌的危险因素。食物、饮水和土壤内的微量元素，如钼、铜、锰、铁、锌含量较低，亦与食管癌的发生相关。

4.饮食习惯

嗜好吸烟、长期饮烈性酒者食管癌发生率明显升高。进食粗糙食物，进食过热、过快等因素易致食管上皮损伤，增加了对致癌物的敏感性。

5.其他因素

食管慢性炎症、黏膜损伤及慢性刺激亦与食管癌发病有关，如食管腐蚀伤、食管慢性炎症、贲门失弛缓症及胃食管长期反流引起的 Barrett 食管（食管末端黏膜上皮柱状细胞化）等均有癌变的危险。

（四）临床表现

1.早期

常无明显症状，但在吞咽粗硬食物时可能有不同程度的不适感觉，包括咽下食物哽噎感，胸骨后烧灼样、针刺样或牵拉摩擦样疼痛。食物通过缓慢，并有停滞感或异物感。可能是局部病灶刺激食管蠕动异常或痉挛，或局部炎症、糜烂、表浅溃疡等所致。哽噎停滞感常通过饮水后缓解消失。症状时轻时重，进展缓慢。

2.中晚期

食管癌典型的症状为进行性吞咽困难。先是难咽干的食物，继而只能进半流质、流质，最后水和唾液也不能咽下。常吐黏液样痰，为下咽的唾液和食管的分泌物。患者逐渐消瘦、脱水、无力。若出现持续胸痛或背部肩胛间区持续性疼痛表示为晚期症状，癌已侵犯食管外组织。当癌肿梗阻所引起的炎症水肿暂时消退，或部分癌肿脱落后，梗阻症状可暂时减轻，常误认为病情好转。若癌肿侵犯喉返神经，可出现声音嘶哑；若压迫颈交感神经节，可产生 Horner 综合征。若侵入气管、支气管，可形成食管、气管或支气管瘘，出现吞咽水或食物时剧烈呛咳，并发生呼吸系统感染。后者有时亦可因食管梗阻致内容物反流入呼吸道而引起。最后出现恶病质状态。若肝、脑等脏器转移，可出现黄疸、腹水、昏迷等状态。

（五）辅助检查

1.食管吞钡造影检查

食管吞钡造影检查是可疑食管癌患者影像学诊断的首选,采用食管吞钡 X 线双重对比造影检查方法。早期可见以下征象。

（1）食管黏膜皱襞紊乱、粗糙或有中断现象。

（2）局限性食管壁僵硬,蠕动中断。

（3）局限性小的充盈缺损。

（4）浅在龛影,晚期多为充盈缺损,管腔狭窄或梗阻。

2.内镜及超声内镜检查（EUS）

食管纤维内镜检查可直视肿块部位、形态,并可钳取活组织做病理学检查;超声内镜检查可用于判断肿瘤侵犯深度、食管周围组织及结构有无受累,有无纵隔淋巴结或腹内脏器转移等。

3.放射性核素检查

利用某些亲肿瘤的核素,如^{32}P、^{131}I等检查,对早期食管癌病变的发现有帮助。

4.纤维支气管镜检查

食管癌外侵常可累及气管、支气管,若肿瘤在隆嵴以上应行气管镜检查。

5.CT、PET/CT 检查

胸、腹 CT 检查能显示食管癌向管腔外扩展的范围及淋巴结转移情况,而 PET/CT 检查则更准确地显示食管癌病变的实际长度,对颈部、上纵隔、腹部淋巴结转移诊断具有较高准确性,在寻找远处转移灶比传统的影像学方法如 CT、EUS 等具有更高的灵敏性。

（六）治疗原则

以手术为主,辅以放疗、化疗等综合治疗。主要治疗方法有内镜治疗、手术、放疗、化疗、免疫及中医中药治疗等。

1.非手术治疗

（1）内镜治疗:食管原位癌可在内镜下行黏膜切除,术后 5 年生存率可达 86％～100％。

（2）放疗:放射和手术综合治疗,可增加手术切除率,也能提高远期生存率。术前放疗后间隔 2～3 周再做手术较为合适。对手术中切除不完全的残留癌组织处做金属标记,一般在手术后 3～6 周开始术后放疗。而单纯放射疗法适用于食管颈段、胸上段食管癌,也可用于有手术禁忌证而病变不长、尚可耐受放疗的患者。

（3）化学药物治疗:食管癌对化疗药物敏感性差,与其他方法联合应用,有时可提高疗效。

（4）其他:免疫治疗及中药治疗等亦有一定疗效。

2.手术治疗

手术治疗是治疗食管癌首选方法。对于全身情况和心肺功能良好、无明显远处转移征象者,可采用手术治疗;对估计切除可能性小的、较大的鳞癌而全身情况良好的患者,可先做术前放疗,待瘤体缩小后再手术;对晚期食管癌、不能根治或放疗、进食有困难者,可做姑息性减状手术,如食管腔内置管术、食管胃转流吻合术、食管结肠转流吻合术或胃造瘘术等,以达到改善、延长生命的目的。

二、护理评估

（一）一般评估

1.生命体征（T、P、R、BP）

患有食管癌的患者生命体征常无变化。如肿瘤较大压迫气管可引起呼吸急促、心率加快。

2.患者主诉

患者在吞咽食物时，有无哽噎感，胸骨后烧灼样、针刺样或牵拉摩擦样疼痛；有无进行性吞咽困难等症状。

3.相关记录

相关记录包括体重、有无消瘦、饮食习惯改变、吸烟、嗜酒、排便异常情况。有无其他伴随疾病，如糖尿病、冠状动脉粥样硬化性心脏病（冠心病）、高血压、慢性支气管炎等记录。

（二）身体评估

1.局部

了解患者有无吞咽困难、呕吐等；有无疼痛，疼痛的部位和性质，是否因疼痛而影响睡眠。

2.全身

评估患者的营养状况，体重有无减轻，有无消瘦、面部颜色（贫血）、脱水或衰弱；了解患者有无锁骨上淋巴结肿大和肝肿块；有无腹水、胸腔积液等。

（三）心理-社会评估

患者对该疾病的认知程度及主要存在的心理问题，患者家属对患者的关心程度、支持力度、家庭经济承受能力如何等。引导患者正确配合疾病的治疗和护理。

（四）辅助检查阳性结果评估

（1）血液化验检查：食管癌患者若长期进食困难，可引起营养失调、低蛋白血症、贫血、维生素及电解质缺乏，但该类患者多有脱水、血液浓缩等现象，血液化验检查常不能正确判断患者的实际营养状况，应注意综合判断、科学分析。

（2）了解食管吞钡造影、内镜及超声检查、CT、PET/CT 等结果，以判断肿瘤的位置、有无扩散或转移。

（五）治疗效果评估

1.非手术治疗评估要点

胸痛、背痛等症状是否改善或加重，吞咽困难是否改善或加重，放、化疗引起的食欲减退、骨髓造血功能抑制等毒副作用有无好转。

2.手术治疗评估要点

术后患者生命体征是否平稳，有无发热、胸闷、呼吸浅快、发绀及肺部痰鸣音等；伤口是否干燥，有无渗液、渗血；各引流管是否通畅，引流量、颜色与性状等；术后有无大出血、感染、肺不张、乳糜胸、吻合口瘘等并发症的发生；患者术后进食情况，有无食物反流现象。

三、主要护理诊断（问题）

（一）营养失调

低于机体需要量与进食量减少或不能进食、消耗增加等有关。

(二)体液不足

体液不足与吞咽困难、水分摄入不足有关。

(三)焦虑

焦虑与对癌症的恐惧和担心疾病预后等有关。

(四)知识缺乏

知识缺乏与对疾病的认识不足有关。

(五)潜在并发症

(1)肺不张、肺炎:与手术损伤及术后切口疼痛、虚弱致咳痰无力等有关。

(2)出血:与术中止血不彻底、术后出现活动性出血及患者凝血功能障碍有关。

(3)吻合口瘘:与食管的解剖特点及感染、营养不良、贫血、低蛋白血症等有关。

(4)乳糜胸:与伤及胸导管有关。

四、主要护理措施

(一)术前护理

(1)心理护理:患者有进行性吞咽困难,日益消瘦,对手术的耐受能力差,对治疗缺乏信心,同时对手术存在着一定程度的恐惧心理。因此,应针对患者的心理状态进行解释、安慰和鼓励,建立充分信赖的护患关系,使患者认识到手术是彻底的治疗方法,使其乐于接受手术。

(2)加强营养:尚能进食者,应给予高热量、高蛋白质、高维生素的流质或半流质饮食。不能进食者,应静脉补充水分、电解质及热量。低蛋白血症的患者,应输血或血浆蛋白给予纠正。

(3)呼吸道准备:术前严格戒烟,指导并教会患者深呼吸、有效咳嗽、排痰。

(4)胃肠道准备:①注意口腔卫生。②术前安置胃管和十二指肠滴液管。③术前禁食,有食物潴留者,手术前晚用等渗盐水冲洗食管,有利于减轻组织水肿,降低术后感染和吻合口漏的发生率。④拟行结肠代食管者,术前需按结肠手术准备护理。

(5)术前练习:教会患者深呼吸、有效咳嗽、排痰、床上排便等活动。

(二)术后护理

(1)严密观察生命体征的变化。

(2)保持胃肠减压管通畅:术后 24~48 小时引流出少量血液,应视为正常,如引出大量血液应立即报告医师处理。胃肠减压管应保留 3~5 天,以减少吻合口张力,以利愈合。注意胃管连接准确,固定牢靠,防止脱出。

(3)密切观察胸腔引流量及性质:胸腔引流液如发现有异常出血、混浊液、食物残渣或乳糜液排出,则提示胸腔内有活动性出血、食管吻合口漏或乳糜胸,应采取相应措施,明确诊断,予以处理。

(4)观察吻合口漏的症状:食管吻合口漏的临床表现为高热、脉快、呼吸困难、胸部剧痛、不能忍受;患侧呼吸音低,叩诊浊音,白细胞计数升高甚至发生休克。处理原则:①胸膜腔引流,促使肺膨胀。②选择有效的抗生素抗感染。③补充足够的营养和热量。目前多选用完全胃肠内营养(TEN)经胃造口灌食治疗,效果确切、满意。④严密观察病情变化,积极对症处理。⑤需再次手术者,积极完善术前准备。

(三)休息与活动

适当休息,保证充足的睡眠,进行呼吸功能锻炼,对手术后康复有重要的意义,可指导患者进行深呼吸、腹式呼吸、吹气球及呼吸功能训练仪(三球型)的训练,鼓励患者爬楼梯以及进行扩胸运动,以不感到疲劳为宜。

(四)饮食护理

1.术前饮食

大多数食管癌患者因不同程度吞咽困难而出现摄入不足,营养不良,水、电解质失衡,使机体对手术的耐受力下降,故术前应保证患者营养素的摄入。

(1)能进食者,鼓励患者进食高热量、高蛋白质、丰富维生素饮食;若患者进食时感食管黏膜有刺痛,可给予清淡无刺激的食物,告知患者不可进食较大、较硬的食物,宜进半流质或水分多的软食。

(2)若患者仅能进食流质而营养状况较差,可给予肠内营养或肠外营养支持。

2.术后饮食

(1)术后早期吻合口处于充血水肿期,需禁饮禁食3~4天,禁食期间持续胃肠减压,注意经静脉补充营养。

(2)停止胃肠减压24小时后,若无呼吸困难、胸内剧痛、患侧呼吸音减弱及高热等吻合口瘘的症状时,可开始进食。先试饮少量水,术后5~6天可进全清流质,每2小时100 mL,每天6次。术后3周患者若无特殊不适可进普食,但仍应注意少食多餐、细嚼慢咽,进食不宜过多、过快,避免进食生、冷、硬食物(包括质硬的药片和带骨刺的鱼肉类、花生、豆类等),以防发生后期吻合口瘘。

(3)食管癌、贲门癌切除术后,胃液可反流至食管,致反酸、呕吐等症状,平卧时加重,嘱患者进食后2小时内勿平卧,睡眠时将床头抬高。

(4)食管胃吻合术后患者,可由于胃拉入胸腔、肺受压而出现胸闷、进食后呼吸困难,建议患者少食多餐,1~2个月后,症状多可缓解。

(五)用药护理

严格按医嘱要求用药,注意控制输液速度和用量,必要时使用输液泵输注液体。注意观察有无药物不良反应,发现问题及时处理。

(六)心理护理

食管癌患者往往对进行性加重的吞咽困难、日渐减轻的体重感到焦虑不安;对所患疾病有部分认识,求生的欲望十分强烈,迫切希望能早日手术,恢复进食,但对手术能否彻底切除病灶、今后的生活质量、麻醉和手术意外、术后伤口疼痛及可能出现的术后并发症等表现出日益紧张、恐惧,甚至明显的情绪低落、失眠和食欲下降。

(1)加强与患者及家属的沟通,仔细了解患者及家属对疾病和手术的认知程度,了解患者的心理状况,并根据患者的具体情况,实施耐心的心理疏导。讲解手术和各种治疗与护理的意义、方法、大致过程、配合与注意事项。

(2)营造安静舒适的环境,以促进睡眠。必要时使用安眠、镇静、镇痛类药物,以保证患者充分休息。

(3)争取亲属在心理上、经济上的积极支持和配合,解除患者的后顾之忧。

(七)呼吸道管理

食管癌术后患者易发生呼吸困难、缺氧,并发肺不张、肺炎,甚至呼吸衰竭,主要与下列因素有关:年老的食管癌患者常伴有慢性支气管炎、肺气肿、肺功能低下等;开胸手术破坏了胸廓的完整性;肋间肌和膈肌的切开,使肺的通气泵作用严重受损;术中对肺较长时间的挤压牵拉造成一定的损伤;术后迷走神经功能亢进,引起气管、支气管黏膜腺体分泌增多;食管胃吻合术后,胃拉入胸腔,使肺受压,肺扩张受限;术后切口疼痛、虚弱致咳痰无力,尤其是颈、右胸、上腹三切口患者。护理措施包括以下几点。

(1)加强观察:密切观察呼吸形态、频率和节律,听诊双肺呼吸音是否清晰,有无缺氧征兆。

(2)气管插管者,及时吸痰,保持气道通畅。

(3)术后第1天每1~2小时鼓励患者深呼吸、吹气球、使用深呼吸训练器,促使肺膨胀。

(4)痰多、咳痰无力的患者若出现呼吸浅快、发绀、呼吸音减弱等痰阻塞现象时,立即行鼻导管深部吸痰,必要时行纤维支气管镜吸痰或气管切开吸痰,气管切开后按气管切开常规护理。

(八)胃肠道护理

1.胃肠减压的护理

(1)术后3~4天内持续胃肠减压,妥善固定胃管,防止脱出。

(2)加强观察:严密观察引流液的量、性状及颜色并准确记录。术后6~12小时可从胃管内抽吸出少量血性液或咖啡色液,以后引流液颜色逐渐变浅。若引流出大量鲜血或血性液,患者出现烦躁、血压下降、脉搏增快、尿量减少等,应考虑吻合口出血,需立即通知医师并配合处理。

(3)保持通畅:经常挤压胃管,避免管腔堵塞。胃管不通畅者,可用少量生理盐水冲洗并及时回抽,避免胃扩张使吻合口张力增加而并发吻合口瘘。胃管脱出后应严密观察病情,不应盲目再插入,以免戳穿吻合口,造成吻合口瘘。待肛门排气、胃肠减压引流量减少后,拔除胃管。

2.结肠代食管(食管重建)术后护理

(1)保持置于结肠袢内的减压管通畅。

(2)注意观察腹部体征,了解有无发生吻合口瘘、腹腔内出血或感染等,发现异常及时通知医师。

(3)若从减压管内吸出大量血性液体或呕吐大量咖啡样液体伴全身中毒症状,应考虑代食管的结肠袢坏死,需立即通知医师并配合抢救。

(4)结肠代食管后,因结肠逆蠕动,患者常嗅到粪便气味,需向患者解释原因,并指导其注意口腔卫生,一般此情况于半年后可逐步缓解。

3.胃造瘘术后的护理

(1)观察造瘘管周围有无渗液或胃液漏出。由于胃液对皮肤刺激性较大,应及时更换渗湿的敷料,并在瘘口周围涂氧化锌软膏或置凡士林纱布保护皮肤,防止发生皮炎。

(2)妥善固定用于管饲的暂时性的或永久性造瘘,防止脱出或阻塞。

(九)并发症的预防和护理

1.出血

观察并记录引流液的性状、量。若引流量持续2小时都超过4 mL/(kg·h),伴血压下降、脉搏增快、躁动、出冷汗等低血容量表现,应考虑有活动性出血,及时报告医师,并做好再次开胸的准备。

2.吻合口瘘

吻合口瘘是食管癌手术后极为严重的并发症,多发生在术后5~10天,病死率高达50%。发生吻合口瘘的原因如下:食管的解剖特点,无浆膜覆盖,肌纤维呈纵形走向,易发生撕裂;食管血液供应呈节段性,易造成吻合口缺血;吻合口张力太大;感染、营养不良、贫血、低蛋白血症等影响吻合口愈合。应积极预防。术后应密切观察患者有无呼吸困难、胸腔积液和全身中毒症状,如高热、寒战,甚至休克等吻合口瘘的临床表现。一旦出现上述症状,立即通知医师并配合处理,包括:嘱患者立即禁食;协助行胸腔闭式引流并常规护理;遵医嘱予以抗感染治疗及营养支持;严密观察生命体征,若出现休克症状,积极抗休克治疗;再次手术者,积极配合医师完善术前准备。

3.乳糜胸

食管、贲门癌术后并发乳糜胸是比较严重的并发症,多因伤及胸导管所致,多发生在术后2~10天,少数患者可在2~3周后出现。术后早期由于禁食,乳糜液含脂肪甚少,胸腔闭式引流可为淡血性或淡黄色液,但量较多;恢复进食后,乳糜液漏出量增多,大量积聚在胸腔内,可压迫肺及纵隔并使之向健侧移位。由于乳糜液中95%以上是水,并含有大量脂肪、蛋白质、胆固醇、酶、抗体和电解质,若未及时治疗,可在短时期内造成全身消耗、衰竭而死亡,必须积极预防和及时处理。其主要护理措施包括以下几点。

(1)加强观察:注意患者有无胸闷、气急、心悸,甚至血压下降。

(2)协助处理:若诊断成立,迅速处理,即置胸腔闭式引流,及时引流胸腔内乳糜液,使肺膨胀。可用负压持续吸引,以利于胸膜形成粘连。

(3)给予肠外营养支持。

(十)健康教育

1.疾病预防

避免接触引起癌变的因素,如减少饮用水中亚硝胺及其他有害物质、防霉去毒;应用维 A 酸类化合物及维生素等预防药物;积极治疗食管上皮增生;避免过烫、过硬饮食等。

2.饮食指导

根据不同术式,向患者讲解术后进食时间,指导选择合理的饮食及注意事项,预防并发症的发生。

(1)宜少量多餐,由稀到干,逐渐增加食量,并注意进食后的反应。

(2)避免进食刺激性食物与碳酸饮料,避免进食过快、过量及硬质食物;质硬的药片可碾碎后服用,避免进食花生、豆类等,以免发生吻合口瘘。

(3)患者餐后取半卧位,以防止进食后反流、呕吐,利于肺膨胀和引流。

3.活动与休息

保证充足睡眠,劳逸结合,逐渐增加活动量。术后早期不宜下蹲大小便,以免引起直立性低血压或发生意外。

4.加强自我观察

(1)若术后 3~4 周再次出现吞咽困难,可能为吻合口狭窄,应及时就诊。

(2)定期复查,坚持后续治疗。

五、护理效果评估

通过治疗与护理,患者是否:①营养状况改善,体重增加;贫血状况改善。②水、电解质维持平衡,尿量正常,无脱水或电解质紊乱的表现。③焦虑减轻或缓解,睡眠充足。④患者对疾病有正确的认识,能配合治疗和护理。⑤无并发症发生或发生后得到及时处理。

(王　群)

第四节 肺 癌

一、疾病概述

(一)概念

肺癌多数起源于支气管黏膜上皮,因此也称支气管肺癌。全世界肺癌的发病率和病死率正在迅速上升。发病年龄大多在40岁以上,以男性多见,居发达国家和我国大城市男性恶性肿瘤发病率和死亡率的第一位。但近年来,女性肺癌的发病率和死亡率上升较男性更为明显。

(二)相关病理生理

肺癌起源于支气管黏膜上皮,局限于基底膜内者称为原位癌。癌肿可以向支气管腔内和/或邻近的肺组织生长,并可以通过淋巴、血行转移或直接向支气管转移扩散。

肺癌的分布以右肺多于左肺,上叶多于下叶。起源于主支气管、肺叶支气管的癌肿,位置靠近肺门,称为中心型肺癌;起源于肺段支气管以下的癌肿,位置在肺的周围部分,称为周围型肺癌。

(三)病因与诱因

肺癌的病因至今尚不完全明确,认为与下列因素有关。

1.吸烟

吸烟是肺癌的重要致病因素。烟草内含有苯并芘等多种致癌物质。吸烟量越多、时间越长、开始吸烟年龄越早,则肺癌发病率越高。资料表明,多年每天吸烟40支以上者,肺鳞癌和小细胞癌的发病率比不吸烟者高4～10倍。

2.化学物质

已被确认可导致肺癌的化学物质包括石棉、铬、镍、铜、锡、砷、二氯甲醚、氡、芥子体、氯乙烯、煤烟焦油和石油中的多环芳烃等。

3.空气污染

空气污染包括室内污染和室外污染。室内空气污染主要指煤、天然气等燃烧过程中产生的致癌物。室外空气污染包括汽车尾气、工业废气、公路沥青在高温下释放的有毒气体等。

4.人体内在因素

如免疫状态、代谢活动、遗传因素、肺部慢性感染、支气管慢性刺激、结核病史等,也可能与肺癌的发病有关。

5.其他

长期、大剂量电离辐射可引起肺癌。癌基因的活化或肿瘤抑制基因的丢失与肺癌的发病也有密切联系。

(四)临床表现

肺癌的临床表现与癌肿的部位、大小、是否压迫和侵犯邻近器官及有无转移等密切相关。

1.早期

多无明显表现,癌肿增大后常出现以下表现。

（1）咳嗽：最常见，为刺激性干咳或少量黏液痰，抗炎治疗无效。当癌肿继续长大引起支气管狭窄时，咳嗽加重，呈高调金属音。若继发肺部感染，可有脓性痰，痰量增多。

（2）血痰：以中心型肺癌多见，多为痰中带血点、血丝或断续地少量咯血；癌肿侵犯大血管可引起大咯血，但较少见。

（3）胸痛：为肿瘤侵犯胸膜、胸壁、肋骨及其他组织所致。早期表现为胸部不规则隐痛或钝痛。

（4）胸闷、发热：当癌肿引起较大支气管不同程度的阻塞，发生阻塞性肺炎和肺不张，临床上可出现胸闷、局限性哮鸣、气促和发热等症状。

2.晚期

除发热、体重减轻、食欲减退、倦怠及乏力等全身症状外，还可出现癌肿压迫、侵犯邻近器官、组织或发生远处转移的征象。

（1）压迫或侵犯膈神经：引起同侧膈肌麻痹。

（2）压迫或侵犯喉返神经：引起声带麻痹、声带嘶哑。

（3）压迫上腔静脉：引起上腔静脉压迫综合征，表现为上腔静脉回流受阻，面部、颈部、上肢和上胸部静脉怒张，皮下组织水肿，上肢静脉压升高。可出现头痛、头昏或晕厥。

（4）侵犯胸膜及胸壁：可引起剧烈持续的胸痛和胸腔积液。若侵犯胸膜则为尖锐刺痛，呼吸及咳嗽时加重；若压迫肋间神经，疼痛可累及其神经分布区；若侵犯肋骨或胸椎，则相应部位出现压痛。胸膜腔积液常为血性，大量积液可引起气促。

（5）侵入纵隔、压迫食管：可引起吞咽困难，支气管-食管瘘。

（6）上叶顶部肺癌：亦称 Pancoast 肿瘤。可侵入纵隔和压迫位于胸廓上口的器官或组织，如第一肋间、锁骨下动静脉、臂丛神经等而产生剧烈胸肩痛、上肢静脉怒张、上肢水肿、臂痛和运动障碍等；若压迫颈交感神经则会引起同侧上眼睑下垂、瞳孔缩小、眼球内陷、面部无汗等颈交感神经综合征（Horner 征）表现。

（7）肿瘤远处转移征象。①脑：头痛最为常见，出现呕吐、视觉障碍、性格改变、眩晕、颅内压增高、脑疝等。②骨：局部疼痛及压痛较常见，转移至椎骨等承重部位则可引起骨折、瘫痪。③肝：肝区疼痛最为常见，出现黄疸、腹水、食欲减退等。④淋巴结：引起淋巴结肿大。

3.非转移性全身症状

少数患者可出现非转移性全身症状，如杵状指（趾）、骨关节痛、骨膜增生等骨关节病综合征、皮质醇增多症、重症肌无力、男性乳房发育、多发性肌肉神经痛等，称为副癌综合征。副癌综合征可能与肺癌组织产生的内分泌物质有关，手术切除癌肿后这些症状可消失。

（五）辅助检查

1.X 线及 CT 检查

X 线及 CT 检查是诊断肺癌的重要手段。胸部 X 线和 CT 检查可了解癌肿大小及其与肺叶、肺段、支气管的关系。5%～10%无症状肺癌可在 X 线检查时被发现，CT 可发现 X 线检查隐藏区的早期肺癌病变。肺部可见块状阴影，边缘不清或分叶状，周围有毛刺；若有支气管梗阻，可见肺不张；若肿瘤坏死液化，可见空洞；若有转移，可见相应转移灶。

2.痰细胞学检查

痰细胞学检查是肺癌普查和诊断的一种简便有效的方法。肺癌表面脱落的癌细胞可随痰咳出，故痰中找到癌细胞即可确诊。

3.纤维支气管镜检查

诊断中心型肺癌的阳性率较高,可直接观察到肿瘤大小、部位及范围,并可钳取或穿刺病变组织做病理学检查,亦可经支气管取肿瘤表面组织检查或取支气管内分泌物行细胞学检查。

4.正电子发射断层扫描(PET)

利用^{18}F-脱氧葡萄糖(FDG)作为示踪剂进行扫描显像。由于恶性肿瘤的糖酵解代谢高于正常细胞,FDG 在肿瘤内聚积程度大大高于正常组织,肺癌 PET 显像时表现为局部异常浓聚。可用于肺内结节和肿块的定性诊断,并能显示纵隔淋巴结有无转移。目前,PET 是肺癌定性诊断和分期最好、最准确的无创检查。

5.其他

如胸腔镜、纵隔镜、经胸壁穿刺活检、转移病灶活检、胸腔积液检查、肿瘤标记物检查、剖胸探查等。

(六)治疗原则

尽管 80%的肺癌患者在明确诊断时已失去手术机会,但手术治疗仍然是肺癌最重要和最有效的治疗手段。然而,目前所有的各种治疗肺癌的方法效果均不能令人满意,必须适当联合应用,现在临床上常采用个体化的综合治疗,以提高肺癌治疗的效果。一般非小细胞癌以手术治疗为主,辅以化疗和放疗;小细胞癌则以化疗和放疗为主。

1.非手术治疗

(1)放疗:是从局部消除肺癌病灶的一种手段,主要用于处理手术后残留病灶和配合化疗。在各种类型的肺癌中,小细胞癌对放疗敏感性较高,鳞癌次之,腺癌最差。晚期或肿瘤再发患者姑息性放疗可减轻症状。

(2)化疗:分化程度低的肺癌,尤其是小细胞癌对化疗特别敏感,鳞癌次之,腺癌最差。化疗亦单一用于晚期肺癌患者以缓解症状,或与手术、放疗综合应用,以防止癌肿转移复发,提高治愈率。

(3)中医中药治疗:按患者临床症状、脉象、舌苔等辨证论治,部分患者的症状可得到改善;亦可用减轻患者的放疗及化疗的不良反应,提高机体的抵抗力,增强疗效并延长生存期。

(4)免疫治疗:①特异性免疫疗法,用经过处理的自体肺癌细胞或加用佐剂后,做皮下接种治疗。②非特异性免疫疗法,用卡介苗、短小棒状杆菌、转移因子、干扰素、胸腺素等生物制品或左旋咪唑等药物激发和增强人体免疫功能,以抵制肿瘤生长,增强机体对化疗药物的耐受性而提高治疗效果。

2.手术治疗

目的是彻底切除肺部原发癌肿病灶和局部及纵隔淋巴结,尽可能保留健康的肺组织。目前基本手术方式为肺切除术加淋巴结清扫。肺切除术的范围取决于病变的部位和大小。周围型肺癌,实施肺叶切除加淋巴结切除术;中心型肺癌,实施肺叶或一侧全肺切除加淋巴结切除术。

二、护理评估

(一)一般评估

1.生命体征(T、P、R、BP)

早期肺癌时,患者多无任何症状,生命体征一般表现正常,当癌肿继续长大引起较大支气管不同程度的阻塞,发生阻塞性肺炎和肺不张时,患者可出现体温偏高(发热)、心率和呼吸加快、胸闷、气促症状。

2.患者主诉

有无咳嗽、血痰、胸痛、胸闷、气促、倦怠、乏力、骨关节疼痛等症状。

3.相关记录

体重、体位、饮食、有无吸烟史、吸烟的时间和数量,有无其他伴随疾病,如糖尿病、冠心病、高血压、慢性支气管炎等记录。

(二)身体评估

1.全身

患者有无咳嗽,是否为刺激性;有无咳痰,痰量及性状;有无痰中带血或咯血,咯血的量、次数;有无疼痛,疼痛的部位和性质;有无呼吸困难,全身营养状况。

2.局部

患者面部颜色有无贫血、口唇有无发绀、有无杵状指(趾);有无声音嘶哑,有无面部、颈部、上肢肿胀,有无持续胸背部疼痛、吞咽困难,甚至患侧上眼睑下垂等晚期肺癌侵犯邻近器官、组织的表现。

3.听诊肺部

早期肺癌患者,大部分听诊双肺呼吸音清,当合并肺炎时可有啰音,若晚期肺癌引起肺实变,则呼吸音强;若出现胸腔积液,则呼吸音弱。结合病例综合考虑。

4.叩诊

有胸腔积液时叩诊呈浊音。

(三)心理-社会评估

患者在疾病治疗过程中的心理反应与需求,了解患者对疾病的认知程度,对手术有何顾虑,有何思想负担。了解朋友及家属对患者的关心、支持程度,家庭对手术的经济承受能力。引导患者正确配合疾病的治疗和护理。

(四)辅助检查阳性结果评估

(1)血液检验:有无低蛋白血症。

(2)胸部 X 线检查:有无肺部肿块阴影,而 CT 检查因密度分辨率高,可发现一般 X 线检查隐藏区(如肺尖、膈上、脊柱旁、心后、纵隔处)的早期肺癌病变,对中心型肺癌的诊断有重要价值。

(3)PET/CT 检查:肺部肿块经[18]氟-脱氧葡萄糖(FDG)吸收、代谢显影是否明显增高(因为恶性肿瘤的糖酵解代谢高于正常细胞),并能观察纵隔淋巴结有无转移。

(4)各种内镜及其他有关手术耐受性检查等有无异常发现。

(五)治疗效果评估

1.非手术治疗评估要点

咳嗽、血痰、胸痛、胸闷、气促等症状是否改善或消失,肺部肿块阴影有无缩小或消散。放、化疗引起的胃纳减退、骨髓造血功能抑制等毒副作用有无好转。

2.手术治疗评估要点

术后患者生命体征是否平稳,呼吸状态如何,有无胸闷、呼吸浅快、发绀及肺部痰鸣音等;伤口是否干燥,有无渗液、渗血,伤口周围有无皮下气肿;各引流管是否通畅,引流量、颜色与性状等;术后肺膨胀情况;术后有无大出血、感染、肺不张、支气管胸膜瘘等并发症的发生。患者对术后康复训练和早期活动是否配合,对出院后的继续治疗是否清楚。

三、主要护理问题

(一)气体交换障碍

气体交换障碍与肺组织病变、手术、麻醉、肿瘤阻塞支气管、肺膨胀不全、呼吸道分泌物潴留、肺换气功能降低等因素有关。

(二)营养失调

低于机体需要量与肿瘤引起机体代谢增加、手术创伤等有关。

(三)焦虑与恐惧

焦虑与恐惧与担心手术、疼痛、疾病的预后等因素有关。

(四)潜在并发症

(1)出血:与手术时胸膜粘连紧密、止血不彻底或血管结扎线脱落,胸腔内大量毛细血管充血及胸腔内负压等因素有关。

(2)感染、肺不张:与麻醉药的不良反应使患者的膈肌受抑制,患者术后软弱无力及疼痛等,限制了患者的呼吸运动,不能有效咳嗽排痰,导致分泌物滞留堵塞支气管有关。

(3)心律失常:与缺氧,出血,水、电解质、酸碱失衡有关。

(4)支气管胸膜瘘:与支气管缝合不严密、支气管残端血运不良或支气管缝合处感染、破裂等引发有关。

(5)肺水肿:与患者原有心脏疾病或病肺切除、余肺膨胀不全或输液量过多、速度过快,使肺泡毛细血管床容积明显减少有关,尤以全肺切除患者更为明显。

四、主要护理措施

(一)术前护理

(1)做好心理护理:护士应关心、同情患者,向患者讲解手术方式及注意事项,告知患者术后呼吸锻炼排痰,帮助患者消除焦虑、恐惧心理。

(2)指导患者戒烟:吸烟使气管分泌物增加,必须戒烟 2 周方可手术。

(3)教会患者正确呼吸方法:指导患者行缩唇式呼吸,平卧时练习腹式呼吸,坐位或站位时练习胸式呼吸,每天 2～4 次,每次 15～20 分钟。以增加肺通气量。

(4)指导行有效咳嗽、咳痰方法。频繁咳嗽、痰多者遵医嘱应用抗生素,雾化吸入治疗。

(5)加强营养:指导患者进食高热量、高蛋白质、富含维生素的饮食,以增强机体手术耐受力。

(6)术前准备:术前 1 天备皮,做好交叉配血,洗澡以保持皮肤清洁。指导患者练习床上排便,术前晚 22 时后禁食,术前 4～6 小时禁饮。

(7)遵医嘱执行术前用药。

(二)术后护理

(1)严密观察生命体征的变化。

(2)呼吸道的管理:①保持呼吸道通畅,给予氧气吸入(流量 2～4 L/min)。术后第 2 天给予间断给氧或根据血氧饱和度监测结果按需给氧。②协助患者有效排痰。患者取坐位或半卧位,进行 5～6 次深呼吸后,于深吸气末屏气,用力咳出痰液,同时指导家属双手保护伤口。③鼓励患者术后 2～3 天做吹水泡、吹气球运动,以促使患侧肺早期膨胀,利于呼吸功能的恢复。

(3)体位指导:①肺叶切除术后,麻醉未苏醒时采取去枕仰卧位,头偏向一侧;麻醉苏醒后应尽早改半卧位,患者头部和上身抬高30°～45°,以利膈肌下降,胸腔容量扩大,利于肺通气,便于咳嗽和胸腔液体引流;也可与侧卧位交替。但病情较重、呼吸功能差者应避免完全健侧卧位,以免压迫健侧肺,限制肺通气,从而影响有效气体交换。②一侧全肺切除术后患者取半卧位或1/4侧卧位,避免使患者完全卧于患侧或搬运患者时剧烈震动,以免使纵隔过度移位,大血管扭曲而引起休克;同时避免完全健侧卧位,以免压迫健侧肺,造成患者严重缺氧。

(4)做好皮肤护理,每1～2小时更换卧位1次,防止压疮发生。

(5)指导及早有效清理呼吸道痰液,术后第1天方可行拍背排痰,排痰机辅助排痰,防止肺不张及肺部感染发生。

(6)胸腔闭式引流的护理:①保持胸腔闭式引流瓶连接正确,将胸腔引流管与引流瓶管连接紧密,固定,防止松动拉拖。保持其通畅,防止扭曲,确保引流瓶内长管被水淹没3～4 cm。②保持引流通畅,如液面随呼吸运动而波动,表示引流良好;如液面波动消失,表示胸腔引流管不通或提示患侧肺已膨胀良好。如不通,可挤压引流管使之复通,仍然不通则立即通知医师处理。③保持引流处于无菌状态并防止气体进入胸腔,每天更换胸腔引流瓶1次。更换时注意无菌操作。先夹闭引流管再更换,以防气体进入胸腔。④术后密切观察胸腔闭式引流瓶内情况,监测生命体征,记录24小时胸腔引流量。可疑有活动性出血时,应立即夹闭胸腔引流管,通知医师给予止血、快速补液输血,必要时行二次开胸止血。⑤做好患者下床活动时的指导,指导患者下床活动时避免引流连接处脱落,防止气体进入胸腔;活动时胸腔引流瓶不要高于患者腰部,防止引流液倒吸进胸腔。外出检查或活动度大的时候应给予预防性夹管。

(7)疼痛的护理:开胸手术创面大,胸部肌肉肋骨的牵拉,会导致术后伤口疼痛感明显,而患者可能会为了避免疼痛不敢做深呼吸运动和咳嗽排痰。因此,术后48小时内给予PCA止痛泵,协助患者采取舒适体位,妥善固定引流管,避免牵拉引起疼痛,给患者创造安静、舒适的环境是非常必要的。

(8)输液的护理:严格控制输液的速度和量,防止心脏负荷过重,导致肺水肿和心力衰竭;一侧全肺切除者应控制钠盐摄入,24小时补液量控制在2 000 mL以内,速度控制在30～40滴/分。

(9)并发症的护理:当患者术后出现大面积肺不张时,会出现胸闷、发热,气管向患侧移位等表现;出现张力性气胸时表现为严重的呼吸困难,气管向健侧移位;在术后第7～9天易发生支气管胸膜瘘,护士应观察患者有无发热、刺激性咳嗽、咳脓痰等感染症状。如有发生,应立即报告医师进行处理。

(三)活动与休息

适当的活动,进行呼吸功能训练是提高患者手术的耐受性,减少手术后感染的重要方法之一,术前可采用缩唇呼气训练、爬楼梯、吹气球和有效咳嗽排痰训练等改善患者的肺功能。而术后则鼓励及协助患者尽早活动,术后第1天,生命体征平稳后,可在床上坐起,坐在床边、双腿下垂或在床旁站立移步。术后第2天起,可扶持患者围绕病床在室内行走3～5分钟,以后根据患者情况逐渐增加活动量。活动期间,应妥善保护患者的引流管,严密观察患者病情变化,一旦出现头晕、气促、心动过速、心悸和出汗等症状时,应立即停止活动并休息。术后第1天开始做肩、臂关节运动,预防术侧胸壁肌肉粘连、肩关节强直及失用性萎缩。

(四)合理饮食

饮食对肺癌手术患者的康复非常重要,对术前伴营养不良者,除了经肠内增加高蛋白质饮食外,也可经肠外途径补充营养,如脂肪乳剂和复方氨基酸等,以改善其营养状况。若术后患者进食后无任何不适,改为普食时,饮食宜高蛋白质、高热量、丰富维生素、易消化,以保证营养,提高机体抵抗力,促进伤口愈合。

(五)用药护理

应严格按医嘱用药,严格掌握输液量和速度,防止前负荷过重而导致急性肺水肿。全肺切除术后应控制钠盐摄入量,24 小时补液量控制在 2 000 mL 内,速度宜慢,以 20～30 滴/分为宜。记录出入液量。对于非手术综合治疗的患者,应注意观察药物的毒副反应,发现问题及时处理。

(六)心理护理

多关心、体贴患者,对患者的担心表示理解并予以安慰,给予患者发问的机会,并认真耐心地回答,以减轻其焦虑或恐惧程度。指导患者正确认识癌症,向患者及家属详细说明手术方案,各种治疗护理的意义、方法、大致过程、配合要点与注意事项,让患者有充分的心理准备。说明手术的安全性、必要性,并介绍手术成功的实例,以增强患者的信心。动员家属给患者以心理和经济方面的全力支持。

(七)改善肺泡的通气与换气功能

1.戒烟

指导并劝告患者停止吸烟。让患者了解吸烟会刺激肺、气管及支气管,使气管、支气管分泌物增加,支气管上皮纤毛活动减少或丧失活力,妨碍纤毛的清洁功能,影响痰液咳出,引起肺部感染。因此,术前应戒烟 2 周以上。

2.保持呼吸道通畅

对于支气管分泌物较多、痰液黏稠者,可给予超声雾化,应用支气管扩张剂、祛痰剂等药物,合并肺部感染者,遵医嘱给予抗生素,术后则及早鼓励患者深呼吸、咳嗽、排痰,对于咳痰无力者,必要时行纤维支气管镜吸痰,术后常规吸氧 2～4 L/min,可根据血气分析结果调整给氧浓度。

(八)维持胸腔引流通畅

(1)按胸腔闭式引流常规护理。

(2)病情观察:定时观察胸腔引流管是否通畅,注意负压波动,定期挤压,防止堵塞。观察引流液量、色和性状,一般术后 24 小时内引流量约 500 mL,为手术创伤引起的渗血、渗液及术中冲洗胸腔残余的液体。

(3)全肺切除术后胸腔引流管的护理:一侧全肺切除术后的患者,由于两侧胸膜腔内压力不平衡,纵隔易向手术侧移位。因此,全肺切除术后患者的胸腔引流管一般呈钳闭状态,以保证术后患侧胸壁有一定的渗液,减轻或纠正纵隔移位。随时观察患者的气管是否居中,有无呼吸或循环功能障碍。若气管明显向健侧移位,应立即听诊肺呼吸音,在排除肺不张后,可酌情放出适量的气体或引流液,气管、纵隔即可恢复中立位。但每次放液量不宜超过 100 mL,速度宜慢,避免快速多量放液引起纵隔突然移位,导致心搏骤停。

(九)健康教育

1.早期诊断

40 岁以上人群应定期进行胸部 X 线普查,尤其是反复呼吸道感染、久咳不愈或咳血痰者,应提高警惕,做进一步的检查。

2.戒烟

使患者了解吸烟的危害,戒烟。

3.疾病康复

(1)指导患者出院回家后数周内,坚持进行腹式深呼吸和有效咳嗽,以促进肺膨胀。出院后半年不得从事重体力活动。

(2)保持良好的口腔卫生,如有口腔疾病应及时治疗。注意环境空气新鲜,避免出入公共场所或与上呼吸道感染者接近。避免居住或工作于布满灰尘、烟雾及化学刺激物品的环境。

(3)对需进行放疗和化疗的患者,指导其坚持完成放疗和化疗的疗程,并告知注意事项以提高疗效,定期返院复查。

(4)若有伤口疼痛、剧烈咳嗽及咯血等症状或有进行性倦怠情形,应返院复诊。

(5)保持良好的营养状况,注意每天保持充分休息与活动。

五、护理效果评估

(1)患者呼吸功能改善,无气促、发绀等缺氧征象;咳嗽咳痰减少或消失。

(2)营养状况改善;体重有所增加。

(3)焦虑减轻。

(4)未发生并发症,或并发症得到及时发现和处理。

(王　群)

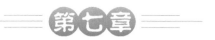

妇 科 护 理

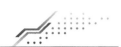

第一节 痛 经

痛经是指在行经前、后或月经期出现下腹疼痛、坠胀伴腰酸及其他不适,严重影响生活和工作质量者。痛经分为原发性痛经与继发性痛经两类。前者指生殖器官无器质性病变的痛经,称功能性痛经;后者指盆腔器质性病变引起的痛经,如子宫内膜异位症等。本节仅叙述原发性痛经。

一、护理评估

(一)健康史

原发性痛经常见于青少年,多发生在有排卵的月经周期,精神紧张、恐惧、寒冷刺激及经期剧烈运动可加重疼痛。评估时需了解患者的年龄和月经史、疼痛特点及与月经的关系、伴随症状和缓解疼痛的方法等。

(二)临床表现

痛经是主要症状,多自月经来潮后开始,最早出现在月经来潮前 12 小时,月经第 1 天疼痛最剧烈,持续2～3 天后逐渐缓解。疼痛呈痉挛性,多位于下腹正中,常放射至腰骶部、外阴与肛门、少数人的疼痛可放射至大脚内侧。可伴面色苍白、出冷汗、恶心、呕吐、腹泻、头晕、乏力等。痛经多于月经初潮后 1～2 年发病。

(三)心理-社会状况

患者缺乏痛经的相关知识,担心痛经可能影响健康及婚后的生育能力,表现为情绪低落、烦躁、焦虑;伴随着月经的疼痛,常常使患者抱怨自己是女性。

(四)辅助检查

B 超检查生殖器官有无器质性病变。

(五)处理要点

以解痉、镇痛等对症治疗为主,并注意对患者的心理进行治疗。

二、护理问题

(一)急性疼痛

与经期宫缩有关。

（二）焦虑

与反复疼痛及缺乏相关知识有关。

三、护理措施

（一）一般护理

（1）下腹部局部可用热水袋热敷。

（2）鼓励患者多饮热茶、热汤。

（3）注意休息，避免紧张。

（二）病情观察

（1）观察疼痛的发生时间、性质、程度。

（2）观察疼痛时的伴随症状，如恶心、呕吐、腹泻。

（3）了解引起疼痛的精神因素。

（三）用药护理

遵医嘱给予解痉、镇痛药，常用药物有前列腺素合成酶抑制剂如吲哚美辛（消炎痛）、布洛芬等，亦可选用避孕药或中药治疗。

（四）心理护理

讲解有关痛经的知识及缓解疼痛的方法，使患者了解经期下腹坠胀、腰酸、头痛等轻度不适是生理反应。原发性痛经不影响生育，生育后痛经可缓解或消失，从而消除患者紧张、焦虑的情绪。

（五）健康指导

进行经期保健的教育，包括注意经期清洁卫生，保持精神愉快，加强经期保护，避免剧烈运动及过度劳累，防寒保暖等。疼痛难忍时一般选择非麻醉性镇痛药治疗。

（牟慧芬）

第二节　闭　　经

闭经是妇科常见症状，分为原发性闭经和继发性闭经两类。原发性闭经指年龄超过16岁，第二性征已发育，或年龄超过14岁，第二性征尚未发育，且无月经来潮者；继发性闭经指正常月经建立后，因病理性原因月经停止6个月，或按自身原来月经周期计算停经3个周期以上者。青春期以前、妊娠期、哺乳期及绝经后的无月经均属生理现象。

一、护理评估

（一）健康史

原发性闭经较少见，常由于遗传性因素或先天性发育缺陷所致，评估时应注意患者生殖器官和第二性征发育情况及家族史。继发性闭经发病率高，病因复杂，评估时应详细询问患者月经史，已婚者应注意有无产后大出血、不孕及流产史。根据控制正常月经周期的4个环节，按病变部位将闭经分为下丘脑性闭经、垂体性闭经、卵巢性闭经及子宫性闭经等。

1.下丘脑性闭经

最常见,以功能性原因为主。

(1)精神因素:精神创伤、紧张忧虑、环境改变、过度劳累、盼子心切或畏惧妊娠等可使内分泌调节功能紊乱而发生闭经。闭经多为一时性,可自行恢复。

(2)剧烈运动、体重下降和神经性厌食:均可诱发闭经。因初潮发生和月经维持有赖于一定比例(17%～20%)的机体脂肪,中枢神经对体重下降极为敏感。

(3)药物:一般在停药后 3～6 个月月经恢复。

2.垂体性闭经

垂体器质性病变或功能失调可影响卵巢功能而引起闭经。

(1)垂体梗死:常见于产后出血使垂体缺血坏死,出现闭经、性欲减退、毛发脱落、第二性征衰退等希恩综合征。

(2)垂体肿瘤:可引起闭经溢乳综合征。

3.卵巢性闭经

因性激素水平低落,子宫内膜不发生周期性变化而导致闭经。

(1)卵巢功能早衰:40 岁前绝经者称卵巢功能早衰,常伴有围绝经期综合征的表现。

(2)卵巢功能性肿瘤、卵巢切除或组织破坏。

(3)多囊卵巢综合征:表现为闭经、不孕、多毛、肥胖、双侧卵巢增大。

4.子宫性闭经

月经调节功能及第二性征发育正常,但子宫内膜受到破坏或对卵巢激素不能产生正常的反应而引起闭经。

(1)先天性子宫发育不良或子宫切除术后者。

(2)子宫内膜损伤:子宫腔放疗后、结核性子宫内膜炎、子宫腔粘连综合征,后者因人工流产刮宫过度,使子宫内膜损伤粘连而无月经产生。

5.其他内分泌功能异常

甲状腺功能减退或亢进、肾上腺皮质功能亢进、糖尿病等可引起闭经。

(二)身体状况

了解患者的闭经类型、时间及伴随症状。注意观察患者精神状态、智力发育、营养与健康状况;检查全身发育状况,测量身高、体重、四肢与躯干比例;第二性征如音调、毛发分布、乳房发育状况,挤压乳腺有无乳汁分泌;妇科检查生殖器官有无发育异常和肿瘤等。

(三)心理-社会状况

患者担心闭经对自己的健康、性生活及生育能力有影响,病程过长及治疗效果不佳会加重患者及其家属的心理压力,产生情绪低落、焦虑,反过来又加重闭经。

(四)辅助检查

1.子宫功能检查

(1)诊断性刮宫:适用于已婚妇女,必要时可在宫腔镜直视下检查。

(2)子宫输卵管碘油造影:了解子宫腔及输卵管情况。

(3)药物撤退试验:①孕激素试验可评估内源性雌激素水平;②雌、孕激素序贯疗法。

2.卵巢功能检查

通过 B 超检查、基础体温测定、宫颈黏液结晶检查、阴道脱落细胞检查、血清激素测定、诊断性刮宫,了解排卵情况及体内性激素水平。

3.垂体功能检查

如垂体兴奋试验等。

4.其他检查

B超检查、染色体检查及内分泌检查等。

(五)处理要点

(1)全身治疗:积极治疗全身性疾病,增强体质,加强营养,保持正常体重。

(2)心理治疗:精神因素所致闭经,应行心理疏导。

(3)病因治疗:子宫腔粘连、先天畸形、卵巢及垂体肿瘤等采取相应手术治疗。

(4)性激素替代疗法:根据病变部位及病因,给予相应激素治疗,常用雌激素替代疗法,雌、孕激素序贯疗法和雌、孕激素合并疗法。

(5)诱发排卵:常用氯米芬、人绒毛膜促性腺激素(HCG)。

二、护理问题

(一)焦虑

与担心闭经对健康、性生活及生育的影响有关。

(二)功能障碍性悲哀

与长期闭经及治疗效果不佳,担心丧失女性形象有关。

三、护理措施

(一)一般护理

1.鼓励患者增加营养

营养不良引起的闭经者,应供给足够的营养。

2.保证睡眠

工作紧张引起的闭经者,鼓励患者加强锻炼,增强体质,注意劳逸结合。如为肥胖引起的闭经,指导患者进低热量饮食,但需要富有维生素和矿物质,嘱咐患者适当增加运动量。

(二)病情观察

(1)观察患者情绪变化,有无引起闭经的精神因素,如工作、家庭、生活等情况。

(2)对有人工流产、剖宫产史的闭经患者,应监测阴道流血情况及月经变化。

(3)注意患者体重增加或减少的数据和时间,与闭经前、后的关系。

(4)观察患者甲状腺有无肿大、有无糖尿病症状。

(三)用药护理

指导患者合理使用性激素,说明性激素的作用、不良反应、用药方法及注意事项。

(四)心理护理

讲解月经的生理知识,使患者了解闭经与女性特征、生育及健康的关系,减轻心理压力,避免闭经加重。对原发性闭经者,特别是生殖器官畸形者进行心理疏导,保持心情舒畅,正确对待疾病,提高对自我形象的认识。

（五）健康指导

（1）告知患者要耐心坚持规范治疗，在医师的指导下接受全身系统检查。

（2）短期治疗效果可能不明显，要有心理准备，不要放弃治疗，树立战胜疾病的信心。

（牟慧芬）

第三节 功能失调性子宫出血

功能失调性子宫出血（dysfunctional uterine bleeding，DUB）简称功血，为妇科常见病。它是由于调节生殖系统的神经内分泌机制失常引起的异常子宫出血，而全身及内、外生殖器官无器质性病变存在。常表现为月经周期长短不一、经期延长、经量过多或不规则阴道出血。功血可分为排卵性功血和无排卵性功血两类，约85%病例属无排卵性功血。功血可发生于月经初潮至绝经期间的任何年龄，约50%患者发生于绝经前期，育龄期约占30%，青春期约占20%。

一、护理评估

（一）健康史

1.无排卵性功血

（1）青春期：与下丘脑-垂体-卵巢轴调节功能未健全有关，过度劳累、精神紧张、恐惧、忧伤、环境及气候改变等应激刺激，以及肥胖、营养不良等因素易导致下丘脑-垂体-卵巢轴调节功能紊乱，卵巢不能排卵。

（2）绝经过渡期：因卵巢功能衰退，卵巢对促性腺激素敏感性降低，卵泡在发育过程中因退行性变而不能排卵。

（3）生育期：可因内、外环境改变，如劳累、应激、流产、手术或疾病等引起短暂无排卵。亦可因肥胖、多囊卵巢综合征、高泌乳素血症等因素长期存在，引起持续无排卵。

2.排卵性功血

黄体功能不足原因在于神经内分泌调节功能紊乱，导致卵泡期尿促卵泡素（FSH）缺乏，卵泡发育缓慢，雌激素分泌减少，正反馈作用不足，黄体生成素（LH）峰值不高，使黄体发育不全、功能不足。子宫内膜不规则脱落者，由于下丘脑-垂体-卵巢轴调节功能紊乱或黄体机制异常引起萎缩过程延长。

评估时注意了解患者的发病年龄、月经史、婚育史及发病诱因，有无性激素治疗不当及全身性出血性疾病史。

（二）身体状况

1.月经紊乱

（1）无排卵性功血：最常见的症状是子宫不规则性出血，特点是月经周期紊乱，经期长短不一，经量多少不定。可先有数周或数月停经，然后阴道流血，量较多，持续2～3周或更长时间，不易自止，无腹痛或其他不适。

（2）排卵性功血：黄体功能不足者月经周期缩短，月经频发（月经周期短于21天），不易受孕或怀孕早期易流产；子宫内膜不规则脱落者月经周期正常，但经期延长，长达9～10天，多发生于产后或流产后。

2.贫血

因出血多或时间长,患者出现头晕、乏力、面色苍白等贫血征象。

3.体格检查

体格检查包括全身检查和妇科检查,排除全身性疾病及生殖器官器质性病变。

(三)心理-社会状况

青春期患者常因害羞而影响及时诊治,生育期患者担心影响生育而焦虑,围绝经期患者因治疗效果不佳或怀疑为恶性肿瘤而焦虑、紧张、恐惧。

(四)辅助检查

1.诊断性刮宫

诊断性刮宫可了解子宫内膜反应、子宫内膜病变,达到止血的目的。不规则流血者可随时刮宫,用以止血。确定有无排卵或黄体功能,于月经前一天或者月经来潮 6 小时内做诊断性刮宫,无排卵性功血的子宫内膜呈增生期改变,黄体功能不足显示子宫内膜分泌不良。子宫内膜不规则脱落,于月经周期第 5~6 天进行诊断性刮宫,增生期与分泌期子宫内膜共存。

2.B超检查

了解子宫内膜厚度及生殖器官有无器质性改变。

3.血常规及凝血功能检查

了解有无贫血、感染及凝血功能障碍。

4.宫腔镜检查

直接观察子宫内膜,选择病变区进行活组织检查。

5.卵巢功能检查

判断卵巢有无排卵或黄体功能有无异常。

(五)处理要点

1.无排卵性功血

青春期和生育期患者以止血、调整周期、促排卵为原则。围绝经期患者以止血、防止子宫内膜癌变为原则。

2.排卵性功血

黄体功能不足的治疗原则是促进卵泡发育,刺激黄体功能及黄体功能替代,分别应用氯米芬和孕激素类药物;子宫内膜不规则脱落的治疗原则是促使黄体及时萎缩,子宫内膜及时完整脱落,常用药物有孕激素和人绒毛膜促性腺激素(HCG)类药物。

二、护理问题

(一)潜在并发症

贫血。

(二)知识缺乏

缺乏性激素治疗的知识。

(三)有感染的危险

与经期延长、机体抵抗力下降有关。

（四）焦虑

与性激素使用及药物不良反应有关。

三、护理措施

（一）一般护理

患者体质往往较差，应加强营养，改善全身情况，可补充铁剂、维生素 C 和蛋白质。成人体内大约每 100 mL 血中含 50 mg 铁，行经期妇女，每天从食物中吸收铁 0.7～2.0 mg，经量多者应额外补充铁。向患者推荐含铁较多的食物如猪肝、胡萝卜、葡萄干等。按照患者的饮食习惯，为患者制订适合于个人的饮食计划，保证患者获得足够的营养。

（二）病情观察

观察并记录患者的生命体征、出量及入量，嘱患者保留出血期间使用的会阴垫及内裤，以便更准确地估计出血量，出血较多者，督促其卧床休息，避免过度疲劳和剧烈活动，贫血严重者，遵医嘱做好配血、输血、止血措施，执行治疗方案，维持患者正常血容量。

（三）对症护理

1.无排卵性功血

（1）止血：对大量出血患者，要求在性激素治疗 8 小时内见效，24～48 小时内出血基本停止，若 96 小时以上仍不止血者，应考虑有器质性病变存在。

性激素止血：①应用大剂量雌激素可迅速提高血内雌激素浓度，促使子宫内膜生长，短期内修复创面而止血，主要用于青春期功血。目前多选用妊马雌酮 2.5 mg 或己烯雌酚 1～2 mg。②孕激素适用于体内已有一定水平雌激素的患者。常用药物如甲羟孕酮或炔诺酮，用药原则同雌激素。③雄激素主要用于围绝经期功血患者的辅助治疗，可随时停用。④联合用药止血效果优于单一药物，可用三合激素或口服短效避孕药，血止后逐渐减量。

刮宫术：止血及排除子宫内膜癌变，适用于年龄大于 35 岁、药物治疗无效或存在子宫内膜癌高危因素的患者。

其他止血药：卡巴克洛和酚磺乙胺可减少微血管的通透性，氨基己酸、氨甲苯酸、氨甲环酸等可抑制纤维蛋白溶酶，有减少出血量的辅助作用，但不能赖以止血。

（2）调整月经周期：一般连续用药 3 个周期。在此过程中务必积极纠正贫血，加强营养，以改善体质。

雌、孕激素序贯疗法：人工周期，通过模拟自然月经周期中卵巢的内分泌变化，将雌、孕激素序贯应用，使子宫内膜发生相应变化，引起周期性脱落。适用于青春期功血或生育期功血者，可诱发卵巢自然排卵。雌激素自月经来潮第 5 天开始用药，妊马雌酮 1.25 mg 或己烯雌酚 1 mg，每晚 1 次，连服 20 天，于服雌激素最后 10 天加用甲羟孕酮每天 10 mg，两药同时用完，停药后 3～7 天出血。于出血第 5 天重复用药，一般连续使用 3 个周期。用药 2～3 个周期后，患者常能自发排卵。

雌、孕激素联合疗法：可周期性口服短效避孕药，适用于生育期功血、内源性雌激素水平较高者或绝经过渡期功血者。

后半周期疗法：于月经周期的后半周期开始（撤药性出血的第 16 天）服用甲羟孕酮，每天 10 mg，连服 10 天为 1 个周期，共 3 个周期为 1 个疗程。适用于青春期或绝经过渡期功血者。

（3）促排卵：适用于育龄期功血者。常用药物如氯米芬、人绒毛膜促性腺激素（HCG）等。于月经第5天开始每天口服氯米芬50 mg，连续5天，以促进卵泡发育。B超监测卵泡发育接近成熟时，可大剂量肌内注射HCG 5 000 U以诱发排卵。青春期不提倡使用。

（4）手术治疗：以刮宫术最常用，既能明确诊断，又能迅速止血。绝经过渡期出血患者激素治疗前宜常规刮宫，最好在子宫镜下行分段诊断性刮宫，以排除子宫内细微器质性病变。对青春期功血刮宫应持慎重态度。必要时行子宫次全切除或子宫切除术。

2.排卵性功血

（1）黄体功能不足：药物治疗如下。①黄体功能替代疗法：自排卵后开始每天肌内注射孕酮10 mg，共10～14天，用以补充黄体分泌孕酮的不足。②黄体功能刺激疗法：通常应用HCG以促进及支持黄体功能。于基础体温上升后开始，隔天肌内注射HCG 1 000～2 000 U，共5次，可使血浆孕酮明显上升，随之正常月经周期恢复。③促进卵泡发育：于月经第5天开始，每晚口服氯米芬50 mg，共5天。

（2）子宫内膜不规则脱落：药物治疗如下。①孕激素：自排卵后第1～2天或下次月经前10～14天开始，每天口服甲羟孕酮10 mg，连续10天，有生育要求可肌内注射孕酮。②HCG：用法同黄体功能不足。

3.性激素治疗的注意事项

（1）严格遵医嘱正确用药，不得随意停服或漏服，以免使用不当引起子宫出血。

（2）药物减量必须按规定在血止后开始，每3天减量1次，每次减量不超过原剂量的1/3，直至维持量，持续用至血止后20天停药。

（3）雌激素口服可能引起恶心、呕吐等胃肠道反应，可饭后或睡前服用；对存在血液高凝倾向或血栓性疾病史者禁忌使用。

（4）雄激素用量过大可能出现男性化不良反应。

（四）预防感染

（1）测体温、脉搏。

（2）指导患者保持会阴部清洁，出血期间禁止盆浴及性生活。

（3）注意有无腹痛等生殖器官感染征象。

（4）按医嘱使用抗生素。

（五）心理护理

注意情绪调节，避免过度紧张与精神刺激。特别是青春期少女，父母们不仅要关注女孩的学习状况与膳食状况，还要重视女孩的情绪变化，与其多沟通，了解其内心世界的变化，帮助其释放不良情绪，以使其保持相对稳定的精神-心理状态，避免情绪上的大起大落。

（六）健康指导

（1）宜清淡饮食，多食富含维生素C的新鲜瓜果、蔬菜。注意休息，保持心情舒畅。

（2）强调严格掌握雌激素的适应证，并合理使用，对更年期及绝经后妇女更应慎用，应用时间不宜过长，量不宜大，并应严密观察反应。

（3）月经期避免剧烈运动，禁止盆浴及性生活，保持会阴部清洁。

（牟慧芬）

第四节 围绝经期综合征

围绝经期综合征（menopausal syndrome,MPS）以往称为更年期综合征,是指妇女在绝经前、后由于卵巢功能衰退、雌激素水平波动或下降所致的以自主神经功能紊乱为主,伴有神经心理症状的一组综合征。多发生于45～55岁,约2/3的妇女出现不同程度的低雌激素血症引发的一系列症状。绝经分为自然绝经和人工绝经。自然绝经是指卵巢内卵泡生理性耗竭所致的绝经;人工绝经是指双侧卵巢经手术切除或受放射线损坏导致的绝经,后者更易发生围绝经期综合征。

一、护理评估

(一)健康史

了解患者的发病年龄、职业、文化水平及性格特征,询问月经情况及生育史,有无卵巢切除或盆腔肿瘤放疗,有无心血管疾病及其他疾病病史。

(二)身体状况

1.月经紊乱

半数以上妇女出现2～8年无排卵性月经,表现为月经频发、不规则子宫出血、月经稀发(月经周期超过35天)以至绝经,少数妇女可突然绝经。

2.雌激素下降相关征象

(1)血管舒缩症状:主要表现为潮热、出汗,是血管舒缩功能不稳定的表现,是围绝经期综合征最突出的特征性症状。潮热起自前胸,涌向头颈部,然后波及全身。在潮红的区域患者感到灼热,皮肤发红,紧接着大量出汗。持续数秒至数分钟不等。此种血管功能不稳定可历时1年,有时长达5年或更长。

(2)精神神经症状:常有焦虑、抑郁、激动、喜怒无常、脾气暴躁、记忆力下降、注意力不集中、失眠多梦等。

(3)泌尿生殖系统症状:出现阴道干燥、性交困难及老年性阴道炎,排尿困难、尿频、尿急、尿失禁及反复发作的尿路感染。

(4)心血管疾病:绝经后妇女冠心病、高血压和脑出血的发病率及死亡率逐渐增加。

(5)骨质疏松症:绝经后妇女约有25%患骨质疏松症、腰酸背痛、腿抽搐、肌肉关节疼痛等。

3.体格检查

全身检查注意血压、精神状态、皮肤、毛发、乳房改变及心脏功能,妇科检查注意生殖器官有无萎缩、炎症及张力性尿失禁。

(三)心理-社会状况

因家庭和社会环境的变化或绝经前曾有精神状态不稳定等,更易引起患者心情不畅、忧虑、多疑、孤独等。

（四）辅助检查

根据患者的具体情况不同,可选择血常规、尿常规、心电图及血脂检查、B超、宫颈刮片及诊断性刮宫等。

（五）处理要点

1.一般治疗

加强心理治疗及体育锻炼,补充钙剂,必要时选用镇静剂、谷维素。

2.激素替代疗法

补充雌激素是关键,可改善症状、提高生活质量。

二、护理问题

（一）自我形象紊乱

与对疾病不正确认识及精神神经症状有关。

（二）知识缺乏

缺乏性激素治疗相关知识。

三、护理措施

（一）一般护理

改善饮食,摄入高蛋白质、高维生素、高钙饮食,必要时可补充钙剂,能延缓骨质疏松症的发生,达到延缓衰老效果。

（二）病情观察

（1）观察月经改变情况,注意经量、周期、经期有无异常。

（2）观察面部潮红时间和程度。

（3）观察血压波动、心悸、胸闷及情绪变化。

（4）观察骨质疏松症的影响,如关节酸痛、行动不便等。

（5）观察情绪变化,如情绪不稳定、易怒、易激动、多言多语、记忆力降低。

（三）用药护理

指导应用性激素。

1.适应证

主要用于治疗雌激素缺乏所致的潮热多汗、精神症状、老年性阴道炎、尿路感染,预防存在高危因素的心血管疾病、骨质疏松症等。

2.药物选择及用法

在医师指导下使用,尽量选用天然性激素,剂量个体化,以最小有效量为佳。

3.禁忌证

原因不明的子宫出血、肝胆疾病、血栓性静脉炎及乳腺癌等。

4.注意事项

（1）雌激素剂量过大可引起乳房胀痛、白带多、头痛、水肿、色素沉着、体重增加等,可酌情减量或改用雌三醇。

（2）用药期间可能发生异常子宫出血,多为突破性出血,但应排除子宫内膜癌。

（3）较长时间的口服用药可能影响肝功能,应定期复查肝功能。

(4)单一雌激素长期应用,可使子宫内膜癌危险性增加,雌、孕激素联合用药能够降低风险。坚持体育锻炼,多参加社会活动;定期健康体检,积极防治围绝经期妇女常见病。

(四)心理护理

使患者及其家属了解围绝经期是必然的生理过程,介绍减轻压力的方法,改变患者的认知、情绪和行为,使其正确评价自己。

(五)健康指导

(1)向围绝经期妇女及其家属介绍绝经是一个生理过程,绝经发生的原因及绝经前、后身体将发生的变化,帮助患者消除因绝经变化产生的恐惧心理,并对将发生的变化做好心理准备。

(2)介绍绝经前、后减轻症状的方法,适当摄取钙质和维生素 D;坚持锻炼如散步、骑自行车等。合理安排工作,注意劳逸结合。

(3)定期普查,更年期妇女最好半年至一年进行 1 次体格检查,包括妇科检查和防癌检查,有选择地做内分泌检查。

(4)绝经前行双侧卵巢切除术者,宜适时补充雌激素。

(牟慧芬)

第五节 经前期综合征

经前期综合征是指妇女在月经来潮前出现的一系列异常现象,如头痛、乳房胀痛、失眠、情绪不稳定、抑郁、焦虑、全身水肿等。严重时影响正常的生活和社会活动。

一、护理评估

(一)病史

经前期综合征常发生于 30～40 岁的妇女,年轻女性很少出现。症状在排卵后即开始,月经来潮前几天达高峰,经血出现后消失。

(二)身心状况

主要表现为紧张、烦躁易怒、抑郁、焦虑、失眠、注意力不集中、疲乏无力、头痛等。有些妇女出现手足及面部水肿、乳房胀痛,少数妇女因肠黏膜水肿而出现腹泻现象。

(三)检查

盆腔检查及实验室检查均属正常。

二、护理诊断

(一)焦虑

其与一系列精神症状及不被人理解有关。

(二)体液过多

其与水、钠潴留有关。

三、护理目标

让患者正确认识经前期综合征,以减轻症状。

四、护理措施

(1)进行关于经前期综合征的有关知识的教育和指导,避免经前过度紧张,注意休息和充足的睡眠。

(2)帮助患者适当控制食盐和水的摄入。

(3)给患者服用适当的镇静剂如安定,也可服用谷维素来控制神经和精神症状,还可服用适当的利尿剂减轻水肿,以改善头痛等不适。

(4)遵医嘱用孕激素或雄激素拮抗雌激素与醛固酮的作用。

五、评价

(1)患者能够了解经前期综合征的相关知识。

(2)患者症状减轻,自我控制能力增强。

(牟慧芬)

第六节 外阴与阴道创伤

外阴及阴道部位置虽较隐蔽,但创伤并不少见。此处组织薄弱、神经敏感、血管丰富,受伤后损害重,较疼痛。解剖上前为尿道口,后为肛门,易继发感染,使病情复杂化。

一、护理评估

(一)病因评估

(1)分娩:分娩是导致外阴、阴道创伤的主要原因。

(2)外伤:如骑跨在自行车架上或自高处跌落骑跨于硬物上,外阴骤然触于锐器上,创伤有时可伤及阴道,甚至穿过阴道损伤尿道、膀胱或直肠。

(3)幼女受到强暴所致软组织受损。

(4)初次性交可使处女膜破裂:绝大多数可自行愈合,偶可见裂口延至小阴唇、阴道或伤及穹隆,引起大量阴道流血。

(二)身心状况

1.症状

疼痛为主要症状,程度可轻可重,患者常坐卧不安,行走困难,随着局部肿块逐渐增大,疼痛也越来越严重,甚至出现疼痛性休克;水肿或血肿导致局部肿胀,也是常见症状;少量或大量血液自阴道或外阴创伤处流出。

2.体征

患者出血多,可出现脉搏快、血压低等出血性休克或贫血的体征。妇科检查外阴肿胀出血,形成外阴血肿时,可见外阴部有紫蓝色肿块突起,有明显压痛。

(三)心理-社会状况

由于是意外事件,且创伤又涉及女性最隐蔽部位,患者及家属常表现出明显的忧虑和担心。

二、辅助检查

出血多者红细胞计数及血红蛋白值下降,合并感染者,可见白细胞增高。

三、护理诊断及合作性问题

(一)疼痛

与外阴、阴道的创伤有关。

(二)恐惧

与突发创伤事件,担心预后对自身的影响有关。

(三)感染

与伤口受到污染,未得到及时治疗有关。

四、护理目标

(1)患者疼痛缓解,舒适感增加。

(2)患者无感染发生或感染被及时发现和控制,体温、血象正常。

五、护理措施

(一)一般护理

患者平卧、给氧。做好血常规检查,建立静脉通道,配血,必要时输血。

(二)心理护理

对患者及家属表示理解,护士应使用亲切温和的语言给予安慰,鼓励他们面对现实,积极配合治疗。

(三)病情监测

密切观察患者生命体征及尿量变化,并准确记录;严密观察患者血肿的大小及其变化,有无活动性出血;术后观察患者阴道及外阴伤口有无出血,有无进行性疼痛加剧或阴道、肛门坠胀等再次血肿的症状。

(四)治疗护理

1.治疗原则

根据不同情况,给予相应处理,原则是止痛、止血、抗休克和抗感染。

2.治疗配合

(1)预防和纠正休克:立即建立静脉通道,做好输血、输液准备,遵医嘱及时给予患者止血药、镇静药、镇痛药;做好手术准备。

(2)配合护理:对损伤程度轻,血肿小于 5 cm 的患者,采取正确的体位,避免血肿受压;及时给予患者止血、止痛药;24 小时内可冷敷,降低局部神经敏感性和血流速度,有利于减轻患者的疼痛和不适;还可以用丁字带、棉垫加压包扎,预防血肿扩散。24 小时后热敷或外阴部烤灯,促进血肿或水肿的吸收。保持外阴清洁,每天外阴冲洗 3 次,大小便后立即擦洗。血肿较大者,需手术切开血肿行血管结扎术后消炎抗感染。

(3)术前准备:需要急诊手术的应进行皮肤、肠道的准备。

(4)术后护理:术后常需外阴加压包扎或阴道填塞纱条,患者疼痛较重,应积极止痛。外阴包扎松解或阴道纱条取出后,注意观察患者阴道及外阴伤口有无再次血肿的症状。保持外阴清洁,遵医嘱给予抗生素预防感染。

(五)健康指导

减少会阴部剧烈活动,避免疼痛;合理膳食;保持心情平静。保持局部清洁、干燥;遵医嘱用药;发现异常,及时就诊。

(六)护理评价

评价护理目标是否达到,护理措施的实施情况,健康指导是否落实到位,有无新的护理问题出现。

(牟慧芬)

第七节　外阴与阴道炎

一、外阴炎

外阴炎是妇科常见病,是外阴部的皮肤与黏膜的炎症,可发生于任何年龄,以生育期及绝经后妇女多见。

(一)护理评估

1.健康史

(1)病因评估:外阴炎主要指外阴部的皮肤与黏膜的炎症,以大、小阴唇为多见。由于外阴与尿道、肛门、阴道邻近且暴露,同时,阴道分泌物、月经血、产后的恶露、尿液、粪便的刺激、糖尿病患者的糖尿的长期浸渍,均可引起外阴不同程度的炎症。此外,穿化纤内裤、紧身内裤、使用卫生巾使局部透气性差等,均可诱发外阴部的炎症。

(2)病史评估:评估有无外阴炎的因素存在,有无糖尿病、阴道炎病史。

2.身心状况

(1)症状:外阴瘙痒、疼痛、红、肿、灼热,性交及排尿时加重。

(2)体征:局部充血、肿胀、糜烂,常有抓痕,严重者形成溃疡或湿疹。慢性炎症者,外阴局部皮肤或黏膜增厚、粗糙、皲裂等。

(3)心理-社会状况:了解病程,了解患者对症状的反应,有无烦躁、不安等心理。

(二)护理诊断及合作性问题

(1)皮肤或黏膜完整性受损:与皮肤黏膜炎症有关。

(2)舒适改变:与外阴瘙痒、疼痛、分泌物增多有关。

(3)焦虑:与性交障碍、行动不便有关。

(三)护理目标

(1)患者皮肤与黏膜完整。

(2)患者病情缓解或好转,舒适感增加。

(3)患者情绪稳定,积极配合治疗与护理。

（四）护理措施

1.一般护理

炎症期间宜进食清淡且富含营养的食物,禁食辛辣、刺激性食物。

2.心理护理

患者常出现烦躁不安、焦虑紧张,应帮助患者树立信心,减轻心理负担,坚持治疗,讲究患者常出现烦躁不安、焦虑紧张,应帮助患者树立信心,减轻心理负担,坚持治疗,讲究卫生。

3.病情监护

积极寻找病因,消除刺激原。

4.治疗护理

（1）治疗原则:去除病因,积极治疗原发病,如阴道炎、尿瘘、粪瘘、糖尿病等。

（2）治疗配合:保持外阴清洁干燥,局部使用约 40℃ 的 1∶5 000 高锰酸钾溶液坐浴,每天 2 次,每次15～30分钟,5～10 次为 1 个疗程。如有破溃,可涂抗生素软膏或紫草油,急性期可用物理治疗。

（五）健康指导

（1）卫生宣教,指导妇女穿棉质内裤,减少分泌物刺激,对公共场所,如游泳池、公共浴室等谨慎出入,注意经期、孕期、产期及流产后的生殖道清洁,防止感染。

（2）定期妇科检查,积极参与普查与普治。

（3）指导用药方法及注意事项。

（4）加强性道德教育,纠正不良性行为。

（六）护理评价

（1）患者诉说外阴瘙痒症状减轻,舒适感增加。

（2）患者焦虑缓解或消失,掌握了卫生保健常识,能养成良好卫生习惯。

二、前庭大腺炎

细菌侵入前庭大腺腺管内致腺管充血、水肿称为前庭大腺炎。

（一）护理评估

1.健康史

（1）病因评估:前庭大腺腺管开口位于小阴唇与处女膜之间,在性交、流产、分娩或其他情况污染外阴部时,病原体易侵入引起炎症,因此,以育龄妇女多见,主要病原体为葡萄球菌、链球菌、大肠埃希菌、淋病奈瑟菌及沙眼衣原体等。急性炎症发作时,细菌先侵犯腺管,腺管口因炎症肿胀阻塞,渗出物不能排出,积存而形成脓肿,称为前庭大腺脓肿(又称巴氏腺脓肿),多发于一侧。如急性炎症消退,腺管口粘连阻塞,分泌物不能外流,脓液转清,则形成前庭大腺囊肿,多为单侧,大小不等,可持续数年不增大。患者往往无自觉症状。

（2）病史评估:了解患者有无反复的外阴感染史及卫生习惯。

2.身心状况

（1）症状:初起时局部肿胀、疼痛、烧灼感,行走不便,可伴有大小便困难等。有时可出现发热等全身症状(表 7-1)。

表 7-1　前庭大腺炎临床类型及身体状况

临床类型	身体状况
急性期	(1)大阴唇下 1/3 处疼痛、肿胀,严重时行走受限。检查局部可见皮肤红、肿、热、压痛 (2)脓肿形成时,可触及波动感,脓肿直径可达 5～6 cm,可自行破溃。如破口大,引流通畅,脓液流出后炎症消退;如破口小,引流欠佳,炎症持续不退或反复发作 (3)可出现全身不适、发热等全身症状
慢性期	慢性期囊肿形成,患者感到外阴部有坠胀感或性交不适。检查时局部可触及囊性肿物,大小不一,有时可反复急性发作

(2)体征:外阴部皮肤红肿、压痛明显。当脓肿形成时,疼痛加剧,并可触及波动感,脓肿直径可达5～6 cm。

(3)心理-社会状况:了解病程,了解患者对症状的反应,有无烦躁、不安等心理,患者常有因害羞或怕痛而未及时诊治的心理障碍。

(二)辅助检查

取前庭大腺开口处分泌物作细菌培养,确定病原体。

(三)护理诊断及合作性问题

1.皮肤完整性受损

与脓肿自行破溃或手术切开引流有关。

2.疼痛

与局部炎症刺激有关。

(四)护理目标

(1)患者皮肤保持完整。

(2)疼痛缓解或好转。

(五)护理措施

1.一般护理

急性期患者应卧床休息,饮食易消化,富含营养。

2.心理护理

患者常常烦躁不安、焦虑紧张,应尊重患者,为患者保密,以解除其忧虑,使其积极治疗,帮助其建立治愈疾病的信心和生活的勇气。

3.病情监护

观察患者的生命体征,重点观察体温变化,观察伤口愈合情况。

4.治病护理

(1)治疗原则:急性期局部热敷或坐浴,抗生素消炎治疗;脓肿形成或囊肿较大时,切开引流或行囊肿造口术,保持腺体功能,防止复发。

(2)治疗配合:急性炎症发作时,取前庭大腺开口处分泌物作细菌培养,确定病原体。根据细菌培养结果和药物敏感试验选用抗生素口服或肌内注射。脓肿形成或囊肿较大时,切开引流或行囊肿造口术,并放置引流条。术后保持局部清洁,引流条每天更换 1 次,外阴用 1：5 000 氯己定溶液棉球擦拭,每天擦洗外阴 2 次,也可用清热解毒中药热敷或坐浴,每天 2 次。

（六）健康指导

（1）向患者及家属讲解此病的病因及预防措施，指导患者注意外阴清洁卫生。

（2）告知患者及家属月经期、产褥期禁止性交；月经期应使用消毒卫生巾预防感染；术后注意事项及正确用药。告知患者相关卫生保健常识，养成良好卫生习惯。

（七）护理评价

（1）患者诉说外阴不适症状减轻，舒适感增加。

（2）患者接受医护人员指导，焦虑缓解或消失。

阴道炎是阴道黏膜及黏膜下结缔组织的炎症，是妇科常见病。正常健康妇女由于解剖结构、组织特点，阴道对病原体的侵入有自然防御功能。当各种因素导致自然防御功能降低，阴道内生态平衡遭到破坏时，病原体侵入导致阴道炎症。幼女及绝经后妇女由于雌激素缺乏，阴道上皮薄，阴道抵抗力低，比青春期及育龄期妇女更易受感染。

三、滴虫性阴道炎

滴虫性阴道炎是由阴道毛滴虫引起的最常见的阴道炎。阴道毛滴虫主要寄生于女性阴道，也可存在于尿道、尿道旁腺及膀胱。男性可存在于包皮皱襞、尿道及前列腺内。滴虫适宜生长在温度为 25～40 ℃，pH 为 5.2～6.6 的潮湿环境。月经前后，阴道内酸性减弱，接近中性，隐藏在腺体及阴道皱襞中的滴虫常得以繁殖，而发生滴虫性阴道炎。此病的传播途径有经性交的直接传播及经游泳池、浴盆、厕所、衣物、器械等途径的间接传播。

（一）护理评估

1.健康史

（1）病因评估：阴道毛滴虫呈梨形，体积为多核白细胞的 2～3 倍。滴虫顶端有 4 根鞭毛，体部有波动膜，后端尖并有轴柱凸出。活的滴虫透明无色，如水滴，鞭毛随波动膜的波动而活动（图 7-1）。阴道毛滴虫极易传播，pH 在 4.5 以下时便受到抑制甚至致死。pH 上升至 7.5 时，其繁殖可完全被抑制。在妊娠期和月经来潮前后，阴道 pH 升高，可使阴道毛滴虫的感染率和发病率升高。

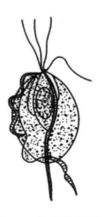

图 7-1　滴虫模式图

（2）病史评估：评估发作与月经周期的关系，既往阴道炎病史，个人卫生情况；分析感染经过；了解治疗经过。

2.身心状况

(1)症状:主要症状为白带呈稀薄泡沫状,量多及伴有外阴、阴道口瘙痒。如有其他细菌混合感染,白带可呈黄绿色、血性、脓性且有臭味。局部可有灼热、疼痛、性交痛。合并尿路感染,可有尿频、尿痛、血尿。阴道毛滴虫能吞噬精子,阻碍乳酸生成,影响精子在阴道内存活,可致不孕。

(2)体征:妇科检查时可见阴道黏膜充血,严重时有散在的出血点。有时可见阴道后穹隆处有液性或脓性泡沫状分泌物。

(3)心理-社会状况:患者常因炎症反复发作而烦恼,出现无助感。

(二)辅助检查

1.悬滴法

在玻片上加1滴温生理盐水,自阴道后穹隆处取少许分泌物混于生理盐水中,用低倍镜检查,如有滴虫,可见其活动。阳性率可达80%~90%。取分泌物检查前24~48小时,避免性交、阴道灌洗及阴道上药。

2.培养法

适用于症状典型而悬滴法未见滴虫者,可用培养基培养,其准确率可达98%。

(三)护理诊断及合作性问题

1.知识缺乏

缺乏对疾病传染途径的认识及缺乏阴道炎治疗的知识。

2.舒适改变

与外阴瘙痒、分泌物增多有关。

3.组织完整性受损

与分泌物增多、外阴瘙痒、搔抓有关。

(四)护理目标

(1)患者能说出疾病传染的途径、阴道炎的治疗与日常防护知识。

(2)患者分泌物减少,舒适度提高。保持组织完整性,无破损。

(五)护理措施

1.一般护理

注意个人卫生,保持外阴部清洁、干燥,避免搔抓外阴导致皮肤破损。

2.心理护理

解除患者因疾病带来的烦恼,减轻其对确诊后的心理压力,增强治疗疾病的信心。告知患者夫妇滴虫性阴道炎的传播途径、临床表现、治疗方法和注意事项,减轻他们的焦虑心理,同时鼓励他们积极配合治疗。

3.病情观察

观察患者的外阴瘙痒症状、阴道分泌物的量及颜色等。

4.治疗护理

(1)治疗原则:杀灭阴道毛滴虫,保持阴道的自净作用,防止复发,夫妻双方要同时治疗,切断直接传染途径。

(2)治疗配合:①局部治疗,增强阴道酸性环境,用1%乳酸溶液、0.5%醋酸溶液或1:5 000高锰酸钾溶液冲洗阴道后,每晚睡前用甲硝唑200 mg,置于阴道后穹隆,每天1次,10天为1个疗程。②全身治疗,甲硝唑(灭滴灵)每次200~400 mg,每天3次口服,10天为1个疗程。③指导患者正确用药,按疗程坚持用药,注意冲洗液的浓度、温度。④观察用药后反应,甲硝唑口服后偶见胃肠道反应,如食欲缺乏、恶心、呕吐及白细胞减少、皮疹等,一旦发现,应报告医师并停药。妊娠期、哺乳期妇女应慎用,因为药能通过胎盘进入胎儿体内,并可由乳汁排泄。

(六)健康指导

(1)做好卫生宣教,积极开展普查普治,消灭传染源,严格禁止滴虫阴道炎或带虫者进入游泳池。医疗单位做好消毒隔离,防止交叉感染。治疗期间勤换内裤,内裤、坐浴及洗涤用物应煮沸消毒 5～10 分钟以消灭病原体,禁止性生活,避免交叉或重复感染的机会。哺乳期妇女在用药期间或用药后 24 小时内不宜哺乳。经期暂停坐浴、阴道冲洗及阴道用药。

(2)夫妻应双双检查,男方若查出毛滴虫,夫妻应同治,有助于提高疗效,治疗期间应禁止性生活。

(3)治愈标准:治疗后应在每次月经干净后复查 1 次,连续 3 次均为阴性,方为治愈。

(七)护理评价

(1)患者自诉外阴不适症状减轻,舒适感增加,悬滴法试验连续 3 个周期复查为阴性。

(2)患者正确复述预防及治疗此疾病的相关知识。

四、外阴阴道假丝酵母菌病

外阴阴道假丝酵母菌病(vulvovaginal candidiasis,VVC)也称外阴阴道念珠菌病,是一种常见的外阴、阴道炎,80%～90%的病原体为白假丝酵母菌,其发病率仅次于滴虫阴道炎。白假丝酵母菌是真菌,不耐热,加热至 60 ℃,持续 1 小时,即可死亡;但对干燥、日光、紫外线及化学制剂的抵抗力较强。

(一)护理评估

1.健康史

(1)病因评估:念珠菌为条件致病菌,可存在口腔、肠道和阴道而不引起症状。当阴道内糖原增多、酸度增加、局部细胞免疫力下降时,念珠菌可繁殖并引起炎症,故外阴阴道假丝酵母菌病多见于孕妇、糖尿病患者及接受大量雌激素治疗者。此外,长期应用抗生素、服用类固醇皮质激素等,可以改变阴道内微生物之间的相互制约关系,易发此症;紧身化纤内裤、肥胖可使会阴局部的温度及湿度增加,也易使念珠菌得以繁殖而引起感染。

(2)传播途径评估:①内源性感染为主要感染,假丝酵母菌除寄生阴道外,还可寄生于人的口腔、肠道,这些部位的假丝酵母菌可互相传染。②通过性交直接传染。③通过接触感染的衣物等间接传染。

(3)病史评估:了解有无糖尿病及长期使用抗生素、雌激素、类固醇皮质激素病史,了解个人卫生习惯及有无不洁性生活史。

2.身心状况

(1)症状:外阴、阴道奇痒,坐卧不安,痛苦异常,可伴有尿痛、尿频、性交痛。阴道分泌物为干酪样或豆渣样。

(2)体征:妇科检查见小阴唇内侧、阴道黏膜红肿并附着白色块状薄膜,容易剥离,下面为糜烂及溃疡。

(3)心理-社会状况:患者常因外阴瘙痒痛苦不堪,由于影响休息与睡眠,产生忧虑与烦躁,评估患者心理障碍及影响疾病治疗的原因。

3.辅助检查

(1)悬滴法:在玻片上加 1 滴温生理盐水,自阴道后穹隆处取少许分泌物混于生理盐水中,用低倍镜检查,若找到白假丝酵母菌的芽孢和假菌丝即可确诊。

(2)培养法:适用于症状典型而悬滴法未见白假丝酵母菌者,可用培养基培养。

(二)护理诊断及合作性问题

1.焦虑

与易复发,影响休息与睡眠有关。

2.组织完整性受损

与分泌物增多、外阴瘙痒、搔抓有关。

(三)护理目标

(1)患者情绪稳定,积极配合治疗与护理。

(2)患者病情改善,舒适度提高。

(3)保持组织完整性,组织无破损。

(四)护理措施

1.一般护理

注意个人卫生,保持外阴部清洁、干燥,避免搔抓外阴以免皮肤破损。

2.心理护理

向患者讲解外阴阴道假丝酵母菌病的病因、治疗方法和注意事项等,消除患者的顾虑和焦虑心理,使其积极配合治疗。

3.病情观察

观察患者的外阴瘙痒症状、阴道分泌物的量及颜色等。

4.治疗护理

(1)治疗原则:消除诱因,改变阴道酸碱度,根据患者情况选择局部或全身应用抗真菌药杀灭致病菌。

(2)用药护理:①局部治疗,用 2‰～4‰ 碳酸氢钠溶液冲洗阴道或坐浴,再选用制霉菌素栓剂、克霉唑栓剂、咪康唑栓剂等置于阴道内,一般 7～10 天为 1 个疗程。②全身用药,若局部用药效果较差或病情顽固者,可选用伊曲康唑、氟康唑、酮康唑等口服。③用药注意,孕妇要积极治疗,否则阴道分娩时新生儿易感染发生鹅口疮。妊娠期坚持局部治疗,禁用口服唑类药物。勤换内裤,内裤、坐浴及洗涤用物应煮沸消毒 5～10 分钟以消灭病原体,避免交叉和重复感染的机会。④用药护理,嘱阴道灌洗或坐浴应注意药液浓度和治疗时间,灌洗药物要充分溶化,温度一般为40 ℃,切忌过烫,以免烫伤皮肤。

(五)健康指导

(1)做好卫生宣教,养成良好的卫生习惯,每天洗外阴、换内裤。切忌搔抓。

(2)约 15% 男性与女性患者接触后患有龟头炎,对有症状男性也应进行检查与治疗。

(3)鼓励患者坚持用药,不随意中断疗程。

(4)嘱积极治疗糖尿病等疾病,正确使用抗生素、雌激素,以免诱发外阴阴道假丝酵母菌病。

(六)护理评价

(1)患者分泌物减少,性状转为正常,舒适感增加。

(2)患者正确复述预防及治疗此疾病的相关知识,做到积极配合并坚持治疗。

五、萎缩性阴道炎

萎缩性阴道炎属非特异性阴道炎,常见于绝经后及卵巢切除后或盆腔放疗者。绝经后的萎缩性阴道炎又称老年性阴道炎。

(一)护理评估

1.健康史

(1)病因评估:①妇女绝经后;②手术切除卵巢;③产后闭经;④药物假绝经治疗;⑤盆腔放疗后等。由于雌激素水平降低,阴道上皮萎缩变薄,上皮细胞内糖原减少,阴道内 pH 增高,阴道自净作用减弱,局部抵抗力降低,致病菌入侵后易繁殖引起炎症。

(2)病史评估:了解有无糖尿病及长期使用抗生素、雌激素、类固醇皮质激素病史;了解个人卫生习惯及有无不洁性生活史;了解有无进行盆腔放疗等。

2.身心状况

(1)症状:白带增多,多为黄水状,严重感染时可呈脓性,有臭味。黏膜有浅表溃疡时,分泌物可为血性,有的患者可有点滴出血,可伴有外阴瘙痒、灼热、尿频、尿痛、尿失禁等症状。

(2)体征:妇科检查可见阴道皱襞消失,上皮菲薄,黏膜出血,表面可有小出血点或片状出血点;严重时可形成浅表溃疡,阴道弹性消失、狭窄,慢性炎症、溃疡还可引起阴道粘连,导致阴道闭锁。

(3)心理-社会状况:老年人常因思想比较保守,不愿就医而出现无助感。其他患者常因知识缺乏而病急乱投医,因此,应注意评估影响患者不愿就医的因素及家庭支持系统。

3.辅助检查

取分泌物检查,悬滴法排除滴虫性阴道炎和外阴阴道假丝酵母菌病;有血性分泌物时,常需做宫颈刮片或分段诊刮排除宫颈癌和子宫内膜癌。

(二)护理诊断及合作性问题

1.舒适改变

与外阴瘙痒、疼痛、分泌物增多有关。

2.知识缺乏

与缺乏绝经后妇女预防保健知识有关。

3.有感染的危险

与局部分泌物增多、破溃有关。

(三)护理目标

(1)患者分泌物减少,性状转为正常,舒适感增加。

(2)患者正确复述预防及治疗此疾病的相关知识,做到积极配合并坚持治疗。

(3)患者无感染发生或感染被及时发现和控制,体温、血象正常。

(四)护理措施

1.一般护理

嘱患者保持外阴清洁,勤换内裤。穿棉织内裤,减少刺激等。

2.心理护理

使患者了解老年性阴道炎的病因和治疗方法,减轻其焦虑;对卵巢切除、放疗者给予心理安慰与相关医学知识解释,增强其治疗疾病的信心;解释雌激素替代疗法可缓解症状,帮助其建立治愈疾病的信心。

3.病情观察

观察白带性状、量、气味,有无外阴瘙痒、灼热及膀胱刺激症状等。

4.治疗护理

(1)治疗原则:增强阴道黏膜的抵抗力,抑制细菌生长繁殖。

(2)治疗配合:①增加阴道酸度,用 0.5％醋酸或 1％乳酸溶液冲洗阴道,每天 1 次。阴道冲洗后,将甲硝唑 200 mg 或氧氟沙星 200 mg,放入阴道深部,每天 1 次,7～10 天为 1 个疗程。②增加阴道抵抗力,针对病因给予雌激素制剂,可局部用药,也可全身用药。将己烯雌酚 0.125～0.25 mg,每晚放入阴道深部,7 天为 1 个疗程。③全身用药,可口服尼尔雌醇,首次 4 mg,以后每 2～4 周 1 次,每晚 2 mg,维持2～3 个月。

(五)健康指导

(1)对围绝经期、老年妇女进行健康教育,使其掌握预防老年性阴道炎的措施及技巧。

(2)指导患者及其家属阴道灌洗、上药的方法和注意事项。用药前洗净双手及会阴,减少感染的机会。自己用药有困难者,指导其家属协助用药或由医务人员帮助使用。

(3)告知使用雌激素治疗可出现的症状,嘱乳癌或子宫内膜癌患者慎用雌激素制剂。

(六)护理评价

(1)患者分泌物减少,性状转为正常,舒适感增加。

(2)患者正确复述预防及治疗此疾病的相关知识,做到积极配合并坚持治疗。

(牟慧芬)

第八节 盆腔炎性疾病

盆腔炎性疾病(PID)是指女性上生殖道的一组炎性疾病,主要包括子宫内膜炎、输卵管炎、输卵管卵巢脓肿、盆腔腹膜炎。最常见的是输卵管炎及输卵管卵巢脓肿。

女性生殖系统具有比较完善的自然防御功能,当自然防御功能遭到破坏,或机体免疫力降低、内分泌发生变化或外源性病原体入侵而导致子宫内膜、输卵管、卵巢、盆腔腹膜、盆腔结缔组织发生炎症。感染严重时,可累及周围器官和组织,当病原体毒性强、数量多、患者抵抗力低时,常发生败血症及脓毒血症,若未得到及时治疗可能发生盆腔炎性疾病后遗症。

一、护理评估

(一)健康史

(1)了解既往疾病史、用药史、月经史及药物过敏史。

(2)了解流产、分娩的时间、经过及处理。

(3)了解本次患病的起病时间、症状、疼痛性质、部位、有无全身症状。

(二)生理状况

1.症状

(1)轻者无症状或症状轻微不易被发现,常表现为持续性下腹痛,活动或性交后加重;发热、阴道分泌物增多等。

（2）重者可表现为寒战、高热、头痛、食欲减退；月经期发病者可表现为经量增多、经期延长；腹膜炎者出现消化道症状，如恶心、呕吐、腹胀等；若脓肿形成，可有下腹包块及局部刺激症状。

2.体征

（1）急性面容、体温升高、心率加快。

（2）下腹部压痛、反跳痛及肌紧张。

（3）检查见阴道充血；大量脓性臭味分泌物从宫颈口外流；穹隆有明显触痛；宫颈充血、水肿、举痛明显；子宫体增大有压痛且活动受限；一侧或双侧附件增厚，有包块，压痛。

3.辅助检查

（1）实验室检查：宫颈黏液脓性分泌物，或阴道分泌物0.9％氯化钠溶液湿片中见到大量白细胞；红细胞沉降率升高；C反应蛋白升高；宫颈分泌物培养或革兰染色涂片淋病奈瑟菌阳性或沙眼衣原体阳性。

（2）阴道超声检查：显示输卵管增粗，输卵管积液，伴或不伴有盆腔积液、输卵管卵巢肿块。

（3）腹腔镜检查：输卵管表面明显充血；输卵管壁水肿；输卵管伞端或浆膜面有脓性渗透物。

（4）子宫内膜活组织检查证实子宫内膜炎。

（三）高危因素

1.年龄

盆腔炎性疾病高发年龄为15～25岁。

2.性活动及性卫生

初次性交年龄小、有多个性伴侣、性交过频以及性伴侣有性传播疾病；有使用不洁的月经垫、经期性交等。

3.下生殖道感染

性传播疾病，如淋病奈瑟菌性宫颈炎、衣原体性宫颈炎及细菌性阴道病。

4.子宫腔内手术操作后感染

刮宫术、输卵管通液术、子宫输卵管造影术、宫腔镜检查、人工流产、放置宫内节育器等手术时，消毒不严格或术前适应证选择不当，导致感染。

5.邻近器官炎症直接蔓延

如阑尾炎、腹膜炎等蔓延至盆腔。

6.复发

盆腔炎性疾病再次发作。

（四）心理-社会因素

1.对健康问题的感受

是否存在因无明显症状或症状轻，而不重视致延误治疗。

2.对疾病的反应

是否由于慢性疾病过程长，患者思想压力大而产生焦虑、烦躁情绪；若病情严重，则担心预后，患者往往有恐惧、无助感。

3.家庭、社会及经济状况

是否存在因炎症反复发作，严重影响妇女生殖健康甚至导致不孕，且增加家庭与社会经济负担。

二、护理诊断

(一)疼痛

其与感染症状有关。

(二)体温过高

其与盆腔急性炎症有关。

(三)睡眠型态紊乱

其与疼痛或心理障碍有关。

(四)焦虑

其与病程长治疗效果不明显或不孕有关。

(五)知识缺乏

其与缺乏经期卫生知识有关。

三、护理措施

(一)症状护理

1.密切观察

分泌物增多,观察阴道分泌物颜色、性状、气味及量,选择合适的药液进行阴道冲洗。在不清楚阴道炎的种类时,不可滥用冲洗液,指导患者勤换会阴垫及内裤,保持外阴清洁干燥。

2.支持疗法

卧床休息,取半卧位,有利于脓液积聚于直肠子宫陷凹,使炎症局限;给高热量、高蛋白质、高维生素饮食或半流质饮食,及时补充丢失的液体;对出现高热的患者,采取物理降温,出汗时及时更衣,保持身体清洁舒服;若患者腹胀严重,应行胃肠减压。

3.症状观察

密切监测生命体征,测体温、脉搏、呼吸、血压,每 4 小时 1 次;物理降温后 30 分钟测体温,以观察降温效果。若患者突然出现腹痛加剧、寒战、高热、恶心、呕吐、腹胀,应立即报告医师,同时做好剖腹探查的准备。

(二)用药护理

1.门诊治疗

指导患者遵医嘱用药,了解用药方案并告知注意事项。常用方案:头孢西丁钠 2 g,单次肌内注射,同时口服丙磺舒 1 g,然后改为多西环素 100 mg,每天 2 次,连服 14 天,可同时加服甲硝唑 400 mg,每天 2~3 次,连服 14 天;或选用其他第三代头孢菌素与多西环素、甲硝唑合用。

2.住院治疗

严格遵医嘱用药,了解用药方案并密切观察用药反应。

(1)头孢霉素类或头孢菌素类药物:头孢西丁钠 2 g,静脉滴注,每 6 小时 1 次。头孢替坦二钠 2 g,静脉滴注,每 12 小时 1 次。加多西环素 100 mg,每 12 小时 1 次,静脉输注或口服。对不能耐受多西环素者,可用阿奇霉素替代,每次 500 mg,每天 1 次,连用 3 天。对输卵管卵巢脓肿患者,可加用克林霉素或甲硝唑。

(2)克林霉素与氨基糖苷类药物联合方案:克林霉素 900 mg,每 8 小时 1 次,静脉滴注;庆大霉素先给予负荷量(2 mg/kg),然后予维持量(1.5 mg/kg),每 8 小时 1 次,静脉滴注;临床症状、体征改善后继续静脉应用24～48小时,克林霉素改口服,每次450 mg,1天4次,连用14天;或多西环素100 mg,每12小时1次,连续用药14天。

3.观察药物疗效

若用药后48～72小时,体温持续不降,患者症状加重,应及时报告医师处理。

4.中药治疗

主要为活血化瘀、清热解毒药物。可遵医嘱指导服中药或用中药外敷腹部,若需进行中药保留灌肠,按保留灌肠操作规程完成。

(三)手术护理

1.药物治疗无效

经药物治疗48～72小时,体温持续不降,患者中毒症状加重或包块增大者。

2.脓肿持续存在

经药物治疗病情好转,继续控制炎症数天(2～3周),包块仍未消失但已局限化。

3.脓肿破裂

突然腹痛加剧,寒战、高热、恶心、呕吐、腹胀、检查腹部拒按或有中毒性休克表现。

(四)心理护理

(1)关心患者,倾听患者诉说,鼓励患者表达内心感受,通过与患者进行交流,建立良好的护患关系,尽可能满足患者的合理需求。

(2)加强疾病知识宣传,解除患者思想顾虑,增加其对治疗的信心。

(3)与家属沟通,指导家属关心患者,与患者及家属共同探讨适合个人的治疗方案,取得家人的理解和帮助,减轻患者心理压力。

四、健康指导

(1)讲解疾病知识:向患者讲解盆腔炎性疾病的疾病知识,告知及时就诊和规范治疗的重要性。

(2)个人卫生指导:保持会阴清洁做好经期、孕期及产褥期的卫生宣传。

(3)性生活指导及性伴侣治疗:注意性生活卫生,月经期禁止性交。

(4)饮食生活指导:给高热量、高蛋白质、高维生素饮食,增加营养,积极锻炼身体,注意劳逸结合,不断提高机体抵抗力。

(5)随访指导:对于抗生素治疗的患者,应在72小时内随诊,明确有无体温下降、反跳痛减轻等临床症状改善。若无改善,需做进一步检查。对沙眼衣原体以及淋病奈瑟菌感染者,可在治疗后4～6周复查病原体。

五、注意事项

(1)倾听患者主诉:应仔细倾听患者主诉,全面了解患者疾病史,认真阅读治疗方案,制订相应的护理计划,配合完成相应治疗和处理。

(2)预防宣传:①注意性生活卫生,减少性传播疾病。②及时治疗下生殖道感染。③进行公共卫生教育,提高公民对生殖道感染的认识,明白预防感染的重要性。④严格掌握妇科手术指征,做好术前准备,严格无菌操作,预防感染。⑤及时治疗盆腔炎性疾病,防止后遗症发生。

(牟慧芬)

第九节　子宫颈炎

子宫颈炎是指子宫颈发生的急性/慢性炎症。子宫颈炎是妇科常见疾病之一,包括宫颈阴道部炎症及宫颈管黏膜炎症。临床上分为急性子宫颈炎和慢性子宫颈炎。临床多见的子宫颈炎是急性子宫颈管黏膜炎,若急性子宫颈炎未经及时诊治或病原体持续存在,可导致慢性子宫颈炎症。

由于宫颈管黏膜上皮为单层柱状上皮,抗感染能力较差,当遇到多种病原体侵袭、物理化学因素刺激、机械性子宫颈损伤、子宫颈异物等,引起子宫颈局部充血、水肿,上皮变性、坏死,黏膜、黏膜下组织、腺体周围大量中性粒细胞浸润,或子宫颈间质内有大量淋巴细胞、浆细胞等慢性炎细胞浸润,可伴有子宫颈腺上皮及间质增生和鳞状上皮化生。因子宫颈阴道部鳞状上皮与阴道鳞状上皮相延续,亦可由阴道炎症引起宫颈阴道部炎症。

病原体种类:①性传播疾病的病原体主要是淋病奈瑟菌及沙眼衣原体。②内源性病原体与细菌性阴道病病原体、生殖道支原体感染有关。

一、护理评估

(一)健康史

1.一般资料

年龄、月经史、婚育史,是否处在妊娠期。

2.既往疾病史

详细了解有无阴道炎、性传播疾病及子宫颈炎症的病史,包括发病时间、病程经过、治疗方法及效果。

3.既往手术史

详细询问分娩手术史,了解阴道分娩时有无宫颈裂伤;是否做过妇科阴道手术操作及有无宫颈损伤、感染史。

4.个人生活史

了解个人卫生习惯,分析可能的感染途径。

(二)生理状况

1.症状

(1)急性子宫颈炎:阴道分泌物增多,呈黏液脓性,阴道分泌物的刺激可引起外阴瘙痒及灼热感;可出现月经间期出血、性交后出血等症状;常伴有尿道症状,如尿急、尿频、尿痛。

(2)慢性子宫颈炎:患者多无症状,少数患者可有阴道分泌物增多,呈淡黄色或脓性,偶有接触性出血、月经间期出血,偶有分泌物刺激引起外阴瘙痒或不适。

2.体征

(1)急性子宫颈炎:检查见脓性或黏液性分泌物从子宫颈管流出;用棉拭子擦拭子宫颈管时,容易诱发子宫颈管内出血。

(2)慢性子宫颈炎:检查可见宫颈呈糜烂样改变,或有黄色分泌物覆盖子宫颈口或从宫颈管流出,也可见子宫颈息肉或子宫颈肥大。

3.辅助检查

（1）实验室检查：分泌物涂片做革兰染色，中性粒细胞＞30/高倍视野；阴道分泌物湿片检查白细胞＞10/高倍视野；做淋菌奈瑟菌及沙眼衣原体检测，以明确病原体。

（2）宫腔镜检查：镜下可见血管充血，宫颈黏膜及黏膜下组织、腺体周围大量中性粒细胞浸润，腺腔内可见脓性分泌物。

（3）宫颈细胞学检查：宫颈刮片、宫颈管吸片，与宫颈上皮瘤样病变或早期宫颈癌相鉴别。

（4）阴道镜及活组织检查：必要时进行，以明确诊断。

（三）高危因素

（1）性传播疾病，年龄小于25岁，多位性伴侣或新性伴侣且为无保护性交。

（2）细菌性阴道病。

（3）分娩、流产或手术致子宫颈损伤。

（4）卫生不良或雌激素缺乏，局部抗感染能力差。

（四）心理-社会因素

1.对健康问题的感受

是否存在因无明显症状，而不重视或延误治疗。

2.对疾病的反应

是否因病变在宫颈，又涉及生殖器官与性，而不愿及时就诊；或因阴道分泌物增多引起不适；或治疗效果不明显而烦躁不安；或遇有白带带血或接触性出血时，担心疾病的严重程度，疑有癌变而恐惧、焦虑。

3.家庭、社会及经济状况

家人对患者是否关心；家庭经济状况及是否有医疗保险。

二、护理诊断

（一）皮肤完整性受损

其与宫颈上皮糜烂及炎性刺激有关。

（二）舒适的改变

其与白带增多有关。

（三）焦虑

其与害怕宫颈癌有关。

三、护理措施

（一）症状护理

1.阴道分泌物增多

观察阴道分泌物颜色、性状、气味及量，选择合适的药液进行阴道冲洗。在不清楚种类时，不可滥用冲洗液，指导患者勤换会阴垫及内裤，保持外阴清洁干燥。

2.外阴瘙痒与灼痛

嘱患者尽量避免搔抓，防止外阴部皮肤破损，减少活动，避免摩擦外阴。

（二）用药护理

药物治疗主要用于急性子宫颈炎。

1.遵医嘱用药

（1）经验性抗生素治疗：在未获得病原体检测结果前，采用针对衣原体的经验性抗生素治疗，阿奇霉素 1 g，单次顿服，或多西环素 100 mg，每天 2 次，连服 7 天。

（2）针对病原体的抗生素治疗：临床上除选用抗淋病奈瑟菌的药物外，同时应用抗衣原体感染的药物。对于单纯急性淋病奈瑟菌性子宫颈炎，常用药物有头孢菌素，如头孢曲松钠 250 mg，单次肌内注射，或头孢克肟 400 mg，单次口服等；对沙眼衣原体所致子宫颈炎，治疗药物有四环素类，如多西环素 100 mg，每天 2 次，连服 7 天。

2.用药观察

注意观察药物的不良反应，若出现不良反应，立即停药并通知医师。

3.用药注意事项

注意药物的半衰期及有效作用时间；注意药物的配伍禁忌；抗生素应现配现用。

4.用药指导

若病原体为沙眼衣原体及淋病奈瑟菌，应对性伴侣进行相应的检查和治疗。

（三）物理治疗及手术治疗的护理

1.宫颈糜烂样改变

若为无症状的生理性柱状上皮异位，无需处理；对伴有分泌物增多、乳头状增生或接触性出血，可给予局部物理治疗，包括激光、冷冻、微波等，也可以给予中药作为物理治疗前后的辅助治疗。

2.慢性子宫颈黏膜炎

针对病因给予治疗，若病原体不清可试用物理治疗，方法同上。

3.子宫颈息肉

配合医师行息肉摘除术。

4.子宫颈肥大

一般无需治疗。

（四）心理护理

（1）加强疾病知识宣传，引导患者正确认识疾病，及时就诊，接受规范治疗。

（2）向患者解释疾病与健康的问题，鼓励患者表达自己的想法。对病程长、迁延不愈的患者，给予关心和耐心解说，告知疾病的过程及防治措施；对病理检查发现宫颈上皮有异常增生的病例，告知通过密切监测，坚持治疗，可阻断癌变途径，以缓解焦虑心理，增加治疗的信心。

（3）与家属沟通，让其多关心患者，支持患者，坚持治疗，促进康复。

四、健康指导

（1）讲解疾病知识：向患者讲解子宫颈炎的疾病知识，告知及时就诊和规范治疗的重要性。

（2）个人卫生指导：嘱患者保持外阴清洁，每天清洗外阴 2 次，养成良好的卫生习惯，尤其是经期、孕产期及产褥期卫生，避免感染发生。

（3）随访指导：告知患者，物理治疗后有分泌物增多，甚至有多量水样排液，在术后 1～2 周脱痂时可有少量出血，是创面愈合的过程，不必应诊；如出血量多于月经量则需到医院就诊处理；在物理治疗后 2 个月内禁止性生活、盆浴和阴道冲洗；治疗后经过 2 个月经周期，于月经干净后 3～7 天来院复查，评价治疗效果，效果欠佳者可进行第二次治疗。

（4）体检指导：坚持每 1～2 年做 1 次体检，及早发现异常，及早治疗。

五、注意事项

（1）治疗前，应常规做宫颈刮片行细胞学检查。

（2）在急性生殖器炎症期不做物理治疗。

（3）治疗时间应选在月经干净后 3～7 天内进行。

（4）物理治疗后可出现阴道分泌物增多，甚至有大量水样排液，在术后 1～2 周脱痂时可有少许出血。

（5）应告知患者，创面完全愈合时间为 4～8 周，期间禁盆浴、性交和阴道冲洗。

（6）物理治疗有引起术后出血、宫颈管狭窄、感染的可能，应定期复查，观察创面愈合情况直到痊愈，同时检查有无宫颈管狭窄。

（牟慧芬）

第十节　子宫内膜异位症

子宫内膜异位症是指具有生长功能的子宫内膜生长在子宫腔内壁以外引起的症状和体征。异位的子宫内膜绝大多数局限在盆腔内的生殖器官和邻近器官的腹膜面，故临床上称为盆腔子宫内膜异位症。当子宫内膜生长在子宫肌层内称子宫腺肌病，部分患者两者可合并存在。

子宫内膜异位症的发病率近年来明显增高，是目前常见的妇科病之一。多见于 30～40 岁的妇女。本病为良性病变，但有远距离转移和种植能力。初潮前无发病者，绝经后异位的子宫内膜组织可逐渐萎缩吸收，妊娠或使用性激素抑制卵巢功能可暂时阻止本病的发展，因此，子宫内膜的发病与卵巢的周期性变化有关。也发生周期性出血，引起周围组织纤维化、粘连，病变局部形成紫蓝色硬结或包块。卵巢的子宫内膜异位症最为常见，卵巢内的异位内膜因反复出血而形成多个囊肿，但以单个多见，故又称为卵巢子宫内膜异位囊肿。囊肿内含暗褐色黏稠的陈旧血，状似巧克力液体，故又称为卵巢巧克力囊肿。

一、护理评估

（一）病史

1.月经史

初潮年龄，月经周期、经期、经量是否正常，有无痛经或其他伴随症状。痛经的性质，是否为进行性加重。

2.婚育史

结婚年龄，婚次，夫妻性生活情况，有无经期性交，生育情况，足月产、早产、流产次数，现有子女数等。

3.既往病史

有无先天性生殖道畸形、子宫手术或经期盆腔检查等情况。

（二）身心状态

1.身体状态

（1）痛经：痛经是子宫内膜异位症的典型症状，其特点为继发性和进行性加重。疼痛多位于下腹部和腰骶部，可放射至阴道、会阴、肛门或大腿，常于月经来潮前1～2天开始，经期第一天最为剧烈，以后逐渐减轻，至月经干净时消失。

（2）月经失调：部分患者有经量增多和经期延长，少数出现经前期点滴出血。月经失调可能与卵巢无排卵、黄体功能不足等有关。

（3）性交痛：由于异位的内膜出现在子宫直肠陷凹或病变导致子宫后倾固定，性交时子宫颈受到碰撞及子宫收缩和向上提升，可引起疼痛。

（4）不孕：占40%左右，其不孕的原因可能与盆腔内器官和组织广泛粘连和输卵管的蠕动减弱，影响卵子的排出、摄取和受精卵的运行有关。

2.心理状态

由于疼痛、不孕造成患者顾虑重重，心理压力大，需要手术的患者会有紧张、恐惧等心理问题。

（三）诊断性检查

1.妇科检查

典型者子宫后倾固定，盆腔检查可扪及盆腔内有触痛性结节或子宫旁有不活动的囊性包块。

2.辅助检查

（1）B超检查：可确定卵巢子宫内膜异位囊肿的位置、大小和形状。

（2）腹腔镜检查：可发现盆腔内器官或子宫直肠陷凹、子宫骶骨韧带等处有紫蓝色结节。

二、护理诊断

（一）焦虑

其与不孕和需要手术有关。

（二）知识缺乏

其与缺乏自我照顾及与手术相关的知识有关。

（三）舒适改变

其与痛经及手术后伤口有关。

三、护理目标

（1）患者能正确认识疾病的性质及发生原因，解除紧张、恐惧的心理，坚定治疗信心。

（2）患者自觉疼痛症状缓解。

四、护理措施

（1）心理护理：许多年轻患者因顽固的痛经、不孕等情况而焦虑。护理人员应多关心和理解患者，说明该病只要坚持用药或采取必要的手术便可改善症状，鼓励患者树立信心，积极配合治疗，对尚未生育的患者应给予指导和帮助，促使其尽早受孕。

（2）做好卫生宣传教育工作，防止经血逆流，如有先天性生殖道畸形或后天性炎性阴道狭窄、宫颈粘连等应及时手术。凡进入宫腔内的经腹手术，应保护腹壁切口和子宫切口，防止子宫内膜种植到腹壁切口或子宫切口。经期应避免盆腔检查和性交。

（3）使用激素治疗患者,应介绍服药的注意事项及用后可能出现的反应(恶心、食欲缺乏、闭经、乏力或体重增加等),使其解除思想顾虑,提高治疗效果。

（4）用药期间注意有无卵巢子宫内膜异位囊肿破裂的征象,如出现急性腹痛应及时通知医师,并做好剖腹探查的各项准备。

（5）对需要手术者应按腹部手术做好术前准备和术后护理。

（6）出院健康教育,加强患者对病程及治疗的认识,指导伤口处理和康复教育,术后6周避免盆浴和性生活,6周后来院复查。

五、评价

（1）患者无焦虑的表现并对治疗充满信心。

（2）患者能按时服药并了解药物的反应。

（3）自觉症状缓解和消失。

（牟慧芬）

第十一节　子宫腺肌病

子宫腺肌病是指当子宫内膜腺体和间质侵入子宫肌层时,形成弥漫或局限性的病变,是妇科常见病。多发生于30～50岁经产妇;约15%患者同时合并子宫内膜异位症;约50%患者合并子宫肌瘤;临床病理切片检查,发现10%～47%子宫肌层中有子宫内膜组织,但35%无临床症状。

多次妊娠及分娩、人工流产、慢性子宫内膜炎等造成子宫内膜基底层损伤,子宫内膜自基底层侵入子宫肌层内生长,可能是主要原因。此外,由于内膜基底层缺乏黏膜下层的保护,在解剖机构上子宫内膜易于侵入肌层。腺肌病常合并子宫肌瘤和子宫内膜增生,提示高水平雌孕激素刺激,也可能是促进内膜向肌层生长的原因之一。

应视患者症状、年龄、生育要求而定。药物治疗,适用于症状较轻,有生育要求和接近绝经期的患者;年轻或希望生育的子宫腺肌瘤患者,可试行病灶挖除术;症状严重、无生育要求或药物治疗无效者,应行全子宫切除术。

一、护理评估

(一)健康史

了解患者年龄、婚姻、月经史、婚育史、生育史、出现典型症状的情况以及对患者身心的影响,了解患者既往患病史。子宫腺肌病多发生于生育年龄的经产妇,常合并内异症和子宫肌瘤,有多次妊娠及分娩或过度刮宫史。生殖道阻塞,如单角子宫、宫颈阴道不通畅患者等常同时合并腺肌病。

(二)生理状况

1.症状

询问患者是否有经量过多、经期延长和逐渐加重的进行性痛经。

2.体征

妇科检查时子宫均匀性增大或局限性隆起、质硬且有压痛。

3.辅助检查

阴道B超提示子宫增大,肌层中不规则回声增强;盆腔MRI可协助诊断;宫腔镜下取子宫肌肉活检,可确诊。

(三)高危因素

1.年龄

40岁以上的经产妇。

2.子宫损伤

多次妊娠、人工流产、慢性子宫内膜炎等造成子宫内膜基底层损伤。

3.先天不足

生殖道阻塞,如单角子宫、宫颈阴道不通、有子宫无阴道的先天畸形等。

4.卵巢功能失调

高水平雌孕激素刺激者,如子宫肌瘤、子宫内膜增生患者。

(四)心理-社会因素

了解患者对疾病的认知,是否存在焦虑、恐惧等表现;了解患者家庭关系,是否因不孕或继发不孕影响夫妻、家庭关系;了解患者的经济水平等。

二、护理诊断

(一)焦虑

其与月经改变和痛经有关。

(二)知识缺乏

其与缺乏自我照顾及与手术相关的知识有关。

(三)舒适改变

其与痛经有关。

三、护理目标

(1)患者能正确认识疾病的性质及发生原因,解除紧张、恐惧的心理,坚定治疗信心。

(2)患者自觉疼痛症状缓解。

四、护理措施

(一)症状护理

1.月经改变

经量增多者,指导患者使用透气棉质卫生巾,保留卫生巾称重,以评估月经量;经期延长者,早晚用温开水清洗外阴各1次,以防逆行感染。若合并贫血,需指导患者遵医嘱服用药物,观察贫血的改善情况。

2.痛经

询问患者疼痛部位、性质、疼痛开始时间及持续时间。疼痛轻者,指导患者腹部热敷、卧床休息;疼痛重者,遵医嘱给予前列腺素合成酶抑制剂。

（二）用药护理

1.口服避孕药

其适用于轻度内异症患者,常用低剂量高效孕激素和炔雌醇复合制剂,用法为每天1片,连续用6～9个月,护士需观察药物疗效,观察有无恶心、呕吐等不良反应。

2.促性腺激素释放激素激动剂

常用药物:亮丙瑞林3.75 mg,月经第1天皮下注射后,每隔28天注射1次,共3～6次。需观察有无潮热、阴道干燥、性欲减退和骨质丢失等不良反应,停药后可消失。连续用药3个月以上者,需添加小剂量雌激素和孕激素,以防止骨质丢失。

3.左炔诺孕酮宫内节育器(LNG-ZUS)

治疗初期部分患者会出现淋漓出血、下移甚至脱落等,需加强随访。

（三）手术护理

1.保守手术

如小病灶挖除术或子宫肌壁楔形切除术,可明显减轻症状并增加妊娠概率。指导其术后6个月受孕。

2.子宫切除术

年轻或未绝经的患者可保留卵巢;绝经后或合并严重子宫内膜异位症者,可行双卵巢切除术。

（四）心理护理

(1)痛经、月经改变以及贫血者影响生活质量,患者焦虑烦躁,向患者说明月经时轻度疼痛不适是生理反应,给予舒缓的音乐、舒适的环境,保证足够的休息和睡眠,患者及家属、护士共同制订规律而适度的锻炼计划,家属督促患者适度锻炼,可缓解患者的心理压力。

(2)手术患者担心预后和性生活,说明子宫切除术后症状可基本消失,生活质量会得到改善。此外,子宫是月经来潮和孕育胎儿的器官,切除子宫不会男性化,增加对治疗的信心。

（五）健康指导

(1)指导患者随访:手术患者出院后3个月到门诊复查,了解术后康复情况。

(2)保守手术和子宫切除患者,术后休息1～3个月,3个月之内避免性生活及阴道冲洗,避免提举重物,防止正在愈合的腹部肌肉用力,并应逐渐加强腹部肌肉的力量。未经医护人员许可避免从事可增加盆腔充血的活动,如跳舞、久站等。

(3)有生殖道阻塞疾病时,嘱患者积极治疗,实施整形手术。

(4)对实施保守手术治疗的患者,指导其术后6个月受孕。

(5)注意高危因素与妇科疾病的相关性,定期做好妇科病普查。

五、评估

(1)医务人员避免过度刮宫,减少内膜碎片进入肌层的机会。

(2)药物治疗过程中如出现严重的绝经期症状,可酌情反向添加治疗提高雌激素水平,降低相关血管症状和骨质疏松的发生,也可提高患者的顺应性。

（牟慧芬）

第十二节 子 宫 脱 垂

子宫脱垂是指子宫从正常位置沿阴道下降,子宫颈外口达到坐骨棘水平以下,甚至子宫部分或全部脱出阴道口外,常伴有阴道前后壁膨出。

一、护理评估

(一)健康史

1.病因与发病机制

(1)分娩损伤:分娩损伤是最主要的原因。在分娩过程中,产妇过早屏气,第二产程延长或经阴道手术助产,盆底肌肉、筋膜以及子宫韧带过度伸展,甚至撕裂,分娩后未及时修补或修补不佳。产褥期产妇过早体力劳动,过高的腹压会压迫子宫向下移位发生脱垂。

(2)长期腹压增加:如长期慢性咳嗽、习惯性便秘、久站、久蹲等使腹内压增高,迫使子宫向下移位,导致脱出,产褥期腹压增加更容易导致子宫脱垂。

(3)盆底组织发育不良或退行性变:子宫脱垂偶见于未产妇女,主要为先天性盆底组织发育不良所致。老年妇女盆底组织萎缩退化或支持组织削弱,也可发生子宫脱垂。

2.病史评估

了解患者分娩史,评估其有无第二产程延长、阴道助产等难产史,产后恢复情况;了解患者有无慢性病病史,如长期慢性咳嗽等;是否存在先天性盆底组织发育不良。

(二)身心状况

1.症状

子宫脱垂轻度时(Ⅰ度)可无自觉症状,加重后(Ⅱ、Ⅲ度)出现以下症状。

(1)下坠感及腰背酸痛:常在久站、走路与重体力劳动时加重,卧床休息后症状减轻。

(2)肿物自阴道脱出:走路、蹲或排便等腹压增加时,阴道口有一肿物脱出。轻者平卧休息后可自行恢复,重者不能自行恢复,需用手还纳,甚至用手也难以还纳,行走不便。

(3)阴道分泌物增多:脱出的子宫及阴道壁由于反复摩擦而发生感染,有脓血性分泌物渗出。

(4)大小便异常:由于膀胱、尿道膨出,患者常伴有尿频、尿急甚至尿潴留或压力性尿失禁。直肠膨出的患者可伴有便秘和排便困难等。

2.体征

患者取膀胱截石位,根据患者向下用力屏气时子宫下降的程度,将子宫脱垂分为三度。

Ⅰ度:轻型为子宫颈外口距处女膜处小于 4 cm,但未达处女膜缘;重型为宫颈外口已达处女膜缘,检查时在阴道口可见子宫颈。

Ⅱ度:轻型为宫颈已脱出阴道口,但宫体仍在阴道内;重型为宫颈或部分宫体脱出阴道口外。

Ⅲ度:子宫颈及宫体全部脱出至阴道口外。脱出的子宫及阴道壁由于长期暴露摩擦,导致宫颈及阴道壁可见溃疡,有少量阴道出血或脓性分泌物。

3.心理-社会状况

由于长期的子宫脱垂使患者行动不便,不能从事体力劳动,使工作和生活受到影响,患者感到烦恼、痛苦;严重会影响性生活,患者常出现烦躁、焦虑、情绪低落等。

二、辅助检查

注意检查血象,注意张力性尿失禁及妇科检查情况。

三、护理诊断及合作性问题

(一)焦虑

与长期的子宫脱出影响日常生活和工作有关。

(二)舒适的改变

与子宫脱出影响行动有关。

(三)组织完整性受损

与外露子宫、阴道前后壁长期摩擦有关。

四、护理目标

(1)患者情绪稳定,能配合治疗、护理活动。
(2)患者病情缓解,舒适感增加。
(3)患者组织完整,无受损。

五、护理措施

(一)一般护理

(1)指导患者保持外阴干燥、清洁,每天用流水冲洗外阴,禁止使用刺激性强的药液。有溃疡者每天用 0.02% 高锰酸钾液坐浴 1～2 次,每次 20～30 分钟,勤换内衣裤。

(2)有肿块脱出者及早就医,及时回纳脱出物并教会患者正确的回纳手法,病情重不能回纳者,应卧床休息,减少下地活动次数和时间。

(3)教给患者做盆底肌肉锻炼,如做提肛运动;指导患者避免增加腹压的因素,如咳嗽、久站及久蹲等;保持大便通畅,每天进食蔬菜应保持 500 g。

(4)每天为患者提供酸性果汁,可保持尿液呈酸性,不利于细菌生长;指导患者练习卧床排尿;若有肿块脱出影响排尿,指导患者排尿前先将脱出物还纳;尿潴留留置尿管者,应间歇放尿以训练膀胱功能。排尿功能恢复正常后,鼓励患者每天饮水 2 000 mL 以上。

(5)嘱患者加强营养,进食高蛋白质、高维生素食物,增强体质。

(二)心理护理

帮助患者树立战胜疾病的信心,耐心讲解子宫脱垂的知识和预后,鼓励病友间交流沟通,促进积极因素。

(三)病情监护

观察患者有无外阴异物感,子宫脱垂的程度;注意阴道分泌物的颜色、气味、性状。

(四)治疗护理

1.治疗原则

治疗以安全、简单、有效为原则。

(1)非手术治疗:用于Ⅰ度轻型子宫脱垂,年老不能耐受手术或需要生育者。①支持疗法:注意休息,增加营养,保持大便通畅,避免重体力劳动,治疗增加腹压的疾病,加强盆底肌的锻炼。②子宫托:子宫托是一种支持子宫和阴道壁使其维持在阴道内不脱出的工具,适用于各度子宫脱垂及阴道前后壁膨出的患者。重度子宫脱垂伴盆底肌明显萎缩及宫颈或阴道壁有炎症或有溃疡者均不宜使用,经期和妊娠期停用。

(2)手术治疗:适用于非手术治疗无效或Ⅱ度、Ⅲ度子宫脱垂者。手术方式主要包括阴道前后壁修补术;阴道前后壁修补加主韧带缩短及宫颈部分切除术,也叫曼彻斯特(Manchester)手术;经阴道子宫全切除及阴道前后壁修补术;阴道纵隔成形术等。

2.治疗配合及特殊专科护理

(1)支持治疗的护理:教会患者做盆底肌肉锻炼增强盆底肌肉张力。做缩肛运动,用力收缩3~10秒,放松5~10秒,每次连续5~10分钟,每天3~4次,持续3个月。

(2)教会患者使用子宫托(图7-2)。①放托:患者排空直肠、膀胱,洗净双手,取半卧位或蹲位,双腿分开,一手持子宫托盘呈倾斜位进入阴道内,将托柄向内、向上旋转,直至托盘达子宫颈,向下屏气,使托盘吸附于宫颈,托柄弯曲度朝前,对正耻骨弓后面。②取托:手指捏住托柄轻轻摇晃,待负压消失后向后外方牵拉取出。③注意事项:放置子宫托之前阴道应有一定水平的雌激素作用,绝经后的妇女可用阴道雌激素霜剂,4~6周后再使用子宫托;经期和妊娠期停用;选择大小合适的子宫托,以放置后不脱出又无不适为宜;每晚取出洗净,次晨放入,切忌久置不取,以免过久压迫导致生殖道糜烂、溃疡甚至瘘;放托后,分别于第1、3、6个月时到医院检查1次,以后每3~6个月到医院复查。

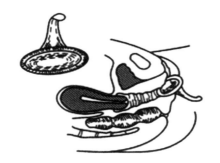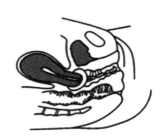

图 7-2　喇叭形子宫托及放置

(3)做好术前、术后护理。术前护理同外阴、阴道手术护理。术后除按外阴、阴道手术患者的护理外,应卧床休息7~10天,留尿管10~14天。避免增加腹压,坚持肛提肌锻炼。

六、健康指导

休息3个月,3个月内禁止性生活、盆浴,半年内避免重体力劳动;术后2个月、3个月分别门诊复查;宣传产后护理保健知识,进行产后体操锻炼和盆底肌锻炼,增强体质;积极治疗便秘、慢性咳嗽等长期性疾病;实行计划生育。

七、护理评价

评价护理目标是否达到,护理措施的实施情况,健康指导是否落实到位,有无新的护理问题出现。

(牟慧芬)

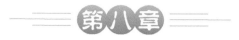

产 科 护 理

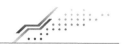

第一节 过 期 妊 娠

平时月经周期规则,妊娠达到或超过 42 周(>294 天)尚未分娩者,称为过期妊娠。其发生率占妊娠总数的 3%~15%。过期妊娠使胎儿窘迫、胎粪吸入综合征、过熟综合征、新生儿窒息、围生儿死亡、巨大儿,以及难产等不良结局发生率增高,并随妊娠期延长而增加。

一、病因

过期妊娠可能与下列因素有关。

(一)雌、孕激素比例失调

内源性前列腺素和雌二醇分泌不足而孕酮水平增高,导致孕激素优势,抑制前列腺素和缩宫素的作用,延迟分娩发动,导致过期妊娠。

(二)头盆不称

部分过期妊娠胎儿较大,导致头盆不称和胎位异常,使胎先露部不能紧贴子宫下段及宫颈内口,反射性子宫收缩减少,容易发生过期妊娠。

(三)胎儿畸形

如无脑儿,由于无下丘脑,垂体肾上腺轴发育不良或缺如,促肾上腺皮质激素产生不足,胎儿肾上腺皮质萎缩,使雌激素的前身物质 16α-羟基硫酸脱氢表雄酮不足,从而雌激素分泌减少;小而不规则的胎儿不能紧贴子宫下段及宫颈内口诱发宫缩,导致过期妊娠。

(四)遗传因素

某家族、某个体常反复发生过期妊娠,提示过期妊娠可能与遗传因素有关。胎盘硫酸酯酶缺乏症是一种罕见的伴性隐性遗传病,可导致过期妊娠。其发生机制是因胎盘缺乏硫酸酯酶,胎儿肾上腺与肝脏产生的 16α-羟基硫酸脱氢表雄酮不能脱去硫酸根转变为雌二醇及雌三醇,从而使血雌二醇及雌三醇明显减少,降低子宫对缩宫素的敏感性,使分娩难以启动。

二、临床表现

(一)胎盘

过期妊娠的胎盘病理有两种类型:一种是胎盘功能正常,除重量略有增加外。胎盘外观和镜检均与妊娠足月胎盘相似。另一种是胎盘功能减退，肉眼观察胎盘母体面呈片状或多灶性梗死及钙化，胎儿面及胎膜常被胎粪污染，呈黄绿色。

（二）羊水

正常妊娠 38 周后，羊水量随妊娠推延逐渐减少，妊娠 42 周后羊水减少迅速，约 30％减至 300 mL 以下；羊水粪染率明显增高，是足月妊娠的 2～3 倍，若同时伴有羊水过少，羊水粪染率达 71％。

（三）胎儿

过期妊娠胎儿生长模式与胎盘功能有关，可分以下 3 种。

1.正常生长及巨大儿

胎盘功能正常者，能维持胎儿继续生长，约 25％成为巨大儿，其中 1.4％胎儿出生体重＞4 500 g。

2.胎儿成熟障碍

10％～20％过期妊娠并发胎儿成熟障碍。胎盘功能减退与胎盘血流灌注不足、胎儿缺氧及营养缺乏等有关。由于胎盘合成、代谢、运输及交换等功能障碍，胎儿不易再继续生长发育。临床分为3 期：第Ⅰ期为过度成熟期，表现为胎脂消失、皮下脂肪减少、皮肤干燥松弛多皱褶，头发浓密，指（趾）甲长，身体瘦长，容貌似"小老人"。第Ⅱ期为胎儿缺氧期，肛门括约肌松弛，有胎粪排出，羊水及胎儿皮肤黄染，羊膜和脐带绿染，同胎儿患病率及围生儿死亡率最高。第Ⅲ期为胎儿全身因粪染历时较长广泛黄染，指（趾）甲和皮肤呈黄色，脐带和胎膜呈黄绿色，此期胎儿已经历和渡过第Ⅱ期危险阶段，其预后反较第Ⅱ期好。

3.胎儿生长受限

小样儿可与过期妊娠共存，后者更增加胎儿的危险性，约 1/3 过期妊娠死产儿为生长受限小样儿。

三、处理原则

应根据胎盘功能、胎儿大小、宫颈成熟度综合分析，以确诊过期妊娠，并选择恰当的分娩方式终止妊娠，在产程中密切观察羊水情况、胎心监护，出现胎儿窘迫征象，行剖宫产尽快结束分娩。

四、护理

（一）护理评估

1.病史

准确核实孕周，确定胎盘功能是否正常是关键。诊断过期妊娠之前必须准确核实孕周。

2.身心诊断

平时月经周期规则，妊娠达到或超过 42 周（＞294 天）未分娩者，可诊断为过期妊娠。由于孕妇结果的不可预知、恐惧、焦虑、猜测是过期妊娠孕妇常见的情绪反应。

3.诊断检查

实验室检查：①根据 B 超检查确定孕周，妊娠 20 周内，B 超检查对确定孕周有重要意义。妊娠 5～12 周内以胎儿顶臀径推算孕周较准确，妊娠 12～20 周以内以胎儿双顶径、股骨长度推算预产期较好。②根据妊娠初期血、尿 HCG 增高的时间推算孕周。

(二)可能的护理诊断

1.有新生儿受伤的危险

与过期胎儿生长受限有关。

2.焦虑

与担心分娩方式、过期胎儿预后有关。

(三)预期目标

(1)新生儿不存在因护理不当而产生的并发症。

(2)患者能平静地面对事实,接受治疗和护理。

(四)护理措施

1.预防过期妊娠

(1)加强孕期宣教,使孕妇及家属认识过期妊娠的危害性。

(2)定期进行产前检查,适时结束妊娠。

2.加强监测,判断胎儿在宫内情况

(1)教会孕妇进行胎动计数:妊娠超过 40 周的孕妇,通过计数胎动进行自我监测尤为重要。胎动计数＞30 次/12 小时为正常,＜10 次/12 小时或逐日下降,超过 50%,应视为胎盘功能减退,提示胎儿宫内缺氧。

(2)胎儿电子监护仪检测:无应激试验(NST)每周 2 次,胎动减少时应增加检测次数;住院后需每天1次监测胎心变化。NST 无反应型需进一步做缩宫素激惹试验(OCT),若多次反复相互现胎心晚期减速,提示胎盘功能减退、胎儿明显缺氧。因 NST 存在较高假阳性率,需结合 B 超检查,估计胎儿安危。

3.终止妊娠应根据胎盘功能、胎儿大小、宫颈成熟度综合分析,选择恰当的分娩方式

(1)终止妊娠的指征:已确诊过期妊娠,严格掌握终止妊娠的指征有:①宫颈条件成熟;②胎儿体重＞4 000 g或胎儿生长受限;③12 小时内胎动＜10 次或 NST 为无反应型,OCT 可疑;④尿E/C 比值持续低值;⑤羊水过少(羊水暗区＜3 cm)和/或羊水粪染;⑥并发重度子痫前期或子痫。终止妊娠的方法应酌情而定。

(2)引产:宫颈条件成熟、Bishop 评分＞7 分者,应予引产;胎头已衔接者,通常采用人工破膜,破膜时羊水多而清者,可静脉滴注缩宫素。在严密监视下经阴道分娩。对羊水Ⅱ度污染者,若阴道分娩,要求在胎肩娩出前用负压吸管或吸痰管吸净胎儿鼻咽部黏液。

(3)剖宫产:出现胎盘功能减退或胎儿窘迫征象,不论宫颈条件成熟与否,均应行剖宫产尽快结束分娩。过期妊娠时,胎儿虽有足够储备力,但临产后宫缩应激力的显著增加超过其储备力,出现隐性胎儿窘迫,对此应有足够认识。最好应用胎儿监护仪,及时发现问题,采取应急措施,适时选择剖宫产挽救胎儿。进入产程后。应鼓励产妇左侧卧位、吸氧。产程中最好连续监测胎心,注意羊水性状,必要时取胎儿头皮血测 pH,及早发现胎儿窘迫,并及时处理。过期妊娠时,常伴有胎儿窘迫、羊水粪染,分娩时应做相应准备。胎儿娩出后立即在直接喉镜指引下行气管插管吸出气管内容物,以减少胎粪吸入综合征的发生。过期儿患病率和死亡率均增高,应及时发现和处理新生儿窒息、脱水、低血容量及代谢性酸中毒等并发症。

(五)护理评价

(1)患者能积极配合医护措施。

(2)新生儿未发生窒息。

(刘秀梅)

第二节　妊娠合并甲状腺疾病

一、妊娠合并甲状腺功能亢进症

甲状腺功能亢进症,是指由甲状腺腺体产生过多甲状腺激素而引起的一组临床综合征。90％妊娠期甲状腺功能亢进患者为 Graves 病。妊娠合并甲状腺功能亢进的发生率国内报道为0.1％~0.2％,国外为 0.05％~0.2％,为妊娠合并内分泌疾病的第二位,仅次于糖尿病。

(一)妊娠对甲状腺功能亢进的影响

妊娠期由于胎盘产生绒毛膜促性腺激素及绒毛膜促甲状腺激素的作用使甲状腺体积增大,合成和分泌甲状腺激素增加。妊娠早期可表现出甲状腺功能亢进或原有甲状腺功能亢进加重。妊娠中、晚期,由于雌激素增加肝脏甲状腺结合球蛋白(TBG)合成并延长其半衰期,导致与 TBG结合的总甲状腺激素水平升高,而游离的激素无明显变化,促甲状腺激(TSH)分泌受到抑制,使病情可能有所缓解。但严重甲状腺功能亢进患者可因分娩、剖宫产、劳累、产后出血、感染等使病情加重,甚至诱发甲状腺功能亢进危象。产后由于免疫抑制作用的解除,甲状腺功能亢进的病情也会一时性加重。由于正常妊娠妇女多有高代谢状态,如怕热、多汗、食欲强、乏力、心率增加等,使妊娠合并甲状腺功能亢进的诊断较非孕期困难。

(二)甲状腺功能亢进对妊娠的影响

轻症或经治疗能控制的甲状腺功能亢进对妊娠影响通常不大。重症或经治疗控制不理想的甲状腺功能亢进,由于甲状腺激素分泌过多,流产、早产的发生率增高,妊娠期高血压疾病、心衰、产时子宫收缩乏力、产后感染等发生率也增加。甲状腺功能亢进对胎儿的影响与疾病的严重程度并不相关,但伴有高甲状腺刺激性免疫球蛋白(TSI)的孕妇,由于 TSI 容易通过胎盘,刺激胎儿甲状腺,使胎儿患甲状腺功能亢进的概率增加,也可引起宫内发育迟缓、胎儿心动过速、水肿或胎儿甲状腺肿,甚至胎死宫内、早产、死产等。如果母亲服用抗甲状腺药物,药物通过胎盘进入胎儿体内,可引起胎儿甲状腺功能减退。伴有甲状腺肿大的胎儿可因分娩困难,或出现呼吸不通畅,导致新生儿窒息。

(三)诊断

1.病史

多数甲状腺功能亢进的孕妇孕前就有甲状腺疾病的现病史或既往史,诊断已经明确。

2.临床表现

轻症甲状腺功能亢进或妊娠期首次发生的甲状腺功能亢进,与正常妊娠时的代谢变化相似,如多汗、怕热、食欲亢进、心动过速等,也有恶心呕吐、体重下降等,两者易混淆。但甲状腺功能亢进孕妇易出现妊娠剧吐,妊娠中期恶心、呕吐症状持续存在且没有减轻。重度甲状腺功能亢进或甲状腺危象可能导致严重的高血压、充血性心力衰竭和精神心理状态的改变等,其症状类似重度子痫前期。因此,任何重度子痫前期的患者,如出现子宫小于孕周、发热、腹泻或其他不能解释的心动过速等不典型症状,应考虑甲状腺功能亢进的可能。

临床上可提供作为诊断依据的症状和体征有心悸,休息时心率超过 100 次/分,进食增加而孕妇体重不按孕周增加,脉压>6.7 kPa(50 mmHg),怕热多汗,皮肤潮红,皮温增高,突眼,手震颤,腹泻,甲状腺增大。

3.辅助检查

(1)妊娠合并甲状腺功能亢进患者基础代谢率>+30%,血清 TT_4、TT_3、FT_3、FT_4 均明显增高,TSH 明显降低。

(2)B 超:检查胎儿发育、胎儿甲状腺大小等。

(3)超声心动图或胎儿电子监护:了解胎心音变化。

(四)治疗原则

(1)甲状腺功能亢进病情未控制时不宜怀孕。孕前积极药物治疗,待停药或药物控制病情稳定 1~3 年后怀孕。服用放射性碘治疗期间不宜怀孕。

(2)孕期治疗原则是控制甲状腺功能亢进的发展,使孕妇安全通过妊娠和分娩。甲状腺功能亢进不是终止妊娠的适应证,但若伴有甲状腺功能亢进性心脏病、高血压等严重并发症,需考虑终止妊娠。病情轻者尽量少用抗甲状腺药物,给予适量镇静剂,卧床休息。病情重者仍给予抗甲状腺药物,妊娠中、晚期甲状腺药物用量不可过大。尽量争取经阴道分娩,注意缩短产程。引产、临产、剖宫产前积极做好准备,使用抗甲状腺药,适当应用镇静剂,以防诱发甲状腺功能亢进危象。产后宜加大抗甲状腺药物剂量,防止甲状腺功能亢进复发。

(五)护理问题

1.营养失调

营养失调与代谢率增加导致代谢需求大于摄入及缺乏合理饮食有关。

2.活动无耐力

活动无耐力与蛋白质分解、肌无力、甲状腺功能亢进性心脏病等有关。

3.知识缺乏

缺乏药物治疗知识和自我护理知识。

(六)潜在并发症

1.甲状腺危象

(1)相关因素:与临产、分娩、手术、产后出血、感染等有关。

(2)临床表现:表现为原有甲状腺功能亢进症状加重,体温高达 39 ℃以上,心率>140 次/分,呼吸急促,大汗淋漓,烦躁不安,厌食,恶心,呕吐,腹泻,常伴有心房颤动或扑动。若处理不及时,可引起孕产妇死亡。

(3)护理措施。护理中注意配合医师积极抢救:①高热时物理或药物降温,必要时人工冬眠。②遵医嘱用药:首选丙硫氧嘧啶(PTU),负荷量 300~600 mg,口服或经鼻饲管注入或直肠灌注。以后 150~300 mg,6 小时 1 次。也可在给 PTU 后 1~3 小时给碘化钠溶液 0.5~1.0 g 静脉滴注,或复方碘溶液 3 mL 口服,12 小时 1 次。③每天地塞米松 8 mg 或泼尼松 60 mg 分次给药。④普萘洛尔静脉滴注,开始剂量 1 mg/min,持续心电监护下,可增加至 10 mg,如患者耐受,可继续给 40~60 mg 口服,每 6 小时 1 次。⑤吸氧,补充营养素,控制水、电解质平衡紊乱,积极控制感染。⑥充分做好剖宫产术前准备,甲状腺功能亢进危象控制后及时终止妊娠。

(4)健康指导:告知患者及家属甲状腺功能亢进危象的诱因,及时就诊。指导患者不食含碘丰富的食物与药物。保证充足的睡眠,避免剧烈运动,避免感染、严重的精神刺激、创伤等。强调按医嘱按时用药,并注意不良反应的观察。

2.宫内发育迟缓

宫内发育迟缓与甲状腺功能亢进孕妇代谢亢进,不能为胎儿提供足够营养而影响胎儿生长发育有关。

3.胎儿甲状腺功能减退

胎儿甲状腺功能减退与孕妇使用抗甲状腺药物有关。

(七)护理处理

1.非孕期

甲状腺功能亢进病情不稳定,即使怀孕也易引起流产、早产、宫内发育迟缓、死胎等,甲状腺功能亢进药物对胎儿也有一定影响。故非孕期指导孕妇积极进行甲状腺功能亢进的治疗,尽量等待疾病痊愈后再妊娠。

2.妊娠期

甲状腺功能亢进病情稳定的已怀孕妇女,应加强孕期监护,与内分泌科医师协同管理,服用无致畸危险、通过胎盘量少的抗甲状腺药物,并及时调整药物用量,以减少胎儿甲减的危险。

(1)加强产前检查:定期检查孕妇血压、体重、宫高、腹围的变化,每1~2个月进行一次B超检查,观察胎儿的生长发育和甲状腺大小、骨骼及胎儿体重。定期检查孕妇甲状腺功能,监测胎盘功能等。及早发现妊娠期高血压疾病和宫内发育迟缓。

(2)心理护理:稳定孕妇情绪,注意休息,避免体力劳动。指导配合医师治疗,避免感染、精神刺激和情绪波动,以防甲状腺功能亢进危象的发生。

(3)饮食护理:加强营养,保证每天足够的能量,多食高蛋白质、高维生素饮食,不宜食含碘丰富的食物或药物。出汗多时多饮水,忌烟、酒、咖啡、浓茶。必要时静脉补充营养素。

(4)加强监护:宜左侧卧位,指导孕妇学会自计胎动,防胎死宫内。注意先兆早产征象,如有异常及时就诊。妊娠晚期37~38周入院,注意防治胎儿宫内窘迫,每周进行胎心监护,孕妇检查心电图,了解是否有心脏损害。

(5)药物治疗护理:一般情况下,如果母亲FT_4水平增高2.5倍以上,则应考虑治疗。由于胎儿甲状腺能浓集碘,破坏正在发育阶段的胎儿甲状腺,故妊娠期禁用放射性碘治疗。PTU是孕期甲状腺功能亢进治疗的首选用药。PTU与蛋白亲和力较高,可以减少药物向胎儿体内转运,阻断T_4向T_3转换,能快速缓解症状。PTU的初始用量为每8小时100 mg,用药期间每2周检查一次FT_4,当FT_4水平开始下降时,应将剂量减半,以后每2~4周按此方法减一次,控制FT_4水平稳定在正常范围的上1/3。多数孕妇在孕晚期仅需小剂量的PTU,也有的到32~36周就可以停药,如果甲状腺功能亢进复发,又可以重新开始用药。经用PTU治疗FT_4没有变化时,则应加量,最大剂量为600 mg/d,如果仍没有效果,则考虑药物耐受,治疗失败。用药期间密切观察病情的变化,如脉搏、脉压、震颤、食欲及精神改变等。注意药物的不良反应,如药疹、瘙痒、药热、粒细胞减少、肝功能异常等。

(6)妊娠期甲状腺功能亢进手术治疗护理:妊娠期尽量避免甲状腺手术,但对药物不能控制甲状腺功能亢进症状,或疑有恶变者,待妊娠16~20周可考虑甲状腺部分切除术,做好术前准备和术后护理,积极防治流产。

3.分娩期

甲状腺功能亢进孕妇一般宫缩较强,胎儿偏小,产程较短,故尽量争取经阴道分娩,病情重者或有产科指征者可考虑剖宫产;注意预防甲状腺危象;临产后应用抗生素预防感染。第一产程,注意心理护理,减轻孕妇焦虑、恐惧的心理,减轻疼痛;吸氧,注意补充能量,鼓励进食,适当输液。每2～4小时测体温、脉搏、呼吸1次,注意胎心监护。第二产程尽量缩短,防止孕妇过度疲劳,必要时行会阴侧切、胎头吸引或产钳助产。第三产程注意预防产后出血;积极配合儿科医师进行新生儿复苏;留脐血进行甲状腺功能、TSH等各项检查。

4.产褥期

注意检查新生儿甲状腺大小,有无杂音,是否有甲状腺功能亢进或甲减的症状和体征。产后母亲甲状腺功能亢进有加重的可能;另外在妊娠早期治疗过的妊娠合并甲状腺功能亢进患者,产后复发率高于75%,因此产褥期应严密观察病情变化,指导产妇注意休息,防止感染,继续用药治疗,产后1个月复查甲状腺功能。由于产后服PTU者乳汁含量少,故可以哺乳;但服甲巯咪唑(MMI)和用放射性碘制剂者,应停止哺乳。

二、妊娠合并甲状腺功能减退症

甲状腺功能减退症简称甲减,是由多种原因所致低甲状腺激素血症或甲状腺激素抵抗而引起的全身性低代谢综合征。甲减合并妊娠有四种类型,即地方性缺碘所致呆小症、散发性先天甲状腺功能减退症、慢性淋巴性甲状腺炎(桥本病)和甲状腺手术或放疗后所致甲减。其中慢性淋巴性甲状腺炎在甲减合并妊娠中占比例较大。由于甲减妇女常无排卵,易不孕,故合并妊娠较少见。

(一)妊娠对甲减的影响

妊娠期母体血容量增加,致使碘稀释;肾血流量增加,肾小球滤过率增加,导致排碘量增加,使血清中无机碘浓度下降,形成所谓的"碘饥饿"。正常孕妇,由于甲状腺处于应激状态,能分泌足量的甲状腺素,使甲状腺功能维持正常水平。甲状腺功能欠佳的孕妇,由于甲状腺自身免疫现象或存在碘缺乏,可以出现亚临床甚至明显的甲减。抗甲状腺抗体阳性的甲减患者由于孕期抗甲状腺抗体滴度下降,症状改善,而产后可能会出现反弹,病情由原来的亚临床状态转为临床阶段。早孕期由于HCG诱导T_4合成和对TSH的抑制,所以早孕期的甲减难以诊断。

(二)甲减对妊娠的影响

严重的甲减常引起不孕,妊娠后常引起流产、早产、胎死宫内和低体重儿的出生。由于甲状腺功能减退人群中高血压患病率显著增高,致使妊娠妇女发生妊娠期高血压疾病、胎盘早剥、胎儿窘迫的危险性明显增加。孕妇甲状腺功能减退可显著影响胎儿的神经系统发育,形成胎儿先天性甲减,存活的新生儿如果继续缺碘,将影响智力和体力的发育;但严重的甲减孕期经合理治疗也能分娩正常后代。

(三)诊断

1.病史

有发生甲减的病因存在,如地方性缺碘、甲状腺缺如、甲状腺功能不全、甲状腺手术或自身免疫性疾病家族史等。对有月经不调、反复性流产或不良孕产史者,如胎死宫内、宫内发育迟缓、早产、围生儿死亡病史者,应进行甲状腺功能及TSH检查。

2.临床表现

病程呈慢性经过,无突然显著的临床表现。孕期常呈亚临床型,易漏诊,主要通过实验室检查获得明确诊断。其主要表现有乏力、易疲劳、怕冷、食欲不佳、反应迟钝、记忆力减退、水肿、便秘等,表情淡漠,面色苍白,皮肤干燥、粗糙、脱屑、增厚,面部、眼睑、手部皮肤水肿,头发稀疏,眉毛外 1/3 脱落；下肢黏液性水肿,非凹陷性。严重者可有体温低、心脏扩大、心包积液、心动过速、腱反射迟钝等。先天性甲减治疗较晚的患者,身材矮小。慢性淋巴细胞性甲状腺炎者,甲状腺肿大,质地偏韧,光滑或呈结节状。

3.辅助检查

(1)实验室化验:甲减的患者 30％～40％有贫血,血红蛋白和红细胞常降低。血清 TT_4、TT_3、FT_3、FT_4 均降低,$TSH>10 \mu U/mL$ 诊断为原发性甲减。缺碘地区检查 24 小时尿碘排出量。桥本病患者血清抗甲状腺抗体增高。

(2)B 超检查:了解胎儿的发育等。

(四)处理原则

甲减患者以经治疗使甲状腺激素水平达正常后再怀孕为佳。一旦甲减患者怀孕,经明确诊断后,应立即治疗,并要求妊娠全过程使甲状腺激素水平维持在正常范围。补充足量的甲状腺激素,常用甲状腺片。缺碘地区适当补充碘剂,防止胎儿甲减。

(五)护理问题

1.便秘

便秘与代谢率减低及体力活动减少有关。

2.活动无耐力

活动无耐力与机体代谢率降低、体重过低有关。

(六)潜在并发症

1.妊娠期高血压疾病

妊娠期高血压疾病与甲减引起心排血量下降,外周血管阻力增加或抗甲状腺抗体在肾小球及胎盘产生免疫复合物沉积有关。

2.黏液性水肿性昏迷

黏液性水肿性昏迷与甲减未纠正,病情加重有关。

(七)护理处理

1.妊娠期

在妊娠早期协助医师通过病史和体格检查,仔细检查有无潜在的甲减。指导孕妇加强营养,注意休息,勿过度劳累。定期做产前检查,注意体重、腹围、宫高增长情况,并应用 B 超监测胎儿生长发育情况,以防宫内发育迟缓。加强胎心监测,防止胎儿窘迫的发生。指导孕妇遵医嘱合理用药,通常孕前有甲减的孕妇,妊娠期需增加剂量,应根据甲状腺功能和 TSH 升高情况,调整甲状腺片的用量,一般每天 30～100 mg。避免孕早期停药,以免引起流产和早产。孕 37 周收住院,每周行 NST 检查,不必在预产期前终止妊娠。甲减孕妇易发生过期妊娠,以不超过 41 周终止妊娠为宜。

2.分娩期

加强心理护理。临产后,鼓励产妇进食,给予吸氧,注意胎心监护。先天性甲减孕妇在第二产程往往腹肌力量不足,不能很好使用腹压,造成宫缩乏力,必要时应行助产术,并做好新生儿复苏准备。第三产程时应防止产后出血及产后感染。留脐血以备化验甲状腺功能和 TSH 水平,孕妇有桥本病者新生儿化验抗甲状腺抗体。

3.产褥期

产褥期是甲状腺功能快速动态变化时期。如果患者没有症状且近期没有调整剂量,则可在产后6周复查 TSH。因甲状腺片基本不通过乳汁,故产后可以哺乳。新生儿注意保暖,注意先天性甲减表现和低血糖,1周后新生儿复查甲状腺功能和 TSH。

(刘秀梅)

第三节　妊娠合并急性胰腺炎

一、妊娠合并急性胰腺炎的特点

妊娠合并急性胰腺炎由于对母婴的双重危害,病情进展迅速,严重危及母婴的生命。在妊娠期各脏器抗损伤能力降低,妊娠期机体代谢增强,各个脏器的负荷增加,对损伤的耐受能力降低,从而加重了对各个脏器的损伤。妊娠合并急性胰腺炎时,在应激等因素的作用下,母体腹腔脏器血管收缩,缺血、缺氧,再加上多脏器功能紊乱综合征,各种细胞因子、炎症介质的释放和心血管系统的改变,都会使胎盘灌注显著减少,造成胎儿缺血、缺氧,这是导致胎儿及新生儿死亡的重要原因。孕妇怀孕期间合并急性胰腺炎时,对母婴健康威胁较大,产妇病死率可高达 37%,新生儿围生期病死率可高达 2.0%。

二、临床表现及评估

妊娠期胰腺炎常见病因有胆管疾病、高脂血症、高钙血症及其他产科合并症。妊娠期胰腺炎的主要临床表现有腹痛、恶心、呕吐、腹胀、腹膜炎体征、皮下出血、水电解质紊乱、休克、发热、黄疸和血糖升高等。血清或尿淀粉酶和血清钙常异常,B超和 CT 等影像学检查可明确胰腺炎程度和胰周侵犯范围。

妊娠期合并胰腺炎并非引产及终止妊娠的指征。妊娠并发胰腺炎应以保守治疗为主,一般应包括镇静解痉、禁食禁水、胃肠减压、抑制胰腺分泌、纠正水电解质紊乱、预防性应用抗生素、营养支持等。解痉既可以缓解胰腺水肿,又可预防宫缩起安胎作用,保持有效的血容量以维持胎盘灌注是防止胎盘缺血缺氧的首要措施。让胰腺休息,持续胃肠减压很重要,但长时间禁食引起肠管黏膜萎缩,细菌易位,肠道功能一恢复,应尽早行空肠营养。生长抑素和胰酶抑制剂的应用要慎重,如患者需保留胎儿,尽可能避免使用,应用血液滤过和血浆置换等技术降低血清胰酶,去除炎症介质,可预防全身炎症反应综合征,也有报道持续、安全地使用肝素降低血浆甘油三酯,使得病情缓解。在内科保守治疗胰腺炎的同时,应注意胎儿监护,合并产科并发症应及时终止妊娠,有先兆早产迹象应安胎。正确掌握终止妊娠时机及手术指征同样重要。出现以下情况可考虑终止妊娠:①胎儿足月。②治疗 24～48 小时病情恶化,麻痹性肠梗阻未改善。③死胎和胎儿畸形。妊娠期合并重症胰腺炎危及母亲生命时,应以母亲为重,但首先应控制病情,考虑手术对母亲的应激和脏器功能的打击,能耐受手术时再手术,以提高手术成功率。

三、护理诊断

(一)疼痛
其与胰腺及其周围组织炎症有关。

（二）有体液不足的危险

其与出血、呕吐、炎性渗出和禁食有关。

（三）营养失调：低于机体需要量

其与恶心、呕吐、禁食和应激消耗有关。

（四）知识缺乏

患者缺乏相关疾病防治及康复知识。

四、潜在的并发症

（一）出血和休克

术后可出现消化道应激溃疡出血、腹内肉芽创面出血或腹壁创口出血等，一旦发生，应积极止血和抗休克治疗。对于创口局部出血，多为肉芽创面损伤出血，采用局部灌洗或填塞治疗；若为应激性溃疡出血，可用冰生理盐水加去甲肾上腺素行胃管灌注。若患者突然剧烈腹痛，血压下降，腹腔引流管流出大量鲜红色液体，应考虑大血管受腐蚀破裂出血，应积极快速补充血容量，行介入治疗栓塞止血术。

（二）感染

感染可分为局部残余脓肿、全身脓毒血症及真菌感染。临床上呈弛张热或稽留热，伴寒战、大汗、神志不清甚至休克等。治疗上，应积极抗感染，加强全身支持治疗，多次、少量输血。局部残余脓肿 CT 定位，尽早作穿刺引流手术和腹腔冲洗。全身脓毒血症应根据培养加药敏试验针对性应用抗生素治疗。

（三）胰瘘

可从引流管周围或引流管中流出无色透明液，合并感染时引流液呈脓性。可用 pH 试纸测定，如偏碱性考虑为胰瘘，保持创口或瘘口周围皮肤清洁干燥，并涂氧化锌软膏，防止胰液对皮肤刺激和腐蚀；加强营养及水电解质平衡，抑制胰液分泌，促瘘愈合。必要时行手术治疗。

（四）肠瘘

肠瘘多发生于十二指肠和空肠第一段肠管。胰酶腐蚀作用可导致肠壁坏死，形成瘘。处理：保持局部引流通畅，保持水、电解质平衡，加强营养支持。

五、护理措施

（一）疼痛护理

禁食、胃肠减压，以减少对胰腺的刺激。

（二）防治休克

密切观察患者生命体征、神志、皮肤黏膜温度和色泽；准确记录 24 小时出入水量和水、电解质失衡状况；必要时留置导尿，记录每小时尿量。早期应迅速补充液体和电解质。根据脱水程度、年龄和心功能，调节输液速度，输全血、血浆。重症胰腺炎患者易发生低钾血症、低钙血症，应根据病情予以及时补充。

（三）维持营养需要量

病情较轻者，可进少量清淡流质或半流质。病情严重者，早期应禁食和胃肠减压。向患者讲解禁食的重要性，以取得配合。此期可予全肠外营养（TPN）支持。待 2～3 周后，若病情稳定，淀粉酶恢复正常，肠麻痹消除，可在肠外营养的同时，通过空肠造瘘管予以肠内营养，以选择要素膳或短肽类制剂为宜。患者若无不良反应,可逐步过渡到全肠内营养和经口进食。开始进食少量米汤或藕粉,逐渐增加营养素量,应限制高脂肪膳食。

(四)控制感染,降低体温

监测体温和血白细胞计数变化,根据医嘱给予抗生素,并评估效果。协助并鼓励患者多翻身、深呼吸、有效咳嗽及排痰,加强口腔和尿道口护理,预防口腔、肺部和尿路感染。

(五)并发症的观察与护理

密切观察病情,注意急性肾衰竭、术后出血、胰腺或腹腔脓肿、胰瘘和肠瘘等并发症的发生及处理。

(六)心理护理

患者由于发病突然,病情重,又多需在重症监护病房治疗,常会产生恐惧心理。护士应为患者提供安静舒适的环境,与患者多作语言和非语言的交流,耐心解答患者的问题,讲解有关疾病知识和必要的治疗、护理措施,帮助患者树立战胜疾病的信心。

六、健康指导

(1)帮助患者及家属正确认识胰腺炎易复发的特性,强调预防复发的重要性。

(2)积极治疗胆管结石,消除诱发胰腺炎的因素。

(3)告知患者饮酒与胰腺炎的关系,强调戒酒的重要性。

(4)告诉患者维持低脂肪饮食和少量多餐进食方式的意义。

(5)指导并发糖尿病的患者进行饮食控制,并遵医嘱用药。

(6)注意腹部体征,若出现左上腹剧烈疼痛应立即及时就诊。

(7)出院后 4~6 周,避免举重物和过度疲劳。

(8)避免情绪激动,保持良好的精神状态。

(9)继续妊娠者,应定期产前检查,注意胎心胎动的情况。

(刘秀梅)

第四节　妊娠合并急性阑尾炎

急性阑尾炎是妊娠期最常见的外科疾病。妊娠合并急性阑尾炎的发病率与非孕期相同,国内资料0.5‰~1‰。妊娠各期均可发生急性阑尾炎,但在妊娠前 6 个月常见,分娩期及产褥期少见。通常认为妊娠与急性阑尾炎的发生无内在联系。妊娠期阑尾炎临床表现不典型,增加诊断难度,使孕妇和胎儿的并发症和死亡率大大提高。因此,应掌握妊娠期阑尾炎的特点,早期诊断和及时处理对预后有重要影响。

妊娠初期阑尾的位置与非孕期相似,其根部在右髂前上棘至脐连线中外 1/3 处。

随妊娠周数增加,盲肠和阑尾的位置向上、向外、向后移位。妊娠 3 个月末位于髂嵴下 2 横指,妊娠5 个月末达髂嵴水平,妊娠 8 个月末上升至髂嵴上 2 横指,妊娠足月可达胆囊区。盲肠和阑尾在向上移位的同时,阑尾呈逆时针方向旋转,一部分被增大子宫覆盖。产后 10~12 天恢复到非孕时位置(图 8-1)。

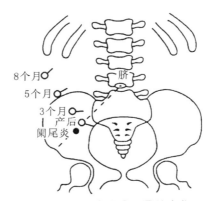

图 8-1　妊娠期阑尾位置的变化

一、妊娠期合并阑尾炎的特点

妊娠并不诱发阑尾炎,但由于妊娠期解剖生理的改变,妊娠时阑尾位置的变化,所发生的阑尾炎有两个特点:一是诊断比较困难,二是炎症容易扩散。

其造成诊断比较困难的因素有:①早孕反应的恶心、呕吐与阑尾炎的症状相似。②增大子宫导致阑尾移位,使腹痛不局限于右下腹。③妊娠期白细胞计数也升高;容易与其他妊娠期腹痛性疾病相混淆,如早产、肾绞痛、肾盂肾炎、胎盘早剥、子宫肌瘤变性等。④妊娠中、晚期阑尾炎的症状不典型。

其导致炎症容易扩散的原因有:①妊娠期盆腔血液及淋巴循环旺盛,毛细血管通透性及组织蛋白溶解能力增强。②增大子宫将腹壁与发炎阑尾分开,使腹壁防卫能力减弱。③子宫妨碍大网膜游走,使大网膜不能抵达感染部位发挥防卫作用。④妊娠期类固醇激素分泌增多,抑制孕妇的免疫机制,促进炎症发展。⑤炎症波及子宫可诱发宫缩,宫缩又促使炎症扩散,易导致弥漫性腹膜炎。⑥症状及体征不典型,容易延误诊疗时机。

二、临床表现及评估

在妊娠的不同时期,急性阑尾炎的临床表现有明显差别。

(1)妊娠早期急性阑尾炎:症状及体征与非孕期基本相同。常有转移性右下腹痛及消化道症状,包括恶心、呕吐、食欲缺乏、便秘和腹泻,急性阑尾炎早期体温正常或轻度升高(通常<38 ℃);若有明显体温升高(>39℃)或脉率增快,提示有阑尾穿孔或合并腹膜炎。查体右下腹麦氏点或稍高处有压痛、反跳痛和肌紧张。超声检查有一定帮助。

(2)妊娠中、晚期急性阑尾炎与非孕期表现不同,常无明显的转移性右下腹痛,腹痛和压痛的位置逐渐上升,甚至可达右肋下肝区。阑尾位于子宫背面时,疼痛可位于右侧腰部。增大的子宫将壁腹膜向前顶起,故压痛、反跳痛和肌紧张常不明显。妊娠期有生理性白细胞增加,故白细胞计数对诊断帮助不大,但白细胞计数$>15\times10^9/L$ 时有诊断意义。也有白细胞升高不明显者。超声检查难以得到确诊。

三、护理诊断

(一)焦虑

其与发病突然,正常的生活、工作秩序受影响,缺乏术前准备及术后处理等相关知识有关。

(二)疼痛

其与疾病、手术切口等有关。

四、潜在的并发症

(一)切口感染

切口感染是阑尾切除术后最常见的并发症,多见于化脓性或穿孔性阑尾炎。切口感染可通过术中有效保护切口、彻底止血、消灭无效腔等措施得到预防。切口感染的临床表现为术后 2～3 天体温升高,切口局部胀痛或跳痛、红肿、压痛等。治疗原则:先试穿刺抽脓液,或在波动处拆除缝线敞开切口,排除脓液,放置引流,定期换药。一般短期内可愈合。

(二)粘连性肠梗阻

其与局部炎性渗出、手术损伤和术后长期卧床等因素有关。完全性肠梗阻者应手术治疗。

(三)出血

多因阑尾系膜的结扎线松脱而引起系膜血管出血。临床表现为腹痛、腹胀和失血性休克等。一旦发生出血,应立即输血、补液,紧急手术止血。

(四)腹腔感染或脓肿

多发生于化脓性或坏疽性阑尾炎术后,尤其是阑尾穿孔伴腹膜炎的患者。因炎性渗出物常积聚于膈下、盆腔、肠间隙而易形成脓肿。多于术后 5～7 天,患者表现为体温升高或下降后又升高,有腹痛、腹胀、腹部压痛、腹肌紧张或腹部包块,亦可出现直肠子宫膀胱刺激症状及全身中毒症状等。

(五)阑尾残株炎

阑尾切除时若残端保留过长,超过 1 cm,术后残株易复发炎症,仍表现为阑尾炎的症状。X 线钡剂检查可明确诊断。症状较重者,应手术切除阑尾残株。

五、护理措施

(一)术前护理

1.心理护理

了解患者及其家属的心理反应,在与患者和家属建立良好沟通的基础上,做好解释安慰工作,稳定患者的情绪,减轻其焦虑;向患者和家属介绍有关急性阑尾炎的知识,讲解手术的必要性和重要性,提高他们的认识,使之积极配合治疗和护理。

2.加强病情的观察

定时测量体温、脉搏、血压和呼吸;加强巡视,观察患者的腹部症状和体征,尤其注意腹痛的变化;禁用镇静止痛剂,如吗啡等,以免掩盖病情。若患者腹痛加剧,出现发热等,应及时通知医师。

3.避免增加肠内压力

疾病观察期间,患者禁食、输液、应用抗生素;禁服泻药及灌肠,以免肠蠕动加快,增高肠内压力,导致阑尾穿孔或炎症扩散。

(二)术后护理

1.密切监测生命体征及病情变化

定时测量体温、血压及脉搏,并准确记录;加强巡视,注意倾听患者的主诉,观察患者腹部体征的变化,及时发现异常,通知医师并配合治疗。

2.体征

患者全麻术后清醒或硬膜外麻醉平卧 6 小时后(中、晚期妊娠患者宜略向左、右侧斜),血压、脉搏平稳者,改为半卧位,以减少腹壁张力,减轻切口疼痛,有利于呼吸和引流。

3.切口和引流管的护理

保持切口敷料清洁、干燥,及时更换有渗血、渗液污染的敷料;观察切口愈合情况,及时发现切口出血及感染征象。妥善固定引流管,防止扭曲、受压,保持通畅;经常从近端至远端挤压引流管,防止因血块或脓液而堵塞;观察并记录引流液的颜色、性状及量。如引流液量逐渐减少,颜色逐渐变淡至浆液性,患者体温及血象正常,可考虑拔管。

4.饮食

患者术后禁食、胃肠减压、静脉补液,待肠蠕动恢复、肛门排气后,逐步恢复经口饮食。

5.抗生素的应用

术后应用有效抗生素,控制感染,防止并发症发生。

6.活动

鼓励患者术后在床上翻身、活动肢体,待麻醉反应消失后即下床活动,以促进肠蠕动恢复,减少肠粘连的发生。

7.保胎治疗

若继续妊娠,术后 3～4 天内应给予抑制宫缩药及镇静药保胎治疗。根据妊娠不同时期,早孕期间可给予肌内注射黄体酮,中、晚期妊娠静脉滴注硫酸镁,口服或静脉滴注利托君等。

六、健康指导

(1)指导患者术后饮食:鼓励患者摄取营养丰富齐全的食物,以利于切口愈合;饮食种类及量应循序渐进,避免暴饮暴食;注意饮食卫生,避免进食不洁食品。

(2)向患者介绍术后早期离床活动的意义,鼓励患者尽早下床活动,促进肠蠕动恢复,防止术后肠粘连。

(刘秀梅)

第五节　妊娠合并肾脏疾病

一、妊娠合并急性肾盂肾炎

妊娠合并肾脏疾病中最常见的是急性肾盂肾炎,其发病率为 1%～2%。病变常为双侧,若发病于单侧,则以右侧最多见。若治疗不及时、不彻底,可以反复发作致慢性肾盂肾炎。引起肾盂肾炎的细菌 80% 以上为革兰阴性杆菌,其中多数为大肠埃希菌。感染途径 85% 以上为上行性,少数通过淋巴或血行感染。

(一)妊娠期肾盂肾炎的患病因素

妊娠期,雌激素的作用使输尿管、肾盂、肾盏及膀胱肌层增厚,孕激素则使平滑肌松弛,输尿管扩张,蠕动减弱,尿流缓慢。若尿液在肾盂、输尿管及膀胱内潴留,易导致细菌繁殖而感染。由于结肠右曲与右侧肾脏之间有较多淋巴管相连,妊娠后肠蠕动缓慢,为细菌侵入泌尿系统提供了有利条件。妊娠期增大的子宫向上推移膀胱,易造成排尿不畅或尿潴留;子宫向右旋压迫盆腔入口处输尿管,形成机械性梗阻,尿液流通不畅,故右侧肾盂肾炎发病率高。

妊娠期尿液中葡萄糖、氨基酸及水溶性维生素等营养物质增多,有利于细菌生长。另外,女性尿道短,尿道口接近肛门,易被细菌污染。此外,妊娠期抵抗力降低和免疫性肾损害也是炎症发生的诱因。

(二)肾盂肾炎对妊娠的影响

妊娠早期急性肾盂肾炎若有高热,可引起流产或胎儿神经管发育缺陷,无脑儿的发病率明显增加。妊娠期急性肾盂肾炎有3%可能发生中毒性休克,引起早产、死胎。

(三)临床表现

妊娠合并肾盂肾炎常发生在妊娠中后期或产褥期;起病急骤,突然出现寒战、高热(体温常达39～40 ℃,也可低热)、头痛、全身酸痛、无力、食欲减退、恶心、呕吐等症状;单侧或双侧腰痛或肾区不适;常有尿频、尿急、尿痛等膀胱刺激征。检查肾区有压痛及叩击痛。可有脓尿或血尿。但也有7%的孕妇为无症状性菌尿,又称隐匿性泌尿系统感染,即有真性菌尿而无尿路感染的症状,若不治疗20%～40%将发展为急性肾盂肾炎。

(四)诊断

根据临床表现,血液中白细胞和中性粒细胞增高,尿常规检查发现白细胞显著增加,有白细胞管型,尿细菌学检查阳性,确诊并不困难。

(五)治疗原则

一旦确诊应立即住院治疗。治疗原则是抗感染及保持尿液通畅。

1.急性期

应卧床休息,采用健侧卧位,以减少子宫对输尿管的压迫,使尿液引流通畅。多饮水,每天不少于3 000 mL,保持24小时尿量在2 000 mL以上。

2.抗感染治疗

最好根据中段尿培养及药物敏感试验选择抗生素。选用抗革兰阴性杆菌,对胎儿无不良影响,肾毒性较小的抗生素,如氨苄西林、头孢菌素类药物,不宜用氯霉素、四环素、氟喹诺酮类,慎用氨基糖苷类等。此外,还可给予清热、泻火、利水、通淋为主的中药,如八珍汤加减等。

(六)护理问题

1.体温过高

体温过高与细菌感染有关。

2.排尿障碍

排尿障碍与泌尿系统感染有关,表现为尿频、尿急、尿痛。

3.知识缺乏

缺乏妊娠期预防尿路感染的卫生知识。

(七)潜在并发症

1.感染性休克

感染性休克与严重感染引起败血症有关,可表现为体温不升、低血压等。

2.贫血及血小板计数减少

贫血及血小板计数减少与大肠埃希菌内毒素所含脂多糖破坏红细胞有关。

3.慢性肾炎

慢性肾炎与急性肾炎治疗不彻底、反复发作有关。

(八)护理处理

1.妊娠期

(1)加强卫生宣教,指导孕妇注意个人卫生,勤换内衣裤,每天清洗外阴、肛周皮肤。便后用纸应自前向后,避免肠道细菌污染外阴,减少感染机会。

(2)注意加强营养,防止贫血,增强机体抵抗力。

(3)加强产前检查,重视孕期监护,常规检查尿常规,向孕妇及其家属强调妊娠期泌尿系统感染的危害,对无症状细菌尿也必须坚持治疗,否则易发展成急性肾盂肾炎。同时对已存在的其他感染病灶要积极治疗。

(4)确诊后需入院治疗。急性发作期应卧床休息,尽量勿站立或坐直,保持心情舒畅,减少焦虑,以缓解尿路刺激征;尽量多饮水、勤排尿,以不断冲洗尿路,减少细菌在尿路停留。指导患者进行膀胱区按摩或热敷,以减少局部痉挛,减轻疼痛。给清淡、营养、易消化的食物,促进大便通畅,避免肠道细菌侵入输尿管而引起感染。高热者补充水分,用冰敷、酒精擦浴等物理降温,或遵医嘱用药,注意观察体温、尿液变化,有无腰痛加剧等。

(5)遵医嘱使用肾毒性小、对孕妇和胎儿无影响的抗生素,向孕妇及其家属讲解彻底治疗的重要性。急性肾盂肾炎经治疗体温虽降至正常,但尿中细菌未清除,不能急于停药,须经尿培养三次阴性后方可停药。

(6)注意胎心音变化及有无子宫收缩,教会孕妇自数胎动,急性期要警惕流产、早产、胎膜早破、胎死宫内等意外。

2.分娩期

(1)减轻孕妇心理负担,为孕妇提供安静、清洁、舒适的环境,指导孕妇注意外阴清洁,增加会阴清洗次数。

(2)定时测生命体征,严密观察产程进展,注意胎心音变化。

(3)尽量减少阴道检查次数,避免不必要的导尿操作,若必须进行阴道检查或导尿操作,应严格遵守无菌操作规程,避免将细菌带入阴道或尿道口,造成上行性感染。

3.产褥期

(1)加强产后护理,鼓励产妇产后2～4小时排尿,避免尿潴留。

(2)保持外阴清洁,每天外阴消毒至少2次,指导产妇垫消毒会阴垫,穿干净内裤,防止细菌滋长。

(3)指导产妇加强营养,增强抗病能力。对无症状菌尿或炎症未彻底治愈者,严格遵医嘱治疗。

二、妊娠合并慢性肾小球肾炎

慢性肾小球肾炎简称慢性肾炎,是一组以血尿、蛋白尿、高血压和水肿为临床表现的肾小球疾病。慢性肾炎可由于急性肾炎治疗不彻底转变而来,也有无急性肾炎病史,一经发现即为慢性阶段。肾穿刺活检发现妊娠并有高血压的患者中,20%有慢性肾脏的病变。

(一)妊娠对慢性肾炎的影响

(1)妊娠期随着血容量的增加,肾血流量和肾小球的滤过率相应增加,孕中期肾血流量比非孕期增加 30%～50%,但孕期尿素氮及肌酐的产生不变,故孕期血尿素氮及肌酐的含量相对下降。非孕期血清尿素氮正常值上限为 4.64 mmol/L,四个月后为 3.21 mmol/L;血清肌酐非孕期正常值上限为 61.88 μmol/L,孕期为 44.2～53.04 μmol/L。因此,孕妇有轻度肾功能损害时,血清尿素氮和肌酐仍然可以在正常范围,影响病情判断。

(2)妊娠能使已有的慢性肾炎加重,肾功能轻度异常的患者,产后即恢复正常。由于妊娠期血液处于高凝状态,多种凝血因子增加,纤维蛋白原增加,而纤溶活性反而降低,使机体易发生纤维蛋白沉积和新月体的形成。如果并发高血压疾病,则使肾血管痉挛,肾血流量减少,这些都加重了肾脏受损,导致肾衰竭。严重肾功能异常者,妊娠后肾功能急剧恶化,产后很难恢复到妊娠前状况。

(二)慢性肾炎对妊娠的影响

慢性肾炎对母儿的影响根据病变程度、病程长短及有无并发症和合并症而定。病变早期病情轻,仅有蛋白尿,无高血压,血清肌酐不超过 132.6 μmol/L,则对母儿影响较小;但慢性肾炎病程长,病情重者,由于胎盘绒毛血管有纤维素样物质沉积,母体螺旋动脉硬化,胎盘供血不足,母儿物质交换受阻,影响胎儿宫内发育,另外由于肾脏病变使蛋白漏出,母体血浆蛋白低,也影响胎儿宫内发育,造成宫内发育受限,甚至胎死宫内。慢性肾炎由于血管病变易发生高血压疾病、氮质血症,使肾功能进一步恶化,使流产、死胎、死产的发生率增加,围生儿死亡率增加。

(三)临床表现

慢性肾炎一般病程较长,临床表现各不相同,差异较大。早期可无症状,仅出现轻度蛋白尿和镜下血尿。随着病变加重出现水肿、高血压、贫血,部分出现大量蛋白尿和肉眼血尿,甚至出现肾功能不全,自觉症状可有头痛、心悸、夜尿多等。

(四)诊断

根据既往有慢性肾炎病史,临床表现,尿液化验中有蛋白、管型及红细胞,血液检查血浆蛋白低,清蛋白/球蛋白(A/G)倒置,尿素氮增高,可诊断。但即使无肾炎病史,若妊娠 20 周以前出现水肿、蛋白尿、高血压,也应考虑慢性肾炎;若在妊娠晚期则易与妊娠期高血压疾病混淆。

(五)处理原则

(1)非孕期根据病情确定是否妊娠,对有蛋白尿,血压高于 20.0/13.3 kPa(150/100 mmHg),或有氮质血症者不宜妊娠。由于妊娠合并严重慢性肾炎使孕妇肾脏负担加重,引起高血压,大多数中途流产或成为死胎,故已妊娠者,应及时终止妊娠。

(2)妊娠期轻症患者,绝大多数妊娠、分娩经过顺利,胎儿预后良好,可考虑继续妊娠。继续妊娠者按高危妊娠处理,提前住院,并同内科医师协同全面监护母儿情况;积极防治妊娠期高血压疾病,密切观察肾功能改变,若治疗过程中病情恶化,应及时终止妊娠。若孕妇病情稳定,胎儿生长良好,可于妊娠 38 周终止妊娠。但若胎盘功能减退,则应早期适时终止妊娠。

(六)护理问题

1.体液过多

体液过多与肾小球滤过率下降导致水钠潴留等有关。

2.焦虑

焦虑与预后不良有关。

3.营养不良

营养不良与疾病致蛋白丢失有关。

(七)潜在并发症

1.有宫内发育迟缓、死胎的危险

有宫内发育迟缓、死胎的危险与胎盘功能减退、合并妊娠期高血压疾病等有关。

2.慢性肾衰竭

慢性肾衰竭与妊娠使疾病发展有关。

3.胎盘早剥

胎盘早剥与母体动脉硬化,引起胎盘毛细血管缺血坏死或破裂出血有关。

4.妊娠期高血压疾病

妊娠期高血压疾病与慢性肾炎血管病变有关。

(八)护理处理

1.妊娠期

(1)指导孕妇保证充足的休息。加强营养,低盐或无盐饮食,注意补充蛋白质和维生素,注意既满足妊娠需要而又不增加肾脏负担。

(2)加强孕期监护,严密观察病情变化,定期测体重、血压,协助医师定期监测血、尿常规、血清肌酐和尿素氮,了解肾功能受损程度。

(3)密切观察胎儿生长发育及宫内情况,指导孕妇数胎动,注意胎心音变化,定期测定血或尿雌三醇、胎心监护及 B 超等,以了解胎盘功能并进行胎儿生物物理评分。

(4)注意观察有无早产征象,有无腹痛、阴道流血、胎动异常等胎盘早剥征象,有无头痛、头晕、胸闷、恶心及视物模糊等先兆子痫征象。如有异常,及时与医师联系,并做好积极治疗准备。

(5)对血压过高、水肿严重者,遵医嘱给降压、利尿剂物;临产前后选择无肾毒性抗生素预防感染。

2.分娩期

专人陪护,减少孕妇焦虑,指导取左侧卧位,以改善胎盘血液循环,保证胎儿营养物质及氧气的供给。密切观察血压、胎心音和产程进展,积极防治胎盘早剥、子痫等并发症。积极做好各项抢救准备工作,如吸氧、注射降压、镇静药物等,进行急症剖宫产术前准备,为婴儿备好暖箱,做好复苏抢救、气管插管、给药等准备,做预防和抢救产后出血的准备。

3.产褥期

配合医师积极治疗肾脏疾病,以减缓病情恶化,定期检查肾功能变化及血压,指导避孕措施,必要时行绝育术。

(刘秀梅)

第六节　妊娠合并泌尿道结石

妊娠合并泌尿道结石偶有见到,多以上尿路结石(肾与输尿管结石)为主。妊娠并不增加泌尿道结石的发生率,但妊娠期一旦合并泌尿道结石,处理上较非孕期困难。

一、妊娠与泌尿道结石的相互影响

一般认为,妊娠对泌尿道结石的病程并无多大影响,妊娠使输尿管受到机械性挤压,同时有泌尿道结石者,泌尿道感染的发生率明显增高,且感染不容易控制,需要联合用药或用药时间较长。如果出现急性尿路梗阻或剧烈绞痛,可使孕妇发生流产或早产,这种情况较为罕见。

二、临床表现及诊断

妊娠合并泌尿道结石的临床表现与非孕期基本相同,随结石形成的部位、形状、结石大小、是否合并梗阻或感染而异。由于结石的某些症状与有些产科并发症类似,并且妊娠期检测手段相对受限,增加了诊断上的难度。

上尿路结石,典型的症状为疼痛及血尿。疼痛常位于肋脊角、腰部或上腹部,可向下腹部、腹股沟、大腿内侧、阴唇放射,多为间歇性钝痛,也可呈绞痛发作。发作时常伴肉眼血尿或镜下血尿,偶尔血尿为无痛性。合并尿路感染时,可出现发热。下尿路结石,可表现为膀胱区疼痛、尿流突然中断和血尿,并发感染时可出现尿路刺激症状。当结石在肾与输尿管交汇部或向下移动时,可出现肾绞痛,患者疼痛难忍,大汗淋漓,辗转不安,呻吟不止,恶心呕吐,疼痛可沿侧腹部向下放射。

有泌尿道结石病史的孕妇,出现典型症状时,诊断比较容易。但是,在妊娠期,行腹部平片和静脉肾盂造影检查应慎重。多数需要结合临床表现、超声波及实验室检查作出判断。需与卵巢囊肿蒂扭转、巧克力囊肿破裂、胎盘早剥及早产引起的疼痛相鉴别,右侧肾绞痛还需与急性阑尾炎、胆囊炎、胆石症引起的疼痛相鉴别。

三、治疗

多饮水,保持日尿量在 2 000～3 000 mL,配合利尿、解痉药物,可促使小结石排出。肾绞痛发作时可给予哌替啶 50 mg,或与异丙嗪 25 mg 并进行肌内注射,症状无好转时每 4 小时重复注射一次。吗啡 10 mg 和阿托品 0.5 mg 联合肌内注射。硝苯地平(心痛定)10 mg 每天 4 次或疼痛时即刻舌下含服也有很好的止痛效果。

超声波体外碎石是一种有效、安全、无创伤的治疗肾结石的方法,必要时可以使用。急性梗阻或剧烈绞痛上述治疗无效时,需要外科手术取石。无论采取哪种治疗方法,均应加强胎儿监护,注意防止早产,减少或避免应用对胎儿有不良影响的药物。

四、护理问题

(一)疼痛

与结石刺激引起的炎症、损伤及平滑肌痉挛有关。

(二)有感染的危险

与结石引起梗阻、尿液淤积和侵入性操作有关。

(三)体液不足

与呕吐、恶心和手术失血过多有关。

(四)知识缺乏

缺乏有关病因和预防复发的知识。

五、潜在的并发症

(一)出血

碎石或手术后可出现伤口渗血,表现为血尿,注意止血补血。

(二)感染

孕期由于内分泌激素和尿路受压引起泌尿系统平滑肌松弛,输尿道蠕动减慢易引起感染,另与结石引起梗阻、尿液淤积和侵入性操作有关。抗感染治疗,补足液体;高热不退应根据培养加药敏使用抗生素。

(三)休克

如为出血性休克,应输血补液抗休克,活动性出血应及时止血。感染性休克应加强抗感染和维持循环稳定。

六、护理处理

(一)肾绞痛的护理

发作期间应卧床休息,遵医嘱立即药物治疗及补液。

(二)促进排石

鼓励患者大量饮水,在病情允许的情况下,改变体位,以增强患者代谢,促进结石排出。

(三)病情观察

观察尿液内是否有结石排出,每次排尿于玻璃瓶内或金属瓶内,可看到或听到结石的排出。尿白细胞增多者,体温高或血白细胞计数增多者,需予以敏感抗生素,以控制感染。

七、健康教育

根据结石成分、代谢状态及流行病学因素,坚持长期预防,对延迟或减少结石复发十分重要。

(一)大量饮水

以增加尿量,稀释尿液,可减少尿中晶体沉积。成人保证每天尿量在2 000 mL以上,尤其是睡前及半夜饮水效果更好。

(二)解除局部因素

尽早解除尿路梗阻、感染、异物等因素,可减少结石形成。

(三)饮食指导

根据结石成分调节饮食。含钙结石者应食用含纤维丰富的食物,限制含钙、草酸成分多的食物,避免大量摄入动物蛋白、精制糖和动物脂肪。浓茶、菠菜、番茄、土豆、莴笋等含草酸量高。牛奶、奶制品、豆制品、巧克力、坚果含钙量高。尿酸结石者不宜食含嘌呤高的食物,如动物内脏。

(四)药物预防

根据结石成分,血、尿钙磷、尿酸、胱氨酸和尿 pH,采用药物降低有害成分,碱化尿液,预防结石复发。维生素 B_6 有助于减少尿中草酸含量,氧化镁可增加尿中草酸溶解度。枸橼酸钾、碳酸氢钠等可使尿 pH 保持在 6.5～7,对尿酸和胱氨酸结石有预防意义。口服氯化铵使尿液酸化,有利于防止感染性结石的生长。

（五）复诊

治疗后定期行尿液化验、B 超检查，观察有无复发，残余结石情况。若出现腰痛、血尿等症状，及时就诊。定期行产前检查。

（刘秀梅）

第七节　妊娠期管理

妊娠期管理包括孕妇管理、产前检查、子宫内胎儿情况的监护评估。妊娠期管理主要是通过定期的产前检查来实现的，产前检查的目的是维护母亲与胎儿健康、安全，保证母亲顺利分娩。产前检查可根据孕妇孕期的不同特点，给予护理及指导，减少孕期妇女身体和精神上的不适，早发现并治疗妊娠并发症和合并症，及时纠正胎位异常和发现胎儿的发育异常，降低新生儿与产妇病死率和患病率，提高母婴生活质量。

一、孕妇管理

（一）孕产期系统保健的三级管理

孕产期系统保健的三级管理。根据国务院卫生行政部门要求，国内已普遍实施孕产妇开展系统的孕期管理，其目的是做到医疗与预防能紧密结合，加强产科工作的系统性，保证管理的质量，并使有限的人力物力发挥更大的社会和经济效益。如今，在我国城市开展医院三级分级管理（即市、区、街道）和妇幼保健机构三级分级管理（即市、区、基层卫生院）。同时农村也开展了级分级管理（即县医院和县妇幼保健站、乡卫生院、村妇幼保健人员），实施孕产妇划片分级分工管理，并健全相互间挂钩、转诊等制度，及早发现高危孕妇并转诊至上级医院进行监护处理。

（二）孕产妇系统保健手册

建立孕产妇系统保健手册制度，有利于加强孕期管理．提高防治质量，降低"三率"（降低孕产妇病死率、围生儿病死率和病残儿出生率）。保健手册需从确诊早孕时开始建册，系统管理直至产褥期结束（产后满 6 周）。手册应记录每次产前检查时的结果及处理情况，在医院住院分娩时必须交出保健手册，出院时需将住院分娩及产后母婴情况填写完整后将手册交还给产妇。由产妇交至居住的基层医疗保健组织。以便进行产后访视（共 3 次，出院 3 天内、产后 14 天、28 天），访视结束将保健手册汇交至县、区妇幼保健所进行详细的统计分析。

（三）高危孕妇的筛查、监护与管理

目的是通过对高危孕妇进行筛查、监护与管理，建立健全高危妊娠管理常规和高危妊娠筛查、监护管理制度，提高高危妊娠管理质量。孕妇在早孕初诊建卡时。通过详细询问病史、认真体格检查、常规化验、辅助检查等，及早筛查出具有高危因素的孕妇，并进行登记、评分、预约、随访等，以动态观察高危妊娠患者的转归。通过加强高危妊娠的管理，可控制高危因素的发展，同时了解高危妊娠的发生、治疗、转归的全过程，改善妊娠结局，提高产科质量，保障母婴健康和安全分娩。因此，孕期必须及时准确地筛查出高危孕妇并实施系统化的管理。

（四）围生医学

围生医学又称围产医学，是 20 世纪 70 年代迅速发展的一门新兴医学，是研究在围生期内加

强对围生儿及孕产妇的卫生保健,也就是研究胚胎的发育、胎儿的生理病理,以及新生儿与孕产妇疾病的诊断和防治的科学。国际上对围生期的规定:从妊娠满 28 周(即胎儿体重≥1 000 g 或身长≥35 cm)至产后 1 周。

二、产前检查

产前检查是指为妊娠期妇女提供一系列的医疗和护理建议和措施,目的是通过对于孕妇和胎儿的监护及早预防和发现并发症,减少其不良影响,在此期间提供正确的检查手段和医学建议是降低孕产妇病死率和同产儿病死率的关键。产前检查的意义包括:①产前检查可以发现孕妇身体的某些疾病,如果这些疾病不适合怀孕,可以及时做人工流产。②经过定期检查,可以了解胎儿发育和母体的生理变化,如果发现不正常,能及早治疗。③通过产前检查,孕妇可以从医师那里获取有关孕期的生理卫生、生活和营养方面的知识,了解产前、产后应注意的问题,以及正常分娩的常识。④经过系统检查,可以预测分娩时有无困难,并决定分娩的方式与地点,从而可以减轻产时或产后的危险,保证生育安全。

三、妊娠期护理评估

妊娠期护理评估主要是通过定期的产前检查来实现的。

(一)产前检查需做的准备

第一次产检准备建卡时,需带上孕妇的身份证、围产保健手册、医疗保险手册和所需费用(有些医院会要求你预存检查费用,以免每次都要交费)。在建卡过程中,医师通常会问孕妇一些有关个人和家庭的健康情况。

在第一次产检之前,孕妇和丈夫一起应仔细考虑以上的问题,会帮助孕妇向医师提供更全面的信息,保证怀孕期间孕妇和胎儿的健康。除此以外,如果孕妇还有一些其他健康问题,可以考虑主动告诉医师,确保孕妇获得更加周到的孕期保健服务。这可能包括心理问题,如抑郁症、家庭暴力的经历,或其他影响到孕妇的安全和身心健康的任何经历。

(二)确定首次产前检查的时间

第一次产检应该在孕妇确认自己怀孕的时候就进行,而一般是确认怀孕后,在孕期第 11 周或第 12 周时进行第一次产检。

(三)检查时间

根据中华医学会围产分会制定的指南要求,推荐无妊娠并发症者妊娠 10 周进行首次产检并登记信息后,孕期需 7 次规范化产检,分别是 16、18～20、28、34、36、38、41 周;既往未生育过者,还应在 25、31、40 周分别增加 1 次,共计 10 次。低危孕妇产前检查的次数,整个孕期 7～8 次较为合理,高危孕妇检查次数增多。具体情况按照病情不同及个体差异来具体安排。

(1)从确诊早孕时开始。

(2)20 周起开始进行产前系列检查。

(3)20～28 周,每 4 周检查 1 次。即 20 周、24 周。

(4)28 周后,每 2 周检查 1 次,即 28 周、30 周、32 周、34 周。

(5)36 周起,每周检查 1 次,即 36 周、37 周、38 周、39 周、40 周共 11 次,如属高危孕妇,酌情增加产前检查次数。

(四)产前检查内容

1.详细询问病史

(1)既往史、手术史及家族史:这些历史对孕妇的这次怀孕有重要的影响。

(2)职业:若孕妇的工作需要接触有毒物质,需帮助孕妇做一些特殊检查。

(3)月经史及既往妊娠史:了解月经史可以帮助推算预产期;如果你已经有过怀孕分娩史,则要把详细情况告诉医师。

(4)年龄:年龄过小(<20 岁)容易发生难产;35 岁以上的初孕妇容易有妊娠并发症。

2.推算预产期

按末次月经第 1 天算起,月份数字减 3 或加 9,日数加 7。如末次月经则其预产期为 12 月 12 日。需要注意月经不规律的孕妇由于排卵时间的异常而不能机械使用本方法确定预产期,可以根据早孕反应出现的时间、胎动开始时间、宫底高度等进行判定,必要时需要行超声检查以核对孕周。

3.全身体格检查

(1)产科检查:检查孕妇骨盆腔和生殖器官的情况,对之后的怀孕进展和分娩做出评估。另外,医师还常将检查的结果,包括血压、体重、子宫底的高度、腹围等,绘成一张怀孕图,并把以后的检查结果也记录于图上,制成曲线图,观察其状况,以早发现孕妇和胎儿的异常状况。检查内容如下。①测量宫高与腹围:宫高是指耻骨联合上缘至子宫底部的距离。宫底超过正常孕周的范用时,需要考虑是否为双胎妊娠、巨大儿及羊水过多,尤其是胎儿畸形引起的羊水量异常增多。腹部过小则需要注意是否存在胎儿宫内发育受限、胎儿畸形等。②胎心音听诊:胎心音往往在胎儿背侧听诊比较清楚,当子宫壁较敏感或者肥胖等其他原因导致胎位评估的困难者有一定的帮助。③阴道及宫颈检查:阴道检查往往在早孕期 6~8 周期间进行,需要注意未做过孕前检查的孕妇需要进行常规的宫颈细胞学检查,以除外宫颈病变,如果发现有宫颈细胞学的异常,需要酌情行阴道镜检查。在孕晚期可以在阴道检查的同时进行骨盆测量,骨盆测量中最为重要的径线是坐骨结节间径,即骨盆出口平面的横径。如出口平面正常可以选择阴道试产。骨盆外测量目前已经废弃不用。

(2)全身检查:医师会检查孕妇的发育、营养及精神状态,并记录孕妇的体重、血压的数据,供以后参考。

4.辅助检查及临床意义

(1)血常规:一般在早孕期和晚孕期 30 周进行血常规的检查。孕妇血液稀释,红细胞计数下降,血红蛋白值降至 110 g/L 为贫血。白细胞自孕 7~8 周开始增加,至 30 周增加至高峰,有时可以达到 $15×10^9$/L,主要是中性粒细胞增加,需要与临床感染性疾病进行鉴别。孕晚期检查血常规注意有无出现贫血,以及时补充铁剂。

(2)尿常规:孕期尿常规与非孕期一致,但由于阴道分泌物增多可能会对于结果有一定的干扰,在孕中晚期需要注意尿蛋白的情况。每次产前检查的时候均需要进行尿常规的检查。

(3)肝、肾功能检查:妊娠期肝、肾负担加重,需要了解早孕期肝、肾功能状态,如存在基础病变,则需要进一步检查,明确疾病的类型以评估妊娠风险。有些妊娠并发症如先兆子痫和妊娠期急性脂肪肝均可累及肝、肾功能。在早孕期和晚孕期需要监测 2 次。

(4)梅毒血清学检查:患梅毒后妊娠的孕妇需要在孕期进行此项检查,如早期妊娠感染梅毒需要根据情况给予治疗,减少梅毒病原体对于胎儿的损害。

(5)乙型肝炎表面抗原:乙肝孕妇可以通过母胎传播而导致新生儿乙肝病毒感染因此,在早孕期即需要进行筛查,不提倡孕期进行乙肝免疫球蛋白的阻止,出生后需要进行主动免疫联合被动免疫预防新生肝炎。

(6)ABO 及 Rh 血型、人类免疫缺陷病毒筛查。ABO 及 Rh 血型主要与判断和预防母婴血型不合有关,中国人 Rh 阴性血较为罕见。测定 Rh 血型是因 Rh 阴性的孕妇,由于丈夫为 Rh 阳性,其胎儿血型为 Rh 阳性时出现母儿 Rh 血型不合,会引起胎儿的宫内水肿,严重者发生胎死宫内,需要给予及时治疗。ABO 血型系统出现胎儿溶血的风险相对小。人类免疫缺陷病毒筛查:在早孕期进行筛查,对于阳性病例进行诊断,按照人类免疫缺陷病毒感染处理指南进行积极的处理。

(7)妊娠期糖尿病筛查:根据国务院卫生行政部门妊娠期糖尿病行业标准的要求,在妊娠24～28周应进行 75 g 糖耐量试验。如空腹血糖、服糖后 1 小时和 2 小时血糖只要有一项超过临界值即可诊断妊娠期糖尿病。临界值分别为 5.1 mmol/L、10.0 mmol/L 和 8.5 mmol/L。对于高危妊娠的孕妇可依据情况提前进行筛查或者重复筛查。

(8)孕妇血清学筛查:在各省市卫生局获资质认证的医院根据各医院不同的条件进行各种相关的血清学筛查试验。早孕期筛查试验是指妊娠9～13周,应采用超声测定胎儿颈部透明层厚度(NT)或综合检测 NT,母血 β-HCG 及妊娠相关血浆蛋白 A(PAPP-A),得出 Down 综合征的风险值。筛查结果为高危的孕妇,可考虑绒毛活检(CVS)进行产前诊断。中孕期筛查可等到妊娠中期再次血清学筛查后,可以结合早孕期的筛查结果或者独立计算罹患风险值,决定是否进行产前诊断。妊娠 14～20 周是中孕期筛查的窗口期,多为血清学二联筛查(AFP 和游离 β-HCG)或者三联筛查(AFP、游离 β-HCG、游离 mE_3)。血清学筛查结果包括21-三体、18-三体和神经管畸形的风险值,其中前两者需要进行染色体核型的进一步检查,而后者只需要进行系统的超声检查。

(9)超声检查:是妊娠期中最为重要的检查项目。妊娠早期超声检查的主要目的是确定宫内妊娠,排除异位妊娠等。如果此阶段并未出现阴道流血、腹痛等异常情况,建议第 1 次超声检查的时间安排在妊娠 $11～13^{+6}$ 周,在确定准确的孕龄同时测定胎儿颈部透明层厚度(NT),妊娠18～24 周时进行第 2 次超声检查,此时胎儿各器官的结构和羊水量最适合系统超声检查,全面筛查胎儿有无解剖学畸形,系统地检查胎儿头颅、颜面部、脊柱、心脏、腹部脏器、四肢、脐动脉等结构。妊娠30～32 周进行第 3 次超声检查,目的是了解观察胎儿生长发育状况、胎盘位置及胎先露等。妊娠38～40 周进行第 4 次超声检查,目的是确定胎盘的位置及成熟度、羊水情况、估计胎儿大小。正常情况下孕期按上述 4 个阶段做 4～5 次 B 超检查已足够,但孕期出现腹痛、阴道流血、胎动频繁或减少、胎儿发育异常及听不清胎心等,则需根据情况酌情增加检查次数。

(10)电子胎心监护、心电图检查:电子胎心监护于妊娠 34～36 周开始,应每周进行 1 次电子胎心监护。37 周后根据情况,每周行 1～2 次。若系高危孕妇尤其是存在胎盘功能下降风险者应增加胎心监护的次数。心电图检查于首次产检和妊娠 32～34 周时,分别做 1 次心电图检查。由于在孕晚期存在血容量的增加需要了解孕妇的心脏功能的情况,必要时需要进行超声心动图的检查。

5.特殊人群的相关检查

(1)TORCH 的筛查:包括风疹病毒(RV)、弓形虫(TOX)、巨细胞病毒(CMV)、单纯疱疹病毒(HSV)及其他。如孕妇出现与以上病毒相关的感染症状或者胎儿超声检查异常时可以进行检查,如果出现 TORCH-IgM 阳性者需要判断其是否为原发感染。需要警惕一点的是,母体感染并不意味着胎儿感染,要确认胎儿是否感染还需进行确诊检查。

(2)胎儿纤蛋白的筛查及超声评估宫颈长度:对于有晚期流产或者早产风险的孕妇可以进行检测,有助预测其不良结局发生的风险。宫颈长度<2.5 cm 结合 FFN 阳性可以用来筛选真性早产的孕妇。

(五)产科检查

产科检查包括腹部检查、骨盆测量、阴道检查、肛诊和绘制妊娠图。

1.腹部检查

(1)视诊:观察腹部外形(尖腹、悬垂腹)、大小、有无妊娠纹、手术瘢痕及水肿。

(2)触诊:四步触诊法,检查子宫大小、胎产式、胎先露、胎方位及胎先露是否固定。做前三步时,检查者面向孕妇,做第四步手法时,则应面向孕妇足端。①第一步:了解宫底高度及宫底部为胎儿哪一部分,即了解子宫外形,测得宫底高度,估计胎儿大小,判断宫底部的胎儿部分(图 8-2)。②第二步:了解胎背及胎肢位于母体腹壁哪一侧,即分辨胎背及胎儿四肢的位置,估计羊水多少(图 8-3)。③第三步:了解胎先露是胎头或胎臀,并判断是否固定,即判断胎先露的胎儿部分,判断胎先露有无入盆(图 8-4)。④第四步:进一步核对第一步,并确定先露部入盆的程度,即再次判断胎先露部的诊断是否正确,确定先露部入盆的程度(图 8-5)。

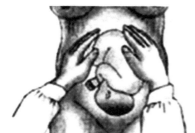

图 8-2　第一步触诊手法

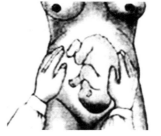

图 8-3　第二步触诊手法

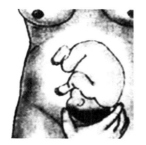

图 8-4　第三步触诊手法

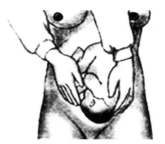

图 8-5　第四步触诊手法

(3)听诊:胎心音在孕妇腹壁上胎背部位听诊最清晰,音响似钟表"滴答"声。正常胎心音为120~160 次/分,头先露时,胎心音在脐下两侧听取;臀先露时,胎心音在脐上两侧听取;横位时,于脐周围听取。

2.骨盆测量

(1)髂棘间径 IS,髂嵴间径 IC;间接推测骨盆入口横径长度。骶耻外径 EC;间接推测骨盆入口前后径长度(最重要经线)、出口横径 TO;耻骨弓角度(图 8-6)。

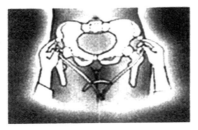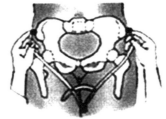

图 8-6　测量髂棘间径

（2）骶耻外径：第 5 腰椎棘突下凹陷处至耻骨联合上缘中点的距离正常值为 18～20 cm（图 8-7）。

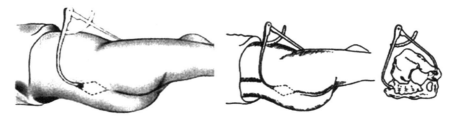

图 8-7　测量骶耻外径

（3）出后矢状径（图 8-8）；坐骨结节间径（图 8-9）中点至骶骨尖端的长度，正常值为 8～9 cm。耻骨弓角度，正常值为 90°（图 8-10）。

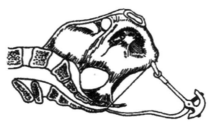

图 8-8　测量骨盆出口后矢状径

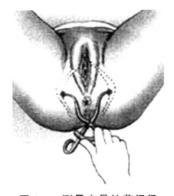

图 8-9　测量坐骨结节间径

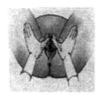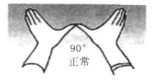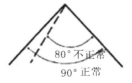

图 8-10　测量耻骨弓角度

（4）盆内测量：骶耻内径 DC（图 8-11）又称对角径，耻骨联合下缘至骶岬上缘中点的距离，正常值为12.5～13 cm，此值减去 1.5～2 cm 即为真结合径。坐骨棘间径 BD（图 8-12）；两坐骨棘间的距离，正常值约为10 cm。坐骨切迹宽度（图 8-13）坐骨棘与骶骨下部间的距离，即骶棘韧带宽度，将伸入阴道内的示指置于韧带上移动，若能容纳 3 横指（5.5～6 cm）为正常，否则属中骨盆狭窄。

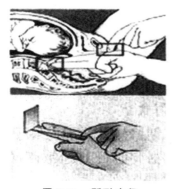

图 8-11　骶耻内径

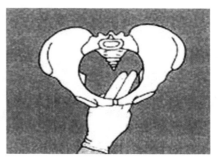

图 8-12　坐骨棘间径

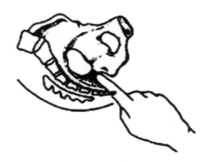

图 8-13　测量坐骨切迹宽度

（5）产道检查：确诊早孕时，可行双合诊以了解产道、子宫及附件情况。妊娠最后一个月及临产前，应避免不必要的阴道检查，以免引起感染。

（6）肛查：可了解胎先露部、骶骨前面弯曲度、坐骨棘间径、坐骨切迹宽度及骶尾关节活动度。

3.绘制妊娠图

将各项护理评估结果填入妊娠图中，绘成曲线，观察动态变化，以及早发现异常并处理。

（六）社会和心理评估

1.妊娠早期

孕妇对妊娠态度是积极还是消极的，有哪些影响因素及孕妇对妊娠的接受程度。可从这几方面进行评估:孕妇遵循产前指导的能力、筑巢行为;能否主动或在鼓励下谈论妊娠的不适、感受和困惑等。

2.妊娠中晚期

(1)评估孕妇有无异常心理情绪反应,如焦虑、恐惧。

(2)孕妇的社会支持系统,家庭功能评价如丈夫对此次妊娠的态度。

(3)孕妇寻求健康指导的程度、动力。

(七)高危因素评估

1.年龄

年龄<18岁或年龄≥35岁。

2.自身疾病

残疾、遗传性疾病史。

3.异常孕产史

流产、异位妊娠、早产、死产、死胎、难产、畸胎。

4.妊娠并发症

如心脏病、肾脏病、肝脏病、高血压、糖尿病等。

5.妊娠并发症

如妊娠期高血压疾病、前置胎盘、胎盘早剥、羊水异常、胎儿生长受限、过期妊娠、母婴血型不符等。

(八)胎儿状况评估

胎儿在子宫内是一个不断成长、活动的小生命,如何了解这个小生命的生长发育规律、判断是否有宫内缺氧的风险等,有赖于母亲的感觉和一些先进的辅助检查进行综合评估。

对不同妊娠期胎儿宫内监护内容不同。

1.胎儿宫内监护

(1)妊娠早期:妊娠12周内属于早期妊娠,应予行妇科检查确定子宫大小及是否与妊娠周数相符;必要时行B超检查,最早在妊娠第5周时可见到妊娠囊,超声多普勒最早在妊娠第7周时可探测到胎心音。

(2)妊娠中期:妊娠12～28周属于妊娠中期,应予手测宫底高度或尺测耻上子宫长度及腹围,协助判断胎儿大小及是否与妊娠周数相符;B超在不同孕周检查胎头双顶径值,并进行胎心率的监测等。

(3)妊娠晚期:自妊娠28周至分娩前。

手测宫底高度或尺测耻上子宫长度,测量腹围值、胎动计数、胎心监测,B超检查测胎头双顶径值、判定胎位、胎盘位置及胎盘成熟度等。

羊膜镜检查:利用羊膜镜透过完整胎膜,观察妊娠末期或分娩期羊水颜色。正常者见透明淡青色或乳白色,以及胎发、飘浮胎脂片。混有胎粪者,呈黄色、黄绿色甚至深绿色。

胎儿心电图监测:临床上多采用经腹壁的外监护法,对母儿均无损伤,可在不同孕周多次监测。

胎儿电子检测:胎心率监测有胎心率基线及一过性胎心率变化两种。

基线胎心率(BFHR):BFHR是指无宫缩或宫缩间歇期记录的FHR,可从每分钟心搏次数(bpm)及FHR变异两方面估计基线胎心率基线。FHR持续>160次,或<120次,持续10分钟

为心动过速或心动过缓。FHR 变异包括胎心率变异振幅(正常波动范围为 10~25 次/分)和胎心率变异频率(1 分钟波动次数,正常≥6 次)。FHR 基线摆动表示胎儿有一定的储备能力,变异消失提示胎儿储备能力丧失。

一过性胎心率变化(PFHR):PFHR 是指与子宫收缩有关的 FHR 变化,分为加速和减速两种。

加速:加速是指子宫收缩后 FHR 暂时增加 15 次/分以上,持续时间>15 秒,是胎儿良好的表现。

减速:减速是指随宫缩出现的短暂性胎心率减慢,分为 3 种。①早期减速:特点为发生与宫缩同时开始,宫缩后即恢复正常,下降幅度<50 次/分,为宫缩时胎头受压、脑血流量一时减少的表现,不受孕妇体位或吸氧改变。②变异减速:特点是宫缩开始后胎心率不一定减慢,恢复迅速;为子宫收缩时脐带受压兴奋迷走神经所致。③晚期减速:特点是子宫收缩高峰后出现胎心率减慢,但下降缓慢,下降幅度<50 次/分,持续时间长,恢复缓慢,为胎儿缺氧的表现,出现时应予以高度重视。

预测胎儿宫内储备能力:包括无应激试验及缩宫素激惹试验。

无应激试验(NST):胎动时应伴有一过性胎心率加快。正常为连续记录 20 分钟,至少有 3 次以上胎动伴胎心率加速>15 次/分,持续>15 秒。异常是指胎动数与胎心率加速数少于前述情况或胎动时无胎心率加速。此法简单、安全,可作为缩宫素激惹试验前的筛选试验。

缩宫素激惹试验(OCT):OCT 又称宫缩应激试验(CST),为心缩宫素诱导引起规律性宫缩并用胎儿监护仪记录胎心率变化。若多次宫缩后重复出现晚期减速,FHR 变异减少,胎动后无 FHR 增快为阳性,提示胎盘功能减退。若 FHR 有变异或胎动后 FHR 加快,无晚期减速,提示胎盘功能尚佳。本试验在妊娠 28~30 周后即可进行。若为阴性,1 周内无胎儿死亡危险,可在 1 周后重复。

胎儿生物物理监测:此监测是综合胎心电子监护和 B 超下观察胎儿呼吸运动、胎动、胎儿肌张力、羊水量等 5 项指标判断胎儿有无急性或慢性缺氧的一种监护方法。每项指标 2 分,满分 10 分,根据得分估计胎儿缺氧情况。

2.胎盘功能检查

胎盘功能检查包括胎盘功能和胎儿胎盘单位功能的检查。

(1)测定孕妇尿雌三醇值:正常值为 15 mg/24 h 尿,10~15 mg/24 h 尿为警戒值,<10 mg/24 h 尿为危险值。若于妊娠晚期连续多次测得雌三醇值<10 mg/24 h 尿,表示胎盘功能低下,也可用孕妇随意尿测得雌激素/肌酐(E/C)比值,以估计胎儿胎盘单位功能。

(2)测定孕妇血清游离雌三醇值:采用放射免疫法。妊娠足月,该值的下限为 40 mmol/L。

(3)测定孕妇血清胎盘生乳素(HPL)值:采用放射免疫法。若该值于妊娠足月<4 mg/L,或突然降低 50%,提示胎盘功能低下。

(4)测定孕妇血清缩宫素酶值:5 mg/(dL·h)为警戒值,<2.5 mg/(dL·h)为危险值。若测得的数值急剧降低 50%时,提示胎盘有急性功能障碍。

(5)缩宫素激惹试验:无应激试验无反应(阴性),缩宫素激惹试验阳性提示胎盘功能减退。

(6)阴道脱落细胞检查:舟状细胞成堆、无表层细胞、嗜酸细胞指数(EI)<10%、致密核少者,提示胎盘功能良好。

此外,胎动计数、B 超进行生物物理相检测,均有实用价值。

3.胎儿成熟度检查

此项检查包括计算胎龄,测子宫长度、腹围,B超测量,还可通过经腹壁羊膜腔穿刺抽取羊水检测。

4.胎儿宫内诊断

(1)胎儿先天畸形的宫内诊断:①B超检查无脑儿、脑积水、脊柱裂、联体儿等;②检测羊水中甲胎蛋白值,诊断开放性神经管异常;③检测羊水中乙酰胆碱酯酶值与甲胎蛋白测定合用,诊断开放性神经管异常的准确度增加;④行羊膜腔内胎儿造影,诊断胎儿体表畸形及泌尿系统、消化系统畸形。

(2)胎儿遗传性疾病的宫内诊断:①妊娠早期取绒毛或妊娠中期(16~20周)抽取羊水行染色体核型分析,了解染色体数目及结构改变;②羊水细胞培养作染色体核型分析;③测定羊水中的酶诊断代谢缺陷病。

四、妊娠期护理诊断

(一)孕妇

1.体液过多

水肿与妊娠子宫压迫下腔静脉或水、钠潴留有关。

2.舒适改变

与妊娠引起早孕反应、腰背痛有关。

3.知识缺乏

缺乏妊娠期保健知识。

(二)胎儿

1.营养失调

营养低于机体需要与母体营养失调或胎盘功能障碍有关;营养高于机体需要与母体摄入过多或激素水平改变有关。

2.有受伤的危险

与遗传、感染、中毒、胎盘功能障碍有关。

五、妊娠期护理措施

(一)一般护理

告知孕妇产前检查的意义和重要性,预约下次产前检查的时间和产前检查内容,检查时携带孕期监护登记卡。一般情况下,妊娠20~36周前,每4周1次;妊娠36周后,每周1次,直至分娩。若属高危孕妇,应酌情增加产前检查次数。

(二)心理护理

妊娠后随着胎儿的发育,子宫逐渐增大,孕妇体形也随之发生改变,这是正常的生理现象,产后体形将逐渐恢复。给孕妇提供心理支持,帮助孕妇消除由体形改变而产生的不良情绪。

(三)症状护理

(1)恶心、呕吐:约半数妇女在妊娠6周出现早孕反应,在此期间应避免过饱或空腹,应少量多餐、进食清淡易消化的食物。若妊娠12周以后仍继续呕吐,甚至影响孕妇营养时,应考虑妊娠剧吐的可能,须住院治疗,纠正水、电解质紊乱。对偏食者,在不影响饮食平衡的情况下,可不做特殊处理。

(2)尿频、尿急:尿频、尿急常发生在妊娠初 3 个月及末 3 个月。孕妇无须减少液体摄入量来缓解症状,有尿意时应及时排空,不可忍住。此现象产后可逐渐消失。

(3)白带增多:白带增多于妊娠初 3 个月及末 3 个月明显,是妊娠期正常的生理变化。嘱孕妇排除念珠菌、滴虫、淋菌、衣原体等感染,保持外阴部清洁,每天清洗外阴或经常洗澡,以避免分泌物刺激,严禁阴道冲洗。穿透气性好的棉质内裤,并经常更换,若分泌物过多,可用卫生巾,并经常更换,增加舒适感。

(4)水肿:水肿孕妇在妊娠后期易发生下肢水肿,经休息后可消退,属正常。若下肢明显凹陷性水肿或经休息后不消退者,应及时诊治,警惕发生妊娠高血压综合征的发生。嘱孕妇左侧卧位,解除右旋增大的子宫对下腔静脉的压迫,下肢稍垫高,避免长时间站或坐,以免加重水肿的发生。若长时间站立,则两侧下肢应轮流休息,收缩下肢肌肉,以利血液回流。适当限制盐的摄入,但不必限制水分。

(5)下肢、外阴静脉曲张及痔疮:应避免长时间的站立、下蹲,睡觉时应取左侧卧位,下肢稍抬高,穿弹力裤或袜,以促进血液回流。

(6)便秘:便秘是妊娠期常见的症状之一,尤其是妊娠前即有便秘者。嘱孕妇养成每天定时排便的习惯,多吃水果、蔬菜等含纤维素多的食物,同时增加每天饮水量,注意适当的活动。未经医师允许不可随便使用大便软化剂或轻泻剂。

(7)腰背痛:孕期穿平跟鞋,在俯拾或抬举物品时,保持上身直立,弯曲膝部,用两下肢的力量抬起。疼痛严重者,必须卧床休息(硬床垫),局部热敷。产后 6～8 周,腰背痛自然消失,若腰背痛明显者,应及时查找原因,按病因治疗

(8)下肢痉挛:发生下肢痉挛时应指导孕妇饮食中添加钙的摄入,避免腿部疲劳、受凉,伸腿时避免脚趾尖伸向前,走路时脚跟先着地。若发生下肢肌肉痉挛,嘱孕妇背屈肢体,或站直前倾,或局部热敷按摩,直至痉挛消失。必要时遵医嘱口服钙剂。

(9)仰卧位低血压综合征:嘱孕妇左侧卧位后症状可自然消失,不必紧张。

(10)失眠:每天坚持户外活动,如散步,睡前可用梳子梳头,温水洗脚,喝热牛奶帮助入眠。

(11)贫血:孕妇应适当增加含铁食物的摄入,如动物肝脏、瘦肉、蛋黄、豆类等。若病情需要补充铁剂时,可用温水或水果汁送服,以促进铁的吸收,且应在餐后 20 分钟服用,以减轻对胃肠道的刺激。向孕妇解释,服用铁剂后大便可能会变黑,或可能导致便秘或轻度腹泻。

六、健康教育

(1)异常症状的判断:孕妇出现下列症状应立即就诊:阴道流血,妊娠 3 个月后仍持续呕吐、寒战、发热、腹痛、头痛、眼花、胸闷、心悸、气短,以及液体突然自阴道流出、胎动计数突然减少等。

(2)营养指导:帮助孕妇制订合理的饮食计划,以满足自身和胎儿的双重需要,并为分娩和哺乳做准备。

(3)清洁和舒适:孕期养成良好的刷牙习惯。怀孕后排汗量增多,要勤淋浴、勤换内衣。孕妇衣着心宽松、柔软、舒适;冷暖适宜;不宜穿紧身衣或袜带,以免影响血液循环和胎儿发育及活动;胸罩的选择宜以舒适、合身、足以支托增大的乳房为标准,以减轻不适感;孕期宜穿轻便舒适的平跟鞋,避免穿高跟鞋,以防腰背痛及身体失平衡。

(4)活动与休息:一般孕妇可坚持工作到 28 周,28 周后可适当减轻工作量,避免长时间站立或重体力劳动。接触放射线或有毒物质的工作人员,妊娠期应予以调离。妊娠期孕妇因身心负

荷加重,易感疲惫,需要充足的休息和睡眠,每天应有 8 小时的睡眠,午休 1~2 小时。卧床时宜左侧卧位,以增加胎盘血供。居室内保持安静、空气流通。

(5)胎教:胎教是有目的、有计划的为胎儿的生长发育实施最佳措施。现代科学技术对胎儿的研究发现,胎儿的眼睛能随外界的光亮而活动,触摸其手足可产生收缩反应;外界音响可传入胎儿听觉器官,并能引起心率的改变。因此,有人提出两种胎教方法:①对胎儿进行抚摸训练,激发胎儿的活动积极性;②对胎儿进行音乐训练。

(6)孕期自我监护:胎心音计数和胎动计数是孕妇自我监护胎儿宫内情况的重要手段。教会家庭成员听胎心音,并做记录,不仅可了解胎儿宫内情况,而且可以和谐孕妇与家庭成员之间的亲情关系。①正常的胎心率为120~160次/分,胎动时胎心率增快,>160 次/分,若母体发热或因其他异常也可导致胎儿心率加快。持续的胎心音>160 次/分或间歇<100 次/分,都应注意胎儿宫内缺氧情况。②嘱孕妇应注意自己宝宝的胎动规律,从孕32 周起每天数 3 次胎动并记录下来,每次1 小时,尽量在每天相同的时段计数,计数时请注意:胎儿连续的活动仅视为一次胎动。一般用这 3 小时的胎动次数之和乘以 3 即为 12 小时总胎动数的估计值,>30 次/12 小时为正常,若<10 次/12 小时,提示有胎儿缺氧的可能,应及时就诊。

(7)性生活指导:妊娠前 3 个月及末 3 个月,均应避免性生活,以防流产、早产及感染。

(8)分娩先兆的判断:临近预产期的孕妇,若出现阴道血性分泌物或规律宫缩(间歇 5~6 分钟。持续 30 秒)则为临产,应尽快到医院就诊。若阴道突然有大量液体流出,可能是胎膜早破,嘱孕妇平卧,由家属送往医院,以防脐带脱垂而危及胎儿生命。

(刘秀梅)

第八节　高危妊娠妇女护理

一、高危妊娠妇女的监护

(一)概述

高危妊娠是指妊娠期有个人或社会不良因素及有某种并发症或合并症等危害妊娠妇女、胎儿及新生儿或者导致难产的可能的妊娠状态。

具有高危妊娠因素的妊娠妇女称为高危妊娠妇女。高危妊娠基本包括了所有的病理产科。导致高危妊娠的因素包括以下几种。

1.社会经济因素及个人条件

如妊娠妇女及其丈夫职业的稳定性差,收入低下,居住条件差,未婚或独居,营养低下,妊娠妇女年龄<16 岁或者≥35 岁,妊娠前体重过轻或超重,身高<140 cm,妊娠妇女受教育时间<6 年,家属中有明显的遗传性疾病,未做或极晚做产前检查者。

2.疾病因素

(1)产科病史:如自然流产、异位妊娠、早产、死产、死胎、难产(包括剖宫产史及中位产钳)、新生儿死亡、新生儿溶血性黄疸、新生儿畸形、有先天性或遗传性疾病、巨大儿等。

(2)各种妊娠并发症:如心脏病、糖尿病、高血压疾病、肾病、肝炎、甲状腺功能亢进症、血液病

(贫血)、病毒感染(风疹病毒、巨细胞病毒感染)及性病、恶性肿瘤、明显的生殖器发育异常、智力低下、明显的精神异常等。

(3)目前产科情况:如妊娠高血压综合征、前置胎盘、胎盘早期剥离、羊水过多或过少、胎儿宫内发育迟缓、过期妊娠、母体与胎儿血型不合、胎位异常、多胎妊娠、骨盆异常、软产道异常、妊娠期接触大量放射线、化学性毒物或服用过对胎儿有影响的药物等。

(4)恶习:如大量吸烟、饮酒、吸毒等。

(二)监护措施

高危妊娠监护包括婚前、妊娠前的保健咨询。对不宜结婚或不宜生育者给予保健指导;妊娠前及妊娠早期的优生咨询及产前诊断;妊娠中期开始筛查妊娠并发症和合并症;妊娠晚期监护及评估胎儿生长发育情况,监测胎儿-胎盘功能及评估胎儿成熟度。

1.确定孕龄

主要根据末次月经、早孕反应时间、胎动出现时间等推算胎龄。正确推算妊娠周数,必须了解末次月经第一天的确切日期,并问明月经周期是否正常,有无延长或缩短。

2.测量宫底高度及腹围

测量孕妇的宫底高度、腹围,估计胎龄及胎儿大小,以了解胎儿宫内的发育状况。借助手测宫底高度或尺测子宫高度和腹围,判断胎儿大小及是否与孕周相符。宫底高度是指耻骨联合上缘中点至宫底的弧形长度,测量前嘱孕妇排空膀胱。腹围测量尺应经脐绕腹一周测得数值。简单易记的胎儿体重(g)估算方法为子宫长度×腹围+200,其中宫底高度和腹围均以厘米为单位。

3.高危妊娠评分

高危妊娠评分是将妊娠中各项危险因素在产前检查时用记分的方法进行比较和定量。其意义是通过评分可以对妊娠进行分级监护,对绝大部分无高危因素者可以让其接受一般常规的检查和监护,对潜在危险大的少数孕妇,则给予重点监护,并及时采取干预措施,防止危险发生,最后达到减少孕产妇和围生儿死亡的目的。

根据高危妊娠和高危胎儿的因素的分析,每位产妇可以有一个或数个因素合并存在,为了早期识别和预防这些高危因素的发生和发展,评分法是进行监护工作最具体的方法。每一孕妇在第一次产前门诊就诊时,根据孕妇病史与体征按其有无危险因素而进行评分。采用高危评分法对孕妇进行动态监护,以后随着妊娠进展,情况如有变化,可再进行评分。按照"高危妊娠评分指标"(修改后的 Nesbitt 评分指标)进行评分(见表 8-1),指标总分 100 分,减去各种危险因素。完全正常的孕妇,总评分为 100 分。如有危险因素,则从 100 减去各种危险因素的评分。如得分低于 70 分,则属于高危妊娠,70~84 分为中危妊娠;85 分或 85 分以上则为低危妊娠。

4.胎动计数

通过自测或 B 超检查可以监测胎动。若胎动计数>30 次/12 小时为正常;胎动计数<10 次/12小时,提示胎儿缺氧,应该高度警惕胎儿窘迫。

5.妊娠图

妊娠图是反映胎儿在宫内发育及孕妇健康情况的动态曲线。定期测量血压、体重子宫底高度、腹围等数值记录于妊娠图中,绘制准曲线,观察动态变化。其中,子宫底高度曲线是妊娠图中最主要曲线。

表 8-1　高危妊娠评分指标(修改后的 Nesbitt 评分指标)

项目	分数	项目	分数
1.妊娠妇女年龄		5.妇科疾病	
15～19 岁	−10	月经失调	−10
20～29 岁	0	不孕史:少于 2 年	−10
30～34 岁	−5	多于 2 年	−20
35～39 岁	−10	子宫颈不正常或松弛	−20
40 岁及以上	−20	子宫肌瘤:>5 cm	−20
2.婚姻状况		卵巢肿瘤(>6 cm)	−20
未婚或离婚	−5	子宫内膜异位症	−5
已婚	0	6.内科疾病与营养	
3.产次		全身性疾病	
0 产	−10	急性:中度	−5
1～3 产	0	重度	−15
4～7 产	−5	慢性:非消耗性	−5
8 产以上	−10	消耗性	−20
4.过去分娩史		尿路感染:急性	−5
流产 1 次	−5	慢性	−25
3 次以上	−30	糖尿病	−30
早产 1 次	−10	慢性高血压:中度	−15
2 次以上	−20	重度	−30
死胎 1 次	−10	合并肾炎	−30
2 次以上	−30	心脏病:心功能 Ⅰ～Ⅱ级	−10
新生儿死亡 1 次	−10	心功能 Ⅲ～Ⅳ级	−30
2 次以上	−30	心力衰竭史	−30
先天畸形 1 次	−10	贫血:Hb 100～110 g/L	−5
2 次以上	−20	90～100 g/L	−10
新生儿损伤		<90 g/L	−20
骨骼	−10	血型不合:ABO	−20
神经	−20	Rh	−30
骨盆狭小		内分泌疾病:垂体、肾上腺、甲状腺疾病	−30
临界	−10	营养:不适当	−10
狭小	−30	不良	−20
先露异常史	−10	过度肥胖	−30
剖宫产史	−10		

　　通常在妊娠图中标出正常妊娠情况下人群的第 10 百分位线和第 90 百分位线检查值,如果每次检查结果连成曲线在上述标准两线之间,提示基本正常。如果测得孕妇宫高小于第 10 百分位线,连续 2 次或者间断出现 3 次,提示胎儿可能出现宫内发育不良;超过第 90 百分位线,提示胎儿可能发育过度。故高于上线或者低于下限时应该高度重视,给予孕期保健指导。

腹围曲线受孕妇腹壁脂肪厚度、腹部形状、腹壁松弛度等影响,仅作为观察胎儿发育正常与否的一种筛查的措施。当发现低值或高值的异常曲线走势后,应及时就诊,以便进一步查明情况。B超是预测胎儿发育最常用的辅助诊断方法,准确性较高,并可以同时发现胎儿常见的畸形。

6.胎心监测

(1)胎心听诊:胎心听诊是临床普遍使用的最简单的检查方法,主要采用听诊器和多普勒胎心仪监测胎心,了解胎儿状态。其缺点是不能分辨胎心瞬间变化。监测胎心须注意其频率、强度及节律等的变化。

(2)胎心电子监护:胎心电子监护是一种可以连续观察并记录胎心率(fetal heart rate,FHR)动态变化的仪器,以判断胎儿宫内健康情况和子宫及胎盘的功能。它能够连续记录胎心率变化,同时观察胎动、宫缩对胎心率的影响。一般采用胎心率与子宫收缩频率同步描记,包括内外监护两种形式,目前多采用经腹壁外监护法,操作方便,对母儿无损伤,基本无感染机会。内监护在破膜后操作,有感染机会,但记录较准确。

胎心电子监护的功能有两种:监测胎心率、预测胎儿宫内储备能力。监测胎心率是用胎儿监护仪记录胎心率,包括基线胎心率和周期性胎心率两种基本变化。预测胎儿宫内储备能力,包括无应激试验、宫缩应激试验和缩宫素激惹试验。

7.胎儿先天畸形及遗传疾病的宫内诊断

(1)B超:B超检查不仅能够显示胎儿数目、胎位、胎心搏动、胎盘位置及成熟度等,也可测量胎儿双顶径、胸径、腹经等经线,估计孕龄及孕产期,胎儿体重等。同时可以进行无脑儿、脑积水、脊柱裂、联体儿等畸形筛查。

(2)胎儿遗传学检查:可以进行妊娠早期绒毛活检,在B超引导下经子宫颈管针吸绒毛,直接或细胞培养后做染色体核型分析,了解染色体数目及结构变化;于妊娠16~20周抽取羊水,进行羊水细胞培养做染色体核型分析;抽取孕妇外周血提取胎儿细胞行遗传学检查。

(3)测定羊水中酶、蛋白:测定羊水中酶,诊断代谢缺陷病。由于遗传密码突变引起某种酶的异常或缺陷所致的疾病,大致有脂肪代谢障碍、糖类或糖蛋白障碍、黏脂病、氨基酸或有机酸代谢障碍及混合性障碍五大类,通过测定羊水中具体酶的含量确定诊断,以便决定是否应终止妊娠;测定羊水中甲胎蛋白(AFP),诊断开放性神经管缺陷畸形。

(4)胎儿心电图监测:胎儿在子宫内是否状态良好,胎心是一项重要指标。胎儿心电图是较好的监护方法,临床上多采用经腹壁的外监护法,对母儿均无损伤,可在不同孕周多次监测。

(5)羊膜腔胎儿造影:用脂溶性造影剂(40%碘化油15~20 mL)及水溶性造影剂(70%泛影葡胺40~60 mL)同时注入羊膜腔内,可以诊断胎儿体表畸形(如小头症、联体儿等)、消化系统及泌尿系统畸形等。

(6)胎儿镜:能够直接窥视胎儿体表畸形,并可抽取胎儿血液检查有无遗传性酶缺陷等。

8.其他检查

(1)胎盘功能检查:胎盘功能检查包括胎盘功能和胎儿胎盘单位功能检查,可以间接判断胎儿状态,对胎儿进行宫内监护,能够早期发现隐性胎儿窘迫,有助于及时采取相应措施,使胎儿能在良好情况生长发育,直至具有在宫外生活能力时娩出。它主要包括测定孕妇血、尿中雌三醇值,测定孕妇血清人胎盘生乳素(HPL)值及妊娠特异性β糖蛋白值,检查阴道脱落细胞,测定胎盘酶等方法。

（2）胎儿成熟度检查：目前抽取羊水进行分析是胎儿成熟度检查的常用方法，主要包括检测羊水磷脂酰胆碱/鞘磷脂（Lecithin/sphingomyelin，L/S）比值、羊水肌酐值、羊水胆红素类物质值、羊水淀粉酶值及羊水含脂肪细胞出现率等。

（3）胎儿缺氧程度检查：现在检查胎儿缺氧程度常用的方法主要包括胎儿头皮血气测定，胎儿头血乳酸测定，胎儿血氧饱和度测定，应用羊膜镜观察羊水的量及性状等方法。

二、高危妊娠妇女的护理

（一）处理原则

预防和治疗引起高危妊娠的病因。

1.一般处理

（1）增加营养：妊娠妇女的健康及营养状态对胎儿的生长发育极为重要。严重贫血或营养不良常导致新生儿出生体重过轻。伴有胎盘功能减退及胎儿宫内发育迟缓的妊娠妇女应给予高蛋白质、高能量的食物，并补充足够的维生素和铁、钙、碘等矿物质及微量元素。

（2）卧床休息：可改善子宫胎盘血液循环，增加雌三醇的合成和排出量。一般建议妊娠妇女取左侧卧位，可避免增大的子宫对腹部椎前大血管的压迫，改善肾及子宫胎盘血液循环，减少脐带受压。

2.病因处理

（1）遗传性疾病：做到早期发现、及时处理、预防为主。对有下列情况的妊娠妇女应做羊水穿刺，进行遗传学诊断：妊娠妇女年龄≥35岁；曾经生育唐氏综合征患儿或有家族史；妊娠妇女有先天性代谢障碍（酶系统缺陷）疾病或染色体异常的家族史；有神经管开放性畸形儿妊娠史等。一般在妊娠16周左右做羊水穿刺，有异常者要终止妊娠。

（2）妊娠并发症：如前置胎盘、胎盘早期剥离、妊娠高血压综合征等。本类疾病易引起胎儿发育障碍或死胎，或者危急母体与胎儿生命等，应认真做好围生期保健，及时发现高危人群，预防并发症和不良妊娠结局的发生。

（3）妊娠合并糖尿病：由于胎儿血糖波动与酸中毒，可发生胎儿在临产前突然死亡；应与内科共同监护，控制饮食，积极用药治疗，按医嘱正确使用胰岛素。

（4）妊娠合并心脏病：由于缺氧，常导致早产与胎儿生长迟缓，同时妊娠加重妊娠妇女的心脏负担并可对妊娠妇女生命产生威胁。应加强妊娠期保健和产前检查，预防心力衰竭，防止感染。

（5）妊娠合并肾病：此病主要危及妊娠妇女，产生肾衰竭；胎儿可发生宫内发育迟缓。若妊娠早期就有肾衰竭的症状和体征，应终止妊娠。若此病发生在妊娠晚期，估计胎儿已能存活，应及时终止妊娠，以免胎死宫内。妊娠期给予低蛋白质的食物，积极控制血压，预防感染。

3.产科处理

（1）提高胎儿对缺氧的耐受力，可按医嘱使用营养药物，如10%葡萄糖500 mL加维生素C 2 g静脉缓慢滴注，每天1次，5～7天为1个疗程，观察用药效果。

（2）间歇吸氧，特别对胎盘功能减退的妊娠妇女吸氧可以改善胎儿的血氧饱和度，如每天3次，每次30分钟。

（3）预防早产，指导妊娠妇女避免猛烈的运动和活动，必要时遵医嘱使用药物尽量延长妊娠时间。

（4）选择适当的时间用引产或剖宫产方式终止妊娠；对需终止妊娠而胎儿成熟度较差者，可于终止妊娠前用肾上腺糖皮质激素促进肺表面活性物质的形成和释放,促进胎儿成熟,预防新生儿呼吸窘迫综合征。

(5)产时严密观察胎心变化,吸氧,尽量少用麻醉镇静药物,避免加重胎儿缺氧。

(6)从阴道分娩者应尽量缩短第二产程,如有胎儿窘迫的症状和体征时应及早结束分娩,并做好新生儿的抢救准备。

(7)高危儿应加强产时和产后的监护。

(二)护理评估

1.健康史

了解孕产妇年龄、生育史(包括病理产科史)、疾病史(合并内外科疾病),了解早期妊娠时是否用过对胎儿有害的药物或接受过放射线检查、是否有过病毒性感染等。

2.身心状况

(1)了解妊娠妇女身高、步态、体重:身高＜150 cm 者,容易头盆不称;步态异常者应注意骨盆有无不对称;体重过轻或太重者的危险性也会增加。

(2)测量宫底高度和腹围:判断子宫大小是否与停经周数相符,大于或低于正常值 3 cm 者为异常,过大者应排除羊水过多或双胎,过小者警惕胎儿宫内发育迟缓。若为足月,应估计胎儿大小,体重＜2 500 g 或≥4 000 g 均应给予重视。

(3)了解胎位有无异常。

(4)测(量血压:血压)≥18.7/12.0 kPa(140/90 mmHg)或较基础血压升高4.0/2.0 kPa(30/15 mmHg)者为异常。

(5)评估心脏杂音及心功能。

(6)检查阴道出口是否过小、外阴部有无静脉曲张等。

(7)分娩时要评估有无胎膜早破、羊水量及性状。若头位,羊水中混有胎粪或羊水呈黄绿色则提示有胎儿缺氧。

(8)正确估计妊娠周数,描绘妊娠图。

(9)数胎动:一般妊娠妇女于 16～20 周即能自觉有胎动,但很弱;至妊娠 28 周胎动逐渐加强,次数也增多,直至足月又稍减少。胎动正常表示胎儿在宫内存活良好。若妊娠妇女自觉胎动次数减少,12 小时内胎动次数≤10 次或低于自我测胎动规律的 50％,在排除药物影响后,要考虑胎儿宫内缺氧。若自觉胎动过频或胎动过分剧烈,表示胎儿在宫内严重缺氧。有胎死宫内的危险。

(10)心理状态评估:高危妊娠妇女在妊娠早期常担心流产及胎儿畸形,在妊娠 28 周以后则担心早产、出现胎儿异常或者胎死宫内、死产等。妊娠妇女可因为前次妊娠的失败而对此次妊娠产生恐惧;由于需要休息而停止工作,产生烦躁不安;因为自己的健康与维持妊娠相矛盾而感到焦急、无助;也可因为不可避免的流产、死产、死胎、胎儿畸形等而产生悲哀和失落。要认真评估高危妊娠妇女的应对机制、心理承受能力及社会支持系统。

3.辅助检查

(1)实验室检查:血常规、尿常规检查;肝功能、肾功能测定;血糖及糖耐量;出凝血时间、血小板计数等。

(2)B超检查:通常妊娠 22 周起,每周双顶径值增加 0.22 cm。若双顶径达 8.5 cm 以上,则91％的胎儿体重超过 2 500 g。通过 B 超检查还可及时了解胎儿有无畸形及胎盘功能分级等。

（3）听胎心：正常胎心率为 120～160 次/分。当胎盘功能不良时或子宫胎盘血流有障碍或胎儿脐带循环受阻时，可导致胎儿缺氧出现胎心异常。因此，当胎心率＜120 次/分或＞160 次/分时，应监测胎心变化。

（4）胎心电子监护。

胎心率的监测：监护仪记录的胎心率可有两种基本变化，即基线胎心率（baseline heart rate，BHR）及周期性胎心率（periodic change of FHR，PFHR）。

胎心率是在无宫缩或宫缩间歇期记录的胎心率，必须持续观察 10 分钟以上。正常足月胎儿的胎心率呈小而快有节律的周期性变化，主要在 120～160 次/分波动。胎心率在 100～120 次/分为轻度心动过缓；低于 100 次/分则为明显心动过缓；160～180 次/分为轻度心动过速，高于 180 次/分为明显心动过速。

胎心基线变异又称为基线摆动，即在胎心率基线上的上下周期性波动，这是胎儿本身交感与副交感神经间张力调节的变动所表现出的生理性变化。胎心基线变异的存在说明胎儿有一定的储备能力。正常胎心基线变异在 5～25 次/分，若基线变异低于 5 次/分，表示胎心基线率呈平坦型即基线摆动消失，储备能力差；基线变异大于 25 次/分为变异度增加，基线呈跳跃型。

PFHR 是指与子宫收缩有关的胎心率变化，有 3 种类型。

无变化：子宫收缩后胎心率仍保持原基线率不变。

加速：即在子宫收缩后胎心率基线逐渐上升，增加的范围为 15～20 次/分，很少超过 40 次/分。这可能是因为胎儿躯干局部或脐静脉暂时受压的缘故。

减速：可分为 3 种。①早期减速：它的发生与子宫收缩几乎同时开始，子宫收缩后即恢复正常，正常减速幅度＜50 次/分。这是宫缩时胎头受压、脑血流量一过性减少的表现，不受体位或吸氧而改变。②变异减速：宫缩开始后胎心率不一定减慢，减速与宫缩的关系不恒定，但减速出现后下降幅度大（＞70 次/分），持续时间长短不一，恢复也迅速。这是因为子宫收缩时脐带受压兴奋迷走神经所致，嘱妊娠妇女左侧卧位可减轻症状。③晚期减速：是指子宫收缩开始后一段时间（一般在高峰后）出现胎心率减慢，但下降缓慢，下降幅度＜50 次/分，持续时间长，恢复也缓慢，可能是子宫胎盘功能不良、胎儿缺氧的表现。

预测胎儿宫内储备能力的方法有以下几种。

无应激试验（non-stress test，NST）：用于观察胎心基线的变异及胎动后胎心率的情况。正常情况下，20 分钟内至少有 3 次以上胎动伴胎心率加速超过 15 次/分，称为 NST 有反应；少于 3 次或胎心率加速不足 15 次/分，称为 NST 无反应，应延长试验时间至 40 分钟，若仍无反应、妊娠周数又大于 36 周时，应再行缩宫素激惹试验。

宫缩应激试验（contraction stress test，CST）或缩宫素激惹试验（oxytocin challenge test，OCT）：是通过子宫收缩造成的胎盘一过性缺氧负荷试验及测定胎儿储备能力的试验。临产后连续描绘宫缩与胎心率共 10 分钟作为基数，若无宫缩则静脉滴注小剂量缩宫素使子宫出现规律性收缩，每次收缩 30 秒，再连续观察至少 3 次宫缩以判断结果。CST 阴性示胎心率无晚期减速、胎动后胎心率加快，说明 1 周内无大的危险。CST 阳性示胎心率晚期减速连续出现，频度占宫缩的 1/2 及以上，至少说明胎儿氧合状态是不理想的。若 CST 阳性伴胎动后无胎心率改变，说明在慢性缺氧的基础上很容易出现代谢性酸中毒，常需立即剖宫产终止妊娠。对于自然临产者，虽然宫缩不频，但宫缩后有晚期减速发生。此时没有必要一定使宫缩达每 10 分钟 3 次的标准。因为稀发的宫缩对胎盘灌流量影响不大的情况下，胎儿已出现不能耐受的缺氧状态。OCT

方法:观察妊娠妇女 10 分钟无宫缩后,给予稀释缩宫素(1∶2 000)静脉滴注,滴速自 8 滴/分开始,逐渐增加,调至有效宫缩每 10 分钟 3 次后行监护。

(5)胎儿心电图:羊水过多时 R 波低;过期妊娠、羊水过少时 R 波可高达 50~60 mV;振幅超过 60 mV 表示胎盘功能不全。

(6)羊膜镜检查:羊水呈黄绿色、绿色提示胎儿窘迫,因胎儿缺氧可引起迷走神经兴奋,使肠蠕动增加,肛门括约肌松弛致胎粪排于羊水中。胎死宫内时羊水呈棕色、紫色或暗红色浑浊状。

(7)妊娠妇女尿雌三醇(E_3)测定:用于判断胎盘功能,一般测 24 小时尿 E_3 含量。但此数值受饮食、休息等诸多因素的影响,同时测量方法不同数值变异也较大,而且需要收集 24 小时尿,所以目前应用相对较少。测量 E_3 最好自妊娠 28 周起,每周 1 次,并做记录,与正常值进行比较。正常值为 15 mg/24 h,10~15 mg/24 h 为警戒值,小于 10 mg/24 h 为危险值。若妊娠晚期连续多次测得此值小于 10 mg/24 h,表示胎盘功能低下;也可用妊娠妇女随意尿测得雌激素/肌酐(E/C)比值以评价胎盘功能,尿 E/C 正常比值为大于 15 mg,10~15 mg 为警戒值;小于 10 mg 为危险值。

(8)妊娠妇女血清游离雌三醇测定:采用放射免疫法,用此值协助确定胎龄及胎儿胎盘功能。妊娠 31~35 周时,血清游离 E_3 常停止上升,而在 36 周突然上升。因此,连续 3 次确定血清游离 E_3 值可协助确定胎龄。此方法不受妊娠妇女肾功能和尿量的影响,而且标本采集简单,基本取代了尿 E_3 的测定方法。若每周连续测定 2~3 次,E_3 值均在正常范围说明胎儿情况良好;若发现 E_3 值持续缓慢下降可能为过期妊娠;下降较快者可能为重度妊娠高血压综合征或胎儿宫内发育迟缓;急骤下降或下降超过 50% 时说明胎儿有宫内死亡的危险。

(9)妊娠妇女血清胎盘生乳素测定:采用放射免疫法,用于检查胎盘功能。足月妊娠时应为 4~11 mg/L,若于足月妊娠时该值小于 4 mg/L 或突然降低 50%,表示胎盘功能低下。

(10)妊娠妇女血清妊娠特异性 β 糖蛋白测定:用于检测胎盘功能。若该值于足月妊娠时低于 170 mg/L,提示胎盘功能障碍。

(11)阴道脱落细胞检查:用于检测胎盘功能。若舟状细胞成堆、无表层细胞、嗜伊红细胞指数(EI)<10%、致密核少者,提示胎盘功能良好;舟状细胞极少或消失、有外底层细胞、嗜伊红细胞指数>10%、致密核多者,提示胎盘功能减退。

(12)羊水检查:羊水中磷脂酰胆碱/鞘磷脂比值(lecithin/sphingomyelin,L/S)用于评估胎儿肺成熟度,是最常用的方法;也可用羊水泡沫试验或震荡试验,得到结果更迅速,只是在羊水混有胎粪或血污染时不适用。羊水中肌酐值、胆红素类物质含量、淀粉酶值及脂肪细胞出现率分别用于评估胎儿。肾、肝、涎腺及皮肤成熟度。L/S>2 提示胎儿肺成熟,羊水泡沫试验见两试管羊水液面均有完整泡沫环表示 L/S>2;肌酐值≥176.8 μmol/L 提示胎儿肾成熟;胆红素类物质值<0.02,提示胎儿肝成熟;淀粉酶值≥450 IU/L,提示胎儿涎腺成熟;脂肪细胞出现率达 20%,则提示胎儿皮肤已成熟。

(13)胎儿头皮血 pH 测定:一般在产程中宫颈扩张 1.5 cm 以上时,取胎儿头皮血进行 pH 测定。此法常与胎儿监护仪联合使用。头皮血 pH 正常在 7.25~7.35,如为 7.20~7.24 则提示胎儿可能有轻度酸中毒;小于 7.20 则胎儿有严重酸中毒存在。

(14)甲胎蛋白(alpha fetoprotein,AFP)测定:AFP 主要产生于卵黄囊和胎儿肝,由肝进入血液循环,经肾排到羊水中,又经胎盘渗透到妊娠妇女血液循环或由胎血直接通过胎盘进入母体血液循环。AFP 异常增高是胎儿患有开放性神经管缺损的重要指标。多胎妊娠、死胎及胎儿上消化道闭锁等也伴有 AFP 值的升高。

(三)护理诊断/护理问题

1.照顾者角色紧张

与承担母亲角色感到困难有关。

2.功能障碍性悲伤

与现实的或预感到将丧失胎儿有关。

(四)预期目标

(1)妊娠妇女能维持良好的自尊。

(2)妊娠妇女能正确面对自己及胎儿的危险。

(五)护理措施

1.心理护理

评估妊娠妇女的心理状态,鼓励其诉说心里的不悦。在进行各种检查和操作之前应向妊娠妇女解释、提供指导、告之全过程及注意事项,采取必要的手段减轻和转移妊娠妇女的焦虑和恐惧。鼓励和指导家人的参与和支持,提供有利于妊娠妇女倾诉和休息的环境,避免不良刺激。

2.一般护理

增加营养,保证胎儿发育需要。与妊娠妇女讨论食谱及烹饪方法,尊重饮食嗜好,同时提出建议。对胎盘功能减退、胎儿发育迟缓的妊娠妇女给予高蛋白、高能量的食物,补充维生素、铁、钙及多种氨基酸,对胎儿增长过快者则要控制饮食;卧床休息,一般取左侧卧位,以改善子宫胎盘血液循环,改善氧供;注意个人卫生,勤换衣裤;保持室内空气新鲜、通风良好等。

3.病情观察

对高危妊娠妇女做好观察记录。观察一般情况,如妊娠妇女的生命体征、活动耐受力,有无阴道流血、水肿、腹痛、胎儿缺氧等症状和体征,及时报告医师并记录处理经过。产时严密观察胎心率及羊水的色、量、性状,做好母体与胎儿监护及监护配合。

4.检查及治疗配合

认真执行医嘱并配合处理,为妊娠合并糖尿病妊娠妇女做好血糖测定,正确留置血标本、尿标本;对妊娠合并心脏病者按医嘱正确给予药物,并提供用药指导和用药观察;间歇吸氧;宫内发育迟缓者给予静脉治疗;前置胎盘患者做好输血、输液准备;若需人工破膜、阴道检查、剖宫产术,应做好用物准备及配合工作,同时做好新生儿的抢救准备及配合;若为早产儿或极低体重儿,还需准备好暖箱,并将高危儿列为重点护理对象。

5.健康指导

根据妊娠妇女的高危因素给予相应的健康指导,提供相应的信息,指导妊娠妇女自我监测,及时产前检查等。

(六)护理结果评价

(1)妊娠妇女的高危因素得到有效控制,胎儿发育、生长良好。

(2)妊娠妇女参与、配合治疗,主动获取自我护理的知识,并掌握技能。

(3)妊娠妇女能与医护人员共同讨论自己及胎儿的安全或表达丧失胎儿的悲哀。

(刘秀梅)

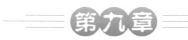

儿 科 护 理

第一节 小儿急性上呼吸道感染

急性上呼吸道感染是小儿最常见的疾病,主要侵犯鼻、鼻咽和咽部,常诊断为"急性鼻咽炎(普通感冒)""急性咽炎""急性扁桃体炎"等,也可统称为上呼吸道感染,或简称"上感"。

一、病因

各种病毒和细菌都可引起上呼吸道感染,尤以病毒为多见,约占"上感"发病病原体的60%甚至90%以上,常见有鼻病毒、腺病毒、副流感病毒、流感病毒、呼吸道合胞病毒等,其他病毒如冠状病毒、肠道病毒、单纯疱疹病毒、EB病毒等也可引起。细菌感染常继发于病毒感染之后,其中溶血性链球菌占重要地位,其次为肺炎链球菌、葡萄球菌、嗜血流感杆菌,偶尔也有革兰阴性杆菌。亦有报告肺炎支原体菌亦可引起上呼吸道感染。

二、病理改变

病变部位早期表现为毛细血管和淋巴管扩张,黏膜充血水肿,腺体及杯状细胞分泌增加,及单核细胞和吞噬细胞浸润,以后转为中性粒细胞浸润,上皮细胞和纤毛上细胞坏死脱落。恢复期表现为上皮细胞新生、黏膜修复、恢复正常。

三、临床表现

本病多为散发,偶然亦见流行。婴幼儿患病症状较重,年长儿较轻。婴幼儿患病时可有或无流涕、鼻塞、喷嚏等呼吸道症状,常突发高热、呕吐、腹泻,甚至因高热而引起惊厥。年长儿患者常有流涕、鼻塞、喷嚏、咽部不适、发热等症状,可伴有轻度咳嗽与声嘶。部分患儿发病早期可出现脐周围阵痛、咽炎、咽痛等症状,咽黏膜充血,若咽侧索也受累,则在咽两外侧壁上各见一纵行条索状肿块突出。疱疹性咽峡炎,在咽弓、软腭、悬雍垂黏膜上可见数个或数十个灰白色小疱疹,直径1～3 mm,周围有红晕,1～2天破溃成溃疡。咽结合膜热患者,临床特点为发热39 ℃左右,咽炎及结膜炎同时存在,而有别于其他类型的上呼吸道感染。急性扁桃体炎除了发热咽痛外,扁桃体可见明显红肿,表面有黄白色脓点,可融合成假膜状。

四、实验室检查

病毒感染时白细胞计数多偏低或正常,粒细胞不增高。病因诊断除病毒分离与血清反应外,近年来广泛利用免疫荧光、酶联免疫等方法开展病毒学的早期诊断,对初步鉴别诊断有一定帮助。细菌感染时白细胞计数及中性粒细胞可增高;由链球菌引起者血清抗链球菌溶血素"O"滴度增高,咽拭子培养可有致病菌生长。

五、诊断

急性上呼吸道感染具有典型症状,如发热、鼻塞、咽痛、扁桃体肿大等全身和局部症状,结合季节、流行病学特点等,临床诊断并不困难,但对病原学的诊断则需依靠病毒学和细菌学检查。

六、鉴别诊断

(1)症状中以高热惊厥和腹痛严重者,须与中枢神经系统感染和急腹症等疾病相鉴别。

(2)很多急性传染病早期,也有上呼吸道感染的症状,虽然现在预防接种比较普遍及传染病发病率明显下降,但在传染病流行季节要仔细询问麻疹、猩红热、腮腺炎、百日咳、流感以及脊髓灰质炎的流行接触史。当夏季时尤要注意和中毒性疾病的早期相鉴别。

(3)如有高热、流涎、拒食、咽后壁及扁桃体周围有小疱疹及小溃疡者,可诊断为疱疹性咽峡炎;如高热、咽红伴眼结膜充血,可诊为咽结膜热;扁桃体红肿且有渗出者为急性扁桃体炎或化脓性扁桃体炎;如有明显流行史、高热、四肢酸痛、头痛等全身症状而较鼻咽部症状更重时,要考虑为流行性感冒。

七、治疗

(一)一般治疗

充分休息,多饮水,注意隔离,预防并发症。WHO在急性呼吸道感染的防治纲要中指出,关于感冒的治疗主要是家庭护理和对症处理。

(二)对症治疗

1.高热

高热时口服阿司匹林类,剂量为每次 10 mg/kg,持续高热可每 4 小时口服 1 次;亦可用对乙酰氨基酚,剂量为每次 5~10 mg/kg,市场上多为糖浆剂,便于小儿服用。高热时还可用赖氨酸阿司匹林或阿尼利定等肌内注射,同时亦可用冷敷、温湿敷、乙醇擦浴等物理方法降温。

2.高热惊厥

出现高热惊厥可针刺人中、十宣等穴位,或肌内注射苯巴比妥钠每次 4~6 mg/kg,有高热惊厥史的小儿可在服退热剂同时服用苯巴比妥等镇静剂。

3.鼻塞

乳儿鼻塞妨碍喂奶时,可在喂奶前用 0.5%麻黄碱 1~2 滴滴鼻,年长儿亦可加用氯苯那敏等脱敏剂。

4.咽痛

疱疹性咽峡炎时可用冰硼酸、锡类散、金霉素鱼肝油或碘甘油涂抹口腔内疱疹或溃疡处;年长儿可口含碘喉片及其他中药利咽喉片,如华素片、度美芬、四季润喉片、草珊瑚、西瓜霜润喉片等。

(三)病因治疗

如诊断为病毒感染,目前常用 1% 利巴韦林滴鼻,每 2～3 小时双鼻孔各滴 2～3 滴,或口服利巴韦林口服液(威乐星),或用利巴韦林口含片。亦有用口服金刚烷胶、吗啉胍,但疗效不肯定。如明确腺病毒或单纯性溃疡病毒感染亦有用碘苷(疱疹净)、阿糖胞苷。近年来有报道用干扰素治疗重症病毒性感染取得较好疗效。如诊断为细菌感染,大多合并有中耳炎、鼻窦炎、化脓性扁桃体炎、淋巴结炎以及下呼吸道炎症时,可选用复方新诺明、氨苄西林、阿莫西林或其他抗生素。但多数上呼吸道感染病例不应滥用抗生素。

(四)风热两型

风热两型治法以清热解表为主,常用中成药有银翘解毒片、桑菊感冒片、感冒退热冲剂、板蓝根冲剂及双黄连口服液等。

八、预防

减少上呼吸道感染的根本办法在于预防。平时要多户外活动,增强体质,要避免交叉感染,特别是在感冒流行季节要少去公共场所或串门;注意气候骤变,及时添减衣服;对体弱儿及反复呼吸道感染儿可服玉屏风散或左旋咪唑,每天 0.25～3 mg/kg,每周服 2 天停 5 天,3 个月为 1 个疗程,亦可口服羧甲淀粉钠溶液(卡慢舒)。这些治疗目的多是增强机体抵抗力,预防呼吸道感染复发。

九、并发症

正常 5 岁以下小儿平均每年患急性呼吸道感染 4～6 次。但有的患儿患呼吸道感染的次数过于频繁,可称为反复呼吸道感染,简称复感儿。

(一)影响因素

由于小儿正处在生长发育之中,身体的免疫系统还未发育完善,缺乏抵御微生物侵入的能力,故很容易患急性呼吸道感染,但有的患儿由于环境或机体本身条件比一般小儿更易患急性呼吸道感染,影响因素有以下几点。

1.机体条件

如患儿长期营养不良,婴儿母乳不足又未及时添加辅食,体内缺乏必需的蛋白质、脂肪及热量不足,影响器官组织的正常发育致抵抗力低下;也有的家庭经济条件并不差,但父母缺乏科学育儿知识,偏食或喂养不合理,特别是只喝牛奶、巧克力,缺乏多种维生素和微量元素如铁、锌等,也会对免疫系统造成损害,抗病能力下降而易患病。

2.环境因素

环境因素特别是大气污染或被动吸烟。如冬天屋内生炉子,空气中大量烟雾、粉尘及有害物质进入小儿呼吸道;同样,被动吸烟也是。这些有害物质不但损伤呼吸道正常黏膜,而且还可降低抵抗力,诱发呼吸道感染。有报道在吸烟家庭中生长的婴儿比无吸烟家庭的小儿患急性呼吸道感染的机会大数倍至近 10 倍。

3.先天因素

小儿患有先天的免疫缺陷病或暂时性免疫低下也可造成反复呼吸道感染。

(二)诊断

根据 1987 年全国小儿呼吸道疾病学术会议讨论标准做出诊断(表 9-1)。

表 9-1　小儿反复呼吸道疾病诊断标准

年龄（岁）	上呼吸道感染（次/年）	下呼吸道感染（次/年）
0～2	7	3
3～5	5	2
6～12	5	2

（三）治疗

急性感染可参照上述方法外，还要针对引起反复上感的原因，如增加营养、改善环境因素。应该指出患先天性免疫缺陷的小儿是极少数，大部分还是护理问题，因此，增强患儿体质是治疗及预防之根本。加强体育锻炼及注意户外活动，使患儿增强适应外界环境及气候变化的能力；同时注意对反复呼吸道感染患儿的生活护理，随气候变化增减衣服，切忌过捂过饱，这些都是治疗反复呼吸道感染的关键。

十、护理评估

（一）健康史

询问发病情况，注意有无受凉史，或当地有无类似疾病的流行，患儿发热开始时间、程度，伴随症状及用药情况；了解患儿有无营养不良、贫血等病史。

（二）身体状况

观察患儿精神状态，注意有无鼻塞、呼吸困难，测量体温，检查咽部有无充血和疱疹，扁桃体及颈部淋巴结是否肿大，结合咽喉膜有无充血，皮肤有无皮疹，腹痛及支气管、肺受累的表现。了解血常规等实验室检查结果。

（三）心理-社会状况

了解患儿及家长的心理状态和对该病因、预防及护理知识的认识程度；评估患儿家庭环境及经济情况，注意疾病流行趋势。

十一、常见护理诊断与合作性问题

（一）体温过高

体温过高与上呼吸道感染有关。

（二）潜在并发症（惊厥）

其与高热有关。

（三）有外伤的危险

发生外伤与发生高热惊厥时抽搐有关。

（四）有窒息的危险

窒息与发生高热惊厥时胃内容物反流或痰液阻塞有关。

（五）有体液不足的危险

其与高热大汗及摄入减少有关。

（六）低效性呼吸形态

这与呼吸道炎症有关。

（七）舒适的改变

此与咽痛、鼻塞等有关。

十二、护理目标

(1)患儿体温降至正常范围(36～37.5 ℃)。

(2)患儿不发生惊厥或惊厥时能被及时发现。

(3)患儿维持于舒适状态无自伤及外伤发生。

(4)患儿呼吸道通畅无误吸及窒息发生。

(5)患儿体温正常,能接受该年龄组的液体入量。

(6)患儿呼吸在正常范围,呼吸道通畅。

(7)患儿感到舒适,不再哭闹。

十三、护理措施

(1)保持室内空气新鲜,每天通风换气 2～4 次,保持室温 18～22 ℃,湿度 50％～60％,空气每天用过氧乙酸或含氯制剂喷雾消毒 2 次。有患儿居住的房间最好用空气消毒机,消毒净化空气。

(2)密切观察体温变化,体温超过 38.5 ℃时给予物理降温,如头部冷敷、腋下及腹股沟处置冰袋,温水或乙醇擦浴。冷盐水灌肠,必要时给予药物降温,如对乙酰氨基酚、安乃近、柴胡及肌内注射阿尼利定。

(3)发热者卧床休息直到退热 1 天以上可适当活动,做好心理护理,提供玩具、画册等有利于减轻焦虑,不安情绪。

(4)防止发生交叉感染,患儿与正常小儿分开,接触者戴口罩,防止继发细菌感染。

(5)保持口腔清洁,每天用生理盐水漱口 1～2 次,婴幼儿可经常喂少量温开水以清洗口腔,防止口腔炎的发生。

(6)保持鼻咽部通畅,鼻腔分泌物和干痂及时清除,鼻孔周围应保持清洁,避免增加鼻腔压力,使炎症经咽管向中耳发展引起中耳炎。鼻腔严重时于清洁鼻腔分泌部后用 0.5％麻黄碱液滴鼻,每次 1～2 滴;对鼻塞而妨碍吸吮的婴幼儿,宜在哺乳前 10～15 分钟滴鼻,使鼻腔通畅,保持吸吮。

(7)多饮温开水,以加速毒物排泄和降低体温,患儿衣着、被子不宜过多,出汗后及时给患儿用温水擦干汗液,更换衣服。

(8)每 4 小时测体温 1 次,体温骤升或骤降时要随时测量并记录,如患儿病情加重,体温持续不退,应考虑并发症的可能,需要及时报告医师并及时处理,如病程中出现皮疹,应区别是否为某种传染病的早期征象,以便及时采取措施。

(9)注意观察咽部充血、水肿等情况,咽部不适时给予润喉含片或雾化吸入(雾化吸入药物可用利巴韦林、糜蛋白酶、地塞米松加 20～40 mL 注射用水,2 次/天)。

(10)室内安静减少刺激,发生高热惊厥时按惊厥护理常规。

(11)给予易消化和富含维生素的清淡饮食,必要时静脉补充营养和水分。

(12)病儿安置在有氧气、吸痰器的病室内。

(13)平卧、头偏向一侧,注意防止舌咬伤。防止呕吐物误吸,防止舌后倒引起窒息,应托起病儿下颌同时解开衣物及松开腰带,以减轻呼吸道阻力。

(14)密切观察病情变化,防止发生意外,如坠床或摔伤等。

(15)抽搐时上、下牙之间放牙垫,防止舌及口唇咬伤,病儿持续发作时,可按照医嘱给予对症处理。

(16)按医嘱用止惊药物,如地西泮、苯巴比妥等,观察患儿用药后的反应,并记录。

(17)治疗、护理等集中进行,保持安静,减少刺激。

(18)保持呼吸道通畅,及时吸痰,发绀者给予吸氧,窒息者给人工呼吸,注射呼吸兴奋剂。

(19)高热者给予物理降温或退热剂降温,在严重感染并伴有循环衰竭,抽搐、高热者,可行冬眠疗法,冬眠期间不能搬动病儿或突然竖起,防止直立性休克。

(20)详细记录发作时间,抽动的姿势、次数及特点,因有的病儿抽搐时间相当短暂,虽有几秒钟,抽搐姿势也不同,有的像眨眼一样,有的口角微动,有的肢体像无意乱动一样等,因此需仔细注视才能发现。

(21)密切观察血压、呼吸、脉搏、瞳孔的变化,并做好记录。

十四、健康教育

(1)指导家庭护理:因上呼吸道感染患儿多不住院,要帮助患儿家长掌握上呼吸道感染的护理要点。让患儿多饮水,促进代谢及体内毒素的排泄;饮食要清淡,少食多餐,给高蛋白质、高热量、高维生素的流质或半流质饮食;要注意休息,避免剧烈活动,防止咳嗽加重。患儿鼻塞时呼吸不畅可在哺乳及临睡前用0.5%的麻黄碱溶液滴鼻,每次1~2滴,可使鼻腔通畅。但不能用药过频,以免引起心悸等表现。

(2)指导预防并发症的方法,以免引起中耳炎、鼻窦炎,介绍如何观察并发症的早期表现,如高热持续不退而复升,淋巴结肿大,耳痛或外耳道流脓,咳嗽加重、呼吸困难等,应及时与医护人员联系并及时处理。

(3)介绍上呼吸道感染的预防重点,增加营养和体格锻炼,避免受凉;在上呼吸道感染流行季节避免到人多的公共场所;有流行趋势时给易感儿服用板蓝根、金银花、连翘等中药汤剂预防,对反复发生上呼吸道感染的小儿应积极治疗原发病,改善机体健康状况。鼓励母乳喂养,积极防治各种慢性病,如维生素D缺乏性佝偻病、营养不良及贫血等,在集体儿童机构中,有如上感流行趋势,应早期隔离患儿,室内用食醋熏蒸法消毒。

(4)用药指导:指导患儿家长不要给患儿滥服感冒药,如成人速效伤风胶囊以及其他市场流行各种感冒药、消炎药、抗病毒药,必须在医师指导下服药,服药时不要与奶粉、糖水同服,两种药物必须间隔半小时以上再服用。

(张宏玲)

第二节 小儿急性感染性喉炎

急性感染性喉炎是由病毒或细菌等引起的喉部黏膜的急性炎症,多见于5岁以下的儿童,冬、春季发病较多。由于小儿喉腔狭小、黏膜下血管淋巴组织丰富,声门下组织疏松等解剖特点,患儿易出现犬吠样咳嗽、声音嘶哑、吸气性喉鸣伴呼吸困难,严重时出现喉梗阻症状,若处理不及时,可危及生命。

一、临床特点

(一)症状

1.发热

患儿可有不同程度的发热,严重时体温可高达 40 ℃以上并伴有中毒症状。

2.咳嗽

轻者为刺激性咳嗽,伴有声音嘶哑,较重的有犬吠样咳嗽。

3.喉梗阻症状

呈吸气性喉鸣、三凹症,重者迅速出现烦躁不安、吸气性呼吸困难、青紫、心率加快等缺氧症状。临床将喉梗阻分为 4 度。

(1)Ⅰ度喉梗阻:安静时如常人,但活动(或受刺激)后可出现喉鸣及吸气性呼吸困难。胸部听诊呼吸音清晰,心率无改变。

(2)Ⅱ度喉梗阻:即使在安静状态下也有喉鸣和吸气性呼吸困难。听诊可闻喉鸣传导或气管呼吸音,呼吸音强度大致正常。心率稍快,一般状况尚好。

(3)Ⅲ度喉梗阻:吸气性呼吸困难严重,除上述表现外,还因缺氧严重而出现明显发绀,患儿常极度不安、躁动、恐惧、大汗,胸肌塌陷,呼吸音明显减低。心率增快,常>140 次/分,心音低钝。

(4)Ⅳ度喉梗阻:由于呼吸衰竭以及逐渐体力耗竭,患儿极度衰竭,呈昏睡状或进入昏迷,三凹征反而不明显,呼吸微弱,呼吸音几乎消失,胸廓塌陷明显,心率或慢或快,心律不齐,心音微弱,面色由发绀变成苍白或灰白。

(二)体征

咽部充血,肺部无湿性啰音。直达喉镜检查可见黏膜充血肿胀,声门下黏膜呈梭状肿胀,黏膜表面有时附有黏稠性分泌物。

二、护理评估

(一)健康史

询问发病情况,病前有无上呼吸道感染现象。

(二)症状、体征

检查患儿有无发热、声音嘶哑、咳嗽、气促、三凹征。

(三)社会-心理

评估患儿及家长的心理状态,对疾病的了解程度,家庭环境及经济情况,了解患儿有无住院的经历。

(四)辅助检查

了解病原学及血常规检查结果。

三、常见护理问题

(一)低效性呼吸形态

与喉头水肿有关。

(二)舒适的改变

与咳嗽、呼吸困难有关。

(三)有窒息的危险

与喉梗阻有关。

(四)体温过高

与感染有关。

四、护理措施

(一)改善呼吸功能,保持呼吸道通畅

(1)保持室内空气清新,每天定时通风 2 次,保持室内湿度在 60％左右,以缓解喉肌痉挛,湿化气道。

(2)适当抬高患儿颈肩部,怀抱小儿使头部稍后仰以保持气道通畅,体位舒适。

(3)Ⅱ度以上喉梗阻患儿应给予吸氧。

(4)吸入用布地奈德混悬液＋肾上腺素用生理盐水稀释后雾化吸入,每天 3～4 次。以消除喉水肿,恢复气道通畅。

(5)指导较大患儿进行有效的咳嗽,当患儿剧烈咳嗽时,可嘱患儿深呼吸以抑制咳嗽。

(二)密切观察病情变化

根据患儿三凹征、喉鸣、青紫及烦躁的表现来判断缺氧的程度,及时发现喉梗阻,积极处理,避免窒息。如有喉梗阻先兆,立即通知医师,备好抢救物品,积极配合抢救。

(三)发热护理

监测体温变化,发热时给温水擦浴,解热贴敷前额,必要时按医嘱给予药物降温。

(四)提高患儿的舒适度

卧床休息,减少活动,各种护理操作尽量集中进行,避免哭闹。一般情况下不用镇静剂,若患儿过度烦躁不安,可遵医嘱用地西泮、苯巴比妥肌内注射或 10％水合氯醛灌肠。因氯丙嗪及吗啡有抑制呼吸的作用,不宜应用。

五、健康教育

(1)向患儿家长讲解疾病的有关知识和护理要点,指导家长耐心细致地喂养,进食易消化的流质或半流质,多饮水,不吃有刺激性的食物,避免患儿进食时发生呛咳。

(2)向家长说明雾化吸入的重要性,鼓励患儿配合治疗。

(3)避免哭闹时间过长,吸入有害气体或进食辛辣食物,刺激损伤喉部。

六、出院指导

(1)注意锻炼身体,合理喂养,增强机体抵抗力。

(2)养成良好卫生生活习惯,饭后漱口,多饮水,保持口腔清洁。

(3)一旦发生痉挛性喉炎(出现呼吸紧促如犬吠,喉鸣,吸气困难,胸廓塌陷,唇色青紫)应立即送医院治疗,并保持气道通畅(患儿头向后仰,解开衣领)。

(张宏玲)

第三节　小儿急性支气管炎

急性支气管炎是小儿常见的一种呼吸道疾病。本病常继发于上呼吸道感染之后,也常为肺炎的早期表现。也有的是小儿急性传染病如麻疹、百日咳、伤寒、猩红热等疾病的早期症状或并发症。

急性支气管炎,由各种病毒和细菌或二者混合感染所引起。另外,小儿年龄小,体格弱,气温变化冷热不均,公共场所或居室空气污浊,都可诱发本病。

疾病开始时表现为上呼吸道感染症状,发热、流鼻涕、咳嗽,咳嗽逐渐加重并且有痰,起初是白色黏痰,几天后变为黄色脓痰。有的小儿嗓子呼噜呼噜作响,早晚咳嗽较重,经常因咳嗽将食物吐出。还常伴有头痛、食欲缺乏、疲乏无力、睡眠不安、腹泻等症状。

另外,有一种特殊型的支气管炎,称为急性毛细支气管炎也叫哮喘性支气管炎。主要表现为下呼吸道梗阻症状,似支气管哮喘样发作,患儿鼻翼煽动。呈喘憋状呼吸,很快出现呼吸困难,缺氧发绀。这种类型多见于2岁以内虚胖小儿,往往有湿疹或其他过敏史。

一、护理要点

(1)发热时要注意卧床休息,选用物理降温或药物降温。

(2)室内保持空气新鲜,适当通风换气,但避免对流风,以免患儿再次受凉。

(3)须经常协助患儿变换体位,轻轻拍打背部,使痰液易于排出。

二、注意事项

(1)急性支气管炎一般1周左右可治愈。有部分患儿咳嗽的时间要长些,逐渐会减轻、消失,适当的服些止咳剂即可。不过在患病的早期,对于痰多的患儿,不主张用止咳剂,以免影响排痰。痰稠咳重者可服用祛痰药。

(2)也有部分患儿发展为肺炎,就按护理肺炎患儿的方法精心护理。如果急性支气管炎发作时缺氧、发绀,必须住院治疗,若缺氧得不到及时纠正,会发生脑缺氧等并发症。其他最常见的并发症就是心力衰竭。

(3)对于哮喘重的患儿,在使用氨茶碱等缓解支气管痉挛的药物时,应在医师指导下用药,家长不可乱用。中药麻杏石甘汤或小青龙汤加减治疗急性支气管炎有一定效果,也可采取中西医结合治疗。

(张宏玲)

第四节　小　儿　肺　炎

肺炎系指不同病原体或其他因素所致的肺部炎症,以发热、咳嗽、气促、呼吸困难和肺部固定湿啰音为共同临床表现,该病是儿科常见疾病中能威胁生命的疾病之一。据联合国儿童基金会统计,全世界每年有350万左右<5岁儿童死于肺炎,占<5岁儿童总病死率的28%;我国每年<5岁儿童因肺炎死亡者约35万,占全世界儿童肺炎死亡数的10%。因此积极采取措施,降低小儿肺炎的病死率,是21世纪世界儿童生存、保护和发展纲要规定的重要任务。

目前,小儿肺炎的分类尚未统一,常用方法有四种,各种肺炎可单独存在,也可两种同时存在。①病理分类:可分为支气管肺炎、大叶性肺炎、间质性肺炎等。②病因分类:感染性肺炎,如病毒性肺炎、细菌性肺炎、支原体肺炎、衣原体肺炎、真菌性肺炎、原虫性肺炎;非感染性肺炎,如吸入性肺炎、坠积性肺炎等。③病程分类:急性肺炎(病程<1个月),迁延性肺炎(病程1~3个月),慢性肺炎(病程>3个月)。④病情分类:轻症肺炎(主要为呼吸系统表现)、重症肺炎(除呼吸系统受累外,其他系统也受累,且全身中毒症状明显)。

临床上若病因明确,则按病因分类,否则按病理分类。

一、病因与发病机制

引起肺炎的主要病原体为病毒和细菌,病毒中最常见的为呼吸道合胞病毒,其次为腺病毒、流感病毒等;细菌中以肺炎链球菌多见,其他有葡萄球菌、链球菌、革兰阴性杆菌等。低出生体重、营养不良、维生素D缺乏性佝偻病、先天性心脏病等患儿易患本病,且病情严重,容易迁延不愈,病死率也较高。

病原体多由呼吸道入侵,也可经血行入肺,引起支气管、肺泡、肺间质炎症,支气管因黏膜水肿而管腔变窄,肺泡壁因充血水肿而增厚,肺泡腔内充满炎症渗出物,影响了通气和气体交换;同时由于小儿呼吸系统的特点,当炎症进一步加重时,可使支气管管腔更加狭窄,甚至阻塞,造成通气和换气功能障碍,导致低氧血症及高碳酸血症。为代偿缺氧,患儿呼吸与心率加快,出现鼻翼煽动和三凹征,严重时可产生呼吸衰竭。由于病原体作用,重症常伴有毒血症,引起不同程度的感染中毒症状。缺氧、二氧化碳潴留及毒血症可导致循环系统、消化系统、神经系统的一系列症状及水、电解质和酸碱平衡紊乱。

(一)循环系统

缺氧使肺小动脉反射性收缩,肺循环压力增高,形成肺动脉高压;同时病原体和毒素侵袭心肌,引起中毒性心肌炎。肺动脉高压和中毒性心肌炎均可诱发心力衰竭。重症患儿常出现微循环障碍、休克甚至弥散性血管内凝血。

(二)中枢神经系统

缺氧和高碳酸血症使脑血管扩张、血流减慢,血管通透性增加,致使颅内压增高。严重缺氧和脑供氧不足使脑细胞无氧代谢增加,造成乳酸堆积、ATP生成减少和Na-K离子泵转运功能障碍,引起脑细胞内水、钠潴留,形成脑水肿。病原体毒素作用亦可引起脑水肿。

(三)消化系统

低氧血症和毒血症可引起胃黏膜糜烂、出血、上皮细胞坏死脱落等应激性反应,导致黏膜屏障功能破坏,使胃肠功能紊乱,严重者可引起中毒性肠麻痹和消化道出血。

(四)水、电解质和酸碱平衡紊乱

重症肺炎可出现混合性酸中毒,因为严重缺氧时体内需氧代谢障碍、酸性代谢产物增加,常可引起代谢性酸中毒;而二氧化碳潴留、H_2CO_3增加又可导致呼吸性酸中毒。缺氧和二氧化碳潴留还可导致肾小动脉痉挛而引起水、钠潴留,重症者可造成稀释性低钠血症。

二、临床表现

(一)支气管肺炎

支气管肺炎为小儿最常见的肺炎。多见于 3 岁以下婴幼儿。

1.轻症

以呼吸系统症状为主,大多起病较急。主要表现为发热、咳嗽和气促。

(1)发热:热型不定,多为不规则热,新生儿或重度营养不良儿可不发热,甚至体温不升。

(2)咳嗽:较频,早期为刺激性干咳,以后有痰,新生儿则表现为口吐白沫。

(3)气促:多发生在发热、咳嗽之后,呼吸频率加快,每分钟可达 40～80 次,可有鼻翼煽动、点头呼吸、三凹征、唇周发绀。肺部可听到较固定的中、细湿啰音,病灶较大者可出现肺实变体征。

2.重症

重症肺炎常有全身中毒症状及循环、神经、消化系统受累的临床表现。

(1)循环系统:常见心肌炎、心力衰竭及微循环障碍。心肌炎表现为面色苍白、心动过速、心音低钝、心律不齐,心电图显示 ST 段下移和 T 波低平、倒置;心力衰竭表现为呼吸突然加快,＞60 次/分;极度烦躁不安,明显发绀,面色发灰;心率增快,＞180 次/分,心音低钝有奔马率;颈静脉怒张,肝脏迅速增大,尿少或无尿,颜面或下肢水肿等。

(2)神经系统:表现为烦躁或嗜睡,脑水肿时出现意识障碍、反复惊厥、前囟膨隆、脑膜刺激征等。

(3)消化系统:常有食欲缺乏、腹胀、呕吐、腹泻等;重症可引起中毒性肠麻痹和消化道出血,表现为严重腹胀、肠鸣音消失、便血等。

若延误诊断或病原体致病力强,可引起脓胸、脓气胸、肺大泡等并发症,多表现为体温持续不退,或退而复升,中毒症状或呼吸困难突然加重。

(二)几种不同病原体所致肺炎的特点

1.呼吸道合胞病毒性肺炎

其由呼吸道合胞病毒感染所致,多见于 2 岁以内婴幼儿,尤以 2～6 个月婴儿多见。常于上呼吸道感染后 2～3 天出现干咳、低至中度发热,喘憋为突出表现,2～3 天后病情逐渐加重,出现呼吸困难和缺氧症状。肺部听诊可闻及多量哮鸣音、呼气性喘鸣,肺基底部可听到细湿啰音。喘憋严重时可合并心力衰竭、呼吸衰竭。临床上有两种类型。

(1)毛细支气管炎:有上述临床表现,但中毒症状不严重,当毛细支气管接近完全阻塞时,呼吸音可明显减低,胸部 X 线常显示不同程度的梗阻性肺气肿和支气管周围炎,有时可见小点片状阴影或肺不张。

(2)间质性肺炎:全身中毒症状较重,呼吸困难明显,肺部体征出现较早,胸部 X 线呈线条状或单条状阴影增深,或互相交叉成网状阴影,多伴有小点状致密阴影。

2.腺病毒性肺炎

此为腺病毒引起,在我国以 3、7 两型为主,11、12 型次之。本病多见于 6 个月至 2 岁的婴幼儿。起病急骤,呈稽留高热,全身中毒症状明显,咳嗽较剧,可出现喘憋、呼吸困难、发绀等。肺部体征出现较晚,常在发热 4～5 天后出现湿啰音,以后病变融合而呈现肺实变体征,少数患儿可并发渗出性胸膜炎。胸部X线改变的出现较肺部体征为早,可见大小不等的片状阴影或融合成大病灶,并多见肺气肿,病灶吸收较缓慢,需数周至数月。

3.葡萄球菌肺炎

这主要包括金黄色葡萄球菌及白色葡萄球菌所致的肺炎,多见于新生儿及婴幼儿。临床起病急,病情重,进展迅速;多呈弛张高热,婴儿可呈稽留热;中毒症状明显,面色苍白、咳嗽、呻吟、呼吸困难,皮肤常见一过性猩红热样或荨麻疹样皮疹,有时可找到化脓灶,如疖肿等。肺部体征出现较早,双肺可闻及中、细湿啰音,易并发脓胸、脓气胸等,可合并循环、神经及胃肠功能障碍。胸部 X 线常见浸润阴影,易变性是其特征。

4.流感嗜血杆菌肺炎

此类肺炎由流感嗜血杆菌引起。近年来,由于广泛使用广谱抗生素和免疫抑制剂,加上院内感染等因素,流感嗜血杆菌感染有上升趋势,多见于<4 岁的小儿,常并发于流感病毒或葡萄球菌感染者。临床起病较缓,病情较重,全身中毒症状明显,有发热、痉挛性咳嗽、呼吸困难、鼻翼煽动、三凹征、发绀等。体检肺部有湿啰音或肺实变体征,易并发脓胸、脑膜炎、败血症、心包炎、中耳炎等。胸部 X 线表现多种多样。

5.肺炎支原体肺炎

本型肺炎由肺炎支原体引起,多见于年长儿,婴幼儿发病率也较高。以刺激性咳嗽为突出表现,有的酷似百日咳样咳嗽,咯出黏稠痰,甚至带血丝;常有发热,热程 1～3 周。年长儿可伴有咽痛、胸闷、胸痛等症状,肺部体征不明显,常仅有呼吸音粗糙,少数闻及干湿啰音。婴幼儿起病急,呼吸困难、喘憋和双肺哮鸣音较突出。部分患儿出现全身多系统的临床表现,如心肌炎、心包炎、溶血性贫血、脑膜炎等。胸部X线检查可分为 4 种改变:①肺门阴影增浓。②支气管肺炎改变。③间质性肺炎改变。④均一的实变影。

6.衣原体肺炎

沙眼衣原体肺炎多见于 6 个月以下的婴儿,可于产时或产后感染,起病缓,先有鼻塞、流涕,后出现气促、频繁咳嗽,有的酷似百日咳样阵咳,但无回声,偶有呼吸暂停或呼气喘鸣,一般无发热。可同时患有结膜炎或有结膜炎病史。胸部 X 线呈弥漫性间质性改变和过度充气。肺炎衣原体肺炎多见于 5 岁以上小儿,发病隐匿,体温不高,咳嗽逐渐加重,两肺可闻及干湿啰音。X 线显示单侧肺下叶浸润,少数呈广泛单侧或双侧浸润。

三、治疗要点

采取综合措施,积极控制感染,改善肺的通气功能,防止并发症。

(一)控制感染

根据不同病原体选用敏感抗生素积极控制感染,使用原则为:早期、联合、足量、足疗程,重症宜静脉给药。

WHO 推荐的 4 种第 1 线抗生素为复方磺胺甲基异噁唑、青霉素、氨苄西林、阿莫西林,其中青霉素为首选药,复方磺胺甲基异噁唑不能用于新生儿。怀疑有金葡菌肺炎者,推荐用氨苄西林、氯霉素、苯唑西林或氯唑西林和庆大霉素。我国国务院卫生行政部门对轻症肺炎推荐使用头孢氨苄(头孢菌素Ⅳ)。大环内酯类抗生素如红霉素、交沙霉素、罗红霉素、阿奇霉素等对支原体肺炎、衣原体肺炎等均有效;除阿奇霉素外,用药时间应持续至体温正常后 5～7 天,临床症状基本消失后3 天。支原体肺炎至少用药 2～3 周。应用阿奇霉素3～5 天 1 个疗程,根据病情可再重复 1 个疗程,以免复发。葡萄球菌肺炎比较顽固,疗程宜长,一般于体温正常后继续用药 2 周,总疗程 6 周。

病毒感染尚无特效药物,可用利巴韦林、干扰素、聚肌胞、乳清液等,中药治疗有一定疗效。

(二)对症治疗

止咳、止喘、保持呼吸道通畅;纠正低氧血症、水电解质与酸碱平衡紊乱;对于中毒性肠麻痹者,应禁食、胃肠减压,皮下注射新斯的明。对有心力衰竭、感染性休克、脑水肿、呼吸衰竭者,采取相应的治疗措施。

(三)肾上腺皮质激素的应用

若中毒症状明显,或严重喘憋,或伴有脑水肿、中毒性脑病、感染性休克、呼吸衰竭等,以及胸膜有渗出者,可应用肾上腺皮质激素,常用地塞米松,每天 2～3 次,每次 2～5 mg,疗程 3～5 天。

(四)防治并发症

对并发脓胸、脓气胸者及时抽脓、抽气;对年龄小、中毒症状明显、脓液黏稠经反复穿刺抽脓不畅者,以及有张力气胸者进行胸腔闭式引流。

四、护理措施

(一)改善呼吸功能

(1)保持病室环境舒适,空气流通,温湿度适宜,尽量使患儿安静,以减少氧的消耗。不同病原体肺炎患儿应分室居住,以防交叉感染。

(2)置患儿于有利于肺扩张的体位并经常更换,或抱起患儿,以减少肺部瘀血和防止肺不张。

(3)给氧。凡有低氧血症,有呼吸困难、喘憋、口唇发绀、面色灰白等情况立即给氧;婴幼儿可用面罩法给氧,年长儿可用鼻导管法;若出现呼吸衰竭,则使用人工呼吸器。

(4)正确留取标本,以指导临床用药;遵医嘱使用抗生素治疗,以消除肺部炎症,促进气体交换;注意观察治疗效果。

(二)保持呼吸道通畅

(1)及时清除患儿口鼻分泌物,经常协助患儿转换体位,同时轻拍背部,边拍边鼓励患儿咳嗽,以促使肺泡及呼吸道的分泌物借助重力和震动易于排出;病情许可的情况下可进行体位引流。

(2)给予超声雾化吸入,以稀释痰液,利于咳出,必要时予以吸痰。

(3)遵医嘱给予祛痰剂,如复方甘草合剂等;对严重喘憋者,遵医嘱给予支气管解痉剂。

(4)给予易消化、营养丰富的流质、半流质饮食,少食多餐,避免过饱影响呼吸;哺喂时应耐心,防止呛咳引起窒息;重症不能进食者,给予静脉营养。保证液体的摄入量,以湿润呼吸道黏膜,防止分泌物干结,利于痰液排出;同时可以防止发热导致的脱水。

(三)加强体温监测

观察体温变化并警惕高热惊厥的发生,对高热者给予降温措施,保持口腔及皮肤清洁。

(四)密切观察病情

(1)如患儿出现烦躁不安、面色苍白、气喘加剧、心率加速(＞160 次/分)、肝脏在短时间内急剧增大等心力衰竭的表现,及时报告医师,给予氧气吸入并减慢输液速度,遵医嘱给予强心、利尿药物,以增强心肌收缩力,减慢心率,增加心搏出量,减轻体内水、钠潴留,从而减轻心脏负荷。

(2)若患儿出现烦躁或嗜睡、惊厥、昏迷、呼吸不规则等,提示颅内压增高,立即报告医师并共同抢救。

(3)患儿腹胀明显伴低钾血症时,及时补钾;若有中毒性肠麻痹,应禁食,予以胃肠减压,遵医嘱皮下注射新斯的明,以促进肠蠕动,消除腹胀,缓解呼吸困难。

(4)如患儿病情突然加重,出现剧烈咳嗽、烦躁不安、呼吸困难、胸痛、面色发绀、患侧呼吸运动受限等,提示并发脓胸或脓气胸,应及时配合进行胸穿或胸腔闭式引流。

(五)健康教育

向患儿家长讲解疾病的有关知识和护理要点,指导家长合理喂养,加强体格锻炼,以改善小儿呼吸功能;对易患呼吸道感染的患儿,在寒冷季节或气候骤变外出时,应注意保暖,避免着凉;定期健康检查,按时预防接种;对年长儿说明住院和注射等对疾病痊愈的重要性,鼓励患儿克服暂时的痛苦,与医护人员合作;教育患儿咳嗽时用手帕或纸捂嘴,不随地吐痰,防止病原菌污染空气而传染给他人。

(张宏玲)

第五节　小儿心包炎

小儿心包炎可分感染和非感染性两类,且多为其他疾病(婴儿常见于败血症、肺炎、脓胸,学龄儿童多见于结核病、风湿病)的一种表现。

一、临床特点

(一)症状

较大儿童常有心前区刺痛,平卧时加重,坐位或前倾位可减轻,疼痛可向肩背及腹部放射;婴儿则表现为烦躁不安。同时有原发病的症状表现,常有呼吸困难、咳嗽、发热等。

(二)体征

早期可听到心包摩擦音,多在胸骨左缘第3~4肋间最清晰,但多为一过性。有心包积液时心音遥远、低钝,出现奇脉。当心包积液达一定量时,心包舒张受限,出现颈静脉怒张、肝脏增大、肝颈反流征阳性、下肢水肿、心动过速、脉压变小。

(三)辅助检查

1.X线检查

心影呈烧瓶样增大而肺血大多正常。

2.心电图

窦性心动过速,低电压,广泛ST段、T波改变。

3.超声心动图

能提示心包积液的部位、量。

4.实验室检查

血沉增快,CRP增高,血常规白细胞、中性粒细胞增高。

二、护理评估

(一)病史

了解患儿近期有无感染性疾病及有无结核、风湿热病史。

（二）症状、体征

评估患儿有无发热、胸痛，胸痛与体位的关系，评估有无心包填塞症状，如呼吸困难、心率加快、颈静脉怒张、肝大、水肿、心音遥远及奇脉。听诊心脏，注意有无心包摩擦音。

（三）社会-心理

评估家长对疾病的了解程度和态度。

（四）辅助检查

了解并分析胸片、心电图、超声心动图等检查结果。

三、常见护理问题

（一）疼痛

与心包炎性渗出有关。

（二）体温异常

与炎症有关。

（三）气体交换受损

与心包积液、心脏受压有关。

（四）合作性问题

急性心包填塞。

四、护理措施

（一）休息与卧位

患儿应卧床休息，宜取半卧位。

（二）饮食

给予高热量、高蛋白质、高维生素、易消化的半流质或软食，限制钠盐摄入，少食易产气的食物，如薯类，多食芹菜、海带等富含纤维素的食物，以防止肠内产气过多引起腹胀及便秘而导致膈肌上抬。

（三）高热护理

及时做好降温处理，测定并及时记录体温。

（四）吸氧

胸闷、气急严重者给予氧气吸入。

（五）对症护理

有心包积液者，护理人员应做好患儿的解释工作，协助医师进行心包穿刺，操作过程中仔细观察生命体征的变化，记录抽出液体性质和量，穿刺完毕后局部加压数分钟后无菌包扎，送回病床后继续观察有无渗液、渗血，必要时局部沙袋加压。

（六）病情观察

（1）呼吸困难为急性心包炎和慢性缩窄性心包炎最主要突出症状，应密切观察呼吸频率和节律。

（2）当患儿出现静脉压升高、面色苍白、发绀、烦躁不安，肝脏在短期内增大，应及时报告医师并做好心包穿刺准备。

(七)心理护理

对患儿疼痛的描述予以肯定,并设法分散和减轻其不适感觉。

(八)健康教育

(1)向家长讲解舒适的体位、安静休息和充足的营养供给是治疗本病的良好措施。

(2)若需要进行心包穿刺时,应向家长说明必须配合和注意的事宜。

五、出院指导

(1)遵医嘱及时、准确使用药物并定期随访。

(2)由于心包炎患儿机体抵抗力减弱,出院后仍应坚持休息半年左右,并加强营养,以利心功能的恢复。

(张宏玲)

第六节　小儿病毒性心肌炎

一、概述

病毒性心肌炎是由多种病毒侵犯心脏,引起局灶性或弥漫性心肌间质炎性渗出和心肌纤维变性、坏死或溶解的疾病,有的可伴有心包或心内膜炎症改变。可导致心肌损伤、心功能障碍、心律失常和周身症状。可发生于任何年龄,近年来发生率有增多的趋势,是儿科常见的心脏疾病之一。

(一)病因

近年来由于病毒学及免疫病理学的迅速发展,通过大量动物实验及临床观察,证明多种病毒皆可引起心肌炎。其中柯萨奇病毒 B6(1~6 型)最常见,其他如柯萨奇病毒 A、ECHO 病毒、脊髓灰质炎病毒、流感及副流感病毒、腮腺炎病毒、水痘病毒、单纯疱疹病毒、带状疱疹病毒及肝炎病毒等也可能致病。由于柯萨奇病毒具有高度亲心肌性和流行性,据报道在很多原因不明的心肌炎和心包炎中,约 39% 系由柯萨奇病毒 B 所致。

尽管罹患病毒感染的机会很多,而多数不发生心肌炎,在一定条件下才发病。例如,当机体由于继发细菌感染(特别是链球菌感染)、发热、缺氧、营养不良、接受类固醇或放疗等,而抵抗力低下时,可诱发发病。

病毒性心肌炎的发病原理至今未完全了解,目前提出病毒学说、免疫学说、生化机制等几种学说。

(二)病理

病毒性心肌炎病理改变轻重不等。轻者常以局灶性病变为主,而重者则多呈弥漫性病变。局灶性病变的心肌外观正常,而弥漫性者则心肌苍白、松软,心脏呈不同程度的扩大、增重。镜检可见病变部位的心肌纤维变性或断裂,心肌细胞溶解、水肿、坏死。间质有不同程度水肿及淋巴细胞、单核细胞和少数多核细胞浸润。病变以左室及室间隔最显著,可波及心包、心内膜及传导系统。

慢性病例心脏扩大,心肌间质炎症浸润及心肌纤维化并有瘢痕组织形成,心内膜呈弥漫性或局限性增厚,血管内皮肿胀等变化。

二、临床表现

病情轻重悬殊。轻症可无明显自觉症状,仅有心电图改变。重型可出现严重的心律失常、充血性心力衰竭、心源性休克,甚至个别患者因此而死亡。大约有 1/3 以上病例在发病前 1～3 周或发病同时呼吸道或消化道病毒感染,同时伴有发热、咳嗽、咽痛、周身不适、腹泻、皮疹等症状,继而出现心脏症状如年长儿常诉心悸、气短、胸部及心前区不适或疼痛、疲乏感等。发病初期常有腹痛、食欲缺乏、恶心、呕吐、头晕、头痛等表现。3 个月以内婴儿有拒乳、苍白、发绀、四肢凉、两眼凝视等症状。心力衰竭者,呼吸急促、突然腹痛、发绀、水肿等;心源性休克者,烦躁不安,面色苍白、皮肤发花、四肢厥冷或末梢发绀等;发生窦性停搏或心室纤颤时可突然死亡;高度房室传导阻滞在心室自身节律未建立前,由于脑缺氧而引起抽搐、昏迷称心脑综合征。如病情拖延至慢性期。常表现为进行性充血心力衰竭、全心扩大,可伴有各种心律失常。

体格检查:多数心尖区第一音低钝。一般无器质性杂音,仅在胸前或心尖区闻及Ⅰ～Ⅱ级吹风样收缩期杂音。有时可闻及奔马律或心包摩擦音。心律失常多见如阵发性心动过速、异位搏动、心房纤颤、心室扑动、停搏等。严重者心脏扩大,脉细数,颈静脉怒张,肝大和压痛,肺部啰音等;或面色苍白、四肢厥冷、皮肤发花、指(趾)发绀、血压下降等。

三、辅助检查

(一)实验室检查

(1)白细胞计数(10.0～20.0)×10⁹/L,中性粒细胞偏高。血沉、抗链"O"大多数正常。

(2)血清肌酸磷酸激酶、乳酸脱氢酶及其同工酶、谷草转氨酶在病程早期可增高。超氧化歧化酶急性期降低。

(3)若从心包、心肌或心内膜分离到病毒,或用免疫荧光抗体检查找到心肌中有特异的病毒抗原,电镜检查心肌发现有病毒颗粒,可以确定诊断;咽洗液、粪便、血液、心包液中分离出病毒,同时结合恢复期血清中同型病毒中和抗体滴度较第 1 份血清升高或下降 4 倍以上,则有助于病原诊断。

(4)补体结合抗体的测定以及用分子杂交法或聚合酶链反应检测心肌细胞内的病毒核酸也有助于病原诊断。部分病毒性心肌炎患者可有抗心肌抗体出现,一般于短期内恢复,如持续提高,表示心肌炎病变处于活动期。

(二)心电图检查

心电图在急性期有多变与易变的特点,对可疑病例应反复检查,以助诊断。其主要变化为 ST-T 改变,各种心律失常和传导阻滞。恢复期以各种类型的期前收缩为多见。少数为慢性期病儿可有房室肥厚的改变。

(三)X 线检查

心影正常或不同程度的增大,多数为轻度增大。若反复迁延不愈或合并心力衰竭,心脏扩大明显。后者可见心搏动减弱,伴肺瘀血、肺水肿或胸腔少量积液。有心包炎时,有积液征。

(四)心内膜心肌活检

心导管法心内膜心肌活检,在成人患者中早已开展,小儿患者仅是近年才有报道,为心肌炎诊断提供了病理学依据。据报道:原因不明的心律失常、充血性心力衰竭患者,经心内膜心肌活检证明约 40％为心肌炎；临床表现和组织学相关性较差。原因是 EMB 取材很小且局限，以及取材时不一定是最佳机会；心内膜心肌活检本身可导致心肌细胞收缩，而出现一些病理性伪迹。因此，对于心内膜心肌活检病理无心肌炎表现者不一定代表心脏无心肌炎，此时临床医师不能忽视临床诊断。此项检查一般医院尚难开展，不作为常规检查项目。

四、诊断要点

(一)病原学诊断依据

1.确诊指标

自患儿心内膜、心肌、心包(活检、病理)或心包穿刺液检查,发现以下之一者可确诊心肌炎由病毒引起：①分离到病毒。②用病毒核酸探针查到病毒核酸。③特异性病毒抗体阳性。

2.参考依据

有以下之一者结合临床表现可考虑心肌炎系病毒引起：①自患儿粪便、咽拭子或血液中分离到病毒,且恢复期血清同抗体滴度较第一份血清升高或降低 4 倍以上。②病程早期患儿血中特异性 IgM 抗体阳性。③用病毒核酸探针自患儿血中查到病毒核酸。

(二)临床诊断依据

(1)心功能不全、心源性休克或心脑综合征。

(2)心脏扩大(X 线、超声心动图检查具有表现之一)。

(3)心电图改变以 R 波为主的 2 个或 2 个以上主要导联(Ⅰ、Ⅱ、aVF、V_5)的 ST-T 改变持续 4 天以上伴动态变化,窦房传导阻滞,房室传导阻滞,完全性右或左束支阻滞,成联律、多形、多源、成对或并行性期前收缩,非房室结及房室折返引起的异位性心动过速,低电压(新生儿除外)及异常 Q 波。

(4)CK-MB 升高或心肌肌钙蛋白(cTnI 或 cTnT)阳性。

(三)确诊依据

(1)具备临床诊断依据 2 项,可临床诊断为心肌炎。发病同时或发病前 1～3 周有病毒感染的证据支持诊断者。

(2)同时具备病原学确诊依据之一,可确诊为病毒性心肌炎,具备病原学参考依据之一,可临床诊断为病毒性心肌炎。

(3)凡不具备确诊依据,应给予必要的治疗或随诊,根据病情变化,确诊或除外心肌炎。

(4)应除外风湿性心肌炎、中毒性心肌炎、先天性心脏病、结缔组织病以及代谢性疾病的心肌损害、甲状腺功能亢进症、原发性心肌病、原发性心内膜弹力纤维增生症、先天性房室传导阻滞、心脏自主神经功能异常、β 受体功能亢进及药物引起的心电图改变。

(四)临床分期

1.急性期

新发病,症状及检查阳性发现明显且多变,一般病程在半年以内。

2.迁延期

临床症状反复出现,客观检查指标迁延不愈,病程多在半年以上。

3.慢性期

进行性心脏增大,反复心力衰竭或心律失常,病情时轻时重,病程在 1 年以上。

五、治疗

本症尚无特殊治疗。应结合患儿病情采取有效的综合措施,可使大部患儿痊愈或好转。

(一)一般治疗

1.休息

急性期至少应卧床休息至热退3~4周,有心功能不全或心脏扩大者,更应强调绝对卧床休息,以减轻心脏负荷及减少心肌耗氧量。

2.抗生素

虽对引起心肌炎的病毒无直接作用,但因细菌感染是病毒性心肌炎的重要条件因子,故在开始治疗时,均主张适当使用抗生素。一般应用青霉素肌内注射1~2周,以清除链球菌和其他敏感细菌。

3.保护心肌

大剂量维生素C,具有增加冠状血管血流量、心肌糖原、心肌收缩力、改善心功能、清除自由基、修复心肌损伤的作用。剂量为每天100~200 mg/kg,溶于10%~25%葡萄糖液10~30 mL内静脉注射,每天1次,15~30天为1个疗程;抢救心源性休克时,第一日可用3~4次。

至于极化液、能量合剂及ATP等均因难进入心肌细胞内,故疗效差,近年来多推荐:①辅酶Q_{10}每天1 mg/kg,口服,可连用1~3个月。②1,6-二磷酸果糖0.7~1.6 mL/kg静脉注射,最大量不超过2.5 mL/kg(75 mg/mL),静脉注射速度10 mL/min,每天1次,10~15天为1个疗程。

(二)激素治疗

肾上腺皮质激素可用于抢救危重病例及其他治疗无效的病例。每天口服泼尼松1~1.5 mg/kg,用3~4周,症状缓解后逐渐减量停药。对反复发作或病情迁延者,依据近年来对本病发病机制研究的进展,可考虑较长期的激素治疗,疗程不少于半年,对于急重抢救病例可采用大剂量,如地塞米松每天0.3~0.6 mg/kg,或氢化可的松每天15~20 mg/kg,静脉滴注。

(三)免疫治疗

动物及临床研究均发现丙种球蛋白对心肌有保护作用。从1990年开始,在美国波士顿及洛杉矶儿童医院已将静脉注射丙种球蛋白作为病毒性心肌炎治疗的常规用药。

(四)抗病毒治疗

动物试验中联合应用利巴韦林和干扰素可提高生存率,目前欧洲正在进行干扰素治疗心肌炎的临床试验,其疗效尚待确定。环孢霉素A、环磷酰胺目前尚无肯定疗效。

(五)控制心力衰竭

心肌炎患者对洋地黄耐受性差,易出现中毒而发生心律失常,故应选用快速作用的洋地黄制剂如毛花苷C(西地兰)或地高辛。病重者用地高辛静脉滴注,一般病例用地高辛口服,饱和量用常规的1/2~2/3量,心力衰竭不重,发展不快者,可用每天口服维持量法。利尿剂应早用和少用,同时注意补钾,否则易导致心律失常。注意供氧,保持安静。若烦躁不安,可给镇静剂。发生急性左心功能不全时,除短期内并用毛花苷C(西地兰)、利尿剂、镇静剂、氧气吸入外,应给予血管扩张剂如酚妥拉明0.5~1 mg/kg加入10%葡萄糖液50~100 mL内快速静脉滴注。紧急情况下,可先用半量以10%葡萄糖液稀释静脉缓慢注射,然后将其余半量静脉滴注。

(六)抢救心源性休克

镇静、吸氧、大剂量维生素C、扩容、激素、升压药、改善心功能及心肌代谢等。

近年来,应用血管扩张剂硝普钠取得良好疗效,常用剂量 5～10 mg,溶于 5% 葡萄糖 100 mL 中,开始每分钟 0.2 μg/kg 滴注,以后每隔 5 分钟增加 0.1 μg/kg,直到获得疗效或血压降低,最大剂量不超过每分钟 4～5 μg/kg。

(七)纠正严重心律失常

心律失常的纠正在于心肌病变的吸收或修复。一般轻度心律失常如期前收缩、一度房室传导阻滞等,多不用药物纠正,而主要是针对心肌炎本身进行综合治疗。若发生严重心律失常如快速心律失常、严重传导阻滞都应迅速及时纠正,否则威胁生命。

六、护理

(一)护理诊断

1.活动无耐力

与心肌功能受损,组织器官供血不足有关。

2.舒适的改变:胸闷

与心肌炎症有关。

3.潜在并发症

心力衰竭、心律失常、心源性休克。

(二)护理目标

(1)患儿活动量得到适当控制休息得到保证。

(2)患儿胸闷缓解或消失。

(3)患儿无并发症发生或有并发症时能被及时发现和适当处理。

(三)护理措施

1.休息

(1)急性期卧床休息至热退后 3～4 周,以后根据心功能恢复情况逐渐增加活动量。

(2)有心功能不全者或心脏扩大者应绝对卧床休息。

(3)总的休息时间不少于 3～6 个月。

(4)创造良好的休息环境,合理安排患儿的休息时间。保证患儿的睡眠时间。

(5)主动提供服务,满足患儿的生活需要。

2.胸闷的观察与护理

(1)观察患儿的胸闷情况,注意诱发和缓解因素,必要时给予吸氧。

(2)遵医嘱给予心肌营养药,促进心肌恢复正常。

(3)保证休息,减少活动。

(4)控制输液速度和输液总量,减轻心肌负担。

3.并发症的观察与护理

(1)密切注意心率、心律、呼吸、血压和面色改变,有心力衰竭时给予吸氧、镇静、强心等处理,应用洋地黄制剂时要密切观察患儿有无洋地黄中毒表现,如出现新的心律失常、心动过缓等。

(2)注意有无心律失常的发生,警惕危险性心律失常的发生,如频发室早、多源室早、二度以上房室传导阻滞房颤、室颤等。一旦发生,需及时通知医师并给予相应处理。如高度房室传导阻滞者给异丙肾上腺素和阿托品提升心率。

(3)警惕心源性休克,注意血压、脉搏、尿量、面色等变化,一旦出现心源性休克,立即取平卧位,配合医师给予大剂量维生素 C 或肾上腺皮质激素治疗。

(四)康复与健康指导

(1)讲解病毒性心肌炎的病因、病理、发病机制、临床特点及诊断、治疗措施。

(2)强调休息的重要性,指导患儿控制活动量,建立合理的休息制度。

(3)讲解本病的预防知识,如预防上呼吸道感染和肠道感染等。

(4)有高度房室传导阻滞者讲解安装心脏起搏器的必要性。

(张宏玲)

第七节　小儿原发性心肌病

原发性心肌病是指病因不明,病变局限于心肌的一组疾病。依据临床和病理改变可分为扩张性心肌病、肥厚性心肌病、限制性心肌病,以前两类常见。临床上以缓慢进展的心脏增大、心律失常及心功能不全为主要表现,病因尚不清楚,可能与遗传因素、免疫因素及感染因素有关,个别柯萨奇病毒所致心肌炎可转化为心肌病。本病预后不良,常并发心力衰竭而死亡。

一、临床特点

(一)扩张性心肌病

扩张性心肌病(dilated cardiomyopathy,DCM)又称充血型心肌病(congestive cardio myopathy,CCM),主要表现为慢性充血性心力衰竭。

1.症状与体征

较大儿童表现为乏力、食欲缺乏、不爱活动、腹痛,活动后呼吸困难及心动过速,尿少、水肿。婴儿出现喂养困难、体重不增、吮奶时呼吸困难、多汗、烦躁不安、食量减少。约 10% 患儿会发生晕厥。体检时心率、呼吸加快,脉搏细弱,血压正常或偏低,有的可有奔马律,可闻及 Ⅱ～Ⅲ/6 级收缩期杂音,肝脏增大,下肢水肿。

2.辅助检查

(1)X 线检查:心脏增大,并以左心室为主或普遍性增大,呈球形。心搏减弱,肺淤血明显。

(2)心电图:左心肥厚,各种心律失常以及非特异性 ST-T 改变。

(3)超声心电图:左心房、左心室明显扩大,左心室流出道增宽,心室壁活动减弱。

(二)肥厚性心肌病

肥厚性心肌病(hypertrophic cardiomyopathy,HCM)是一种遗传性疾病,其特征为心室肥厚,心腔无扩大。临床表现具有多变性。

1.症状与体征

婴儿常见症状有呼吸困难,心动过速,喂养困难。较重者发生心力衰竭,伴随青紫。儿童多无明显症状,常因心脏杂音而首次就诊。少数儿童有呼吸加快、乏力、心绞痛、晕厥,并可于活动后发生猝死。体检时有的可听到奔马律,有的在胸骨左缘下端及心尖部可听到Ⅰ～Ⅲ/6 级收缩期杂音。

2.辅助检查

(1)X 线检查:左室轻到中度增大。

（2）心电图：左室肥厚伴劳损，可有 ST-T 改变及病理性 Q 波及各种心律失常。

（3）超声心动图：室间隔非对称性肥厚，室间隔厚度与左心室后壁厚度之比大于或等于 1.3。左心室流出道狭窄。

（三）限制性心肌病

限制性心肌病（restrictive cardiomyopathy，RCM）又称闭塞性心肌病，常见于儿童及青少年，预后不良。

1.症状与体征

起病缓慢，表现为原因不明的心力衰竭。右心病变主要表现为静脉压升高、颈静脉怒张、肝大、腹水及下肢水肿，很像缩窄性心包炎。左心病变有呼吸困难、咳嗽、咯血、胸痛，有时伴有肺动脉高压的表现。

2.辅助检查

（1）X 线检查：心影扩大，肺血减少。

（2）心电图：心房肥大、房性期前收缩、心房颤动、ST-T 改变、P-R 间期延长及低电压。

（3）超声心动图：左右心房明显扩大（左房尤为明显）、左右心室腔正常或变小。

二、护理评估

（一）健康史

询问患儿发病前有无感染的病史及其家族史。

（二）症状、体征

测量生命体征，评估心率、心律、呼吸、血压、心功能。

（三）社会-心理

了解患儿及其家长对疾病的性质、预后的认识程度和心理需求。

（四）辅助检查

了解分析 X 线、心电图、超声等各种检查结果。

三、常见护理问题

（一）心排血量减少

与心室扩大、肥厚致心肌收缩力减弱有关。

（二）体液过多

与肾灌注量减少、水和钠潴留、尿量排出减少有关。

（三）有感染的危险

与机体抵抗力降低有关。

（四）合作性问题

猝死。

四、护理措施

（一）限制活动

卧床休息，让患儿保持稳定、愉悦的心情。

(二)饮食护理

低盐饮食,增加维生素、蛋白质、微量元素的摄入,对服用利尿剂者应鼓励多进食含钾丰富的食物,如香蕉、橘子等。

(三)供氧

根据缺氧程度可给予鼻导管或面罩吸氧。

(四)密切观察病情

监测患儿血压、脉搏、呼吸、心律、尿量及意识状态。注意观察心力衰竭的早期表现,有无心律失常及栓塞症状。

(五)用药护理

应用强心药、利尿剂、扩血管药物时要观察其疗效及不良反应,尤其是扩张性心肌病因其对洋地黄耐受性差,故尤应警惕发生中毒。

(六)预防诱因

心力衰竭者应避免过度劳累。饮食清淡,忌暴饮暴食,预防便秘,以免用力大便诱发心力衰竭。控制输液速度,保持病室安静、整洁、舒适,保证充足睡眠,保持室内空气新鲜和温度适宜,防止呼吸道感染。

(七)健康教育

(1)向家长解释该病病程长及本病预后等情况,需要长期调整生活及精神状况。

(2)合理安排活动与休息时间。

(3)当患儿出现心悸、呼吸困难时应立即停止活动,并取平卧位,必要时予以吸氧。

五、出院指导

(1)调整情绪,促进身心健康。

(2)饮食要易消化、低盐、高维生素、少量多餐。

(3)扩张性心肌病患儿应避免劳累,宜长期卧床休息,减轻与延缓心脏扩大,促进心功能的恢复;肥厚性心肌病患儿要避免剧烈运动,情绪激动,突然用力或提取重物致猝死。

(4)本病进展缓慢,应定期复查及指导合理用药。

(5)避免感染居室空气清新,经常通风,不去人群集中的公共场所,注意气候变化,及时增减衣服,避免受凉而引发感冒。

（张宏玲）

第八节　小儿心源性休克

心源性休克是心排血量减少所致的全身微循环障碍,是由于某些原因使心排血量过少、血压下降,导致各重要器官和外周组织灌注不足而产生的休克综合征。儿科多见于急性重症病毒性心肌炎,严重的心律失常如室上性或室性心动过速和急性克山病等心肌病。

一、临床特点

(一)原发病症状

症状因原发病不同而异,如病毒性心肌炎往往在感染的急性期发病,重症者可突然发生心源性休克,表现为烦躁不安、面色灰白、四肢湿冷和末梢发绀;如因室上性阵发性心动过速,可有阵发性发作病史并诉心前区不适、胸闷、心悸、头晕、乏力,听诊时心律绝对规则,心音低钝,有奔马律,并有典型的心电图改变。

(二)休克症状

症状因病期早晚而不同。

1.休克早期(代偿期)

患儿的血压及重要器官的血液灌注尚能维持,患儿神志清楚,但烦躁不安、面色苍白、四肢湿冷、脉搏细弱、心动过速、血压正常或出现直立性低血压、脉压缩小、尿量正常或稍减少。

2.休克期(失代偿期)

出现间断平卧位低血压,收缩压降至 10.7 kPa(80 mmHg)以下,脉压在 2.7 kPa(20 mmHg)以下,神志尚清楚,但反应迟钝、意识模糊,皮肤湿冷、出现花纹、心率更快、脉搏细速、呼吸稍快、尿量减少或无尿,婴儿<2 mL/(kg·h),儿童<1 mL/(kg·h)。

3.休克晚期

重要生命器官严重受累、血液灌注不足、血压降低且固定不变或测不到,患儿出现昏迷、肢冷发绀、脉搏弱或触不到,呼吸急促或缓慢,尿量明显减少[<1 mL/(kg·h)],甚至无尿,出现弥散性血管内凝血和多脏器功能损伤。

二、护理评估

(一)健康史

了解患儿发病前有无病毒或细菌感染史,有无心律失常、先天性心脏病等基础疾病。

(二)症状、体征

测量心率、心律、呼吸、血压,评估患儿神志、周围循环及尿量。评估疾病的严重程度。

(三)社会-心理

了解患儿及其家长对疾病的严重性、预后的认识程度和家庭、社会支持系统的状况。

(四)辅助检查

了解心肺功能各参数的动态变化。

三、常见护理问题

(一)组织灌注改变

与肾、脑、心肺、胃肠及外周血管灌注减少有关。

(二)恐惧

与休克所致的濒死感及对疾病预后的担心有关。

四、护理措施

(一)卧床休息

患儿采取平卧位或中凹位,头偏向一侧,保持安静,注意保暖、避免受凉而加重病情。一切治疗、护理集中进行,避免过多搬动。烦躁不安者遵医嘱给镇静剂。

(二)吸氧

根据病情选择适当的吸氧方式,保持呼吸道通畅,使氧分压维持在 9.3 kPa(70 mmHg)以上。

(三)建立静脉通路

建立两条以上静脉通路,保证扩容有效进行。遵医嘱补生理盐水、平衡盐液等晶体溶液和血浆、右旋糖酐等胶体溶液。

(四)详细记录出入液量

注意保持出入液量平衡,有少尿或无尿者应立即报告医师。

(五)皮肤护理

根据病情适时翻身,骨骼突出部位可采用气圈。翻身活动后要观察血压、心率及中心静脉压的变化。

(六)病情观察

(1)监测生命体征变化,注意患儿神志状态、皮肤色泽及末梢循环状况。

(2)观察输液反应,因输液过快、过量可加重心脏负担,一般输液速度控制<5 mL/(kg·h)。

(3)观察药物的疗效及不良反应,应用血管活性药物时避免药液外渗引起组织坏死。

(4)观察周围血管灌注:由于血管收缩,首先表现在皮肤和皮下组织,良好的周围灌注表示周围血管阻力正常。皮肤红润且温暖时表示小动脉阻力降低;皮肤湿冷、苍白表示血管收缩,小动脉阻力增高。

(七)维持正常的体温

注意保暖,但不宜体外加温,因为加温可使末梢血管扩张而影响到休克最初的代偿机制——末梢血管收缩,影响重要器官的血流灌注。同时还会加速新陈代谢,增加氧耗,加重心脏负担。

(八)保护患儿的安全

休克时患儿往往烦躁不安、意识模糊,应给予适当的约束,以防患儿坠床或牵拉、拔脱仪器和各治疗管道。

(九)心理护理

(1)医务人员在抢救过程中做到有条不紊,为患儿树立信任感,从而减少恐惧。

(2)经常巡视病房,给予关心鼓励,让患儿最亲近的人陪伴,增加患儿的安全感。

(3)及时跟患儿及家长进行沟通,使其对疾病有正确的认识,增加战胜疾病的信心。

(4)适时给予听音乐、讲故事,以分散患儿注意力。

(十)健康教育

(1)向家长说明疾病的严重性,并要求配合抢救,不要在床旁大声哭泣和喧哗。

(2)要求家长协助做好保暖和安全护理,在患儿神志模糊时适当做好肢体约束和各种管道的固定。

(3)不要随意给患儿喂水喂食,以免窒息。

(4)教会家长给患儿肢体做些被动按摩,以保证肢体功能。

五、出院指导

(1)根据原发疾病,注意休息,如重症病毒性心肌炎总休息时间不能少于 3 个月。

(2)加强营养,提高机体免疫能力。

(3)告知预防呼吸道疾病的方法,冬春季节及时增、减衣服,少去人多拥挤的公共场所。

(4)对带药回家的患儿应让家长了解药物的名称、剂量、用药方法和不良反应。

(5)定期门诊随访。

(张宏玲)

第九节 小 儿 惊 厥

惊厥的病理生理基础是脑神经元的异常放电和过度兴奋,是由多种原因所致的大脑神经元暂时性功能紊乱的一种表现。发作时全身或局部肌群突然发生阵挛或强直性收缩,多伴有不同程度的意识障碍。惊厥是小儿最常见的急症,有 $5\% \sim 6\%$ 的小儿曾发生过高热惊厥。

一、病因

小儿惊厥可由众多因素引起,凡能造成脑神经元兴奋性功能紊乱的因素,如脑缺氧、缺血、低血糖、脑炎症、水肿、中毒变性、坏死等,均可导致惊厥的发生。将其病因归纳为以下几类。

(一)感染性疾病

1.颅内感染性疾病

包括:①细菌性脑膜炎、脑血管炎、颅内静脉窦炎。②病毒性脑炎、脑膜脑炎。③脑寄生虫病,如脑型肺吸虫病、脑型血吸虫病、脑囊虫病、脑棘球蚴病、脑型疟疾等。④各种真菌性脑膜炎。

2.颅外感染性疾病

包括:①呼吸系统感染性疾病。②消化系统感染性疾病。③泌尿系统感染性疾病。④全身性感染性疾病及某些传染病。⑤感染性病毒性脑病,脑病合并内脏脂肪变性综合征。

(二)非感染性疾病

1.颅内非感染性疾病

包括:①癫痫。②颅内创伤,出血。③颅内占位性病变。④中枢神经系统畸形。⑤脑血管病。⑥神经皮肤综合征。⑦中枢神经系统脱髓鞘病和变性疾病。

2.颅外非感染性疾病

(1)中毒:如有毒动植物,氰化钠、铅、汞中毒,急性酒精中毒及各种药物中毒等。

(2)缺氧:如新生儿窒息、溺水、麻醉意外、一氧化碳中毒、心源性脑缺血综合征等。

(3)先天性代谢异常疾病:如苯酮尿症、黏多糖病、半乳糖血症、肝豆状核变性、尼曼-匹克病等。

(4)水电解质紊乱及酸碱失衡:如低血钙、低血钠、高血钠及严重代谢性酸中毒等。

(5)全身及其他系统疾病并发:如系统性红斑狼疮、风湿病、肾性高血压脑病、尿毒症、肝昏迷、糖尿病、低血糖、胆红素脑病等。

(6)维生素缺乏症:如维生素 B_6 缺乏症、维生素 B_6 依赖症、维生素 B_1 缺乏性脑型脚气病等。

二、临床表现

(一)惊厥发作形式

1.强直-阵挛发作

其发作时突然意识丧失,摔倒,全身强直,呼吸暂停,角弓反张,牙关紧闭,面色青紫,持续10~20秒,转入阵挛期;不同肌群交替收缩,致肢体及躯干有节律地抽动,口吐白沫(若咬破舌头可吐血沫);呼吸恢复,但不规则,数分钟后肌肉松弛而缓解,可有尿失禁,然后入睡,醒后可有头痛、疲乏,对发作不能回忆。

2.肌阵挛发作

这是由肢体或躯干的某些肌群突然收缩(或称电击样抽动),表现为头、颈、躯干或某个肢体快速抽搐。

3.强直发作

强直发作表现为肌肉突然强直性收缩,肢体可固定在某种不自然的位置持续数秒钟,躯干四肢姿势可不对称,面部强直表情,眼及头偏向一侧,睁眼或闭眼,瞳孔散大,可伴呼吸暂停,意识丧失,发作后意识较快恢复,不出现发作后嗜睡。

4.阵挛性发作

其发作时全身性肌肉抽动,左右可不对称,肌张力可增高或减低,有短暂意识丧失。

5.局限性运动性发作

此发作时无意识丧失,常表现为下列形式。

(1)某个肢体或面部抽搐:由于口、眼、手指在脑皮层运动区所代表的面积最大,因而这些部位最易受累。

(2)杰克逊(Jackson)癫痫发作:发作时大脑皮质运动区异常放电灶逐渐扩展到相邻的皮层区。抽搐也按皮层运动区对躯干支配的顺序扩展,如从面部抽搐开始→手→前臂→上肢→躯干→下肢;若进一步发展,可成为全身性抽搐,此时可有意识丧失;常提示颅内有器质性病变。

(3)旋转性发作:发作时头和眼转向一侧,躯干也随之强直性旋转,或一侧上肢上举,另一侧上肢伸直,躯干扭转等。

6.新生儿轻微惊厥

这是新生儿期常见的一种惊厥形式,发作时呼吸暂停,两眼斜视,眼睑抽搐,频频的眨眼动作,伴流涎,吸吮或咀嚼样动作,有时还出现上下肢类似游泳或蹬自行车样的动作。

(二)惊厥的伴随症状及体征

1.发热

发热为小儿惊厥最常见的伴随症状,如系单纯性或复杂性高热惊厥病儿,于惊厥发作前均有38.5 ℃,甚至40 ℃以上高热。由上呼吸道感染引起者,还可有咳嗽、流涕、咽痛、咽部出血、扁桃体肿大等表现。如为其他器官或系统感染所致惊厥,绝大多数均有发热及其相关的症状和体征。

2.头痛及呕吐

此为小儿惊厥常见的伴随症状之一,年长儿能正确叙述头痛的部位、性质和程度,婴儿常表现为烦躁、哭闹、摇头、抓耳或拍打头部。多伴有频繁喷射状呕吐,常见于颅内疾病及全身性疾病,如各种脑膜炎、脑炎、中毒性脑病、瑞氏综合征、颅内占位性病变等。同时还可出现程度不等的意识障碍,颈项抵抗,前囟饱满,颅神经麻痹,肌张力增高或减弱,克氏征、布鲁津斯基征及巴宾斯基征阳性等体征。

3.腹泻

如遇重度腹泻病,可致水电解质紊乱及酸碱失衡,出现严重低钠或高钠血症,低钙、低镁血症,补液不当造成水中毒时也可出现惊厥。

4.黄疸

新生儿溶血症,当出现胆红素脑病时,不仅皮肤巩膜高度黄染,还可有频繁性惊厥;重症肝炎病儿,当肝衰竭,出现惊厥前即可见到明显黄疸;在瑞氏综合征、肝豆状核变性等病程中,均可出现不等的黄疸,此类疾病初期或中末期均能出现惊厥。

5.水肿、少尿

水肿、少尿是各类肾炎或肾病为儿童时期常见多发病,水肿、少尿为该类疾病的首起表现,当其中部分病儿出现急、慢性肾衰竭,或肾性高血压脑病时,均可有惊厥。

6.智力低下

智力低下常见于新生儿窒息所致缺氧、缺血性脑病,颅内出血病儿,病初即有频繁惊厥,其后有不同程度的智力低下。智力低下亦见于先天性代谢异常疾病,如苯酮尿症、糖尿症等氨基酸代谢异常病。

三、诊断依据

(一)病史

了解惊厥的发作形式,持续时间,有无意识丧失,伴随症状,诱发因素及有关的家族史。

(二)体检

全面的体格检查,尤其神经系统的检查,如神志、头颅、头围、囟门、颅缝、脑神经、瞳孔、眼底、颈抵抗、病理反射、肌力、肌张力、四肢活动等。

(三)实验室及其他检查

1.血尿粪常规

血白细胞显著增高,通常提示细菌感染。红细胞血色素很低,网织红细胞增高,提示急性溶血。尿蛋白及细胞数增高,提示肾炎或肾盂肾炎。粪镜检,除外痢疾。

2.血生化等检验

除常规查肝肾功能、电解质外,应根据病情选择有关检验。

3.脑脊液检查

凡疑有颅内病变惊厥病儿,尤其是颅内感染时,均应做脑脊液常规、生化、培养或有关的特殊化验。

4.脑电图

脑电图阳性率可达 $80\% \sim 90\%$,小儿惊厥,尤其无热惊厥,其中不少系小儿癫痫。脑电图上可表现为阵发性棘波、尖波、棘慢波、多棘慢波等多种波型。

5.CT 检查

疑有颅内器质性病变惊厥病儿,应做脑 CT 扫描,高密度影见于钙化、出血、血肿及某些肿瘤;低密度影常见于水肿,脑软化,脑脓肿,脱髓鞘病变及某些肿瘤。

6.MRI 检查

MRI 对脑、脊髓结构异常反映较 CT 更敏捷,能更准确反映脑内病灶。

7.单光子反射计算机体层成像(SPECT)

其可显示脑内不同断面的核素分布图像,对癫痫病灶、肿瘤定位及脑血管疾病提供诊断依据。

四、治疗

(一)止惊治疗

1.地西泮

每次 0.25～0.5 mg/kg,最大剂量不大于 10 mg,缓慢静脉注射,1 分钟不大于 1 mg。必要时可在15～30 分钟后重复静脉注射 1 次,以后可口服维持。

2.苯巴比妥钠

新生儿首次剂量 15～20 mg 静脉注射,每天维持量 3～5 mg/kg,婴儿、儿童首次剂量为 5～10 mg/kg,静脉注射或肌内注射,每天维持量 5～8 mg/kg。

3.水合氯醛

每次 50 mg/kg,加水稀释成 5%～10%溶液,保留灌肠。惊厥停止后改用其他镇静剂止惊药维持。

4.氯丙嗪

剂量为每次 1～2 mg/kg,静脉注射或肌内注射,2～3 小时后可重复 1 次。

5.苯妥英钠

每次 5～10 mg/kg,肌内注射或静脉注射。遇有"癫痫持续状态"时可给予 15～20 mg/kg,速度每分钟不超过 1 mg/kg。

6.硫苯妥钠

催眠,大剂量有麻醉作用。每次 10～20 mg/kg,稀释成 2.5%溶液肌内注射;也可缓慢静脉注射,边注射边观察,惊止即停止注射。

(二)降温处理

1.物理降温

物理降温可用 30%～50%乙醇擦浴,头部、颈、腋下、腹股沟等处可放置冰袋,亦可用冷盐水灌肠,或用低于体温 3～4 ℃的温水擦浴。

2.药物降温

一般用安乃近 5～10 mg/(kg·次),肌内注射;亦可用其滴鼻,大于 3 岁病儿,每次 2～4 滴。

(三)降低颅内压

惊厥持续发作时,引起脑缺氧、缺血,易致脑水肿;如惊厥系颅内感染炎症引起,疾病本身即有脑组织充血水肿,颅内压增高,因而及时应用脱水降颅内压治疗。常用 20%甘露醇溶液每次 5～10 mL/kg,静脉注射或快速静脉滴注(10 mL/min),6～8 小时重复使用。

(四)纠正酸中毒

惊厥频繁,或持续发作过久,可致代谢性酸中毒,如血气分析发现血 pH<7.2,BE 为 15 mmol/L时,可用 5%碳酸氢钠 3～5 mL/kg,稀释成 1.4%的等张液静脉滴注。

(五)病因治疗

对惊厥病儿应通过病史了解,全面体检及必要的化验检查,争取尽快地明确病因,给予相应治疗。对可能反复发作的病例,还应制订预防复发的防治措施。

五、护理

(一)护理诊断

(1)有窒息的危险。

(2)有受伤的危险。

(3)潜在并发症:脑水肿。

(4)潜在并发症:酸中毒。

(5)潜在并发症:呼吸、循环衰竭。

(6)知识缺乏。

(二)护理目标

(1)不发生误吸或窒息,适当加以保护防止受伤。

(2)保护呼吸功能,预防并发症。

(3)患儿家长情绪稳定,能掌握止痉、降温等应急措施。

(三)护理措施

1.一般护理

(1)将患儿平放于床上,取头侧位。保持安静,治疗操作应尽量集中进行,动作轻柔敏捷,禁止一切不必要的刺激。

(2)保持呼吸道通畅:头侧向一边,及时清除呼吸道分泌物。有发绀者供给氧气,窒息时施行人工呼吸。

(3)控制高热:物理降温可用温水或冷水毛巾湿敷额头部,每 5~10 分钟更换 1 次,必要时冰袋放在额部或枕部。

(4)注意安全,预防损伤,清理好周围物品,防止坠床和碰伤。

(5)协助做好各项检查,及时明确病因。根据病情需要,于惊厥停止后,配合医师作血糖、血钙或腰椎穿刺、血气分析及血电解质等针对性检查。

(6)加强皮肤护理:保持皮肤清洁干燥,衣、被、床单清洁、干燥、平整,以防皮肤感染及压疮的发生。

(7)心理护理:关心体贴患儿,处置操作熟练、准确,以取得患儿信任,消除其恐惧心理。说服患儿及家长主动配合各项检查及治疗,使诊疗工作顺利进行。

2.临床观察内容

(1)惊厥发作时,观察惊厥患儿抽搐的时间和部位,有无其他伴随症状。

(2)观察病情变化,尤其随时观察呼吸、面色、脉搏、血压、心音、心率、瞳孔大小、对光反射等重要的生命体征,发现异常及时通报医师,以便采取紧急抢救措施。

(3)观察体温变化,如有高热,及时做好物理降温及药物降温;如体温正常,应注意保暖。

3.药物观察内容

(1)观察止惊药物的疗效。

(2)使用地西泮、苯巴比妥钠等止惊药物时,注意观察患儿呼吸及血压的变化。

4.预见性观察

若惊厥持续时间长、频繁发作,应警惕有无脑水肿、颅内压增高的表现,如收缩压升高、脉率减慢、呼吸节律慢而不规则,则提示颅内压增高。如未及时处理,可进一步发生脑疝,表现为瞳孔不等大、对光反射消失、昏迷加重、呼吸节律不整甚至骤停。

六、康复与健康指导

(1)做好患儿的病情观察准备好急救物品,教会家属正确的退热方法,提高家长的急救知识和技能。

(2)加强患儿营养与体育锻炼,做好基础护理等。

(3)向家长详细交代患儿的病情、惊厥的病因和诱因,指导家长掌握预防惊厥的措施。

(张宏玲)

第十节 小儿腹泻

一、护理评估

(一)健康史

应详细询问喂养史,是母乳喂养还是人工喂养,喂何种乳品,冲调浓度、喂哺次数及量,添加辅食及断奶情况。并了解当地有无类似疾病的流行。并注意患儿有无不洁饮食史、肠道内外感染、食物过敏史、外出旅游和气候变化史等。询问患儿腹泻开始时间,次数、颜色、性质、量、气味。并是否伴随发热、呕吐、腹胀、腹痛及里急后重等症状。既往有无腹泻史、其他疾病史和长期服用广谱抗生素史等。

(二)身体状况

观察患儿生命体征,有无腹痛、里急后重、大便性状为松散或水样,密切观察患儿生命体征、体重、出入量、尿量、神志状态、营养状态,皮肤弹性、眼窝凹陷、口舌黏膜干燥、神经反射等脱水表现。并评估脱水的程度和性质,检查肛周皮肤有无发红、破损;了解大便常规、大便致病菌培养等实验室检查结果。

(三)心理-社会状况

腹泻是小儿的常见病、多发病,年龄越小、发病率越高,特别是在贫困和卫生条件较差的地区,家长缺乏喂养及卫生知识是导致小儿易患腹泻的重要原因。故应了解患儿家长的心理状况及对疾病的病因、护理知识的认识程度,注意评估患儿家庭的经济状况、聚居条件、卫生习惯、家长的文化程度及家长对病因、护理知识的了解程度,认识疾病流行趋势。

(四)实验室检查

了解大便常规及致病菌培养等化验结果。分析血常规、红细胞计数、血清电解质、尿素氮、二氧化碳结合力(CO_2CP)等可了解体内酸碱平衡紊乱性质和程度。

二、护理诊断

(一)体液不足

体液不足与腹泻、呕吐丢失过多和摄入量不足有关。

（二）体温过高

体温过高与肠道感染有关。

（三）有皮肤黏膜完整性受损的危险

有皮肤黏膜完整性受损的危险与腹泻大便次数增多刺激臀部皮肤及尿布使用不当有关。

（四）知识缺乏（家长）

与喂养知识、卫生知识及腹泻患儿护理知识缺乏有关。

（五）营养失调：低于机体需要量

呕吐、腹泻等消化功能障碍所致。

（六）排便异常

排便异常与喂养不当，肠道感染或功能紊乱。

（七）腹泻

腹泻与喂养不当、感染导致胃肠道功能紊乱有关。

（八）有交叉感染的可能

交叉感染与免疫力低下有关。

（九）潜在并发症

1.酸中毒

酸中毒与腹泻丢失碱性物质及热能摄入不足有关。

2.低血钾

低血钾与腹泻、呕吐丢失过多和摄入不足有关。

三、护理目标

（1）患儿腹泻、呕吐、排便次数逐渐减少至正常，大便次数性状颜色恢复正常。

（2）患儿脱水、电解质紊乱纠正，体重恢复正常，尿量正常，获得足够的液体和电解质。

（3）体温逐渐恢复正常。

（4）住院期间患儿能保持皮肤的完整性，不再有红臀发生。

（5）家长能说出婴儿腹泻的病因、预防措施和喂养知识，能协助医护人员护理患儿。

（6）患儿不发生酸中毒，低血钾等并发症。

（7）避免交叉感染的发生。

（8）保证患儿营养的补充将患儿体重保持不减或有增加。

四、护理措施

新入院的患儿首先要测量体重，便于了解患儿脱水情况和计液量。以后每周测 1 次，了解患儿恢复和体重增长情况。

（一）体液不足的护理

1.口服补液疗法的护理

适用于无脱水、轻中脱水或呕吐不严重的患儿，可采用口服方法补充身体丢失的水分和盐。执行医嘱给口服补液盐时应在 4～6 小时之内少量多次喂，同时可以随意喂水，口服液盐一定用冷开水或温开水溶解。

（1）一般轻度脱水需 50～80 mL/kg，中度脱水需 80～100 mL/kg，于 8～12 小时内将累积损失量补足;脱水纠正后,将余量用等量水稀释按病情需要随时口服。对无脱水患儿,可在家进行口服补液的护理,可将 ORS 溶液加等量水稀释,每天 50～100 mL/kg,少量频服,以预防脱水(新生儿慎用),有明显腹胀、休克、心功能不全或其他严重并发症者及新生儿不宜口服补液。在口服补液过程中,如呕吐频繁或腹泻、脱水加重,应改为静脉补液。服用 ORS 溶液期间,应适当增加水分,以防高钠血症。

(2)护理中的注意事项:①向家长说明和示范口服液的配制方法。②向家长示范喂服方法,2 岁以下的患儿每 1～2 分钟喂 1 小勺约 5 mL,大一点的患儿可用杯子直接喝,如有呕吐,停10 分钟后再慢慢喂服(每 2～3 分钟喂 1 勺)。③对于在家进行口服补液的患儿,应指导家长病情观察方法。口服补液可直到腹泻停止,并继续喂养。如病情不见好转或加重,应及时到医院就诊。④密切观察病情,如患儿出现眼睑浮肿应停止服用 ORS 液,改用白开水或母乳,水肿消退后再按无脱水的方案服用。4 小时后应重新估计患儿脱水状况,然后选择上述适当的方案继续治疗护理。

2.禁食、静脉补液

适用于中度以上脱水,吐、泻重或腹胀的患儿。在静脉输液前协助医师取静脉血做钾、钠、氯、二氧化碳结合力等项目检查。

(1)第 1 天补液:①输液总量,按医嘱要求安排 24 小时的液体总量(包括累积损失量、继续损失量和生理需要量)。并本着"急需先补、先快后慢、见尿补钾"的原则分批输入。如患儿烦躁不安,应检查原因,必要时可遵医嘱给予适量的镇静剂,如复方氯丙嗪,10％水合氯醛,以防患儿因烦躁不安而影响静脉输液。一般轻度脱水 90～120 mL/kg,中度脱水 120～150 mL/kg,重度脱水 150～180 mL/kg。②溶液种类,根据脱水性质而定,若临床判断脱水困难,可先按等渗脱水处理。对于治疗前 6 小时内无尿的患儿首先要在30 分钟内给输入 2:1 液,一定要记录输液后首次排尿时间,见尿后给含钾液体。③输液速度,主要取决于脱水程度和继续损失的量与速度,遵循先快后慢原则。明确每小时的输入量,一般茂菲氏滴管14～15 滴为 1 mL,严格执行补液计划,保证输液量的准确,掌握好输液速度和补液原则。注意防止输液速度过速或过缓。注意输液是否通畅,保护好输液肢体,随时观察针头有无滑脱,局部有无红肿渗液以及寒战发绀等全身输液反应。对重度脱水有明显周围循环障碍者应先快速扩容;累积损失量(扣除扩容液量)一般在前8～12 小时内补完,每小时 8～10 mL/kg;后 12～16 小时补充生理需要量和异常的损失量,每小时约5 mL/kg;若吐泻缓解,可酌情减少补液量或改为口服补液。④对于少数营养不良、新生儿及伴心、肺疾病的患儿应根据病情计算,每批液量一般减少 20％,输液速度应在原有基础减慢2～4 小时,把累积丢失的液量由 8 小时延长到 10～12 小时输完。如有条件最好用输液泵,以便更精确地控制输液速度。

(2)第 2 天及以后的补液:脱水和电解质紊乱已基本纠正,主要补充生理需要量和继续损失量,可改为口服补液,一般生理需要量为每天 60～80 mL/kg,用 1/5 张含钠液;继续损失量是丢多少补多少,用1/3～1/2张含钠液,将这两部分相加于 12～24 小时内均匀静脉滴注。

3.准确记录出入量

准确记录出入量,是医师调整患儿输液质和量的重要依据。

(1)大便次数,量(估计)及性质、大便的气味、颜色、有无黏液、脓血等。留大便常规并做培养。

(2)呕吐次数、量、颜色、气味及呕吐与其他症状的关系,体现了患儿病情发展情况。比如呕吐加重但无腹泻;补液后脱水纠正由于呕吐次数增多而效果不满意,这时要及时报告医师,以及早发现肠道外感染或急腹症。

4.严密观察病情,细心做好护理

(1)注意观察生命体征:包括体温、脉搏、血压、呼吸、精神状况。若出现烦躁不安、脉率加快、呼吸加快等,应警惕是否输液速度过快,是否发生心力衰竭和肺水肿等情况。

(2)观察脱水情况:注意患儿的神志、精神、皮肤弹性、有无口渴,皮肤、黏膜干燥程度,眼窝及前囟凹陷程度,机体温度及尿量等临床表现,估计患儿脱水程度,同时要动态观察经过补充液体后脱水症状是否得到改善。如补液合理,一般于补液后 3~4 小时应该排尿,此时说明血容量恢复,所以应注意观察和记录输液后首次排尿的时间、尿量。补液后 24 小时皮肤弹性恢复,眼窝凹陷消失,则表明脱水已被纠正。补液后眼睑出现浮肿,可能是钠盐过多;补液后尿多而脱水未能纠正,则可能是葡萄糖液补入过多,宜调整溶液中电解质比例。

(3)密切观察代谢性酸中毒的表现:中、重度脱水患多有不同程度的酸中毒,当 pH 下降、二氧化碳结合力在 25% 容积以下时,酸中毒表现明显。当患儿出现呼吸深长、精神萎靡、嗜睡,严重者意识不清、口唇樱红、呼吸有丙酮味。应准备碱性液,及时使用碱性药物纠正,应补充碳酸氢钠或乳酸钠。注意碱性液体有无漏出血管外,以免引起局部组织坏死。

(4)密切观察低血钾表现:常发现于输液后脱水纠正时,当发现患儿尿量异常增多,精神萎靡、全身乏力、不哭或哭声低下、吃奶无力、肌张力低下、反应迟钝、恶心呕吐、腹胀及听诊肠鸣音减弱或消失,呼吸频不规整,心电图显示 T 波平坦或倒置、U 波明显、S-T 段下移(或心律失常,提示有低血钾存在,应及时补充钾盐)等临床表现,及时报告医师,做血生化检查。如是低血钾症,应遵医调整液体中钾的浓度。补充钾时应按照见尿补钾的原则,严格掌握补钾的速度,绝不可作静脉推入,以免发生高血钾引起心搏骤停。一般按每天 3~4 mmol/kg(相当于氯化钾 200~300 mg/kg)补给,缺钾明显者可增至 4~6 mmol/kg,轻度脱水时可分次口服,中、重度脱水予静脉滴入。并观察记录好治疗效果。

(5)密切观察有无低钙、低镁、低磷血症:当脱水和酸中毒被纠正时,大多表现有钙、磷缺乏,少数可有镁缺乏。低血钙或低血镁时表现为手足搐搦、惊厥;重症低血磷时出现嗜睡、精神错乱或昏迷,肌肉、心肌收缩无力(营养不良或佝偻病活动期患儿更甚),这时要及时报告医师。静脉缓慢注射 10% 葡萄糖酸钙或深部肌内注射 25% 硫酸镁。

(6)低钠血症:低钠血症多见于静脉输液停止后的患儿。这是因为患儿进食后水样便次数再次增多。主要表现为患儿前囟及眼窝凹陷、肢端凉、精神弱、尿少等。要及时报告医师,继续补充丢失液体。

(7)高钠血症:高钠血症出现在按医嘱禁食补液或口服补液后,患儿出现烦躁不安、口渴、尿少、皮肤弹性差,甚至惊厥。这时应报告医师,必要时取血查生化,待结果回报后根据具体情况调整液体的质和量。

(8)泌尿系统感染:患儿腹泻渐好,但仍发热,阵阵哭闹不安,此时要报告医师,根据医嘱留尿常规,并寻找感染病灶。并发泌尿系感染的患儿多见于女婴,在护理和换尿布时一定要注意女婴儿会阴部的清洁,防止上行性尿路感染。

5.计算液体出入量

24 小时液体入量包括口服液体和胃肠道外补液量。液体出量包括尿、大便和不显性失水。呼吸增快时,不显性失水增加 4~5 倍,体温每升高 1 ℃,不显性失水每小时增加 0.5 mL/kg;环境湿度大小可分别减少或增加不显性失水;体力活动增多时,不显性失水增加 30%。补液过程中,计算并记录 24 小时液体出入量,是液体疗法护理工作的重要内容。婴幼儿大小便不易收集,可用"秤尿布法"计算液体排出量。

(二)腹泻的护理

控制腹泻,防止继续失水。

1.调整饮食

根据世界卫生组织的要求对于轻中度脱水的患儿不必禁食,腹泻期间和恢复期适宜的营养对促进恢复、减少体重下降和生长停滞的程度、缩短腹泻后康复时间、预防营养不良非常重要。故腹泻脱水患儿除严重呕吐者暂禁食 4～6 小时(不禁水)外,均应继续喂养进食是必要的治疗与护理措施。但因同时存在着消化功能紊乱,故应根据患儿病情适当调整饮食,达到减轻胃肠道负担、恢复消化功能之目的。继续哺母乳喂养;人工喂养出生 6 个月以内的小儿,牛奶(或羊奶)应加米汤或水稀释,或用发酵奶(酸奶),也可用奶谷类混合物,每天 6 次,以保证足够的热量。腹泻次数减少后,出生 6 个月以上的婴儿可用平常已经习惯的饮食,选用稀粥、面条、并加些熟的植物油、蔬菜、肉末等,但需由少到多,随着病情稳定和好转,并逐渐过渡到正常饮食。幼儿应给一些新鲜、味美、碎烂、营养丰富的食物。病毒性肠炎多有双糖酶缺乏,应限制糖量,并暂停乳类喂养,改为豆制代用品或发酵奶,对牛奶和大豆过敏者应该用其他饮食,以减轻腹泻,缩短病程。腹泻停止后,继续给予营养丰富的饮食,并每天加餐 1 次,共 2 周,以赶上正常生长。双糖酶缺乏者,不宜用蔗糖,并暂停乳类。对少数严重病例口服营养物质不能耐受者,应加强支持疗法,必要时全静脉营养。

2.控制感染

感染是引起腹泻的重要原因,细菌性肠炎需用抗生素治疗。病毒性肠炎用饮食疗法和支持疗法常可痊愈。严格消毒隔离,防止感染传播,按肠道传染病隔离,护理患儿前后要认真洗手,防止感染,遵医嘱给予抗生素治疗。

3.观察排便情况

注意大便的变化,观察记录大便次数、颜色、性状、气味、量、及时送检,并注意采集黏液脓血部分,做好动态比较,根据大便常规检验结果,调整治疗和输液方案,为输液方案和治疗提供可靠依据。

(三)发热的护理

(1)保持室内安静、空气新鲜、通风良好,保持室温在 18～22 ℃,相对湿度 55%～65%,衣被适度,以免影响机体散热。

(2)让患儿卧床休息限制活动量,利于机体康复和减少并发症的发生。多饮温开水或选择喜欢的饮料,以加快毒素排泄带走热量和降低体温。

(3)密切观察患儿体温变化每 4 小时测体温 1 次,体温骤升或骤降时要随时测量并记录降温效果。体温超过 38.5 ℃时给予物理降温:温水擦浴;用 30%～50%的乙醇擦浴;冰枕、冷毛巾敷患儿前额,或冷敷腹股沟、腋下等大血管处;冷盐水灌肠。物理降温后 30 分钟测体温,并记录于体温单上。

(4)按医嘱给予抗感染药及解热药,并观察记录用药效果,药物降温后,密切观察,防止虚脱。

(5)患儿的衣服,出汗后及时擦干汗液,更换衣服,并注意保暖,在严重情况下给予吸氧,以免惊厥抽搐发生。

(6)加强口腔护理,鼓励多漱口,口唇干燥时可涂护唇油。

(四)维持皮肤完整

由于腹泻频繁,大便呈酸性或碱性,含有大量肠液及消化酶,臀部皮肤常处于被大便腐蚀的状态,容易发生肛门周围皮肤糜烂,严重者引起溃疡及感染,要注意每次换尿布大便后须用温水清洗臀部及肛周并吸干,局部皮肤发红处涂以5%鞣酸软膏或40%氧化锌油并按摩片刻,促进血液循环。应选用消毒软棉尿布并及时更换。避免使用不透气塑料布或橡皮布,防止尿布皮炎发生。局部有糜烂者可在便后用温水洗净后用灯泡照烤,待烤干局部渗液后,再涂紫草油或1‰龙胆紫效果更好。

(五)做好床边隔离

护理患儿前后均要认真洗手防止交叉感染。

(六)减轻患儿的恐惧

医护人员的检查、治疗应相对集中进行以减少患儿的哭闹,可根据患儿年龄给予不同玩具,减少其恐惧心理,若患儿哭闹不安影响静脉输液的顺利进行,必要时可根据医嘱适当应用镇静药物。

(七)对症治疗

腹胀明显者用肛管排气或肌内注射新斯的明。呕吐严重者针刺足三里、内关或肌内注射氯丙嗪等。

(八)注意口腔清洁

禁食患儿每天做口腔护理两次。由于长时间应用抗生素可发生鹅口疮。如口腔黏膜有乳白色分泌物附着即为鹅口疮,可涂制霉菌素;若发生溃疡性口炎时可用3‰双氧水洗净口腔后,涂复方龙胆紫、金霉素鱼肝油。

(九)恢复期患儿护理

(1)新入院患儿分室居住,预防交叉感染。

(2)患儿消化功能恢复时,逐渐增加奶的质和量,细心添加辅食,避免小儿腹泻再次复发。

(十)健康教育

(1)宣传母乳喂养的优点,鼓励母乳喂养,尤其是出生后最初数月及出生后每个夏天更为重要,避免在夏季断奶。按时逐步加辅食,防止过食、偏食及饮食结构突然变动。如乳制品的调剂方法,辅食加方法,断奶时间选择方法,人工喂养儿根据具体情况。选用合适的代乳品。

(2)指导患儿家长配置和使用 ORS 溶液。

(3)注意饮食卫生,培养良好的卫生习惯;注意食物新鲜、清洁和奶具、食具应定时煮沸消毒,避免肠道内感染。教育儿童养成饭前便后洗手,勤剪指甲的良好习惯。

(4)及时治疗营养不良、维生素 D 缺乏性佝偻病等,加强体格锻炼,适当进行户外活动。防止受凉或过热,营养不良,预防感冒,肺炎及中耳炎等并发症的发生,避免长期滥用广谱抗生素。

(5)气候变化时及时增减衣物,防止受凉或过热,冬天注意保暖,夏天多喝水。尤其应做好腹部的保暖。集体机构中如有腹泻的流行,应积极治疗患儿,做好消毒隔离工作,防止交叉感染。

(张宏玲)

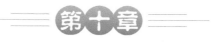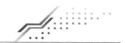

老年科护理

第一节　老年人肺炎

一、疾病简介

老年人感染性疾病中,肺炎最为常见,是老年人的重要死亡原因之一。老年人由于机体抵抗力降低及患慢性支气管炎、肺气肿、糖尿病等基础疾病者较多,肺炎的发生率和病死率较一般人群高,今后 65 岁以上的老年人逐年增多,老年人肺炎的诊治必将会受到重视。

老年人肺炎的病因绝大多数由微生物引起,其中以细菌性肺炎最为多见,如肺炎球菌、金黄色葡萄球菌、革兰阴性菌、真菌等。病毒、支原体也是老年肺炎的常见病原体。这些病原体常常是复合致病。近年来,革兰阴性菌在老年人肺炎中的发病率有所增加,其中以铜绿假单胞菌、克雷伯杆菌为多见。此外,放射、物理、化学等因素也可引起肺炎。老年人解剖结构有生理功能变化引起上呼吸道保护性反射减弱,病原体易进入下呼吸道;免疫功能下降;口咽部细菌寄生增加,也更易进入下呼吸道发生肺炎。临床中常遇到的无明显诱因而发生吸入性肺炎,多见于年老体弱,各系统及器官功能下降,行动障碍或长期卧床及吞咽动作不协调者,易误吸而致的肺部感染。

二、主要表现

大多数特别是老年人症状不典型,起病多缓慢而隐袭。发热不显著或有中度不规则发热,很少畏寒或寒战。全身症状较重,乏力倦怠、食欲锐减。轻度咳嗽,痰多黏稠,咳出困难,量不大,有些患者的起始症状是嗜睡或意识模糊、腹泻。脉速、呼吸急促,肺突变体征不典型,常发现呼吸音减低,肺底部啰音。

本病可并发心力衰竭和休克,严重者可出现弥散性血管内凝血、急性肾衰竭等并发症。

三、治疗要点

（一）控制感染

细菌性肺炎合理的治疗应该做痰培养及药敏试验,痰培养是哪种细菌,对哪种抗菌药敏感,就选用哪种抗生素,这样在治疗上才有针对性。但在痰培养结果未出现以前或因某些因素的影响,培养不出阳性结果,经验治疗也很重要。临床上一般地细菌性肺炎分为革兰阳性球菌肺炎和革兰阴性杆菌肺炎。起病急剧,血白细胞计数明显增高、中性粒细胞计数增高,再结合临床表现,一般可考虑为革兰阳性球菌肺炎,可选用哌拉西林钠、头孢唑林钠、阿米卡星、环丙沙星等药物治疗。年老体弱、久病卧床,白细胞计数不增高或略增高,一般以革兰阴性杆菌肺炎的可能性大,选用氨基苷类加第二代头孢菌素或第三代头孢菌素等药物治疗。

(二)支持疗法

患者应卧床休息。鼓励其翻身、咳嗽、咯痰,对痰黏稠不易咳出者加用止咳化痰药。有缺氧及呼吸困难症状者给予吸氧。给予高热量、高蛋白质、高维生素饮食,酌情静脉给予清蛋白、血浆、氨基酸等。

(三)并发症治疗

老年肺炎并发症有时可引起严重后果,积极治疗并发症极为重要。呼吸衰竭发病率较高,应加强氧疗,如仍不改善可行气管插管,机械通气。心力衰竭是肺炎死亡的重要原因,一旦发生心力衰竭应立即给予强心、利尿治疗。休克多见于低血容量休克和感染性休克,应补充血容量,并合理选用血管活性药物。

四、护理措施

在老年肺炎整个过程中精心护理极为重要。

(1)急性期应多卧床休息,活动困难者应定时翻身,急性期后应加强活动。

(2)严密观察病情变化 注意的神志改变警惕感染性休克的发生。定时测生命体征,记出入量,注意出入量平衡。

(3)给予高蛋白质、高维生素、高热量流质饮食,适当食用纤维蔬菜水果以保持大便通畅,鼓励多饮水。

(4)对急性期,应加强氧疗,给予低流量持续吸氧。

(5)高热者应给予物理降温 如乙醇擦浴、冰袋。使体温控制在 38 ℃ 以下,必要时可给予药物降温。

(6)鼓励咳嗽,咯出痰液 房间空气湿化,给予祛痰药或雾化吸入,定时进行叩背、咳嗽练习,以利排痰。

(7)留取痰标本的方法:尽量在抗生素使用前或停止使用抗生素 2 天以上留取痰标本,患者晨起用白开水漱口 3～4 次,用力从肺深部咳出痰液,留置在消毒痰盒中,及时送检。

五、保健

避免受寒、过度疲劳、酗酒等诱发因素,老年人应重视合理饮食,保证充足营养,坚持户外活动,并学会心理调节,对增强体质,预防呼吸道感染都非常重要。对于易感人群如慢性肺疾病,糖尿病慢性肝病,以及年老体弱者,应使用多价肺炎球菌疫苗、流感病毒疫苗,对提高免疫力预防或减轻疾病的发生,都会产生积极的效果。

(阎海萍)

第二节 老年人心肌病

一、疾病简介

心肌病通常指病因不能明确的心肌疾病,称特发性心肌病,主要为扩张型心肌病、肥厚型心肌病、限制型心肌病和致心律失常型心肌病。其中以扩张型心肌病和肥厚型心肌病较为常见。病因明确的或断发于全身疾病的为特异性心肌病。心肌病分类如下。

(一)特异性心肌病

特异性心肌病指伴有特异性心脏病或特异性系统性疾病的心肌疾病。

1.缺血性心肌病

缺血性心肌病表现为扩张型心肌病伴收缩功能损伤,而不能以冠状动脉病变或缺血损伤的范围来解释。

2.瓣膜性心肌病

瓣膜性心肌病表现为心室功能障碍而超过了其异常负荷。

3.高血压性心肌病

高血压性心肌病常表现为左心室肥大伴扩张型或限制型心肌病心力衰竭的特点。

4.炎症性心肌病

炎症性心肌病为心肌炎伴心功能不全。已知的炎症性心肌病有特异性、自身免疫性及感染性。

5.代谢性心肌病

(1)内分泌性:如甲状腺功能亢进、减退,肾上腺皮质功能不全,嗜铬细胞瘤,肢端肥大症和糖尿病。

(2)家族性累积性和浸润性疾病:如血色病、糖原累积病、Hurler 综合征、Refsum 综合征、Neimann-Pick 病、Hand-Christian 病、Fabry-Anderson 病及 Morquio-Ullrich 病。

(3)缺乏性心肌病:如钾代谢紊乱、镁缺乏症、营养障碍(如恶性营养不良、贫血、维生素 B_1 缺乏症及硒缺乏症)。

(4)淀粉样变性:如原发性、继发性、家族性及遗传性心脏淀粉样变,家族性地中海热及老年性淀粉样变。

6.全身系统疾病

全身系统疾病包括结缔组织病,如系统性红斑狼疮、结节性多动脉炎、风湿性关节炎、硬皮病和皮肌炎;浸润和肉芽肿,如结节病及白血病。

7.肌营养不良

肌营养不良包括 Duchenne 肌营养不良、Becker 肌营养不良、强直性肌营养不良。

8.神经肌肉病变

神经肌肉病变包括遗传性共济失调、Noonan 综合征及着色斑病。

9.过敏及中毒反应

过敏及中毒反应包括对乙醇、儿茶酚胺、蒽环类药物、放射线等损害的反应。酒精性心肌病有可能为过量饮酒，现今尚不能确定乙醇是致病性还是条件性作用，也尚无确切的诊断标准。

10.围生期心肌病

可首次在围生期发病，可能为一组不同的疾病。

(二)特发性心肌病

心肌病是指伴有心功能障碍的心肌疾病，可分为扩张型心肌病、肥厚型心肌病、限制型心肌病和致心律失常型心肌病。

1.扩张型心肌病

左心室或双侧心室扩张及收缩功能障碍，可以是特发性、家族性或遗传性、病毒性和/或免疫性、酒精性或中毒性，以及并发于已知的心血管疾病，但其心功能损伤程度不能以异常负荷或缺血损伤的范围来解释。组织学改变是非特异性的。临床表现通常伴有心力衰竭，且呈进行性，常有心律失常、血栓栓塞及猝死，并可发生在病程中的任何一期内。

2.肥厚型心肌病

特点为左心室或右心室肥厚，通常是非对称性，并侵及室间隔。典型者左心室容量正常或减低，常有收缩期压力阶差。家族性通常为常染色体显性遗传，本病由肌质网收缩蛋白基因突变所致。典型形态学改变为心肌细胞肥大和排列紊乱，周围疏松结缔组织增多。多发生心律失常及早年猝死。

3.限制型心肌病

其特点为一侧或两侧心室有限制充盈及舒张期容量减少，其收缩功能正常或接近正常，心室壁增厚，可能伴增生的间质纤维化。可以是特发性的或伴发于其他疾病（如淀粉样变性，伴或不伴嗜酸性粒细胞增多症的心内膜心肌病）。

4.致心律失常型右心室心肌病

其特点为右心室心肌进行性被纤维脂肪组织所代替，初始为局限性，逐渐发展为全右心受累，有时左心室也受累，而室间隔相对不受侵犯。多为家族性，属常染色体显性遗传及不完全性外显，有时为隐性型。表现为心律失常，常可猝死，尤其是年轻患者。

5.不定型心肌病

不定型心肌病包括不能分入任何组织的少数患者（如弹力纤维增生症，未侵及心肌，收缩功能有障碍，只有轻度扩张，线粒体受波及）。

有些疾病可表现为一型以上的心肌病（如淀粉样变、高血压）。心律失常和传导系统疾病可以为原发性心肌异常，现尚未归入心肌病内。

二、主要表现

(一)扩张型心肌病

又称充血性心肌病，病理上以心肌变性、纤维化、心腔扩张为突出，其主要特征是心肌收缩功能障碍，进而发生心功能不全。患者容易合并各种心律失常及栓塞，甚或发生猝死。多有心悸、气急、胸闷、心前区憋痛等症状。重者出现水肿、端坐呼吸、肝大伴压痛等充血性心力衰竭的表现。

（二）肥厚型心肌病

以心肌非对称性肥厚、心室腔缩小为特征。可有心悸、气促、胸闷胸痛、劳力性呼吸困难等症状。重者发生头晕及晕厥。伴有流出道梗阻时,在起立时或运动中常诱发眩晕,甚至有神志丧失的表现。

（三）限制型心肌病

以心内膜纤维增生为主,致使心脏的收缩及舒张功能都受影响。以右心回流障碍、右心衰竭显著,可出现心悸、呼吸困难、水肿、颈静脉怒张、肝大及腹水等表现。

三、治疗要点

（一）病因防治

积极处理各种病毒感染。

（二）促进心肌代谢

给予肌苷、大剂量维生素 C 和极化液等。

（三）控制心力衰竭

应用利尿剂及强心苷,剂量宜由小至大,逐步增加。

（四）纠正心律失常

根据不同类型的心律失常选抗心律失常药物。

四、护理措施

（一）心理护理

及时了解和家属的心理状态,根据存在的不同心理状态,给予相应的心理疏导,介绍有关注意事项、关心体贴询问病情,主动了解需要,用热情和蔼的态度取得他们的信任,使其解除思想顾虑和精神紧张,以最佳的精神状态接受和配合治疗。同时还应注意在情绪稳定期间及时给予保健指导,讲解出院后的饮食、休息及注意事项。

（二）生活护理

建立良好的护患关系,满足生活上的必要需求。饮食给予低盐、低脂、清淡易消化吸收的食物,补充适量纤维素、新鲜水果蔬菜,进食量不可过饱,以防增加心脏负担。便秘时适当口服缓泻剂,告诫切忌屏气用力,以免加重心脏的负担,诱发心肌缺血,教育在排便时呼气或含服硝酸甘油,每天按肠蠕动方向按摩腹部数次,以促进排便。

（三）高危因素的护理

1.晕厥的治疗和护理

晕厥是猝死的先兆,应引起临床重视。临床护理不容忽视,护士应详细询问有无晕厥发作史,了解晕厥发生的次数、每次持续的时间、与体位的关系及发作前是否有前驱症状,如面色苍白、恶心、呕吐、头晕、眼黑、出冷汗等。嘱适当卧床休息,避免剧烈活动、情绪激动,协助做好生活护理。外出检查时由专人陪送。避免因心率加快、心肌收缩加重梗阻,导致脑供血下降发生晕厥。同时,肥厚型心肌病多服用 β 受体阻滞剂普萘洛尔和钙通道拮抗剂维拉帕米等,负性肌力药物抑制心肌收缩,减轻流出道阻塞。护士要注意观察上述药物对血压和心率的不良影响,避免晕厥的发生。

2.猝死的预防及护理

肥厚型心肌病在发生猝死前往往尚未明确诊断或新近确诊而不易预知,而猝死仅为首发的临床表现。护理上应密切注意的自觉症状,注意心率和心律的变化,尤其是任何室性心律失常的发生。值班护士应熟练掌握除颤器的使用和紧急心肺复苏。对各种心电图变化、心律失常的图形能准确判断,以便尽早做好抢救准备工作,争取抢救时间。

3.心律失常的护理

评估心律失常可能引起的临床症状,如心悸、乏力、胸闷、头晕、晕厥等,注意观察和询问这些症状的程度、持续时间及给日常生活带来的影响。定期测量心率和心律。及时进行心电监护,密切观察有无心律失常的发生。多数传导阻滞可恢复,必要时安置起搏器。护士应掌握心电图机的使用方法,在心律失常突然发作时及时描记心电图并标明日期和时间。如需持续心电监测的,应注意观察发作次数、持续时间、治疗效果等情况。必要时准备好急救药品、抢救设备,及时给予急救。教育注意劳逸结合,生活规律,保持情绪稳定,避免摄入刺激性食物,如咖啡、浓茶、烈性酒、可乐等;心动过缓应避免屏气用力动作,如用力排便等,以免因兴奋迷走神经而加重心动过缓。

4.心力衰竭的护理

尚未发生心力衰竭的要避免劳累,注意预防呼吸道感染,戒烟、酒。一旦发生心力衰竭应注意充分休息,给予低盐或无盐、高维生素易消化饮食,宜少食多餐,合理补给维生素 B_1 及维生素C,低钾适当增加蔬菜、瓜果、肉汤及橘子汁等。给予氧气吸入,严密观察患者生命体征变化、呼吸困难程度、咳嗽、咯痰情况及肺内啰音变化。遵医嘱服药,用药过程中密切观察的面色、心率、心律、血压、尿量、神志等变化,使用利尿剂时,应严格记录出入量,监测电解质变化情况,如低钾、低钠等;使用血管扩张剂要控制输液速度并监测血压,做好护理记录,延缓病情恶化。

肥厚型心肌病的进展缓慢,但如病情进展迅速或心室舒张末期血压过高则预后较差。除严格、持续合理安排活动量、坚持治疗外,还应注意保持情绪稳定,避免剧烈运动、持重、屏气动作,以减少猝死的发生。此外,对直系亲属进行超声心动图检查可及早发现病情。

五、保健

(1)积极治疗可能导致心肌病的原发病。

(2)根据心功能情况,适当活动,但切忌不可过累,应多休息,病情严重时应卧床休息。

(3)饮食宜清淡,有心力衰竭时应控制钠、水摄入,生活规律,避免受寒而诱发疾病加重。

(阎海萍)

第三节　老年人心绞痛

一、疾病简介

本病是老年人常见的疾病,是由冠状动脉供血不足,心肌急剧和暂时的缺血与缺氧而致阵发性前胸压榨感或疼痛为特点的临床证候。常有劳累或情绪激动诱发,持续数分钟,经休息或使用硝酸酯制剂后完全缓解。

二、主要表现

心绞痛是患者自觉症状,典型病史诊断率达 90%。因此,仔细询问病史是诊断心绞痛的主要手段,任何实验室检查均不能替代。心绞痛症状包括 5 个方面。

(一)疼痛部位

典型部位位于胸骨后或左胸前区,每次发作部位相对固定,手掌大小范围,甚至横贯全胸,界限不很清楚。可放射至左肩、左臂内侧,达无名指和小指,或放射至咽、牙龈、下颌、面颊。

(二)疼痛性质

为一种钝痛,常为压迫、发闷、紧缩、烧灼等不适感,重症发作时常伴出汗。

(三)诱因

劳力性心绞痛发生在劳力时或情绪激动时,包括饱餐、排便均可诱发;卧位心绞痛常在平卧后 1~3 小时内,严重者平卧数十分钟发生;自发心绞痛发作常无诱因;变异心绞痛常在午间或凌晨睡眠中定时发作。

(四)持续时间

一般 3~5 分钟,重度可达 10~15 分钟,极少数>30 分钟,超过者需与心肌梗死鉴别。

(五)缓解方式

劳力性心绞痛发作时被迫停止动作或自行停止活动数分钟即可完全缓解;舌下含硝酸甘油 1~3 分钟即完全缓解,一般不超过 5 分钟;卧位心绞痛需立即坐起或站立才可逐渐缓解。

三、治疗要点

心绞痛的治疗原则是降低心肌耗氧量、增加心肌供血、改善侧支循环。

(一)纠正冠心病易患因素

如治疗高血压、高血脂、糖尿病、戒烟、减轻体重等;对贫血、甲状腺功能亢进症、心力衰竭等增加心肌氧耗的因素亦加以纠治。

(二)调整生活方式,减轻或避免心肌缺血的发生

对于心绞痛,应养成良好的生活习惯,消除各种诱发因素,如避免劳累、情绪激动、饱餐、寒冷、大量吸烟等。

(三)药物治疗

1.硝酸酯类

重要的抗心绞痛药物。硝酸酯类药物系静脉和动脉扩张剂,在低剂量下以静脉扩张为主,大剂量时同时扩张动、静脉。

2.β受体阻滞剂

β受体阻滞剂治疗心绞痛的机制是通过降低心率、心肌收缩力和心室壁张力而使心肌耗氧量降低,故适用于劳力性心绞痛。

3.钙通道拮抗剂

其作用机制为:①阻滞钙离子细胞内流,使心肌收缩力降低,血管扩张;②解除冠状动脉痉挛;③减慢心率;④对抗缺血引起的心肌细胞内钙超负荷。

4.抗血小板药物

常用阿司匹林 50～150 mg,每天 1 次;双嘧达莫 25 mg,每天 3 次。

(四)手术和介入性治疗

对于心绞痛,待临床症状控制以后,有条件者应行冠脉造影检查,根据造影结果,视病变的范围、程度、特点分别选择行冠状动脉腔内成形术或冠状动脉搭桥术。

四、护理措施

(一)病情观察

1.症状观察

(1)部位:常见于胸骨中段或上段之后,其次为心前区,可放射至颈、咽部,左肩与左臂内侧,直至环指和小指。

(2)性质:突然发作的胸痛,常呈压榨、紧闷、窒息感,常迫使停止原有动作。

(3)持续时间:多在 1～5 分钟内,很少超过 15 分钟。

(4)诱因因素:疼痛多发生于体力劳动、情绪激动、饱餐、受寒等情况下。

(5)缓解方式:休息或含服硝酸甘油后几分钟内缓解。

2.体征

发作时面色苍白、冷汗、气短或有濒死恐惧感,有时可出现血压波动或心律、心率的改变。

3.症状的处理

密切观察脉搏、血压、呼吸的变化情况;密切观察疼痛的部位、性质、范围、放射性、持续时间、诱因及缓解方式,以利于及时正确地判断、处理。在有条件情况下应进行心电监护,无条件时,对心绞痛发作者应定期检测心电图观察其改变。

(二)护理要点

(1)主要表现为疼痛,应即刻给予休息、停止活动、舌下含服硝酸甘油,必要时给予适量镇静剂,如地西泮等,发作期可给予吸氧。休息心绞痛发作时应立即就地休息、停止活动。

(2)饮食:给予高维生素、低热量、低动物脂肪、低胆固醇、适量蛋白质、易消化的清淡饮食,少量多餐,避免过饱及刺激性食物与饮料,禁烟酒,多吃蔬菜、水果。

(3)保持大便通畅。

(4)心理护理。

五、保健

(1)指导合理安排工作和生活,急性发作期间应就地休息,缓解期注意劳逸结合。

(2)消除紧张、焦虑、恐惧情绪,避免各种诱发因素。

(3)指导正确使用心绞痛发作期及预防心绞痛的药物。

(4)宣传饮食保健的重要性让主动配合。

(5)定期随访。

(阎海萍)

第四节 老年人急性心肌梗死

一、概述

急性心肌梗死是冠心病 4 种类型中最严重的一种,也是危害老年人最严重的疾病之一,由于冠状动脉分支完全梗死,引起心肌坏死。本病多发生于安静状态或夜间睡眠时,但是尽管其发作突然,但它在发作之前大多有些征兆,如原来没有心绞痛者,突然发作心绞痛,或者原来有心绞痛发作者,发作越加频繁,时间延长,服硝酸甘油效果不佳甚至无效,或者原来有高血压,心绞痛发作时血压反而下降,并出现晕厥等情况,此时均应警惕急性心肌梗死的发生。

二、临床表现

(一)先兆

据统计 15%~65% 的患者有各种先兆症状,表现为发作性肌无力,以四肢最为明显,或诉乏力、体力下降、消化不良、呕吐等,或有稳定型心绞痛突然演变为恶性心绞痛,或临床表现为梗死前心绞痛的患者均提示心肌梗死随时可能发生。

(二)疼痛

最常见的是原有的稳定型心绞痛变为不稳定型,或继往无心绞痛,突然出现长时间心绞痛。疼痛典型的心肌梗死症状包括突然发作剧烈持久的胸骨后压榨性疼痛、休息和含硝酸甘油不能缓解,常伴烦躁不安、出汗、恐惧或濒死感;少数患者无疼痛,一开始即表现为休克或急性心力衰竭。

(三)胃肠症状

部分患者疼痛位于上腹部,被误认为胃穿孔、急性胰腺炎等急腹症,脑卒中样发作可见于年龄大的。

(四)全身症状

发热、白细胞增高,血沉增快;胃肠道症状多见于下壁梗死患者;心律失常见于 75%~95% 患者,发生在起病的 1~2 周内,而以 24 小时内多见,前壁心肌梗死易发生室性心律失常,下壁心肌梗死易发生房室传导阻滞;心力衰竭主要是急性左心衰竭,在起病的最初几小时内发生,发生率为 32%~48%,表现为呼吸困难、咳嗽、发绀、烦躁等症状。

(五)体征

心界可轻到中度增大,心率增快或减慢,心音减弱,可出现第四心音或第三心音,10%~20% 患者在发病 2~3 天出现心尖部收缩期杂音提示乳头肌功能不全,但要除外室间隔穿孔,此时常伴有心包摩擦音,若合并心力衰竭与休克会出现相应体征。

三、治疗要点

及早发现,及早住院,并加强入院前就地处理。治疗原则为挽救濒死的心肌,缩小梗死面积,保护心脏功能,及时处理各种并发症。

（一）监护和一般治疗

急性期绝对卧床1～3天；吸氧；持续心电监护观察心率、心律变化及血压和呼吸，监护3～5天，必要时监测肺毛楔入压和静脉压；低盐、低脂、少量多餐、保持大便通畅，1周下床活动，2周在走廊内活动，3周出院，严重者适当延长卧床与住院时间。

（二）镇静止痛

用吗啡或哌替啶肌内注射，4～6小时可重复1次。烦躁不安者用哌替啶和异丙嗪肌内注射或静脉注射。

（三）调整血容量

入院后尽快建立静脉通道，前3天缓慢补液，注意出入平衡。

（四）缩小梗死面积的措施

溶栓治疗：可使血运重建，心肌再灌注。发病6小时内，有持续胸痛，ST段抬高，且无溶栓禁忌证者，可选用尿激酶或链激酶加入0.9％氯化钠溶液中30分钟内滴入，继用肝素抗凝治疗3～5天。

（五）抗心律失常

利多卡因预防性用于易产生心室颤动、发病6小时内的初发年轻。

（六）急性心肌梗死后合并心源性休克和泵衰竭的治疗

肺水肿时首选硝普钠静脉滴注，同时用吗啡、呋塞米、毛花苷C，并须监测血容量、血压、心排血量及肺毛楔入压，心源性休克可用多巴胺、多巴酚丁胺或间羟胺，如能维持血压，可加用硝普钠。有条件者用主动脉内气囊反搏术，可提高存活率。

（七）急性心肌梗死二期预防

出院前利用24小时动态心电监测、超声心动图、放射性同位素运动试验，发现有症状或无症状性心肌缺血和严重心律失常，了解心功能，从而估计预后，决定并实行冠状动脉造影，经皮腔内冠状动脉成形术或冠状动脉搭桥术，以预防再梗死或猝死。

（八）生活与工作安排

出院后经2～3个月，酌情恢复部分或轻工作，以后部分患者可恢复全天工作，但要避免过劳或过度紧张。

四、护理措施

（一）病情观察

1.急性心肌梗死的早期发现

（1）突然严重的心绞痛发作或原有心绞痛程度加重，发作频繁，时间延长或含服硝酸甘油无效并伴有胃肠道症状者，应立即通知医师，并加以严密观察。

（2）心电图检查S-T段一时性上升或明显下降，T波倒置或增高。

2.三大合并症观察

（1）心律失常：①室性期前收缩，即期前收缩出现在前一心搏的T波上；②频发室性期前收缩，每分钟超过5次；③多源性室性期前收缩或室性期前收缩呈二联律。以上情况有可能发展为室性心动过速或心室颤动。必须及时给予处理。

（2）心源性休克：早期可以出现烦躁不安，呼吸加快，脉搏细速，皮肤湿冷，继之血压下降、脉压变小。

(3)心力衰竭:心力衰竭早期突然出现呼吸困难、咳嗽,心率加快、舒张早期奔马律,严重时可出现急性肺水肿,易发展为心源性休克。

(二)护理要点

(1)疼痛:绝对卧床休息,注意保暖,并遵医嘱给予解除疼痛的药物,如硝酸异山梨酯,严重者可选用吗啡等。

(2)心源性休克:应将头部及下肢分别抬高30°~40°,高流量吸氧,密切观察生命体征、神志、尿量,必要时留置导尿管观察每小时尿量,保证静脉输液通畅,有条件者可通过中心静脉或肺微血管楔压进行监测。应做好的皮肤护理、口腔护理、按时翻身预防肺炎等并发症,做好24小时监测记录。

(3)密切观察生命体征的变化,预防并发症,如乳头肌功能失调或断裂、心脏破裂、室壁瘤、栓塞等。

五、保健

(1)积极治疗高血压、高脂血症、糖尿病等疾病。

(2)合理调整饮食,适当控制进食量,禁忌刺激性食物及烟、酒,少吃动物脂肪及胆固醇较高的食物。

(3)避免各种诱发因素,如紧张、劳累、情绪激动、便秘、感染等。

(4)注意劳逸结合,当病程进入康复期后可适当进行康复锻炼,锻炼过程中应注意观察有否胸痛、呼吸困难、脉搏增快,甚至心律、血压及心电图的改变,一旦出现应停止活动,并及时就诊。

(5)按医嘱服药,随身常备硝酸甘油等扩张冠状动脉的药物,并定期门、随访。

(6)指导及家属当病情突然变化时应采取简易应急措施。

(阎海萍)

第五节 老年人贫血

一、疾病简介

贫血是老年人临床常见的症状。随着年龄的增加,贫血发病率也会上升,因为老年人的某些生理特点与贫血的发生也有一定的关系。老年人贫血主要是缺铁性贫血和慢性疾病性贫血,其次为营养性巨幼细胞贫血。在经济条件较差的人群中易发生营养性贫血。老年人贫血的发生较为缓慢、隐蔽,常会被其他系统疾病症状所掩盖。如心悸、气短、下肢水肿及心绞痛等症状在贫血及心血管疾病时均可出现,临床上多考虑为心血管疾病而忽视了贫血的存在。实际上,也可能是贫血加重了心血管的负担,使原有的心脏病症状加重。此外,贫血时神经精神症状常较为突出,如淡漠、无欲、反应迟钝,甚至精神错乱,常被误诊为老年精神病。

贫血是一种症状,造成贫血的原因比较复杂,对老年人贫血应该寻找出造成贫血的真正原因。老年人贫血常见原因是营养不良或继发于其他全身性疾病。再生障碍性贫血及溶血性贫血不多见。营养不良性贫血中以缺铁性贫血最常见。食物缺铁,吸收不良或慢性失血均可造成铁的缺乏。老年人咀嚼困难,限制饮食,胃酸缺乏,吸烟喝酒,饭后饮茶等都可造成铁吸收障碍。慢性失血以胃溃疡出血、十二指肠溃疡出血、消化道肿瘤出血、痔疮、鼻出血及钩虫感染为常见。继发性贫血的常见原因是老年人肿瘤、肾炎和感染。有些药物如某些降糖、氯霉素、抗风湿药、利尿药等,除可直接对骨髓造血功能影响外,还可通过自身免疫机制造成溶血性贫血。

二、主要表现

老年人贫血进展缓慢,其症状、体征与贫血本身及由引起贫血的原发病共同所致,其表现与贫血的程度、发生的进度、循环血量有无改变有关。

(一)皮肤黏膜

皮肤黏膜苍白最为常见,苍白程度受贫血程度、皮内毛细血管的分布、皮肤色泽、表皮厚度以及皮下组织水分多少的影响。苍白比较明显的部位有睑结膜、口唇、甲床、手掌及耳轮。

(二)肌肉

主要表现为疲乏无力,是由于骨骼肌缺氧所致。

(三)循环系统

表现为活动后心悸、气短,严重贫血可出现心绞痛、贫血性心脏病、心脏扩大乃至心力衰竭。

(四)呼吸系统

表现为气短和呼吸困难。

(五)中枢神经系统

缺氧可致头昏、头痛、耳鸣、眼花、注意力不集中及记忆力减退、困倦、嗜睡乃至意识障碍。

(六)消化系统

常见食欲减退、腹胀、恶心、腹泻、便秘、消化不良等。

三、治疗要点

老年人贫血的治疗原则与年轻人相同,首先针对病因。一般用药原则是针对性强,尽量单一用药,剂量要充足,切忌盲目混合使用多种抗贫血药。老年人贫血一般多为继发性贫血,当然是要以治疗原发病为主,只有治好了原发病,贫血症状才有可能得到纠正。

四、护理措施

(一)休息

可视贫血的严重程度及发生速度而定,对严重贫血并伴有临床症状的,要采取适当休息,限制下床活动,卧床或绝对卧床休息。对有一定代偿能力的,要给予一定的关照。休息的环境应清洁、安静、舒适、阳光充足,空气流通。温湿度适宜,并与感染隔离。

(二)病情观察

观察体温、脉搏、呼吸、血压情况的变化,以及可能合并出现的出血与感染的早期临床表现,及时处理。

(三)营养

应给予高热量、高蛋白质、高维生素及含无机盐丰富的饮食。通过适当调整饮食以协助改善胃肠道症状。

（四）症状护理

心悸、气短应尽量减少活动，降低氧的消耗，必要时吸氧。头晕系脑组织缺氧所致，应避免突然变换体位，以免造成晕厥后摔倒受伤。有慢性口腔炎及舌炎时应注意刷牙，用复方硼砂溶液定时漱口，口腔溃疡时可贴溃疡药膜。

（五）皮肤毛发护理

定期洗澡、擦澡、保持皮肤和毛发清洁。

（六）心理护理

耐心、细致地做好思想工作，关心体贴，解除的各种不良情绪反应及精神负担，增强战胜疾病的信心。心力衰竭或烦躁、易怒、淡漠、失眠，面色、手掌和黏膜苍白。

五、保健

（1）平时应注意膳食的均衡，食物中应有充足的新鲜蔬菜、肉类、奶类及蛋类制品，菠菜、芥蓝菜、黑木耳、桂圆、红枣、海带、猪肝富含铁质食物，经常调配食用，对预防营养不良性贫血有较好的作用。对已查明正在治疗原发病的贫血老人，有辅助配合治疗的效果。

（2）对老年人来讲，许多急性、慢性疾病，特别是常见的感染性疾病都可引起继发性贫血，如肿瘤、慢性支气管炎、结核、胆囊炎、肾盂肾炎、前列腺肥大、尿路感染、糖尿病及慢性肝炎或肝硬化等。因此，积极有效地预防这些疾病，一旦患有疾病应及时进行治疗，不让疾病长期不愈，就可减少继发性贫血的发生率。

（阎海萍）

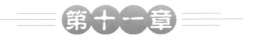

第十一章

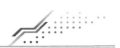

急诊科护理

第一节 急性胰腺炎

急性胰腺炎是常见的急腹症之一,为胰酶对胰脏本身自身消化所引起的化学性炎症。胰腺病变轻重不等,轻者以水肿为主,临床经过属自限性,一次发作数天后即可完全恢复,少数呈复发性急性胰腺炎;重者胰腺出血坏死,易并发休克、胰假性囊肿和脓肿等,死亡率高达 25%～40%。

关于急性胰腺炎的发生率,目前尚无精确统计。国内报告急性胰腺炎患者占住院患者的 0.32%～2.04%。本病患者一般女多于男,患者的平均年龄 50～60 岁。职业以工人多见。

一、病因及发病机制

胰腺是一个其有内、外分泌功能的实质性器官,胰腺的腺泡分泌胰液(外分泌),对食物的消化起重要作用;而散在地分布在胰腺内的胰岛,其功能细胞主要分泌胰岛素和胰高糖素(内分泌)。正常情况下,当胰液中无活力的胰蛋白酶原等进入十二指肠时,在碱性环境中被胆汁和十二指肠液中的肠激酶激活,成为具有消化能力的胰蛋白酶。在胆总管、胰管、壶腹部炎症、梗阻等病理情况下,多种胰酶在胰腺内被激活,并大量溢出管壁及腺泡壁外,导致胰腺自身消化,引起水肿、出血、坏死等,而产生急性胰腺炎。

引起急性胰腺炎的病因甚多。常见病因为胆道疾病、酗酒。急性胰腺炎的各种致病相关因素(表 11-1)。

(一)梗阻因素

胆石症常是老年人急性胰腺炎首次发作的原因,老年女性特别常见。一般认为是在胆石一过性阻塞胰管开口处或紧邻此开口处的总胆管时发生。如在胆石性胰腺炎发作后立即仔细收集和检查粪便,常常可以找到胆结石。胆石症引起胰腺炎的机制尚不清楚。可能是乏特氏壶腹被胆石阻塞,引起胆汁反流入胰管,损伤胰腺实质。也有认为是胰管一过性梗阻而无胆汁反流。

有人认为副乳头的先天畸形和狭窄必然引起胰腺炎。奥迪括约肌压力增高是急性胰腺炎反复发作的原因之一,据此内镜下括约肌切开术治疗已获得良好效果。胰小管或壶腹周围的小肿瘤也能引起胰腺炎。

表 11-1　急性胰腺炎致病相关因素

梗阻因素	①胆管结石。②乏特氏壶腹或胰腺肿瘤。③寄生虫或肿瘤使乳头阻塞。④胰腺分离现象并伴副胰管梗阻。⑤胆总管囊肿。⑥壶腹周围的十二指肠憩室。⑦奥迪括约肌压力增高。⑧十二指肠袢梗阻
毒素	①乙醇。②甲醇。③蝎毒。④有机磷杀虫剂
药物	①肯定有关(有重要试验报告):硫唑嘌呤/6-巯基嘌呤、丙戊酸、雌激素、四环素、灭滴灵、呋喃妥因、呋塞米、磺胺、甲基多巴、阿糖胞苷、甲氰咪呱。②不一定有关:(无重要试验报告)噻嗪利尿剂、利尿酸、降糖灵、普鲁卡因酰胺、氯噻酮、L-门冬酰胺酶、醋氨酚
代谢因素	①高甘油三酯血症。②高钙血症
外伤因素	①创伤:腹部钝性伤。②医源性:手术后、内镜下括约肌切开术、奥迪括约肌测压术
先天性因素	
感染因素	①寄生虫:蛔虫、华支睾吸虫。②病毒:流行性腮腺炎、甲型肝炎、乙型肝炎、柯萨奇 B 病毒、EB 病毒。③细菌:支原体、空肠弯曲菌。
血管因素	①局部缺血:低灌性(如心脏手术)。②动脉粥样硬化性栓子。③血管炎:系统性红斑狼疮、结节性多发性动脉炎、恶性高血压
其他因素	①穿透性消化性溃疡。②十二指肠克隆病。③妊娠有关因素。④儿科有关因素 Reye's 综合征、囊性纤维化特发性

(二)毒素和药物因素

乙醇、甲醇、蝎毒和有机磷杀虫剂等均可引起急性胰腺炎。

药物诱发的胰腺炎通常与对药物的超敏有关而与剂量无关。其特点是在接触药物的第一个月内发生,通常病情轻且有自限性。与成人胰腺炎发病有关的药物最常见的是硫唑嘌呤及其类似物 6-巯基嘌呤。应用这类药物的个体中有 3%～5% 发生胰腺炎,引起儿童胰腺炎最常见的药物是丙戊酸。

(三)代谢因素

甘油三酯水平超过 11.3 mmol/L 时,易发中至重度的急性胰腺炎。如其水平降至5.65 mmol/L以下,反复发作次数可明显减少。各种原因引起的高钙血症亦易发生急性胰腺炎。

(四)外伤因素

胰腺的创伤或手术都可引起胰腺炎。内镜逆行胰胆管造影所致创伤也可引起胰腺炎,发生率为 1%～5%。

(五)先天性因素

胰腺炎的易感性呈常染色体显性遗传。临床特点是儿童或青年期起病,逐渐演变成慢性胰腺炎和胰功能不全。胰腺结石可显著。少数家族还合并有氨基酸尿症。

(六)感染因素

血管功能不全(低容量灌注,动脉粥样硬化)和血管炎可能因减少胰腺血流而引起或加重胰腺炎。

二、临床表现

急性胰腺炎的临床表现和病程,取决于其病因、病理类型和治疗是否及时。水肿型胰腺炎一般3～5 天内症状即可消失,但常有反复发作。如症状持续一周以上,应警惕已演变为出血坏死型胰腺炎。出血坏死型胰腺炎亦可在一开始时即发生,呈暴发性经过。

(一)腹痛

为本病最主要表现,约见于95%急性胰腺炎病例,多数突然发作,常在饱餐和饮酒后发生。轻重不一,轻者上腹钝痛,患者常能忍受,重者呈腹绞痛、钻痛或刀割痛。疼痛常呈持续性伴阵发性加剧。疼痛的部位可因病变的部位不同而异,通常在上中腹部。如炎症以胰头部为主,疼痛常在右上腹及中上腹部;如炎症以胰体、尾部为主,常为中上腹及左上腹疼痛,并向腰背放射。疼痛在弯腰或起坐前倾时可减轻。病情轻者腹痛3~5天缓解;出血坏死型的病情发展较快,腹痛延续较长。由于渗出液扩散至腹腔,腹痛可弥漫至全腹。极少数患者尤其年老体弱者可无腹痛或极轻微痛。

腹肌常紧张,并可有反跳痛。但不像消化道穿孔时表现的肌强硬,如检查者将手紧贴于患者腹部,仍可能按压下去。有时按压腹部反可使腹痛减轻。腹痛发生的原因有:胰管扩张;胰腺炎症、水肿;渗出物、出血或胰酶消化产物进入后腹膜腔,刺激腹腔神经丛;化学性腹膜炎;胆管和十二指肠痉挛及梗阻。

(二)恶心、呕吐

84%的患者有频繁恶心和呕吐,常在进食后发生。呕吐物多为胃内容物,重者含胆汁甚至血样物。呕吐是机体对腹痛或胰腺炎症刺激的一种防御性反射。呕吐后,进入十二指肠的胃酸减少,从而减少胰泌素及缩胆素的释放,减少了胰液胰酶的分泌。

(三)发热

大多数患者有中度以上发热,少数可超过39.0 ℃,一般持续3~5天。发热系胰腺炎症或坏死产物进入血循环,作用于中枢神经系统体温调节中枢所致。多数发热患者中找不到感染的证据,但如果高热不退强烈提示合并感染或并发胰腺脓肿。

(四)黄疸

黄疸可于发病后1~2天出现,常为暂时性阻塞性黄疸。黄疸的发生主要由于肿大的胰头部压迫了胆总管所致。合并存在的胆道病变如胆石症和胆道炎症亦是黄疸的常见原因。少数患者后期可因并发肝损害而引起肝细胞性黄疸。

(五)低血压及休克

出血坏死型胰腺炎常发生低血压和休克。患者烦躁不安,皮肤苍白、湿冷、呈花斑状,脉细弱,血压下降,少数可在发病后短期内猝死。发生休克的机制主要有以下几点。

(1)胰舒血管素原释放,被胰蛋白酶激活后致血浆中缓激肽生成增多。缓激肽可引起血管扩张,毛细血管通透性增加,使血压下降。

(2)血液和血浆渗出到腹腔或后腹膜腔,引起血容量不足,这种体液丧失量可达血容量的30%。

(3)腹膜炎时大量体液流入腹腔或积聚于麻痹的肠腔内。

(4)呕吐丢失体液和电解质。

(5)坏死的胰腺释放心肌抑制因子使心肌收缩不良。

(6)少数患者并发肺栓塞、胃肠道出血。

(六)肠麻痹

肠麻痹是重型或出血坏死型胰腺炎的主要表现。初期,邻近胰腺的上腹部可见扩张的充气肠袢,后期则整个肠道均发生肠麻痹性梗阻。临床上以高度腹胀、肠鸣音消失为主要表现。肠麻痹可能是肠管对腹膜炎的一种反应。另外,炎症的直接作用,血管和循环的异常、低钠和低钾血症,肠壁神经丛的损害也是肠麻痹发生的重要促发因素。

(七)腹水

胰腺炎时常有少量腹水,由胰腺和腹膜在炎症过程中液体渗出或漏出所致。淋巴管受阻塞或不畅可能也起作用。偶尔出现大量的顽固性腹水,多由于假性囊肿中液体外漏引起。胰性腹水中淀粉酶含量甚高,以此可以与其他原因的腹水区别。

(八)胸膜炎

常见于严重病例,系腹腔内炎性渗出透过横膈微孔进入胸腔所引起的炎性反应。

(九)电解质紊乱

胰腺炎时,机体处于代谢紊乱状态,可以发生电解质平衡失调,血清钠、镁、钾常降低。特别是血钙降低,约见于 25% 的病例,常低于 2.25 mmol/L(9 mg/dL),如低于 1.75 mmol/L(7 mg/dL)提示预后不良。血钙下降的原因是大量钙沉积于脂肪坏死区,同时胰高糖素分泌增加刺激,降钙素分泌,抑制了肾小管对钙的重吸收。

(十)皮下淤血斑

出血坏死型胰腺炎,因血性渗出物透过腹膜后渗入皮下,可在肋腹部形成蓝绿-棕色血斑,称为Grey-Turner 征;如在脐周围出现蓝色斑,称为 Cullen 征。此两种征象无早期诊断价值,但有确诊意义。

三、并发症

急性水肿型胰腺炎很少有并发症发生,而急性出血坏死型则常出现多种并发症。

(一)局部并发症

1.胰脓肿形成

出血坏死型胰腺炎起病 2~3 周以后,如继发细菌感染,于胰腺内及其周围可有脓肿形成。检查局部有包块,全身感染中毒症状。

2.胰假性囊肿

系由胰液和坏死组织在胰腺本身或其周围被包裹而成。常发生于出血坏死型胰腺炎起病后3~4 周,多位于胰体尾部。囊肿可累及邻近组织,引起相应的压迫症状,如黄疸、门脉高压、肠梗阻、肾盂积水等。囊肿穿破可造成胰源性腹水。

3.胰性腹膜炎

含有活性胰酶的渗出物进入腹腔,可引起化学性腹膜炎。腹腔内出现渗出性腹水。如继发感染,则可引起细菌性腹膜炎。

4.其他

胰局部炎症和纤维素性渗出可累及周围脏器,引起脾周围炎、脾梗阻、脾粘连、结肠粘连(常见为脾曲综合征)、小肠坏死出血及肾周围炎。

(二)全身并发症

1.败血症

常见于胰腺炎并发胰腺脓肿时,死亡率甚高。病原体大多数为革兰阴性杆菌,如大肠埃希菌、产碱杆菌、产气杆菌、铜绿假单胞菌等。患者表现为持续高热,白细胞升高,以及明显的全身毒性症状。

2.呼吸功能不全

因腹胀、腹痛,患者的膈运动受限,加之磷脂酶A和在该酶作用下生成的溶血卵磷脂对肺泡的损害,可发生肺炎、肺淤血、肺水肿、肺不张和肺梗死,患者出现呼吸困难,血氧饱和度降低,严重者发生急性呼吸窘迫综合征。

3.心律失常和心功能不全

因有效血容量减少和心肌抑制因子的释放,导致心肌缺血和损害,临床上表现为心律失常和急性心衰。

4.急性肾衰竭

出血坏死型胰腺炎晚期,可因休克、严重感染、电解质紊乱和播散性血管内凝血而发生急性肾衰竭。

5.胰性脑病

出血坏死型胰腺炎时,大量活性蛋白水解酶、磷脂酶A进入脑内,损伤脑组织和血管,引起中枢神经系统损害综合征,称为胰性脑病。偶可引起脱髓鞘病变。患者可出现谵妄、意识模糊、昏迷、烦躁不安、抑郁、恐惧、妄想、幻觉、语言障碍、共济失调、震颤、反射亢进或消失及偏瘫等。脑电图可见异常。某些患者昏迷系并发糖尿病所致。

6.消化道出血

可为上消化道或下消化道出血。上消化道出血主要为胃黏膜炎性糜烂或应激性溃疡,或因脾静脉阻塞引起食管静脉破裂。下消化道出血则由于结肠本身或结肠血管受累所致。近年来发现胰腺炎时可发生胃肠型微动脉瘤,瘤破裂后可引起大出血。

7.糖尿病

5%～35%的患者在病程中出现糖尿病,常见于暴发性坏死型胰腺炎患者,系由B细胞遭到破坏,胰岛素分泌下降;A细胞受刺激,胰高糖素分泌增加所致。严重病例可发生糖尿病酮症酸中毒和糖尿病昏迷。

8.慢性胰腺炎

重症胰腺炎病例可因胰腺泡大量破坏而并发胰外分泌功能不全,演变成慢性胰腺炎。

9.猝死

见于极少数病例,由胰腺-心脏性反应所致。

四、检查

实验室检查对胰腺炎的诊断具有决定性意义,一般对水肿型胰腺炎,检测血清淀粉酶和尿淀粉酶已足够,对出血坏死型胰腺炎,则需检查更多项目。

(一)淀粉酶测定

血清淀粉酶常于起病后2～6小时开始上升,12～24小时达高峰,一般大于500 U。轻者24～72小时即可恢复正常,最迟不超过3～5天。如血清淀粉酶持续增高达1周以上,常提示有胰管阻塞或假性囊肿等并发症。病情严重度与淀粉酶升高程度之间并不一致,出血坏死型胰腺炎,因胰腺泡广泛破坏,血清淀粉酶值可正常甚至低于正常。若无肾功能不良,则尿淀粉酶常明显增高,一般在血清淀粉酶增高后2小时开始增高,维持时间较长,在血清淀粉酶恢复正常后仍可增高。尿淀粉酶下降缓慢,为时可达1～2周,故适用于起病后较晚入院的患者。

胰淀粉酶分子量约55 000 D,易通过肾小球。急性胰腺炎时胰腺释放胰舒血管素,体内产生大量激肽类物质,引起肾小球通透性增加,肾脏对胰淀粉酶清除率增加,而对肌酐清除率无改变。故淀粉酶,肌酐清除率比率(cam/ccr)测定可提高急性胰腺炎的诊断特异性。正常人 cam/ccr 为 1.5%~5.5%,急性胰腺炎为 9.8%±1.1%,胆总管结石时为 3.2%±0.3%。cam/ccr>5.5%即可诊断急性胰腺炎。

(二)血清胰蛋白酶测定

应用放射免疫法测定,正常人及非胰病患者平均为 400 ng/mL。急性胰腺炎时增高 10~40 倍。因胰蛋白酶仅来自胰腺,故具特异性。

(三)血清脂肪酶测定

血清脂肪酶正常范围为 0.2~1.5 U。急性胰腺炎时脂肪酶血中活性升高,常人于 1.7 U。该酶在病程中升高较晚,且持续时间较长,达 7~10 天。在淀粉酶恢复正常时,脂肪酶仍升高,故对起病后就诊较晚的急性胰腺炎病例有诊断价值。特别有助于与腮腺炎加以鉴别,后者无脂肪酶升高。

(四)血清正铁清蛋白(MHA)测定

腹腔内出血后,红细胞破坏释放的血红蛋白经脂肪酸和弹性蛋门酶作用,转变为正铁血红蛋白。正铁血红蛋白与清蛋白结合形成 MHA。出血坏死型胰腺炎起病 12 小时后血中 MHA 即出现,而水肿型胰腺炎呈阴性,故可作该两型胰腺炎的鉴别。

(五)血清电解质测定

急性胰腺炎时血钙通常不低于 2.12 mmol/L。血钙<1.75 mmol/L 仅见于重症胰腺炎患者。低钙血症可持续至临床恢复后 4 周。如胰腺炎由高钙血症引起,则出现血钙升高。对任何胰腺炎发作期血钙正常的患者,在恢复期均应检查有无高钙血症存在。

(六)其他

测定 α_2 巨球蛋白、α_1 抗胰蛋白酶、磷脂酶 A_2、C 反应蛋白、胰蛋白酶原激活肽及粒细胞弹性蛋白酶等均有助于鉴别轻、重型急性胰腺炎,并能帮助病情判断。

五、护理

(一)休息

发作期绝对卧床休息,或取屈膝侧卧位等舒适体位,避免衣服过紧、剧痛而辗转不安者要防止坠床,保证睡眠,保持安静。

(二)输液

急性出血坏死型胰腺炎的抗休克和纠正酸碱平衡紊乱自入院始贯穿于整个病程中,护理上需经常、准确记录 24 小时出入量,依据病情灵活调节补液速度,保证液体在规定的时间内输完,每天尿量应>500 mL。必要时建立两条静脉通道。

(三)饮食

饮食治疗是综合治疗中的重要环节。近年来临床中发现,少数胰腺炎患者往往在有效的治疗后,因饮食不当而加重病情,甚至危及生命。采用分期饮食新法则取得较满意效果。胰腺炎的分期饮食分为禁食、胰腺炎Ⅰ号、胰腺炎Ⅱ号、胰腺炎Ⅲ号、低脂饮食五期。

1.禁食

绝对禁食可使胰腺安静休息,胰腺分泌减少至最低限度。患者需限制饮水,口渴者可含漱或湿润口唇。此期患者需静脉补充足够液体及电解质。禁食适用于胰腺炎的急性期,一般患者

2～3天,重症患者5～7天。

2.胰腺炎Ⅰ号饮食

该饮食内不含脂肪和蛋白质。主要食物有米汤、果子水、藕粉、每天6餐,每次约100 mL,每天热量约为1.4 kJ(334卡),用于病情好转初期的试餐阶段。此期仍需给患者补充足够液体及电解质。Ⅰ号饮食适用于急性胰腺炎患者的康复初期,一般在病后5～7天。

3.胰腺炎Ⅱ号饮食

该饮食内含少量蛋白质,但不含脂肪。主要食物有小豆汤、果子水、藕粉、龙须面和少量鸡蛋清,每天6餐,每次约200 mL,每天热量约为1.84 kJ。此期可给患者补充少量液体及电解质。Ⅱ号饮食适用于急性胰腺炎患者的康复中期(病后8～10天)及慢性胰腺炎患者。

4.胰腺炎Ⅲ号饮食

该饮食内含有蛋白质和极少量脂类。主要食物有米粥、小豆汤、龙须面、菜末、鸡蛋清和豆油(5～10 g/d),每天5餐,每次约400 mL,总热量约为4.5 kJ。Ⅲ号饮食适用于急、慢性胰腺炎患者康复后期,一般在病后15天左右。

5.低脂饮食

该饮食内含有蛋白质和少量脂肪(约30 g),每天4～5餐,用于基本痊愈患者。

(四)营养

急性胰腺炎时,机体处于高分解代谢状态,代谢率可高于正常水平的20%～25%,同时由于感染使大量血浆渗出。因此如无合理的营养支持,必将使患者的营养状况进一步恶化,降低机体抵抗力、延缓康复。

1.全胃肠外营养(TPN)支持的护理

急性胰腺炎特别是急性出血坏死型胰腺炎患者的营养任务主要由TPN来承担。TPN具有使消化道休息、减少胰腺分泌、减轻疼痛、补充体内营养不良、刺激免疫机制、促进胰外漏自发愈合等优点。近年来更有代谢调理学说认为通过营养支持供给机体所需的能源和氮源,同时使用药物或生物制剂调理体内代谢反应,可降低分解代谢,共同达到减少机体蛋白质的分解,保存器官结构和功能的目的。应用TPN时需严密监护,最初数天每6小时检查血糖、尿糖,每1～2天检测血钾、钠、氯、钙、磷;定期检测肝、肾功能;准确记录24小时出入量;经常巡视,保持输液速度恒定,不突然更换无糖溶液;每天或隔天检查导管、消毒插管处皮肤,更换无菌敷料,防止发生感染。一旦发生感染要立即拔管,尖端部分常规送细菌培养。TPN支持一般经过2周左右的时间,逐渐过渡到肠道营养(EN)支持。

2.EN支持的护理

EN即从空肠造口管中滴入要素饮食,混合奶、鱼汤、菜汤、果汁等多种营养。EN护理要求如下。

(1)应用不能过早,一定待胃肠功能恢复、肛门排气后使用。

(2)EN开始前3天,每6小时监测尿糖1次,每天监测血糖、电解质、酸碱度、血红蛋白、肝功能,病情稳定后改为每周2次。

(3)营养液浓度从5%开始渐增加到25%,多以20%以下的浓度为宜。现配现用,4 ℃下保存。

(4)营养液滴速由慢到快,从40 mL/h(15～20滴/分)逐渐增加到100～120 mL/h。由于小肠有规律性蠕动,当蠕动波近造瘘管时可使局部压力增高,甚至发生滴入液体逆流,因此在滴入过程中要随时调节滴速。

(5)滴入空肠的溶液温度要恒定在40 ℃左右,因肠管对温度非常敏感,故需将滴入管用温水槽或热水袋加温,如果应用不当很容易发生腹胀、恶心、呕吐、腹痛、腹泻等症状。

(6)灌注时取半卧位,滴注时床头升高45°,注意电解质补充,不足的部分可用温盐水代替。

3.口服饮食的护理

经过3～4周的EN支持,此时患者进入恢复阶段,食欲增加,护理上要指导患者订好食谱,少吃多餐,食物要多样化,告诫患者切不可暴饮暴食增加胰腺负担,防止再次诱发急性胰腺炎。

(五)胃肠减压

抽吸胃内容和胃内气体可减少胰腺分泌,防止呕吐。虽本疗法对轻-中度急性胰腺炎无明显疗效,但对并发麻痹性肠梗阻的严重病例,胃肠减压是不可缺少的治疗措施。减压同时可向胃管内间歇注入氢氧化铝凝胶等碱性药物中和胃酸,间接抑制胰腺分泌。腹痛基本缓解后即可停止胃肠减压。

(六)药物治疗的护理

1.镇痛解痉

予阿托品、消旋山莨菪碱、溴丙胺太林、可待因、水杨酸、异丙嗪、哌替啶等及时对症处理减轻患者痛苦。据报道静脉滴注硫酸镁有一定镇痛效果。禁单用吗啡止痛,因其可引起奥迪括约肌痉挛加重疼痛。抗胆碱能药亦不宜长期使用。

2.预防感染

轻症急性水肿型胰腺炎通常无须使用抗生素。出血坏死型易并发感染,应使用足量有效抗生素。处理时应按医嘱正确使用抗生素,合理安排输注顺序,保证体内有效浓度,保持患者体表清洁,尤其应注意口腔及会阴部清洁,出汗多时应尽快擦干并及时更换衣、裤等。

3.抑制胰腺分泌

抗胆碱能药物、制酸剂、H_2受体拮抗剂、胰岛素与胰高糖素联合应用、生长抑素、降钙素、缩胆囊素受体拮抗剂(丙谷胺)等均有抑制胰腺分泌作用。使用时注意抗胆碱能药不能用于有肠麻痹者及老年人,H_2受体拮抗剂可有皮肤过敏。

4.抗胰酶药物

早期应用抗胰酶药物可防止向重型转化和缩短病程。常用药有FOY、Micaclid、胞二磷胆碱、6-氨基己酸等。使用前二者时应控制速度,药液不可溢出血管外,注意测血压,观察有无皮疹发生。对有精神障碍者慎用胞二磷胆碱。

5.胰酶替代治疗

慢性胰功能不全者需长期用胰浸膏,每餐前服用效佳。注意观察少数患者可出现过敏和叶酸水平下降。

(七)心理护理

对急性发作患者应予以充分的安慰,帮助患者减轻或去除疼痛加重的因素。由于疼痛持续时间长,患者常有不安和郁闷而主诉增多,护理时应以耐心的态度对待患者的痛苦和不安情绪,耐心听取其诉说,尽量理解其心理状态。采用松弛疗法,皮肤刺激疗法等方法减轻疼痛。对禁食等各项治疗处理方法及重要意义向患者充分解释,关心、支持和照顾患者,使其情绪稳定、配合治疗,促进病情好转。

（路建旭）

第二节 急性阑尾炎

急性阑尾炎是外科最常见的急腹症之一,多发生于青年人,男性发病率高于女性。

一、病因、病理

(一)病因

1.阑尾管腔梗阻

阑尾管腔梗阻是引起急性阑尾炎最常见的病因。阑尾管腔细长,开口较小,容易被食物残渣、粪石、蛔虫等阻塞而引起管腔梗阻。

2.细菌入侵

阑尾内存有大量大肠埃希菌和厌氧菌,当阑尾管腔阻塞后,细菌繁殖并产生毒素,损伤黏膜上皮,细菌经溃疡面侵入阑尾引起感染。

3.胃肠道疾病的影响

急性肠炎、血吸虫病等可直接蔓延至阑尾或引起阑尾管壁肌肉痉挛,使管壁血运障碍而致炎症。

(二)病理

根据急性阑尾炎发病过程的病理解剖学变化,可分为急性单纯性阑尾炎、急性化脓性阑尾炎、坏疽性及穿孔性阑尾炎、阑尾周围脓肿四种病理类型。

急性阑尾炎的转归取决于机体的抵抗力和治疗是否及时,可有炎症消退、炎症局限化、炎症扩散三种转归。

二、临床表现

(一)症状

1.腹痛

典型症状是转移性右下腹痛。因初期炎症仅限于阑尾黏膜或黏膜下层,由内脏神经反射引起上腹或脐部周围疼痛,范围较弥散。当炎症波及浆膜层和壁腹膜时,刺激了躯体神经,疼痛固定于右下腹。单纯性阑尾炎的腹痛程度较轻,化脓性及坏疽性阑尾炎的腹痛程度较重。当阑尾穿孔时,腹痛可减轻,因阑尾管腔内的压力骤减,但随着腹膜炎的出现,腹痛可继续加重。

2.胃肠道症状

早期可有轻度恶心、呕吐,部分患者可发生腹泻或便秘。盆腔阑尾炎时,炎症刺激直肠和膀胱,引起里急后重和排尿痛。

3.全身症状

早期有乏力、头痛,炎症发展时,可出现脉快、发热等,体温多在 38 ℃内。坏疽性阑尾炎时,出现寒战、体温明显升高。若发生门静脉炎,可出现寒战、高热和轻度黄疸。

（二）体征

1.右下腹固定压痛

右下腹固定压痛是急性阑尾炎最重要的体征。腹部压痛点常位于麦氏点。

2.反跳痛和腹肌紧张

提示阑尾已化脓、坏死或即将穿孔。

三、辅助检查

（一）腰大肌试验

若为阳性,提示阑尾位于盲肠后位贴近腰大肌。

（二）结肠充气试验

若为阳性,表示阑尾已有急性炎症。

（三）闭孔内肌试验

若为阳性,提示阑尾位置靠近闭孔内肌。

（四）直肠指诊

直肠右前方有触痛者,提示盆腔位置阑尾炎。若触及痛性肿块,提示盆腔脓肿。

四、治疗原则

急性阑尾炎诊断明确后应尽早行阑尾切除术。部分急性单纯性阑尾炎,可经非手术治疗而获得痊愈;阑尾周围脓肿,先行非手术治疗,待肿块缩小局限、体温正常,3个月后再行阑尾切除术。

五、护理诊断/问题

（一）疼痛

与阑尾炎症、手术创伤有关。

（二）体温过高

与化脓性感染有关。

（三）潜在并发症

急性腹膜炎、感染性休克、腹腔脓肿、门静脉炎。

（四）潜在术后并发症

腹腔出血、切口感染、腹腔脓肿、粘连性肠梗阻。

六、护理措施

（一）非手术治疗的护理

（1）取半卧位。

（2）饮食和输液:流质饮食或禁食,禁食期间做好静脉输液的护理。

（3）控制感染:应用抗生素。

（4）严密观察病情:观察患者的生命体征、精神状态、腹部症状和体征、白细胞计数及中性粒细胞比例的变化。

（二）术后护理

1.体位

血压平稳后取半卧位。

2.饮食

术后1～2天胃肠蠕动恢复、肛门排气后可进流食，如无不适可改半流食，术后3～4天可进软质普食。

3.早期活动

轻症患者术后当天麻醉反应消失后，即可下床活动，以促进肠蠕动的恢复，防止肠粘连的发生。重症患者应在床上多翻身、活动四肢，待病情稳定后，及早下床活动。

4.并发症的观察和护理。

（1）腹腔内出血：常发生在术后24小时内，表现为腹痛、腹胀、面色苍白、脉搏细速、血压下降等内出血表现或腹腔引流管有血性液引出。应嘱患者立即平卧，快速静脉输液、输血，并做好紧急手术止血的准备。

（2）切口感染：是术后最常见的并发症，表现为术后2～3天体温升高、切口胀痛、红肿、压痛等。可给予抗生素、理疗等，如已化脓应拆线引流脓液。

（3）腹腔脓肿：多见于化脓性或坏疽性阑尾炎术后。表现为术后5～7天体温升高或下降后又升高，有腹痛、腹胀、腹部压痛、腹肌紧张或腹部包块，常发生于盆腔、膈下、肠间隙等处，可出现直肠膀胱刺激症状及全身中毒症状。

（4）粘连性肠梗阻：常为不完全性肠梗阻，以非手术治疗为主，完全性肠梗阻者应手术治疗。

（5）粪瘘：少见；一般经非手术治疗后粪瘘可自行闭合。

七、特殊类型阑尾炎

（一）小儿急性阑尾炎

小儿大网膜发育不全，难以包裹发炎的阑尾。其临床特点：①病情发展快且重，早期出现高热、呕吐等胃肠道症状。②右下腹体征不明显。③小儿阑尾管壁薄，极易发生穿孔，并发症和死亡率较高。处理原则：及早手术。

（二）妊娠期急性阑尾炎

较常见，发病多在妊娠前6个月。临床特点：①妊娠期盲肠和阑尾被增大的子宫推压上移，压痛点也随之上移。②腹膜刺激征不明显。③大网膜不易包裹炎症的阑尾，炎症易扩散。④炎症刺激子宫收缩，易引起流产或早产，威胁母子安全。处理原则：及早手术。

（三）老年人急性阑尾炎

老年人对疼痛反应迟钝，防御功能减退，其临床特点为：①主诉不强烈，体征不典型，易延误诊断和治疗。②阑尾动脉多硬化，易致阑尾缺血坏死或穿孔。③常伴有心血管病、糖尿病等，使病情复杂严重。处理原则：及早手术。

（路建旭）

第三节　急性肠梗阻

肠腔内容物不能正常运行或通过肠道发生障碍时,称为急性肠梗阻,是外科常见的急腹症之一。

一、疾病概要

(一)病因和分类

1.按梗阻发生的原因分类

(1)机械性肠梗阻:最常见,是由各种原因引起的肠腔变窄、肠内容物通过障碍。主要原因:①肠腔堵塞,如寄生虫、粪块、异物等。②肠管受压,如粘连带压迫、肠扭转、嵌顿性疝等。③肠壁病变,如先天性肠道闭锁、狭窄、肿瘤等。

(2)动力性肠梗阻:较机械性肠梗阻少见。肠管本身无病变,梗阻原因是神经反射和毒素刺激引起肠壁功能紊乱,致肠内容物不能正常运行。可分为:①麻痹性肠梗阻,常见于急性弥散性腹膜炎、腹部大手术、腹膜后血肿或感染等。②痉挛性肠梗阻,由于肠壁肌肉异常收缩所致,常见于急性肠炎或慢性铅中毒。

(3)血运性肠梗阻:较少见。由于肠系膜血管栓塞或血栓形成,使肠管血运障碍,继而发生肠麻痹,肠内容物不能通过。

2.按肠管血运有无障碍分类

(1)单纯性肠梗阻:无肠管血运障碍。

(2)绞窄性肠梗阻:有肠管血运障碍。

3.按梗阻发生的部位分类

高位性肠梗阻(空肠上段)和低位性肠梗阻(回肠末段和结肠)。

4.按梗阻的程度分类

完全性肠梗阻(肠内容物完全不能通过)和不完全性肠梗阻(肠内容物部分可通过)。

5.按梗阻病情的缓急分类

急性肠梗阻和慢性肠梗阻。

(二)病理生理

1.肠管局部的病理生理变化

(1)肠蠕动增强:单纯性机械性肠梗阻,梗阻以上的肠蠕动增强,以克服肠内容物通过的障碍。

(2)肠管膨胀:肠腔内积气、积液所致。

(3)肠壁充血水肿、血运障碍,严重时可导致坏死和穿孔。

2.全身性病理生理变化

(1)体液丢失和电解质、酸碱平衡失调。

(2)全身性感染和毒血症,甚至发生感染中毒性休克。

(3)呼吸和循环功能障碍。

（三）临床表现

1.症状

（1）腹痛：单纯性机械性肠梗阻的特点是阵发性腹部绞痛；绞窄性肠梗阻表现为持续性剧烈腹痛伴阵发性加剧；麻痹性肠梗阻呈持续性胀痛。

（2）呕吐：早期常为反射性，呕吐胃内容物，随后因梗阻部位不同，呕吐的性质各异。高位肠梗阻呕吐出现早且频繁，呕吐物主要为胃液、十二指肠液、胆汁；低位肠梗阻呕吐出现晚，呕吐物常为粪样物；若呕吐物为血性或棕褐色，常提示肠管有血运障碍；麻痹性肠梗阻呕吐多为溢出性。

（3）腹胀：高位肠梗阻，腹胀不明显；低位肠梗阻及麻痹性肠梗阻则腹胀明显。

（4）停止肛门排气排便：完全性肠梗阻时，患者多停止排气、排便，但在梗阻早期，梗阻以下肠管内尚存的气体或粪便仍可排出。

2.体征

（1）腹部：视诊，单纯性机械性肠梗阻可见腹胀、肠型和异常蠕动波，肠扭转时腹胀多不对称；触诊，单纯性肠梗阻可有轻度压痛但无腹膜刺激征，绞窄性肠梗阻可有固定压痛和腹膜刺激征；叩诊，绞窄性肠梗阻时腹腔有渗液，可有移动性浊音；听诊，机械性肠梗阻肠鸣音亢进，可闻及气过水声或金属音，麻痹性肠梗阻肠鸣音减弱或消失。

（2）全身：单纯性肠梗阻早期多无明显全身性改变，梗阻晚期可有口唇干燥、眼窝凹陷、皮肤弹性差、尿少等脱水征。严重脱水或绞窄性肠梗阻时，可出现脉搏细速、血压下降、面色苍白、四肢发冷等中毒和休克征象。

3.辅助检查

（1）实验室检查：肠梗阻晚期，血红蛋白和血细胞比容升高，并有水、电解质及酸碱平衡失调。绞窄性肠梗阻时，白细胞计数和中性粒细胞比例明显升高。

（2）X线检查：一般在肠梗阻发生4～6小时后，立位或侧卧位X线平片可见肠胀气及多个液气平面。

（四）治疗原则

1.一般治疗

（1）禁食。

（2）胃肠减压：是治疗肠梗阻的重要措施之一。通过胃肠减压，吸出胃肠道内的气体和液体，从而减轻腹胀、降低肠腔内压力，改善肠壁血运，减少肠腔内的细菌和毒素。

（3）纠正水、电解质及酸碱平衡失调。

（4）防治感染和中毒。

（5）其他：对症治疗。

2.解除梗阻

解除梗阻分为非手术治疗和手术治疗两大类。

（五）常见几种肠梗阻

1.粘连性肠梗阻

粘连性肠梗阻是肠粘连或肠管被粘连带压迫所致的肠梗阻，较为常见。主要由于腹部手术、炎症、创伤、出血、异物等所致。以小肠梗阻为多见，多为单纯性不完全性梗阻。粘连性肠梗阻多采取非手术治疗，如无效或发生绞窄性肠梗阻时应及时手术治疗。

2.肠扭转

肠扭转指一段肠管沿其系膜长轴旋转而形成的闭袢性肠梗阻,常发生于小肠,其次是乙状结肠。

(1)小肠扭转:多见于青壮年,常在饱餐后立即进行剧烈活动时发病。表现为突发腹部绞痛,呈持续性伴阵发性加剧,呕吐频繁,腹胀不明显。

(2)乙状结肠扭转:多见于老年人,常有便秘习惯,表现为腹部绞痛,明显腹胀,呕吐不明显。肠扭转是较严重的机械性肠梗阻,可在短时间内发生肠绞窄、坏死,一经诊断,应急症手术治疗。

3.肠套叠

指一段肠管套入与其相连的肠管内,以回结肠型(回肠末端套入结肠)最多见。肠套叠多见于 2 岁以下婴幼儿。典型表现为阵发性腹痛、果酱样血便和腊肠样肿块(多位于右上腹),右下腹触诊有空虚感。X 线空气或钡剂灌肠显示空气或钡剂在结肠内受阻,梗阻端的钡剂影像呈"杯口状"或"弹簧状"阴影。早期肠套叠可试行空气灌肠复位,无效者或病期超过 48 小时,怀疑有肠坏死或肠穿孔者,应行手术治疗。

4.蛔虫性肠梗阻

由于蛔虫聚集成团并刺激肠管痉挛致肠腔堵塞,多见于 2～10 岁儿童,驱虫不当常为诱因。主要表现为阵发性脐部周围腹痛,伴呕吐,腹胀不明显。部分患者腹部可触及变形、变位的条索状团块。少数患者可并发肠扭转或肠壁坏死穿孔,蛔虫进入腹腔引起腹膜炎。单纯性蛔虫堵塞多采用非手术治疗,包括解痉止痛、禁食、酌情胃肠减压、输液、口服植物油驱虫等,若无效或并发肠扭转、腹膜炎时,应行手术取虫。

二、护理诊断/问题

(一)疼痛

疼痛与肠内容物不能正常运行或通过障碍有关。

(二)体液不足

体液不足与呕吐、禁食、胃肠减压、肠腔积液有关。

(三)潜在并发症

肠坏死、腹腔感染、休克。

三、护理措施

(一)非手术治疗的护理

(1)饮食:禁食,梗阻缓解 12 小时后可进少量流质饮食,忌甜食和牛奶;48 小时后可进半流食。

(2)胃肠减压,做好相关护理。

(3)体位:生命体征稳定者可取半卧位。

(4)解痉挛、止痛:若无肠绞窄或肠麻痹,可用阿托品解除痉挛、缓解疼痛,禁用吗啡类止痛药,以免掩盖病情。

(5)输液:纠正水、电解质和酸碱失衡,记录 24 小时出入液量。

(6)防治感染和中毒:遵照医嘱应用抗生素。

(7)严密观察病情变化:出现下列情况时应考虑有绞窄性肠梗阻的可能,应及早采取手术治疗。①腹痛发作急骤,为持续性剧烈疼痛,或在阵发性加重之间仍有持续性腹痛,肠鸣音可不亢进。②早期出现休克。③呕吐早、剧烈而频繁。④腹胀不对称,腹部有局部隆起或触及有压痛的包块。⑤明显的腹膜刺激征,体温升高、脉快、白细胞计数和中性粒细胞比例增高。⑥呕吐物、胃肠减压抽出液、肛门排出物为血性或腹腔穿刺抽出血性液。⑦腹部 X 线检查可见孤立、固定的肠袢。⑧经积极非手术治疗后症状、体征无明显改善者。

(二)手术前后的护理

1.术前准备

除上述非手术护理措施外,按腹部外科常规行术前准备。

2.术后护理

(1)病情观察,观察患者生命体征、腹部症状和体征的变化,伤口敷料及引流情况,及早发现术后并发症。

(2)卧位,麻醉清醒、血压平稳后取半卧位。

(3)禁食、胃肠减压,待排气后,逐步恢复饮食。

(4)防止感染,遵照医嘱应用抗生素。

(5)鼓励患者早期活动。

(路建旭)

第四节 急性化脓性腹膜炎

一、概念

急性化脓性腹膜炎是指由化脓性细菌,包括需氧菌和厌氧菌或两者混合所引起的腹膜腔急性感染。急性化脓性腹膜炎累及整个腹腔称为急性弥散性腹膜炎,腹膜腔炎症仅局限于病灶局部称为局限性腹膜炎,并可形成脓肿。根据腹腔内有无病变又分为原发性腹膜炎和继发性腹膜炎。腹腔内无原发病灶,而是血源性引起的,称为原发性腹膜炎,占 2%。继发于腹腔内空腔脏器穿孔、损伤破裂、炎症扩散和手术污染等所引起的腹膜炎,称之为继发性腹膜炎,是急性化脓性腹膜炎中最常见的一种,占 98%。

二、临床表现

(一)腹痛

腹痛是最主要的症状,一般都很剧烈,不能忍受,且呈持续性,当患者深呼吸、咳嗽、转动体位时加重,故患者多不愿意改变体位。疼痛先以原发病灶处最明显,随炎症扩散可波及全腹。

(二)恶心、呕吐

恶心、呕吐为早期出现胃肠道症状。腹膜受到刺激,引起反射性恶心,呕吐,呕吐物为胃内容物。当出现麻痹性肠梗阻时,可吐出黄绿色胆汁,甚至粪质样内容物。

(三)全身症状

随着炎症发展,患者出现高热、大汗、口干、脉速、呼吸浅快等全身中毒症状,后期出现眼窝凹陷、四肢发冷、呼吸急促、脉搏细弱、血压下降、严重缺水、代谢性酸中毒及感染性休克的表现。但年老体衰或病情晚期者体温不一定升高,如脉搏加快,体温反而下降,提示病情恶化。

(四)腹部体征

腹胀明显,腹式呼吸减弱或消失。腹部有压痛、反跳痛、肌紧张,是腹膜炎的重要体征,称为腹膜刺激征。腹肌呈"木板样"多为胃十二指肠穿孔的临床表现,而老年、幼儿或极度虚弱的患者腹肌紧张可不明显,易被忽视。胃十二指肠穿孔时,腹腔可有游离气体,叩诊肝浊音界缩小或消失。腹腔内有较多积液时,移动性浊音呈阳性。

三、辅助检查

(一)血液检查

白细胞总数及中性粒细胞升高,可出现中毒性颗粒。病情危重或机体反应低下时,白细胞计数可不增高。

(二)腹部 X 线检查

立位平片,可见膈下游离气体;卧位片,在腹膜炎有肠麻痹时可见肠袢普遍胀气,肠间隙增宽及腹膜外脂肪线模糊以至消失。

(三)直肠指检

有无直肠前壁触痛、饱满,可判断有无盆腔感染或盆腔脓肿形成。

(四)B 超检查

B 超检查可帮助判断腹腔病变部位。

(五)腹腔穿刺

可根据抽出液性状、气味、混浊度做细菌培养、涂片,以及淀粉酶测定来帮助诊断及确定病变部位和性质。

四、护理措施

急性腹膜炎的治疗分为非手术和手术两种方法。非手术疗法主要适用于原发性腹膜炎;急性腹膜炎原因不明,病情不重,全身情况较好;炎症已有局限化趋势,症状有所好转。手术疗法主要适用于腹腔内病变严重;腹膜炎重或腹膜炎原因不明,无局限趋势;患者一般情况差,腹水多,肠麻痹重或中毒症状明显,甚至出现休克者;经短期(一般不超过 8~12 小时)非手术治疗症状及体征不缓解反而加重者。其治疗原则是处理原发病灶,消除引起腹膜炎的病因,清理或引流腹腔,促使腹腔脓性渗出液尽早局限、吸收。

(一)术前护理

(1)病情观察:定时监测体温、脉搏、呼吸、血压,准确记录 24 小时出入量。观察腹部体征变化,对休克患者应监测中心静脉压及血气分析数值。

(2)禁食:尤其是胃肠道穿孔者,可减少胃肠道内容物继续溢入腹腔。

(3)胃肠减压:可减轻胃肠道内积气、积液,减少胃肠内容物继续溢入腹腔,有利或减轻腹膜的疼痛刺激,减少毒素吸收,降低肠壁张力,改善肠壁血液供给,利于炎症局限,并促进胃肠道蠕动恢复。

(4)保持水、电解质平衡:腹膜炎时,腹腔内有大量液体渗出,加之呕吐,患者不仅丧失水、电解质,也丧失了大量的血浆,应根据患者的临床表现和血生化测定、中心静脉压等监测,输入适量的晶体液和胶体液,纠正水、电解质和酸碱失衡,保持尿量每小时 30 mL 以上。

(5)抗感染:继发性腹膜炎常为混合感染,因此需针对性地、大剂量联合应用抗生素。

(6)对诊断不明确者,应严禁使用止痛剂,以免掩盖病情,贻误诊断和治疗。

(7)积极做好手术准备,做好患者及家属的工作,解除思想顾虑,积极配合治疗。

(二)术后护理

(1)定时监测体温、脉搏、呼吸、血压及尿量的变化。

(2)患者血压平稳后,应取半卧位,以利于腹腔引流,减轻腹胀,改善呼吸。

(3)补液与营养:由于术前大量体液丧失,患者术后又需禁食,故要注意水、电解质平衡,酸碱平衡和营养的补充。

(4)继续胃肠减压:腹膜炎患者虽经手术治疗,但腹膜的炎症尚未清除,肠蠕动尚未恢复,故应禁食,同时采用有效的胃肠减压,直至肠蠕动恢复,肛门排气后,方可拔除胃管,开始进食。

(5)引流的护理:妥善固定引流管,避免受压、扭曲,保持通畅,观察并记录引流量、颜色、气味等。如需用负压吸引者应注意负压大小,如用双套管引流者,常需用抗生素盐水冲洗,冲洗时应注意无菌操作,记录冲洗量和引流量及性状。冲洗时注意保持床铺的干燥。

(6)应用抗生素以减轻和防治腹腔残余感染。

(7)为了减少患者的不适,酌情使用止痛剂。

(8)鼓励患者早期活动,防止肠粘连。

(9)观察有无腹腔残余脓肿,如患者体温持续不退或下降后又有升高,白细胞计数升高,全身有中毒症状,以及腹部局部体征的变化,大便次数增多等提示有残余脓肿,应及时报告医师处理。

(三)健康教育

(1)术后肠功能恢复后的饮食要根据不同疾病具体计划,先吃流质饮食,再过渡到半流饮食。应指导和鼓励患者吃易消化、高蛋白质、高热量、高维生素饮食。

(2)向患者解释术后半卧位的意义。在病情允许的情况下,应鼓励患者尽早下床活动。

(3)出院后如突然出现腹痛加重,应及时到医院就诊。

(路建旭)

第五节 急性上消化道出血

一、概论

急性上消化道出血是指屈氏韧带以上的消化道包括食管、胃、十二指肠、胆管及胰管的出血,胃空肠吻合术后的空肠上段出血也包括在内。大量出血是指短时间内出血量超过 1 000 mL 或达血容量 20% 的出血。上消化道出血为临床常见急症,以呕血、黑便为主要症状,常伴有血容量不足的临床表现。

(一)病因

上消化道疾病和全身性疾病均可引起上消化道出血,临床上最常见的病因是消化性溃疡、食管胃底静脉曲张破裂、急性胃黏膜损害及胃癌。糜烂性食管炎、食管贲门黏膜撕裂综合征引起的出血也不少见。其他原因见表 11-2。

表 11-2　上消化道出血的常见病因

食管疾病	食管静脉曲张、食管贲门黏膜撕裂症(Mallory-Weiss综合征)、糜烂性食管炎、食管癌
胃部疾病	胃溃疡、急性胃黏膜损害、胃底静脉曲张、门脉高压性胃黏膜损害、胃癌、胃息肉
十二指肠疾病	溃疡、十二指肠炎、憩室
邻近器官疾病	胆管出血(胆石症、肝胆肿瘤等)、胰腺疾病(假性囊肿、胰腺癌等)、主动脉瘤破裂入上消化道
全身性疾病	血液病(白血病、血小板减少性紫癜等)、尿毒症、血管性疾病(遗传性出血性毛细血管扩张症等)

(二)诊断

1.临床表现特点

(1)呕血与黑便:是上消化道出血的直接证据。幽门以上出血且出血量大者常表现为呕血。呕出鲜红色血液或血块者表明出血量大、速度快,血液在胃内停留时间短。若出血速度较慢,血液在胃内经胃酸作用后变性,则呕吐物可呈咖啡样。幽门以下出血表现为黑便,但如出血量大而迅速,幽门以下出血也可以反流到胃腔而引起恶心、呕吐,表现为呕血。黑便的颜色取决于出血的速度与肠道蠕动的快慢。粪便在肠道内停留的时间短,可排出暗红色的粪便。反之,空肠、回肠,甚至右半结肠出血,如在肠道中停留时间长,也可表现为黑便。

(2)失血性周围循环衰竭:急性周围循环衰竭是急性失血的后果,其程度的轻重与出血量及速度有关。少量出血可因机体的代偿机制而不出现临床症状。中等量以上出血常表现为头晕、心悸、口渴、冷汗、烦躁及昏厥。体检可发现面色苍白、皮肤湿冷、心率加快、血压下降。大量出血者可在黑便排出前出现晕厥与休克,应与其他原因引起的休克鉴别。老年人大量出血可引起心、脑方面的并发症,应引起重视。

(3)氮质血症:上消化道出血后常出现血中尿素氮浓度升高,24～28 小时达高峰,一般不超过 14.3 mmol/L(40 mg/dL),3～4 天降至正常。若出血前肾功能正常,出血后尿素氮浓度持续升高或下降后又再升高,应警惕继续出血或止血后再出血的可能。

(4)发热:上消化道出血后,多数患者在 24 小时内出现低热,但一般不超过 38 ℃,持续 3～4 天降至正常。引起发热的原因尚不清楚,可能与出血后循环血容量减少,周围循环障碍,导致体温调节中枢的功能紊乱,再加以贫血的影响等因素有关。

2.实验室及其他辅助检查特点

(1)血常规:红细胞及血红蛋白在急性出血后 3～4 小时开始下降,血细胞比容也下降。白细胞稍有反应性升高。

(2)隐血试验:呕吐物或黑便隐血反应呈强阳性。

(3)血尿素氮:出血后数小时内开始升高,24～28 小时内达高峰,3～4 天降至正常。

3.诊断与鉴别诊断

根据呕血、黑便和血容量不足的临床表现,以及呕吐物、黑便隐血反应呈强阳性,红细胞计数和血红蛋白浓度下降的实验室证据,可做出消化道出血的诊断。下面几点在临床工作中值得注意。

(1)上消化道出血的早期识别:呕血及黑便是上消化道出血的特征性表现,但应注意部分患者在呕血及黑便前即出现急性周围循环衰竭的征象,应与其他原因引起的休克或内出血鉴别。及时进行直肠指检可较早发现尚未排出体外的血液,有助于早期诊断。

　　呕血和黑便应和鼻出血、拔牙或扁桃体切除术后吞下血液鉴别,通过询问发病过程与手术史不难加以排除。进食动物血液、口服铁剂、铋剂及某些中药,也可引起黑色粪便,但均无血容量不足的表现与红细胞、血红蛋白降低的证据,可以借此加以区别。呕血有时尚需与咯血鉴别,支持咯血的要点是:①患者有肺结核、支气管扩张、肺癌、二尖瓣狭窄等病史。②出血方式为咯出,咯出物呈鲜红色,有气泡与痰液,呈碱性。③咯血前有咳嗽、喉痒、胸闷、气促等呼吸道症状。④咯血后通常不伴黑便,但仍有血丝痰。⑤胸部X线片通常可发现肺部病灶。

　　(2)出血严重程度的估计:由于出血大部分积存于胃肠道,单凭呕出或排出量估计实际出血量是不准确的。根据临床实践经验,下列指标有助于估计出血量。出血量每天超过 5 mL 时,粪便隐血试验则可呈阳性;当出血量超过 60 mL,可表现为黑便;呕血则表示出血量较大或出血速度快。若出血量在 500 mL 以内,由于周围血管及内脏血管的代偿性收缩,可使重要器官获得足够的血液供应,因而症状轻微或者不引起症状。若出血量超过 500 mL,可出现全身症状,如头晕、心悸、乏力、出冷汗等。若短时间内出血量>1 000 mL,或达全身血容量的 20% 时,可出现循环衰竭表现,如四肢厥冷、少尿、晕厥等,此时收缩压可<12.0 kPa(90 mmHg)或较基础血压下降 25%,心率>120 次/分,血红蛋白<70 g/L。事实上,当患者体位改变时出现血压下降及心率加快,说明患者血容量明显不足、出血量较大。因此,仔细测量患者卧位与直立位的血压与心率,对估计出血量很有帮助。另外,应注意不同年龄与体质的患者对出血后血容量不足的代偿功能相差很大,因而相同出血量在不同患者引起的症状也有很大差别。

　　(3)出血是否停止的判断:上消化道出血经过恰当的治疗,可于短时间内停止出血。但由于肠道内积血需经数天(3 天)才能排尽,因此不能以黑便作为判断继续出血的指征。临床上出现以下情况应考虑继续出血的可能:①反复呕血,或黑便次数增多,粪质转为稀烂或暗红。②周围循环衰竭经积极补液输血后未见明显改善。③红细胞计数、血红蛋白测定与血细胞比容继续下降,网织红细胞持续增高。④在补液与尿量足够的情况下,血尿素氮持续或再次增高。

　　一般来讲,一次出血后 48 小时以上未再出血,再出血的可能性较小。而过去有多次出血史,本次出血量大或伴呕血,24 小时内反复大出血,出血原因为食管胃底静脉曲张破裂、有高血压病史或有明显动脉硬化者,再出血的可能性较大。

　　(4)出血的病因诊断:过去病史、症状与体征可为出血的病因诊断提供重要线索,但确诊出血原因与部位需靠器械检查。①内镜检查:是诊断上消化道出血最常用与准确的方法。出血后 24~48 小时内的紧急内镜检查价值更大,可发现十二指肠降部以上的出血灶,尤其对急性胃黏膜损害的诊断更具意义,因为该类损害可在几日内愈合而不留下痕迹。有报道,紧急内镜检查可发现 90% 的出血原因。在紧急内镜检查前需先补充血容量,纠正休克。一般认为,患者收缩压>12.0 kPa(90 mmHg)、心率<110 次/分、血红蛋白浓度≥70 g/L 时,进行内镜检查较为安全。若有活动性出血,内镜检查前应先插鼻胃管,抽吸胃内积血,并用生理盐水灌洗至抽吸物清亮,然后拔管行胃镜检查,以免积血影响观察。②X 线钡餐检查:上消化道出血患者何时行钡餐检查较合适,各家有争论。早期活动性出血期间胃内积血或血块影响观察,且患者处于危急状态,需要进行输血、补液等抢救措施而难以配合检查。早期行 X 线钡餐检查还有引起再出血之虞,因此目前主张 X 线钡餐检查最好的出血停止和病情稳定数天后进行。③选择性腹腔动脉造影:若上述检查未能发现出血部位与原因,可行选择性肠系膜上动脉造影。若有活动性出血,且出血速度>0.5 mL/min 时,可发现出血病灶。可同时行栓塞治疗而达到止血的目的。④胶囊内镜:用于常规胃、肠镜检查无法找到出血灶的原因未明消化道出血患者,是近年来主要用于小肠疾病检查的新技术。国内外已有较多胶囊内镜用于不明原因消化道出血检查的报道,病灶检出率为 $50\%\sim75\%$,显性出血者病变检出率高于隐性出血者。胶囊内镜检查的优点是无创、患者容易接受,可提示活动性出血的部位。缺点是胶囊内镜不能操控,对病灶的暴露有时不理想,也不能取病理活检。⑤小肠镜:推进式小肠镜可窥见 Treitz 韧带远端约 100 cm 的空肠,对不明原因消化道出血的病因诊断率可达 $40\%\sim65\%$ 。该检查需用专用外套管,患者较痛苦,有一定的并发症发生率。近年应用于临床的双气囊小肠镜可检查全小肠,大大提高了不明原因消化道出血的病因诊断率。据国内外报道,双气囊全小肠镜对不明原因消化道出血的病因诊断率在 $60\%\sim77\%$ 。双气囊全小肠镜的优势在于能够对可疑病灶进行仔细观察、取活检,且可进行内镜下止血治疗,如氩离子凝固术、注射止血术或息肉切除术等。对原因未明的消化道出血患者有条件的医院应尽早行全小肠镜检查。⑥放射性核素 ^{99m}Tc :标记红细胞扫描注射 ^{99m}Tc 标记红细胞后,连续扫描 $10\sim60$ 分钟,如发现腹腔内异常放射性浓聚区则视为阳性。可依据放射性浓聚区所在部位及其在胃肠道的移动来判断消化道出血的可能部位,适用于怀疑小肠出血的患者,也可作为选择性腹腔动脉造影的初筛方法,为选择性动脉造影提供依据。

(三)治疗

上消化道出血病情急、变化快,严重时可危及患者生命,应采取积极措施进行抢救。这里叙述各种病因引起的上消化道出血的治疗的共同原则,其不同点在随后各节中分别叙述。

1.抗休克

上消化道出血的初步诊断一经确立,则抗休克、迅速补充血容量应放在一切医疗措施的首位,不应忙于进行各种检查。可选用生理盐水、林格液、右旋糖酐或其他血浆代用品。出血量较大者,特别是出现循环衰竭者,应尽快输入足量同型浓缩红细胞或全血。出现下列情况时有紧急输血指征:①患者改变体位时出现晕厥。②收缩压 <12.0 kPa(90 mmHg)。③血红蛋白浓度 <70 g/L。对于肝硬化食管胃底静脉曲张破裂出血者应尽量输入新鲜血,且输血量适中,以免门静脉压力增高导致再出血。

2.迅速提高胃内酸碱度(pH)

当胃内 pH 提高至 5 时,胃内胃蛋白酶原的激活明显减少,活性降低。而 pH 升高至 7 时,则胃内的消化酶活性基本消失,对出血部位凝血块的消化作用消失,起到协助止血的作用。自身消化作用的减弱或消失,对溃疡或破损部位的修复也起促进作用,有利于出血病灶的愈合。

3.止血

根据不同的病因与具体情况,因地制宜选用最有效的止血措施。

4.监护

严密监测病情变化,患者应卧床休息,保持安静,保持呼吸道通畅,避免呕血时血阻塞呼吸道而引起窒息。严密监测患者的生命体征,如血压、脉搏、呼吸、尿量及神志变化。观察呕血及黑便情况,定期复查红细胞数、血红蛋白浓度、血细胞比容。必要时行中心静脉压测定。对老年患者根据具体情况进行心电监护。

留置鼻胃管可根据抽吸物颜色监测胃内出血情况,也可通过胃管注入局部止血药物,有助于止血。

二、消化性溃疡出血

胃及十二指肠溃疡出血占全部上消化道出血病因的 50% 左右。

(一)诊断

(1)根据本病的慢性过程、周期性发作及节律性上腹痛,一般可做出初步诊断。出血前上腹部疼痛常加重,出血后可减轻或缓解。应注意15%患者可无上腹痛病史,而以上消化道出血为首发症状。也有部分患者虽有上腹部疼痛症状,但规律性并不明显。

(2)胃镜检查常可发现溃疡灶。对无明显病史、诊断疑难或有助于治疗时,应争取行紧急胃镜检查。若有胃镜检查禁忌证或无条件行胃镜检查,可于出血停止后数天行 X 线钡餐检查。

(二)治疗

治疗原则与上述相同。一般少量出血经适当内科治疗后可于短期内止血,大量出血则应引起高度重视,宜采取综合治疗措施。

1.饮食

目前不主张过分严格的禁食。若患者无呕血或明显活动性出血的征象,可予流质饮食,并逐渐过渡到半流质饮食。但若患者有频繁呕血或解稀烂黑便,甚至暗红色血便,则主张暂时禁食,直至活动性出血停止才予进食。

2.提高胃内 pH 的措施

主要措施是静脉内使用抑制胃酸分泌的药物。静脉使用质子泵抑制剂如奥美拉唑首剂80 mg,然后每 12 小时 40 mg 维持。国外有报道首剂注射 80 mg 后以每小时 8 mg 的速度持续静脉滴注,认为可稳定提高胃内 pH,提高止血效果。当活动性出血停止后,可改口服治疗。

3.内镜下止血

内镜下止血是溃疡出血止血的首选方法,疗效肯定。常用方法包括注射疗法,在出血部位附近注射1∶10 000肾上腺素溶液,热凝固方法(电极、热探头、氩离子凝固术等)。目前主张首选热凝固疗法或联合治疗,即注射疗法加热凝固方法,或止血类加注射疗法。可根据条件及医师经验选用。

4.手术治疗

经积极内科治疗仍有活动性出血者,应及时邀请外科医师会诊。手术治疗仍是消化性溃疡出血治疗的有效手段,其指征为:①严重出血经内科积极治疗仍不止血,血压难以维持正常,或血压虽已正常,但又再次大出血的。②以往曾有多次严重出血,间隔时间较短后又再次出血的。③合并幽门梗阻、穿孔,或疑有癌患者。

三、食管胃底静脉曲张破裂出血

此为上消化道出血常见病因,出血量往往较大,病情凶险,病死率较高。

(一)诊断

(1)起病急,出血量往往较大,常有呕血。

(2)有慢性肝病史。若发现黄疸、蜘蛛痣、肝掌、腹壁静脉曲张、脾脏肿大、腹水等有助于诊断。

(3)实验室检查可发现肝功能异常,特别是白/球蛋白比例倒置、凝血酶原时间延长、血清胆红素增高。血常规检查有红细胞、白细胞及血小板减少等脾功能亢进表现。

(4)胃镜检查或食管吞钡检查发现食管静脉曲张。

值得注意的是,有不少的肝硬化消化道出血原因不是食管胃底静脉曲张破裂出血所致,而是急性胃黏膜糜烂或消化性溃疡。急诊胃镜检查对出血原因部位的诊断具有重要意义。

(二)治疗

除按前述紧急治疗、输液及输血抗休克、使用抑制胃酸分泌药物外,下列方法可根据具体情况选用。

1.药物治疗

药物治疗是各种止血治疗措施的基础,在建立静脉通路后即可使用,为后续的各种治疗措施创造条件。

(1)生长抑素及其类似品:可降低门静脉压力。国内外临床试验表明,该类药物对控制食管胃底曲张静脉出血有效,止血有效率在70%~90%,与气囊压迫相似。目前供应临床使用的有14肽生长抑素,用法是首剂250 μg静脉注射,继而3 mg加入5%葡萄糖液500 mL中,250 μg/h连续静脉滴注,连用3~4天。因该药半减期短,若输液中断超过3分钟,需追加250 μg静脉注射,以维持有效的血药浓度。奥曲肽是一种合成的8肽生长抑素类似物,具有与14肽相似的生物学活性,半减期较长。其用法是奥曲肽首剂100 μg静脉注射,继而600 μg,加入5%葡萄糖液500 mL中,以25~50 μg/h速度静脉滴注,连用3~4天。生长抑素治疗食管静脉曲张破裂出血止血率与气囊压迫相似,其最大的优点是无明显的不良反应。在硬化治疗前使用有利于减少活动性出血,使视野清晰,便于治疗。硬化治疗后再静脉滴注一段时间可减少再出血的机会。

(2)血管加压素:作用机制是通过对内脏血管的收缩作用,减少门静脉血流量,降低门静脉及其侧支的压力,从而控制食管、胃底静脉曲张破裂出血。目前推荐的疗法是0.2 U/min,持续静脉滴注,视治疗反应,可逐渐增加剂量,至0.4 U/min。如出血得到控制,应继续用药8~12小时,然后停药。如果治疗4~6小时后仍不能控制出血,或出血一度中止而后又复发,应及时改用其他疗法。由于血管加压素具有收缩全身血管的作用,其不良反应包括血压升高、心动过缓、心律失常、心绞痛、心肌梗死、缺血性腹痛等。

目前主张在使用血管加压素同时使用硝酸甘油,以减少前者引起的全身不良反应,取得良好效果,尤以有冠心病、高血压病史者效果更好。具体用法是在应用血管加压素后,舌下含服硝酸甘油0.6 mg,每30分钟1次。也有主张使用硝酸甘油40~400 μg/min静脉滴注,根据患者血压调整剂量。

2.内镜治疗

(1)硬化栓塞疗法(EVS):在有条件的医疗单位,EVS为当今控制食管静脉曲张破裂出血的首选疗法。多数报道,EVS紧急止血成功率超过90%,EVS治疗组出血致死率较其他疗法明显降低。

适应证:一般来说,不论什么原因引起的食管静脉曲张破裂出血,均可考虑行EVS,下列情况下更是EVS的指征:重度肝功能不全、储备功能低下如Child C级、低血浆蛋白质、血清胆红素升高的患者;合并有心、肺、脑、肾等重要器官疾病而不宜手术者;合有预后不良或无法切除之恶性肿瘤者,尤以肝癌为常见;已行手术治疗而再度出血,不可再次手术治疗,而常规治疗无效者;经保守治疗(包括三腔二囊管压迫)无效者。

禁忌证:有效血容量不足,血循环状态尚不稳定者;正在不断大量呕血者,因为行EVS可造成呼吸道误吸,加上视野不清也无法进行治疗操作;已濒临呼吸衰竭者,由于插管可加重呼吸困难,甚至呼吸停止;肝性脑病或其他原因意识不清无法合作者;严重心律失常或新近发生心肌梗死者;出血倾向严重,虽然内科纠正治疗,但仍远未接近正常者;长期用三腔二囊管压迫,可能造成较广泛的溃疡及坏死者,EVS疗效常不满意。

硬化剂的选择:常用的硬化剂有下列几种。①乙氧硬化醇(AS):主要成分为表面麻醉剂polidocanol与乙醇,AS 的特点是对组织损伤作用小,有较强的致组织纤维作用,黏度低,可用较细的注射针注入,是一种比较安全的硬化剂。AS 可用于血管旁与血管内注射,血管旁每点 2～3 mL,每条静脉内4～5 mL,每次总量不超过 30 mL。②乙醇胺油酸酯(EO):以血管内注射为主,因可引起较明显的组织损害,每条静脉内不超过5 mL,血管旁每点不超过 3 mL,每次总量不超过20 mL。③十四羟基硫酸钠(TSS):据报道硬化作用较强,止血效果好,用于血管内注射。④纯乙醇:以血管内注射为主,每条静脉不超过 1 mL,血管外每点不超过 0.6 mL。⑤鱼肝油酸钠:以血管内注射为主,每条静脉 2～5 mL,总量不超过 20 mL。

术前准备:补充血容量,纠正休克;配血备用;带静脉补液进入操作室;注射针充分消毒,检查内镜、注射针、吸引器性能良好;最好使用药物先控制出血,使视野清晰,便于选择注射点。

操作方法:按常规插入胃镜,观察曲张静脉情况,确定注射部位。在齿状线上 2～3 cm 穿刺出血征象和出血最明显的血管,注入适量(根据不同硬化剂决定注射量)硬化剂。每次可同时注射 1～3 条血管,但应在不同平面注射(相隔 3 cm),以免引起术后吞咽困难。也有人同时在出血静脉或曲张最明显的静脉旁注射硬化剂,以达到直接压迫作用,继而化学性炎症、血管旁纤维结缔组织增生,使曲张静脉硬化。每次静脉注射完毕后退出注射针,用附在镜身弯曲部的止血气囊或直接用镜头压迫穿刺点 1 分钟,以达到止血的目的。若有渗血,可局部喷洒凝血酶或 25%孟氏液,仔细观察无活动性出血后出镜。

术后治疗:术后应继续卧床休息,密切注意出血情况,监测血压等生命指征,禁食 24 小时,补液,酌情使用抗生素,根据病情继续使用降低门静脉压力的药物(后述)。首次治疗止血成功后,应在 1～2 周后进行重复治疗,直至曲张静脉完全消失或只留白色硬索状血管,多数患者施行3～5次治疗后可达到此目的。

并发症如下。①出血:在穿刺部位出现渗血或喷血,可在出血处再补注 1～2 针,可达到止血作用。②胸痛、胸腔积液和发热:可能与硬化剂引起曲张静脉周围炎症、食管溃疡、纵隔炎、胸膜炎的发生有关。③食管溃疡和狭窄。④胃溃疡及出血性胃炎:可能与 EVS 后胃血流淤滞加重、应激、从穿刺点溢出的硬化剂对胃黏膜的直接损害有关。

(2)食管静脉曲张套扎术(EVL):适应证、禁忌证与 EVS 大致相同。其操作要点是在内镜直视下把曲张静脉用负压吸引入附加在内镜前端特制的内套管中,然后通过牵拉引线,使内套管沿外套管回缩,把原放置在内套管上的特制橡皮圈套入已被吸入内套管内的静脉上,阻断曲张静脉的血流,起到与硬化剂栓塞相同的效果。每次可套扎 5～10 个部位。和 EVS 相比,两者止血率相近,可达 90%左右。其优点是 EVL 不引起注射部位出血和系统并发症,值得进一步推广。

3.三腔二囊管

三腔二囊管压迫是传统的有效止血方法,其止血成功率在 44%～90%,由于存在一定的并发症,目前大医院已较少使用。主要用于药物效果不佳,暂时无法进行内镜治疗者,也适用于基层单位不具备内镜治疗的技术或条件者。

(1)插管前准备:①向患者说明插管的必要性与重要性,取得其合作。②仔细检查三腔管各通道是否通畅,气囊充气后作水下检查有无漏气,同时测量气囊充气量,一般胃囊注气 200～300 mL[用血压计测定内压,以 5.3～6.7 kPa(40～50 mmHg)为宜],食管囊注气 150～200 mL[压力以 4.0～5.3 kPa(30～40 mmHg)为宜],同时要求注气后气囊膨胀均匀,大小、张力适中,并做好各管刻度标记。③插管时若患者能忍受,最好不用咽部麻醉剂,以保存喉头反射,防止吸入性肺炎。

（2）正确的气囊压迫：插管前先测知胃囊上端至管前端的距离，然后将气囊完全抽空，气囊与导管均外涂液状石蜡，通过鼻孔或口腔缓缓插入。当至 50～60 cm 刻度时，套上 50 mL 注射器从胃管作回抽。如抽出血性液体，表示已到达胃腔，并有活动性出血。先将胃内积血抽空，用生理盐水冲洗。然后用注射器注气，将胃气囊充气 200～300 mL，再将管轻轻提拉，直到感到管子有弹性阻力时，表示胃气囊已压于胃底贲门部，此时可用宽胶布将管子固定于上唇一侧，并用滑车加重量 500 g（如 500 mL 生理盐水瓶加水 250 mL）牵引止血。定时抽吸胃管，若不再抽出血性液体，说明压迫有效，此时可继续观察，不用再向食管囊注气。否则应向食管囊充气 150～200 mL，使压力维持在 4.0～5.3 kPa（30～40 mmHg），压迫出血的食管曲张静脉。

（3）气囊压迫时间：第一个 24 小时可持续压迫，定时监测气囊压力，及时补充气体。每 1～2 小时从胃管抽吸胃内容物，观察出血情况，并可同时监测胃内 pH。压迫 24 小时后每间隔 6 小时放气 1 次，放气前宜让患者吞入石蜡油 15 mL，润滑食管黏膜，以防止囊壁与黏膜黏附。先解除牵拉的重力，抽出食管囊气体，再放胃囊气体，也有人主张可不放胃囊气体，只需把三腔管向胃腔内推入少许则可解除胃底黏膜压迫。每次放气观察 15～30 分钟后再注气压迫。间歇放气的目的在于改善局部血循环，避免发生黏膜坏死糜烂。出血停止 24 小时后可完全放气，但仍将三腔管保留于胃内，再观察 24 小时，如仍无再出血方可拔出。一般三腔二囊管放置时间以不超过 72 小时为宜，也有报告长达 7 天而未见黏膜糜烂者。

（4）拔管前后注意事项：拔管前先给患者服用石蜡油 15～30 mL，然后抽空 2 个气囊中的气体，慢慢拔出三腔二囊管。拔管后仍需禁食 1 天，然后给予温流质饮食，视具体情况再逐渐过渡到半流质和软食。

三腔二囊管如使用不当，可出现以下并发症：①曲张静脉糜烂破裂。②气囊脱出阻塞呼吸道引起窒息。③胃气囊进入食管导致食管破裂。④食管和/或胃底黏膜因受压发生糜烂。⑤呕吐反流引起吸入性肺炎。⑥气囊漏气使止血失败，若不注意观察可继续出血引起休克。

4.经皮经颈静脉肝穿刺肝内门体分流术（TIPS）

TIPS 是影像学 X 线监视下的介入治疗技术。通过颈静脉插管到达肝静脉，用特制穿刺针穿过肝实质，进入门静脉。放置导线后反复扩张，最后在这个人工隧道内置入 1 个可扩张的金属支架，建立人工瘘管，实施门体分流，降低门静脉压力，达到治疗食管胃底曲张静脉破裂出血的目的。TIPS 要求有相当的设备与技术，费用昂贵，推广普及尚有困难。

5.手术治疗

大出血时有效循环血量骤降，肝供血量减少，可导致肝功能进一步的恶化，患者对手术的耐受性低，急症分流术死亡率达 15%～30%，断流术死亡率 7.7%～43.3%。因此，在大出血期间应尽量采用各种非手术治疗，若不能止血才考虑行外科手术治疗。急症手术原则上采取并发症少、止血效果确切及简易的方法，如食管胃底曲张静脉缝扎术、门-奇静脉断流术等。待出血控制后再行择期手术，如远端脾-肾静脉分流术等，以解决门静脉高压问题，预防再出血。

四、其他原因引起的上消化道出血

（一）急性胃黏膜损害

本病是以一组胃黏膜糜烂或急性溃疡为特征的急性胃黏膜表浅性损害，常引起急性出血。主要包括急性出血性糜烂性胃炎和应激性溃疡，是上消化道出血的常见病因。

1.病因

(1)服用非甾体抗炎药(阿司匹林、吲哚美辛等)。

(2)大量酗烈性酒。

(3)应激状态(大面积烧伤、严重创伤、脑血管意外、休克、败血症、心肺功能不全等)。

2.诊断

(1)具备上述病因之一者。

(2)出血后 24～48 小时内急诊胃镜检查发现胃黏膜(以胃体为主)多发性糜烂或急性浅表小溃疡;有时可见活动性出血。

3.治疗

本病以内科治疗为主。一般急救措施及补充血容量、抗休克与前述相同。本病的治疗要点如下。

(1)迅速提高胃内 pH,以减少 H^+ 反弥散,降低胃蛋白酶活力,防止胃黏膜自身消化,帮助凝血。可选用质子泵抑制剂如奥美拉唑或潘妥拉唑。

(2)内镜下直视止血:包括出血部位的注射疗法、电凝止血或局部喷洒止血药(凝血酶或去甲肾上腺素溶液等)。

(3)手术治疗:应慎重考虑,因本病病变范围广泛,加上手术本身也是一种应激。对经内科积极治疗无效、出血量大者可考虑手术治疗。

(二)胃癌出血

胃癌一般为持续小量出血,急性大量出血者占 20%～25%,对中年以上男性患者,近期内出现上腹部疼痛或原有疼痛规律消失,食欲下降,消瘦,贫血程度与出血量不符者,应警惕胃癌出血的可能。内镜、活检或 X 线钡餐检查可明确诊断。治疗方法是补充血容量后及早手术治疗。

(三)食管贲门黏膜撕裂综合征

由于剧烈干呕、呕吐或可致腹腔内压力骤增的其他原因,造成食管贲门部黏膜及黏膜下层撕裂并出血。本病为上消化道出血的常见病因之一,约占上消化道出血病因的 10%,部分患者可致严重出血。急诊内镜检查是确诊的最重要方法,镜下可见纵形撕裂,长 3～20 mm,宽 2～3 mm,大多为单个裂伤,以右侧壁最多,左侧壁次之,可见到病灶渗血或有血痂附着。

治疗上除按一般上消化道出血原则治疗外,可在内镜下使用钛夹、电凝、注射疗法等。使用抑制胃酸分泌药物可减少胃酸反流,促进止血与损伤组织的修复。

(四)胆管出血

本病是指胆管或流入胆管的出血,可分为肝内型和肝外型出血。肝内型出血多为肝外伤、肝脏活检、PTC、感染和中毒后肝坏死、血管瘤、恶性肿瘤、肝动脉栓塞等病因所致。肝外型出血多为胆结石、胆管蛔虫、胆管感染、胆管肿瘤、经内镜胆管逆行造影下十二指肠乳头括约肌切开术后、T 管引流等引起。

1.诊断

(1)有上述致病因素存在,临床上出现三大症状:消化道出血、胆绞痛及黄疸。

(2)经内镜检查未发现食管和胃内的出血病变,而十二指肠乳头部有血液或血块排出,即可确认胆管出血。必要时可行 ERCP、PTC、选择性动脉造影、腹部探查中的胆管造影、术中胆管镜直视检查等,均有助于确诊。

2.治疗

首先要查明原发疾病,只有原发病查明后才能制定正确的治疗方案。轻度的胆管出血,一般可用保守疗法止血,急性胆管大出血则应及时手术治疗。除按上述一般紧急治疗、输液及输血、止血药物使用外,以下措施应着重进行。

(1)病因治疗。①控制感染:由于肝内或胆管内化脓性感染所引起的出血,控制感染至关重要,可选用肝胆管系统内浓度较高的抗生素,如头孢菌素类、喹诺酮类等抗生素静脉滴注,可联合两种以上抗生素。②驱蛔治疗:由胆管蛔虫引起者,主要措施是驱蛔、防治感染、解痉镇痛。在内镜直视下钳取嵌顿在壶腹内的蛔虫是一种有效措施。

(2)手术治疗。有下列情况可考虑手术治疗:①持续胆管大出血,经各种治疗仍血压不稳,休克未能有效控制者。②反复的胆管出血,经内科积极治疗无效者。③肝内或肝外有需要外科手术治疗的病变存在者。

五、急救护理

(一)护理目标

(1)保持呼吸道通畅,防止窒息。

(2)保障快速补充血容量,维护血流动力学稳定,抢救生命。

(3)保障及时应用止血药物。

(4)保障三腔二囊管压迫止血安全、有效。

(5)维护患者舒适。

(二)护理措施

1.保持呼吸道通畅,防止窒息

发现卧床患者发生大呕血时,立即帮助其取头高侧卧位,患者取俯卧位呕吐时用手托扶其前额,防止大量血液涌入鼻腔或气道导致窒息。必要时用吸引器及时清除呼吸道、口、鼻咽部的呕吐物和血液。

2.维护血流动力学和生命体征稳定

(1)建立有效的静脉通道立即穿刺体表大静脉,开通 2 条静脉通道,连接三通接头。根据医嘱输注晶体液生理盐水、林格液等来进行最初的容量补充,同时送血标本检验血型、交叉配血等。待静脉充盈后在近端行留置针穿刺,多条通路补液,有休克者中心静脉置管,尽快补充血容量,纠正低血压休克。输液、输血速度开始要快,待血压回升后,根据血压、中心静脉压、尿量和患者心肺功能而定。大量输血前应加温使低温库存血接近体温时再输入,防止快速、大量输入导致患者寒战等不良反应。输液、输血时保持通畅,管道连接处连接紧密,防止脱落。意识不清、躁动者应安全约束,防止拔管。

(2)呕血暂停后,嘱患者绝对安静卧床休息,严禁自行下床以防晕厥。给予吸氧,禁饮食。休克患者平卧位,下肢抬高 30°。

(3)监测患者血压、心率、呼吸等生命体征,老年或休克患者进行心电监护、中心静脉压测定。密切观察患者表情、意识、皮肤色泽、温度与湿度。留置导尿,记录 24 小时出入量和每小时出入量。遵医嘱定期抽取标本检测血红蛋白、红细胞、白细胞、血小板计数、肝肾功能、电解质及血氨分析等。

(4)正确估计和记录出血量(呕血及便血):一般出现临床症状时失血已超过 500 mL;超过

1 000 mL的失血导致血压下降和脉速,如由仰卧位到直立位时,收缩压可下降1.3～2.7 kPa(10～20 mmHg),脉搏增加20次/分或更多;超过2 000 mL的急性出血常表现为临床休克,患者烦躁不安、面色苍白、脉搏细速、冷汗,收缩压低于12.0 kPa(90 mmHg)。

3.三腔两囊管(下称三腔管)压迫止血的护理

对出血病因明确,肝硬化门脉高压致食管-胃底静脉曲张破裂出血者,护士要做好三腔管压迫止血的物品准备,加强护理与观察,保障疗效,杜绝因护理不当而造成的危害和意外。

(1)检查气囊是否完好,有无漏气、偏心。置管后妥善固定,导管贴近鼻翼处要以脱脂棉衬垫,避免压伤局部皮肤。标记刻度,注意检查胃囊及食管囊压力,一般胃囊压力4.9～6.0 kPa(37～45 mmHg),食管囊压力3.0～4.0 kPa(22.5～30 mmHg)。每12小时放气10分钟,防止黏膜压迫坏死。抢救车上备剪刀,以备在胃囊意外滑出时迅速剪断胃管放气,防止堵塞咽喉引起窒息或造成急性食管损伤等意外危险。

(2)观察止血效果。置管后定时抽胃内容物,必要时用生理盐水加止血药灌洗,观察抽出液的颜色,判断止血效果。连续抽出鲜血者,表明止血效果不好,应及时报告医师处理,可增加气囊气量。

(3)保持口腔清洁,每天口腔护理3次。及时吸尽咽喉分泌物,防止吸入性肺炎。三腔管放置时间不宜超过48小时,否则食管、胃底受压迫时间过长发生溃烂、坏死。患者翻身、大小便等活动后注意检查三腔管有无脱出或移位。

(4)如出血已停止,可先排空食管气囊,后排空胃气囊,再观察12～16小时,如再出血可随时再次压迫止血。拔管前,先给患者口服石蜡油15～20 mL,然后缓慢慢将管拔出,擦拭面部,帮助患者漱口。

4.止血药物的应用及护理

(1)静脉用药制酸剂应现配现用,保证疗效,使胃内pH＞6为最佳止血效果;垂体后叶素常用于食管-胃底静脉曲张破裂出血,应用时应逐步调整剂量,剂量过大可导致头痛、腹痛、排便次数增加,也可引起心肌缺血诱发心肌梗死等。输液时要加强巡视,并严防药液外渗导致皮肤坏死,一旦发生渗出,立即给予局部封闭治疗;常用降门静脉压的药物善宁、生长抑素,因半衰期短,中断5分钟后即需要再次给予冲击量,因此需用输液泵匀速泵入,防止中断,以免影响疗效和增加患者费用。该类药物用药速度过快、浓度过大可引起恶心、呕吐,诱发再次出血。

(2)胃管用药冰盐水洗胃或注入孟氏液、凝血酶等止血药物,注意防止呛咳、误吸和窒息。

5.药物治疗无效时,配合医师做好急诊内镜治疗和手术准备

(1)术前向患者及家属做好解释工作,讲明胃镜下止血的必要性及可能出现的问题。询问患者药物过敏史。舌咽部黏膜麻醉,用丁卡因喷咽喉部2～3次。

(2)术中配合准备冰生理盐水50～60 mL加去甲肾上腺素6 mg、凝血酶2 000 U加冰生理盐水20 mL,用于经内镜注入胃内。介入治疗过程中,随时严密观察病情,注意生命体征变化。

(3)术后护理术后应继续观察出血情况。用生理盐水漱口,清洁口腔,去除口腔内积血及麻醉药,防止误吸入气管。禁食、禁饮2小时,防止因口咽部感觉迟钝导致呛咳。2小时后若病情平稳,可进温凉流质饮食。若病情严重则禁食24～72小时。

6.预防感染并发症

严格无菌技术操作,中心静脉置管处每天用碘伏消毒、更换无菌敷料,观察局部有无红肿、渗液等。每天更换输液器和三通接头;意识不清者,每2小时翻身1次,防止皮肤损伤,翻身时注意

防止胃管等脱出。

7.维护患者舒适

呕血后帮助患者漱口或做口腔护理,擦净皮肤、地面的血迹,更换被服,及时倾倒容器内的污物,病室通风,保持空气清洁、无异味。帮助患者取舒适的治疗体位。抢救过程中要保持安静,操作准确、轻巧,尽量减少患者痛苦。

8.心理护理

消化道大出血患者见到排出大量鲜血会产生紧张、恐惧心理,不利于止血和休克的治疗。护士要陪伴、安抚和支持患者。尽快清除血迹,避免不良刺激。实施检查治疗前,向患者说明目的、过程、配合要点等,尽量减轻因强烈的不确定感带来的恐惧。

（路建旭）

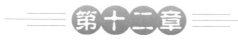

手术室护理

第一节 手术室护理概述

手术室护理工作的内容主要为手术室管理和手术患者的护理。

手术室管理包括对手术室设施、仪器设备、手术器械、周围环境、常用药品的管理,要求物品配备齐全、功能完好并处于备用状态。手术间内部设施、温控、湿控要求应当符合环境卫生学管理和医院感染控制的基本要求。

手术室护理工作具有高风险、高强度、高应急等特点,因此必须与临床科室等有关部门加强联系,有效预防手术患者在手术过程中的意外伤害,保证手术患者的安全和围术期各项工作的顺利进行。

手术室护理实施以手术患者为中心的整体护理模式,根据岗位各司其责,但又需相互密切合作,共同完成护理任务。

一、手术室巡回护士

(一)手术前一天

1.术前访视

术前一天至病房访视手术患者,有异常特殊情况及时交班。

2.术前用物检查

检查灭菌手术用物是否符合规范、准备齐全;检查次日手术所用仪器、设备性能是否正常;检查次日手术特殊需求是否满足(如骨科和脑外科特殊体位的手术床准备)。

(二)手术当天

1.术前

(1)检查手术灭菌包的有效期和室内各类用物、仪器设备、医用气体是否齐全;调节室内温湿度,做好环境准备;检查室内恒温箱是否调节至适当温度。

(2)核对手术通知单无误后,由手术室工作人员(一般为工勤人员)至病房接手术患者;病房护士陪同手术患者至手术室半限制区,与手术室巡回护士进行手术患者交接,共同核对手术患者身份、手术信息、术前准备情况及所带入用物,正确填写"手术患者交接单"并签名,适时进行心理护理。

(3)手术室巡回护士护送下,将手术患者转运至手术间内手术床,做好防坠床措施。协助麻醉医师施行麻醉。

(4)按医嘱正确冲配抗生素,严格执行用药查对制度,并于划皮前30～60分钟内给药。

(5)协助洗手护士穿无菌衣。提供手术操作中所需的无菌物品(如手套、缝针等)。

(6)与洗手护士共同执行《手术物品清点制度》。按规范正确清点纱布、器械、缝针等术中用物的数量、完整性,及时正确地记录清点内容,并签字。

(7)严格执行手术安全核查制度。在麻醉前、手术划皮前,手术室巡回护士、手术医师、麻醉医师、共同按"手术安全核查表"内容逐项核查确认,并签字。

(8)手术护理操作尽量在手术患者麻醉后进行。例如留置导尿管,放置肛温测温装置等,尽量减少手术患者的疼痛。操作时注意保护患者的隐私。

(9)正确放置手术体位,充分暴露手术野;妥善固定患者肢体,约束带松紧适宜,维持肢体功能位,防止受压;床单保持平整、干燥、无皱褶;调节头架、手术操作台高度;调整无影灯位置、亮度。

(10)正确连接高频电刀、负压吸引、外科超声装置、腹腔镜等手术仪器设备,划皮前完成仪器设备自检,仪器脚踏放置在适宜的位置;完成手术仪器使用前准备工作,例如:正确粘贴高频电刀电极板、环扎止血仪器的止血袖带。

(11)督查手术人员执行无菌操作规范的情况,如手术医师外科洗手、手术部位皮肤消毒、铺无菌手术巾等操作,及时指出违规行为。

2.术中

(1)维持手术间室内环境整洁、安静、有序。严格督查手术医师、洗手护士、麻醉医师、参观手术人员、实习同学遵守无菌操作原则、消毒隔离制度和手术室参观制度。

(2)密切关注手术进展调整无影灯光,及时供给手术操作中临时需求的无菌物品(如器械、缝针、纱布、吻合器、植入物等),并记录。

(3)注意手术患者的生命体征波动。保持静脉输液通路、动静脉测压通路、导尿管等通畅;观察吸引瓶液量,及时提示手术医师术中出血量;定时检查调整手术患者的手术体位,防止闭合性压疮的发生。

(4)术中输液、输血、用药必须严格遵守用药查对制度。紧急情况下执行的术中口头医嘱,应复述2遍后经确认再执行,术后手术医师必须补医嘱。

(5)熟练操作术中所需仪器设备。例如,正确调节高频电刀、超声刀、心脏除颤仪等仪器设备的参数;变温毯的故障排除、电钻术中拆装等。

(6)手术中在非手术部位盖大小适宜的棉上衣保暖。术中冲洗体腔的盐水,水温必须在35～37 ℃。遇上大手术或年老体弱患者,根据现有条件,加用保温装置(温水循环热毯或热空气装置)。

(7)术中手术标本及时与洗手护士、手术医师核对后放入标本袋存放(特殊情况除外)。如手术标本需快速作冰冻切片检验,必须及早送检。

(8)术中发生应急事件(如停电、心脏停搏、变态反应等),应及时按照手术室应急预案,积极配合抢救,挽救患者生命。

(9)与洗手护士在关闭腔隙前、关闭腔隙后及缝皮后分别共同执行《手术物品清点制度》,按规范正确清点术中用物数量、完整、正确、及时、记录,并签字确认。

(10)准确及时书写各类手术室护理文件和表单。

3.术后

(1)协助医师包扎手术切口,擦净血迹,评估患者皮肤情况,采取保暖措施,妥善固定肢体,执行防坠床措施。固定各种引流管及其他管道,防止滑脱,待麻醉医师记录尿量后,将尿袋内的尿液放空。

(2)手术患者离开手术间前,手术室巡回护士、手术医师、麻醉医师、共同再按"手术安全核查表""手术患者交接单"内容逐项核查、确认、签字。

(3)手术人员协同将手术患者安全转运至接送车。手术患者的病历、未用药品、影像学资料等物品随手术患者带回病房或监护室。护送手术患者离开手术室。

(4)严格执行手术室标本管理制度。手术室巡回护士、手术医师、洗手护士共同再次核对手术标本,正确保存、登记、送检。

(5)清洁、整理手术间设施、设备、仪器,填写使用情况登记手册。所有物品物归原位,更换手术床床单及被套,添加手术间常用的一次性灭菌物品,如手套、缝线等。若为感染手术,则按感染手术处理规范进行操作。

(6)正确填写各种手术收费单。

二、手术室洗手护士

(一)手术前一天

(1)了解手术情况:了解次日手术患者病情、手术方式、手术步骤及所需特殊器械、物品及仪器设备。

(2)协助巡回护士检查术前用物。

(二)手术当天

1.术前

(1)协助巡回护士检查灭菌器械、敷料包是否符合规范、准备齐全;准备手术所需一次性无菌用品,包括各类缝针、引流管、止血用物和特殊器械等。准备次日手术所用仪器、设备。

(2)严格按照查对制度检查无菌器械包和敷料包的有效期、包外化学指示胶带及外包装完整性,是否潮湿及被污染。在打开无菌器械包和敷料包后,检查包内化学指示卡。严格按照无菌原则,打开器械包和敷料包。

(3)提前15分钟按规范洗手、穿无菌手术衣、戴无菌手套。

(4)与巡回护士共同执行《手术物品清点制度》。按规范正确清点纱布、器械、缝针等术中用物的数量、完整性,按规范铺手术器械台。

(5)协助并督查手术医师按规范铺无菌巾,协助手术医师系无菌手术衣带、戴无菌手套。

(6)严格按照无菌原则将高频电刀、负压吸引、外科超声装置、腹腔镜等各种连接管路或手柄连接线交予巡回护士连接,并妥善固定在手术无菌区域。

2.术中

(1)严格执行无菌操作,遇打开空腔脏器的手术,需用无痛碘纱布垫于其周围。及时回收处理相关器械,关闭空腔脏器后更换手套和器械。

(2)密切关注手术进展及需求,主动、正确、及时地传递器械、敷料及针线等。

(3)及时取回暂时不用的器械,擦净血迹;及时收集线头;无菌巾一经浸湿,及时更换或加盖,手术全程保持手术操作台无菌、干燥、整洁。

（4）密切关注手术进展，若术中突发大出血、心搏骤停等意外情况，沉着冷静，积极配合手术。

（5）密切注意手术器械等物品的功能性与完整性，发现问题及时更换；规范精密器械的使用与操作。

（6）正确与手术医师核对并保管术中取下的标本，按标本管理制度及时交予巡回护士。

（7）妥善保管术中的自体骨、异体骨、移植组织或器官，不得遗失或污染。

（8）正确管理术中外科用电设备的使用，防止电灼伤患者和手术人员。

（9）术中手术台上需用药，按查对制度抽取药物，并传递于手术医师使用。

（10）术中需使用外科吻合器、手术植入物时，应及时向巡回护士通报型号、规格及数量，与手术医师、巡回护士共同核对后，方能在无菌区域使用。

（11）与巡回护士在关闭腔隙前、后及缝皮后分别按手术用物清点规范正确清点术中用物数量并检查完整性。

3.术后

（1）协助巡回护士做好手术患者的基础护理工作，并协助将患者安全转运至接送车上。

（2）按手术用物清点规范，在手术物品清点记录单上签字。

（3）与手术医师、巡回护士共同核对手术标本。

（4）对常规器械、专科器械和腹腔镜器械等进行规范清洗和处理，精密器械和贵重器械单独进行规范清洗和处理，若为感染手术，则按感染手术处理规范对器械、敷料等物品进行处理。

三、手术室器械护士

（1）每天上午检查灭菌物品的有效期、包外化学指示胶带以及外包装情况；清点手术器械包与敷料包数量；及时补充添加一次性消毒灭菌物品。

（2）检查包装，保持灭菌区和无菌物品存放区清洁整齐，保持敷料柜、无菌用品柜上用物排列整齐、定位放置、标签醒目。无菌用品柜上的无菌包和一次性消毒灭菌物品按失效日期的先后顺序排列。

（3）检查与核对每包手术器械的清洁度、完好性，关节的灵活性，对损坏或功能不良的器械进行更换或及时送修。

（4）负责待灭菌器械及物品的包装，选择正确的包装方法及材料，按规定放置包外及包内化学指示物，并填写灭菌物品包装的标识，若遇硬质容器还应检查安全闭锁装置。

（5）负责每天对预真空压力蒸汽灭菌、过氧化氢低温等离子灭菌和环氧乙烷灭菌的技术操作，保证灭菌手术物品及时供应。

（6）根据手术通知单准备并发放次日手术用器械、敷料，如需特殊手术器械，应立即准备做灭菌处理并发放。如需植入物及植入性手术器械，应在生物监测合格后方可发放。

（7）负责外来器械及手术植入物的接收、清点、清洗、核对、消毒灭菌及监测登记发放工作。

（8）负责手术器械的借物管理，严格执行借物管理制度。

（9）对清洗、消毒、灭菌操作过程、日常监测和定期监测进行具有可追溯性的记录，负责保存清洗，消毒监测资料和记录≥6个月，保留灭菌质量监测资料和记录≥3年。

（10）专人负责管理精密器械与贵重器械，并督查各专科组员进行保养管理工作，并作相应记录。

(11)负责与各专科组长之间保持沟通,了解临床器械使用情况,每半年对器械进行一次保养工作。

(12)根据持续质量改进制度及措施,发现问题及时处理,认真执行灭菌物品召回制度。

四、手术室值班护士

(1)与日班护士交班前,完成手术间内基数物品、体位垫、贵重仪器以及值班备用物品的清点核对,做到数量相符、定位放置并登记签名。核对所有术中留取标本,确认手术标本、病理申请单、标本送检登记本三者书写内容一致。

(2)与日班护士交班前,按次日手术通知单检查并核对次日手术所需器械、敷料及特殊手术用物;检查灭菌包有效期、灭菌效果及是否按失效日期进行先后顺序排列。

(3)与日班护士进行交接班,全面了解手术室内各种情况,做到心中有数。

(4)根据轻重缓急,合理安排并完成急诊手术,积极并正确应对可能出现的各种突发事件,遇有重大问题,及时与医院总值班人员或手术室护士长取得联系。

(5)仔细核对次日第一台手术患者的姓名、病区床号和住院号,如信息缺失或错误,应及时与相关病房护士和手术医师取得沟通。

(6)值班过程中,若接到次日选择性手术安排有改变通知,应及时汇报手术室护士长及麻醉科,征得同意,通知供应室,更换器械、敷料,准备特殊手术用物,并做好次日的晨交班。

(7)临睡前仔细巡视手术室,负责手术间内所有物品及仪器、设备归于原位。认真检查手术室内所有门窗、消防通道、水、电、中心供气、中心负压、灭菌锅等开关的关闭情况,及时发现问题,处理解决。

(8)次日晨巡视手术间,检查特殊手术用物是否处于备用状态(如 C 形臂机、显微镜、腹腔镜、体外变温毯等)。开启室内恒温箱,调节至适当温度并放置 0.9% 的生理盐水。检查洗手用品(如手刷、洗手液等)处于备用状态。

(9)负责检查待灭菌器械的灭菌状况,保证次日第一台手术器械的正常使用。

(10)按照手术通知单顺序,安排接手术患者。迎接第一台手术患者入室,核对手术患者身份、手术信息、术前准备情况及所带入用物,正确填写"手术患者交接单"并签名。做好防坠床和保暖工作,进行心理护理。

(11)完成手术室护理值班交班本的填写,要求书写认真,字迹清楚,简明扼要,内容包括值班手术情况及手术室巡视结果、物品及手术标本清点结果、当天手术器械及特殊手术用物准备情况等。

(12)第一值班护士参加手术室晨间交班,汇报相关值班内容。

五、手术室感染监控护士

(1)每天对含氯消毒剂进行浓度监测。至少每周一次对戊二醛浓度进行监测。每月对手术室空气、无菌物品及器械、化学灭菌剂、物体表面和手术人员手进行细菌培养监测。每半年对紫外线灯管强度进行监测。

(2)负责收集、整理、分析相关监测数据和结果,将化验报告单按时间顺序进行粘贴保存;一旦细菌培养监测不合格,应及时告知护士长,查明原因,采取有效措施后,再次进行细菌培养监测,直至培养合格。

(3)负责将细菌培养监测的数据和结果报告护士长和医院感染控制部门。

(4)监督和检查手术室消毒隔离措施及手术人员无菌操作技术,对违反操作规程或可能污染环节应及时纠正,并与护士长一同制订有效防范措施。

(5)完成手术室及医院感染知识的宣传和教育工作。

六、手术室护理教学工作

(1)根据手术室护理教学计划与实习大纲及实习护生学历层次,制订手术室临床带教计划,包括确立具体教学目标、教学任务、考核内容与方法,并安排教学日程。

(2)完成手术室环境、规章制度、手术室工作内容、常用手术器械物品、手术体位、基本手术配合等手术室专科理论教学,达到手术室护理教学计划与实习大纲的要求。

(3)进行手术室专科操作技能教学,完成外科洗手、铺无菌器械台等基本手术室操作的示教与指导;带领实习护生熟悉各种中小手术的洗手及巡回工作,并逐步带教实习护生独立参加常见中小手术的洗手工作。

(4)带领实习护生参与腹腔镜、泌尿科、脑外科、胸骨科等大型疑难手术的见习教学。

(5)带领实习护生参与供应室工作,完成供应室布局、器械护士工作内容、常用消毒灭菌方法及监测等理论教学,并指导实习护生参与待灭菌器械及物品的包装等操作。

(6)开展手术室专科安全理论教育,防止实习护生发生护理差错和事故。

(7)及时与手术室护士、实习护生进行沟通,了解实习护生学习效果,反馈信息和思想动态,及时并正确解答实习护生提问,满足合理学习要求。

(8)负责组织实习护生总复习,完成手术室专业理论、专科技术操作考核;完成"实习考核与鉴定意见"的填写。

(9)对实习护生进行评教评学,征求实习护生对手术室护理教学及管理的建议和意见,提出整改措施,及时向护士长及科护士长反映实习期间存在的情况。

七、手术室护理管理工作

手术室护士长作为手术室的主要管理者,全面负责手术室的护理管理工作,保证手术室高质量的工作效率和有效运转。

(1)全面负责手术室的护理行政管理、临床护理管理、护理教研管理以及对外交流。

(2)制订手术室护理工作制度和各级各班各岗位护理人员职责、手术室护理操作常规、护理质量考核标准,督查执行情况,并进行考核。负责组织手术室工勤人员的培训和考核。

(3)合理进行手术室护理人员排班,根据人员情况和手术特点科学地进行人力资源调配。定期评估人力资源使用情况,负责向护理部提交人力资源申请计划。合理进行手术室人才梯队建设。

(4)每天巡视、检查并评估手术配合护理质量和岗位职责履行情况,参加并指导临床工作。检查手术室环境清洁卫生和消毒工作,检查工勤人员工作质量。

(5)定期组织与开展科室的业务学习并进行考核,关注学科及专业的发展动态。负责组织和领导科室的护理科研普及推广和护理新技术应用。

(6)对手术室护理工作中发生的隐患、差错或意外特殊事件,组织相关人员分析原因并提出整改措施和处理意见,并及时上报护理部。

（7）填报各类手术量统计报表,与手术医师及其他科室领导进行沟通和合作。

（8）负责手术室仪器设备、手术器械购置前的评估和申报。定期检查并核对科室物资、一次性耗材的领用和耗用情况,做好登记,控制成本。

（段化芹）

第二节　手术室应急情况处理

一、心搏骤停

心搏骤停是指各种原因(如急性心肌缺血、电击、急性中毒等)所致的心脏突然停止搏动,有效泵血功能消失造成全身循环中断、呼吸停止和意识丧失引起全身严重缺血、缺氧。一旦发生手术患者心搏骤停,手术团队成员应第一时间进行快速判断,并实施心肺复苏术。

(一)术中发生心搏骤停的原因

1.各种心脏病

各种心脏病,如心肌梗死、心肌病、心肌炎、严重心律失常、严重瓣膜疾病。

2.麻醉意外

术中麻醉过深,或大量应用肌松剂,或气管插管引起迷走神经兴奋性增高,使原来有病变的心脏突然停跳。

3.药物中毒或过敏

常见的如局麻药(普鲁卡因胺)中毒,抗生素过敏、术中血液制品过敏等。

4.心脏填塞

心脏外科手术,如术中止血未完全或术中出血未及时引流出心包,易形成血块导致心脏填塞。

5.血压骤降

血压骤降,如快速大量失血、失液,或术中过量使用扩血管药物(如硝普钠),可使手术患者血压骤降至零,心搏骤停。

(二)心肺复苏术的实施

心肺复苏术(CPR)是针对呼吸心跳停止的急症危重患者所采取的抢救关键措施,即胸外按压形成暂时的人工循环并恢复自主搏动,采用人工呼吸代替自主呼吸,快速电除颤转复心室颤动,以及尽早使用血管活性药物重新恢复自主循环的急救技术。若手术患者因心脏填塞引起心脏呼吸骤停应当马上实行手术,清除心包血块。心跳呼吸骤停急救有效的指标:触及大动脉搏动,收缩压 8.0 kPa(60 mmHg)以上;皮肤、口唇、甲床颜色由紫转红;瞳孔缩小,对光反射恢复,睫毛反射恢复;自主呼吸恢复;心电图表现室颤波由细变粗。

1.迅速评估

如果为术中已实施麻醉监护的手术患者,可以通过监护仪实时监测数据和触摸颈动脉搏动,判断脉搏和呼吸;但不可反复观察心电示波,丧失抢救时机;如果为术中未实施麻醉监护的手术患者,则手术室护士或手术医师应迅速判断其意识反应、脉搏和呼吸情况,若手术患者意识丧失,深昏迷,呼之不应,医护人员用 2 个或 3 个手指触摸患者喉结再滑向一侧,于此平面的胸锁乳突肌前缘的凹陷处,触摸颈动脉搏动,检查至少 5 秒,但不要超过 10 秒,如果 10 秒内没有明确地感受到脉搏,应启动心肺复苏应急预案。

2.启动心肺复苏应急预案

如果麻醉师在场,手术室护士应配合麻醉师和手术医师一同进行心肺复苏术;如果为局麻手术患者,手术室巡回护士应当立刻呼叫麻醉师帮助,同时协助手术医师开始心肺复苏术。

3.胸外按压及呼吸复苏

(1)胸部按压:抢救者站于手术患者的一侧,使手术患者仰卧在坚固平坦的手术床上,如果手术患者为特殊体位如俯卧位、侧卧位,手术团队应将其翻转为仰卧位,翻转时应尽量使其头部、颈部和躯干保持在一条直线上。抢救者一手的掌根放在手术患者胸部中央,另一手的掌根置于第一只手上,伸直双臂,使双肩位于双手的正上方。按压时要求用力快速按压,胸骨下陷至少 5 cm,按压频率至少 100 次/分,每次按压后让胸壁完全回弹,尽量减少按压中断。

(2)开放气道,进行呼吸支持:如果手术患者已置气管插管,则应使用呼吸机或简易人工呼吸器进行呼吸支持。如果手术患者未置气管插管,则手术室护士应协助麻醉师或手术医师用仰头提颏法和推举下颌法两种方法开放气道,同时给予简易人工呼吸面罩呼吸支持,同时应尽快实施气管内插管,连接呼吸器或麻醉机。

仰头提颏法是指抢救者一手置于手术患者的前额,用手掌推动,使其头部后仰,另一只手的手指置颏附近的下颌下方,提起下颌,使颏上抬。推举下颌法是指抢救者同时托起手术患者左右下颌,无须仰头,当手术患者存在脊柱损伤可能时,应选择推举下颌法开放气道。

(3)胸内心脏按压:在胸外心脏按压无效的情况下,可实施胸内心脏按压。应用无菌器械,局部消毒,左第 4 肋间前外侧切口进胸,膈神经前纵形剪开心包,正确地施行单手或双手心脏按压术。一般用单手按压时,拇指和大鱼际紧贴右心室的表面,其余 4 指紧贴左心室后面,均匀用力,有节奏地进行按压和放松,60~80 次/分;双手胸内心脏按压,用于心脏扩大、心室肥厚者,术者左手放在右心室面,右手放在左心室面,双手掌向心脏做对合按压,余同单手法。切勿用手指尖按压心脏,以防止心肌和冠状血管损伤。术后彻底止血,置胸腔引流管。

(三)电除颤

部分循环骤停的手术患者实际上是心室颤动,在心脏按压过程中,出现心室颤动者随时进行电击除颤才能恢复窦性节律。

1.胸外除颤

将除颤电极包上盐水纱布或涂上导电膏,一电极放在患者胸部右上方(锁骨正下方),另一电极放在左乳头下(心尖部),成人一般选用 200~400 J,儿童选用 50~200 J,第一次除颤无效时,可酌情加大能量再次除颤。

2.胸内除颤

术中或开胸抢救时使用胸内除颤电极板,电极板蘸以生理盐水,左右两侧夹紧心脏,成人用 10~30 J,放电后立即观察心电监护波形,了解除颤效果。

二、外科休克

休克是一急性的综合征,是指各种强烈致病因素作用于机体,使循环功能急剧减退,组织器官微循环灌流严重不足,导致细胞缺氧和功能障碍,以至重要生命器官功能、代谢严重障碍的全身危重病理过程。休克分为低血容量性、感染性、心源性、神经性和过敏性休克五类。其中低血容量休克是手术患者最常见的休克类型,由于体内或血管内血液、血浆或体液等大量丢失,引起有效血容量急剧减少所致的血压降低和微循环障碍,如肝脾破裂出血、宫外孕出血、四肢外伤、术中大出血等均可造成低血容量性休克。

(一)低血容量性休克的临床表现

早期患者出现精神紧张或烦躁,面色苍白,出冷汗,肢端湿冷,心跳加快,血压稍高,晚期患者出现血压下降,收缩压<10.7 kPa(80 mmHg),脉压<2.7 kPa(20 mmHg),心率增快,脉搏细速,烦躁不安或表情淡漠,严重者出现昏迷;呼吸急促,发绀;尿少,甚至无尿。

(二)低血容量性休克的急救措施

休克的预后取决于病情的轻重程度、抢救是否及时、抢救措施是否得力。所以一旦手术患者发生低血容量性休克,手术室护士应采取以下护理措施,协助手术医师、麻醉师,共同对手术患者进行急救。

1.一般护理措施

休克的手术患者送入手术室后,首先应维持手术患者呼吸道通畅,同时使其仰卧于手术床并给予吸氧;选择留置针,迅速建立静脉通路,保证补液速度;调高手术间温度,为手术患者盖棉被,同时可使用变温毯等主动升温装置,维持手术患者正常体温。

2.补充血容量

低血容量休克治疗的首要措施是迅速补充血容量,短期内快速输入生理盐水、右旋糖酐、全血或血浆、清蛋白以维持有效回心血量。同时正确地评估失液量,失液量的评估可以凭借临床症状、中心静脉压、尿量和术中出血量等进行判断。因此休克患者术前必须常规留置导尿管,以备记录尿量;术中出血量包括引流瓶内血量及血纱布血量的总和,巡回护士应正确评估、计算后告知手术医师;在快速补液时,手术室护士应密切观察手术患者的心肺功能,防止急性心力衰竭;在给手术患者输注库血前,要适当加温库血,预防术中低体温的发生。

3.积极处理原发病

(1)术前大量出血引起休克:如术前因肝脾破裂出血、宫外孕出血而引起休克的患者,进入手术室后所有手术团队成员应分秒必争,立即实施手术进行止血。

(2)四肢外伤引起休克:手术室护士事先准备止血带,并协助手术医师及时环扎止血带,并记录使用的起止时间。

(3)术中大出血:洗手护士在无菌区内做好应急配合,密切关注手术野,协助手术医师采取各种止血措施,传递器械、缝针时应确保动作迅速、准确。巡回护士应及时向洗手护士提供各类止血物品和缝针,与麻醉师共同准备并核对血液制品。

(4)剖宫产术中发生大出血:手术医师可以通过按摩子宫、使用缩宫素、缝扎等方式进行止血,巡回护士应及时准备缩宫素等增强子宫收缩的药物。如遇胎盘滞留或胎盘胎膜残留情况,洗手护士应配合手术医师尽快徒手剥离胎盘控制出血,若出血未能有效控制,在输血、抗休克的同时,行子宫次全切除术或全子宫切除术,巡回护士应及时提供洗手护士手术器械、敷料及特殊用物,并准确进行添加器械和纱布的清点记录。

4.及时执行医嘱

在抢救手术患者的紧急情况下,巡回护士可以执行手术医师的口头医嘱,执行前必须复述,得到确认后方可执行。

5.做好病情观察及记录

注意观察手术患者的生命体征,包括出入量(输血、输液量、尿量、出血量、引流量等);记录各类抢救措施、术中用药及病情变化。

三、输血反应

输血是临床抢救患者,治疗疾病的有效措施,在外科手术领域应用较广。一般情况下输血是安全的,但仍有部分患者在输血或输入某些血液制品后出现各种反应,可能由供、受者间血细胞表面同种异型抗原型别不同所致,常见的输血反应为红细胞 ABO 血型不符导致的溶血反应。除了溶血反应还有非溶血性反应即发热反应、变态反应。

(一)溶血反应

溶血反应是最严重的输血反应,死亡率高达70%以上。发生溶血反应的患者,临床表现与发病时间、输血量、输血速度、血型、溶血程度密切相关且差异性大。术中全麻患者最早出现的征象是手术野出血、渗血和不明原因的低血压、无尿。

(二)发热反应

发热是最常见的非溶血性输血反应,发生率可达40%以上。通常在输血后1.5～2 小时内发生,症状可持续0.5～2 小时,其主要表现为输血过程中手术患者出现发热、寒战。如遇发生发热反应的手术患者,立即终止输血,用解热镇痛药或糖皮质激素处理。造成该不良反应的原因有:①血液或血制品中有致热原;②受血者多次受血后产生同种白细胞和/或血小板抗体。

(三)变态反应

变态反应是输血常见的并发症之一,发生在输血过程中或输血后数分钟,临床表现为受血者出现荨麻疹、血管神经性水肿,重者为全身皮疹、喉头水肿、支气管痉挛、血压下降等。造成该不良反应的原因有:①所输血液或血制品含变应原;②受血者本身为高过敏体质或因多次受血而致敏。

(四)输血反应急救措施

一旦发生输血反应,应立即停止输血,更换全部输液管路。遵医嘱进行抗过敏等治疗,紧急情况下,口头医嘱必须完整复述得到确认后方可执行。将未输完的血液制品及管道妥善保存送输血科。

四、火灾

手术室发生火灾虽然罕见,但如果手术室工作人员忽视防火安全管理,操作不规范,仍然可能发生。因此手术室人员要充分认识到火灾的危险性,提高手术室火灾防范意识,防止发生火灾,并制订火灾应急预案,一旦发生火灾将损失降至最低。

(一)手术室发生火灾的危险因素

1.火源

(1)手术室内各种仪器设备:如电刀、激光、光纤灯源、无影灯、电脑、消毒器等,当设备及线路老化、破损发生漏电、短路,接头接触不良,使用后忘记关闭电源等情况,均是手术室发生火灾的导火索。

(2)手术室相对封闭的空间:如果通风不良、湿度过低,特别是在秋冬季,物体间相互摩擦极易产生静电,遇可燃物或助燃剂即可能导致火灾。

（3）高危设备的使用不当：如高频电刀在使用时会产生很高的局部温度，输出功率越高，产生温度也越高，遇到高浓度氧和酒精时就会诱发燃烧。

2.氧气

氧气是最常见的助燃剂，患者在手术过程中一般都需持续供养，故可造成手术室中局部高氧环境，特别在患者头部。而当术中面罩吸氧时，由于密闭不严造成无菌巾下腔隙中的氧达到较高的浓度，可燃物在此环境中很容易燃烧。

3.可燃物

手术室内可燃物种类很多，如酒精、碘酊、无菌巾、纱布、棉球、胶布等，尤以酒精燃烧最常见，特别是酒精挥发和氧气浓度增大可造成一种极易燃烧的混合物，一旦有火源就能燃烧，严重者可引起爆炸。

（二）手术室火灾预防措施

1.加强手术室管理

改进手术室的通风设备，防止氧气和酒精在空气中积聚浓度过高；定期对仪器设备、线路进行维护和检修；氧气瓶口、压力表上应防油、防火，不可缠绕胶布或存放在高温处，使用完毕立即关好阀门；制订手术室防火安全制度及火灾应急预案，手术室内放置灭火器材，保证消防通道通畅。

2.加强术中管理

使用电刀时严格控制输出功率，严禁超出电刀使用的安全值范围；使用酒精或碘酊消毒时，不可过湿擦拭，待其挥发完全后再开始使用电刀；使用任何带电的仪器设备前，必须确定不处在高氧环境中，使用完毕后及时关闭电源；对需要面罩吸氧的手术患者，应尽量给予低流量吸氧。

3.加强手术室人员的消防安全意识

树立防患于未然的观念，杜绝火灾隐患，防止发生火灾。组织全体医务人员学习一些基本的防火灭火安全知识，掌握灭火器材的使用方法。灭火器材有干粉、泡沫、二氧化碳，手术室配备的灭火器主要是二氧化碳灭火器，适合扑灭易燃液体、可燃气体、带电物质引起的火灾。

（三）手术室火灾应急预案及处理

1.原则

早发现、早报警、早扑救，及时疏散人员，抢救物资，各方合作，迅速扑灭火灾。

2.现场人员应对火灾四步骤（按照国际通用的灭火程序"RACE"）

（1）救援（rescue）：组织患者及工作人员及时离开火灾现场；对于不能行走的患者，采用抬、背、抱等方式转移。

（2）报警（alarm）：利用就近电话迅速向医院火灾应急部门及"119"报警，有条件者按响消防报警按钮，迅速向火灾监控中心报警；在向"119"报警时讲清单位、楼层/部门、起火部位、火势大小、燃烧物质和报警人姓名，并通知邻近部门关上门窗、熟悉灭火计划和随时准备接收患者；与此同时，即刻向保卫科、院办、主管副院长汇报，并派人在医院门口接应和引导消防车进入火灾现场。

（3）限制（confine）：关上火灾区域的门窗、分区防火门，防止火势蔓延。

（4）灭火或疏散（extinguish or evacuate）：如果火势不大，用灭火器材灭火；如果火势过猛，按疏散计划，及时组织患者和其他人员撤离现场。

3.救助人员灭火、疏散步骤

救助人员接到报警到达后,立即采取以下步骤展开灭火和疏散。

(1)报警通报:立即通知所有相关领导、部门及可能殃及的区域,要求相关人员到位,启动相应流程,做好灭火和疏散准备。

(2)灭火:①确定火场情况,做到"三查三看"。一查火场是否有人被困,二查燃烧的是什么物质,三查从哪里到火场最近;一看火烟,定风向、定火势、定性质,二看建筑,定结构,定通路,三看环境,定重点、定人力、定路线。②在扑救中,参加人员必须自觉服从现场最高负责人的指挥,沉着、机智、正确使用灭火器材,做到先控制、后扑灭。③抓住灭火有利时机,对存放精密仪器、昂贵物资的部位,应集中使用灭火器灭火,一举将火灾扑灭在初起阶段。④有些物品在燃烧过程中可产生有毒气体,扑救时应采取防毒措施,如使用氧气呼吸面罩,用湿毛巾、口罩捂住口鼻等。

(3)疏散:积极抢救受火灾威胁的人员,应根据救人任务的大小和现有的灭火力量,首先组织人员救人,同时部署一定力量扑救火灾,在力量不足的情况下,应将主要力量投入救人工作。

4.疏散的原则和方法

(1)火场疏散先从着火房间开始,再从着火层以上各层开始疏散救人;本着患者优先的原则,医院员工有责任引导患者向安全的地方疏散。即先近后远,先上后下。要做好安抚工作,不要惊慌、随处乱跑,要服从指挥;对于被火围困的人员,应通过内线电话或手机等通讯工具,告知其自救办法,引导他们自救脱险。

(2)疏散通道被烟雾所阻时,应用湿毛巾或口罩捂住口鼻,身体尽量贴近地面,匍匐前进,向消防楼梯转移,离开火场;对火灾中造成的受伤人员,抢救人员应采用担架、轮椅等形式,及时将伤员撤离出危险区域。

(3)禁止使用电梯,防止突然停电造成人员被困在电梯里。疏散通道口必须设立哨位指明方向,保持通道畅通无阻;最大限度分散分流,避免大量人员涌向一个出口,因拥挤造成伤亡事故。

(4)疏散与保护物资:对受火灾威胁的各种物资,是进行疏散还是就地保护,要根据火场的具体情况决定,目标是尽量避免或减少财产的损失。在一般情况下,应先疏散和保护贵重的、有爆炸和有毒害危险的以及处于下风方向的物资。疏散出来的物资不得堵塞通路,应放置在免受烟、火、水等威胁的安全地点,并派人保护,防止丢失和损坏。

五、停电

手术室停电通常可分为由人为原因造成的停电和意外情况引起的停电。如维修线路、错峰用电、拉闸限电或打雷时保护性的关闭电源等人为原因导致的停电,应事先告知手术室,作好停电准备,保证手术安全。若由恶劣天气、火灾、电路短路等意外情况引起的手术室停电,虽无法事先预料,但要提高警惕,完善应急工作。

(一)手术室停电预防措施

1.按手术室建筑标准做好配电规划

医院及手术室系统应建立两套供电系统,当其中一路发生故障时,自动切换至备用系统,保障手术室及其他重要部门的供电。同时,医院及手术室还应备有应急自供电源系统,当两套外供系统全部出现故障时,可紧急启动,维持短时间供电,为抢修赢得时间,为患者的安全提供保障。

2.加强手术室管理

每个手术间配备有足够的电插座,术中用电尽量使用吊塔与墙上的电源插座,少用接线板,避免地面拉线太多;电插座应加盖密封,防止进水,避免电路发生故障;每个手术间有独立的配电箱及带保险管的电源插座,以防一个手术间故障影响整个手术室运作。设备科相关人员必须定期对手术室的电器设备进行检测和维护;手术室严禁私自乱拉乱接电线;如发生断电应马上通知相关人员查明原因,防止再次发生。

3.加强手术室人员的用电安全意识

制订防止术中意外停电制度、停电应急预案,组织学习安全用电知识,术中合理使用电器设备,防止仪器短路。

(二)手术室停电应急预案及处理

1.手术间突发停电

(1)手术室人员立即报告科主任、护士长,电话报告医院相关部门。

(2)巡回护士使用应急灯照明,保证手术进行,清醒的患者做好安抚工作。

(3)断电后麻醉呼吸机、监护仪、微量输液泵等用电设备均停止工作,尽量使用手动装置替代动力装置,如呼吸机改手控呼吸,监护仪蓄电池失灵无法正常工作,应手动测量血压、脉搏和呼吸,以及时判断患者的生命体征,保证手术患者呼吸循环支持。

(4)防止手术野的出血,维持手术患者生命体征稳定,如为单间手术间停电可以先将电刀、超声刀等仪器接手术间外电源;如为整个手术室的停电应立即启动应急电源。

(5)关闭所有用电设备开关(除接房外电源的仪器),由专业人员查明断电原因,排除后恢复供电。

(6)做好停电记录包括时间及过程。

2.手术室内计划停电

(1)医院相关部门提前通知手术室停电时间,做好停电前准备。

(2)停电前相关部门再次与手术科室人员确认,以保证手术的安全。

(3)问题解除后及时恢复供电。

(段化芹)

第三节　手术前患者的护理

从患者确定进行手术治疗,到进入手术室时的一段时间,称手术前期。这一时期对患者的护理称手术前患者的护理。

一、护理评估

(一)健康史

(1)一般情况:注意了解患者的年龄、性别、职业、文化程度和家庭情况等;对手术有无思想准备、有无顾虑和思想负担等。

(2)现病史:评估患者本次疾病发病原因和诱因;入院前后临床表现、诊断及处理过程;重点评估疾病对机体各系统功能的影响。

(3)既往史:①了解患者的个人史、宗教史和生活习惯等情况。②详细询问患者有无心脏病、高血压、糖尿病、哮喘、慢性支气管炎、结核、肝炎、肝硬化、肾炎和贫血等病史，以及既往对疾病的治疗和用药等。③注意既往是否有手术史，有无药物过敏史。

(二)身体状况

(1)重要器官功能状况：如心血管功能、肺功能、肾功能、肝功能、血液造血功能、内分泌功能和胃肠道功能状况。

(2)体液平衡状况：手术前，了解脱水性质、程度、类型、电解质代谢和酸碱失衡程度，并加以纠正，可以提高手术的安全性。

(3)营养状况：手术前，若有严重营养不良，术后容易发生切口延迟愈合、术后感染等并发症。应注意患者有无贫血、水肿，可对患者进行身高、体重、血浆蛋白测定、肱三头肌皮褶厚度、氮平衡试验等检测，并综合分析，以判断营养状况。

(三)辅助检查

(1)实验室检查。①常规检查：血常规检查应注意有无红细胞、血红蛋白、白细胞和血小板计数异常等现象；尿常规检查应注意尿液颜色、比重，尿中有无红、白细胞；大便常规检查应注意粪便颜色、性状、有无出血及隐血等。②凝血功能检查：包括测定出凝血时间、血小板计数和凝血酶原时间等。③血液生化检查：包括电解质检查、肝功能检查、肾功能检查和血糖检测等。

(2)影像学检查：查看 X 线、CT、MR、B 超等检查结果，评估病变部位、大小、范围及性质，有助于评估器官状态和手术耐受力。

(3)心电图检查：查看心电图检查结果，了解心功能。

(四)心理-社会状况

术前，应对患者的个人心理和家庭社会心理充分了解，患者大多于手术前会产生不同程度的心理压力，出现焦虑、恐惧、忧郁等反应，表现为烦躁、失眠、多梦、食欲下降和角色依赖等。

二、护理诊断及合作性问题

(一)焦虑和恐惧

焦虑和恐惧与罹患疾病、接受麻醉和手术、担心预后及住院费用等有关。

(二)知识缺乏

如缺乏有关手术治疗、麻醉方法和术前配合等知识。

(三)营养失调

低于机体需要量，与原发疾病造成营养物质摄入不足或消耗过多有关。

(四)睡眠形态紊乱

睡眠形态紊乱与疾病导致不适、住院环境陌生、担心手术安全性及预后等有关。

(五)潜在并发症

如感染等。

三、护理措施

(一)非急症手术患者的术前护理

1.心理护理

(1)向患者及其亲属介绍医院环境；主管医师、责任护士情况；病房环境、同室病友和规章制度，帮助患者尽快适应环境。

（2）工作态度：态度和蔼,关心、同情、热心接待患者及其家属,赢得患者的信任,使患者有安全感。

（3）术前宣教：可根据患者的不同情况,给患者讲解有关疾病及手术的知识。对于手术后会有身体形象改变者,应选择合适的方式,将这一情况告知患者,并做好解释工作。

（4）加强沟通：鼓励患者说出心理感受,也可邀请同病房或做过同类手术的患者,介绍他们的经历及体会,以增强心理支持的力度。

（5）必要时,遵医嘱给予适当的镇静药和安眠药,以保证患者充足的睡眠。

2.饮食护理

（1）饮食：根据治疗需要,按医嘱决定患者的饮食,帮助能进食的患者制订饮食计划,包括饮食种类、性状、烹调方法、量和进食次数、时间等。

（2）营养：向患者讲解营养不良对术后组织修复、抗感染方面的影响;营养过剩、脂肪过多,给手术带来的影响。根据手术需要及患者的营养状况,鼓励和指导患者合理进食。

3.呼吸道准备

（1）吸烟者：术前需戒烟2周以上,减少呼吸道的分泌物。

（2）有肺部感染者：术前遵医嘱使用抗菌药物治疗肺部感染,痰液黏稠者,给予超声雾化吸入,每天2次,使痰液稀释,易于排出。

（3）指导患者做深呼吸和有效的咳嗽排痰练习。

4.胃肠道准备

（1）饮食准备：胃肠道手术患者,入院后即给予低渣饮食。术前1～2天,进流质饮食。其他手术,按医嘱进食。为防止麻醉和手术过程中的呕吐,引起窒息或吸入性肺炎,常规于手术前禁食12小时,禁饮4小时。

（2）留置胃管：消化道手术患者,术前应常规放置胃管,减少手术后胃潴留引起的腹胀。幽门梗阻患者,术前3天每晚以温高渗盐水洗胃,以减轻胃黏膜充血水肿。

（3）灌肠：择期手术患者,术前一天,可用0.1％～0.2％肥皂水灌肠,以防麻醉后肛门括约肌松弛,术中排出粪便,增加感染机会。急症手术不给予灌肠。

（4）其他：结肠或直肠手术患者,手术前3天,遵医嘱给予口服抗菌药物(如甲硝唑、新霉素等),减少术后感染的机会。

5.手术区皮肤准备

见图12-1。

简称备皮,包括手术区皮肤的清洁、皮肤上毛发的剃除,其目的是防止术后切口感染。①颅脑手术：整个头部及颈部。②颈部手术：由下唇至乳头连线,两侧至斜方肌前缘。③乳房及前胸手术：上至锁骨上部,下至脐水平,两侧至腋中线,并包括同侧上臂上1/3和腋窝。④胸部后外侧切口：上至锁骨上及肩上,下至肋缘下,前后胸都超过中线5 cm以上。⑤上腹部手术：上起乳头水平,下至耻骨联合,两侧至腋中线,包括脐部清洁。⑥下腹部手术：上自剑突水平,下至大腿上1/3前、内侧及外阴部,两侧至腋中线,包括脐部清洁。⑦肾区手术：上起乳头水平,下至耻骨联合,前后均过正中线。⑧腹股沟手术：上起脐部水平,下至大腿上1/3内侧,两侧到腋中线,包括会阴部。⑨会阴部和肛门手术：自髂前上棘连线至大腿上1/3前、内和后侧,包括会阴部、臀部、腹股沟部。⑩四肢手术：以切口为中心,上下方20 cm以上,一般多为整个肢体备皮,修剪指（趾）甲。

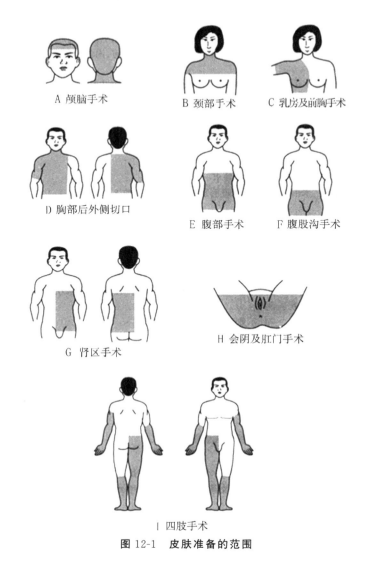

A 颅脑手术　　B 颈部手术　　C 乳房及前胸手术

D 胸部后外侧切口　　E 腹部手术　　F 腹股沟手术

G 肾区手术　　H 会阴及肛门手术

I 四肢手术

图 12-1　皮肤准备的范围

　　(1)特殊部位的皮肤准备要求。①颅脑手术:术前 3 天剪短毛发,每天洗头,术前 3 小时再剃头 1 次,清洗后戴上清洁帽子。②骨科无菌手术:术前 3 天开始准备,用肥皂水洗净,并用 70%乙醇溶液消毒,用无菌巾包扎;手术前一天剃去毛发,70%乙醇溶液消毒后,无菌巾包扎;手术日早晨重新消毒后,用无菌巾包扎。③面部手术:清洁面部皮肤,尽可能保留眉毛,作为手术标志。④阴囊和阴茎部手术:入院后,每天用温水浸泡,并用肥皂水洗净,术前一天备皮,范围同会阴部手术,剃去阴毛。⑤小儿皮肤准备:一般不剃毛,只做清洁处理。

　　(2)操作方法:①先向患者讲解皮肤准备的目的和意义,以取得理解和配合。②将患者接到换药室或者处置室,若在病室内备皮,应用屏风遮挡,注意保暖及照明。③铺橡胶单及治疗巾,暴露各皮部位。④用持物钳夹取肥皂液棉球,涂擦备皮区域,一手绷紧皮肤,一手持剃毛刀,分区剃净毛发,注意避免皮肤损伤。⑤清洗该区域皮肤,若脐部则用棉签清除污垢。

　　6.其他准备

　　(1)做好药物过敏试验,根据手术大小,必要时备血。

(2)填写手术协议书,让患者及其家属全面了解手术过程、存在的危险性,可能出现的并发症等。

7.手术日晨护理

(1)测量生命体征,若发现发热或其他生命体征波动明显,如女患者月经来潮,应报告医师是否延期手术或进行其他处理。

(2)逐一检查手术前各项准备工作是否完善,如皮肤准备、禁食、禁饮;特殊准备是否完善。

(3)遵医嘱灌肠,置胃肠减压管,排空膀胱或留置导尿管,术前半小时给予术前药等。

(4)帮助患者取下义齿、发夹、首饰、手表和眼镜等,将其贵重物品及钱物妥善保管。

(5)准备手术室中需要的物品,如病历、X 线片、CT 和 MRI 片、引流瓶、药品等,在用平车护送患者时,一并带至手术室。

(6)与手术室进行交接,必须按照床号、姓名、性别、住院号、手术名称等交接清楚。

(7)做好术后病房的准备,必要时,安排好监护室。

8.健康指导

应注意向患者及其家属介绍疾病及手术的有关知识,如术前用药、准备、麻醉及术后恢复的相关知识;指导患者进行体位训练、深呼吸练习、排痰方法、床上排便练习,以及床上活动等,有利于减少术后并发症的发生,促进机体尽快恢复。

(二)急症手术患者的术前护理

急诊手术是指病情危急,需在最短时间内迅速进行的手术。术前准备须争分夺秒,争取在短时间内,做好手术前必要的辅助检查。嘱患者禁食、禁饮;迅速做好备皮、备血、药物过敏试验;完成输液、应用抗菌药物、术前用药等必要准备。在可能的情况下,向患者家属简要介绍病情及治疗方案。

(段化芹)

第四节　手术中患者的护理

一、基本监测技术

(一)心电监护

心电监测是临床上应用最为广泛的病情监测参数,是指用心电监护仪对被监护者进行持续不间断的心电功能监测,通过心电监护仪反映心肌电活动的变化。早期,为了连续监测患者的心电,出现了由心电示波、心率计和心电记录器构成的最基本的心电监护仪。随着医学的发展,急危重症患者的监护水平不断提高,加之电子及计算机技术等在医疗仪器设备中的应用,又产生了多导心电、呼吸、温度、血压及血氧饱和度等多参数的监护仪。目前,心电监测普遍采用了床旁监护仪发送的心电波形和数字形式获取相关信息。床旁监护系统是通过导联线与机体相关部位的电极片连接获取心电信号,再经电模块将其进行放大及有关处理。除心电信号外,床旁监护系统可配备其他模块,获取多种监测信息。

1.心电导联的连接

心电电极多采用一次性液柱型电极(银-氯化银电极嵌入含浸渍导电糊泡沫塑料的杯型合成

树脂),于丙苯酮或乙醚混合液清洁皮肤后,贴于相应位置。目前,基本上采用 5 个电极,具体放置如下。①右上为红色(RA):胸骨右缘锁骨中线第 1 肋间;②右下为黑色(RL):右锁骨中线剑突水平处;③中间为褐色(C):胸骨左缘第 4 肋间;④左上为黄色(LA):胸骨左缘锁骨中线第 1 肋间;⑤左下为白色(LL):左锁骨中线剑突水平处。通过电极放置的位置可模拟心电图导联检查效果,以便对监测结果进行合理分析。如两侧锁骨下与两侧锁骨中线第 7 肋间可模拟标准导联;两侧锁骨下和胸骨中侧第 4 肋间可模拟 V_1 导联;两侧锁骨下和左锁骨中线第 5 肋间可模拟 V_5 导联。此外,临床上可根据不同情况只放置 3 个电极也可达到监测目的,如只放置 RA、RL、LA 电极。

2.心电监护指标及目的

心电监测的主要指标包括:心率和心律、QRS 波形、有无 P 波与 P 波形态、振幅及间期、P-R 间期、Q-T 间期、R-R 间期、T 波形态以及有无异常波形出现等。通过对上述指标的监测,要达到及时发现致命性与潜在致命性心律失常、可能影响血流动力学的过缓或心动过速及心肌缺血的 ST 段和 T 波的改变的目的。致命性快速心律失常包括心室颤动、心室扑动、持续性室性心动过速,以及心房颤动且心室率超过 220 次/分者等,其常见病因包括呼吸疾病并发急性心肌梗死、冠心病心肌缺血急性发作及其他严重心脏病。致命性心律失常包括长时间心脏停顿或心室停顿及高血钾所致的严重缓慢心律失常等,其常见呼吸系统疾病的病因有呼吸衰竭、气道梗阻、肺动脉栓塞,以及其他心脏病患者如急性心肌梗死、心肌炎及心包压塞等。心肌缺血的监测常需要将心电电极模拟 V_5 导联位置,而无关电极分别放置于胸骨柄和右腋前线第 5 肋间。心肌缺血监测的目的为:发现无症状性心肌缺血与确诊有症状的心肌缺血发作;监测持续心肌缺血状态发展动向;心肌缺血治疗效果监测等。

3.监测的原理

心电监护的基本过程是在导联线电极上获取的心电信息经心电模块将其放大及有关处理。心电模块主要包括导联选择、生物放大器、心率计、信号处理等部分组成。心电信号通过导联线上的电极获取。导联选择不同电极间的电位进行测量。而人体体表的心电信号幅度只有 1 mV 左右,必须将其放大 1 000 倍以上才能通过监视器显示和记录器记录出来,因此,心电放大器是一个高增益、高输入阻抗的放大器。

4.护理

(1)操作程序:使用心电监护仪必须掌握正确的操作流程,以确保监护仪的正常运转和使用寿命。目前临床上使用的综合心电监护仪的操作程序基本相似。具体要求如下。①准备物品:主要有心电监护仪机器及其配件,如导联线、血氧监测线与探头、电极贴、生理盐水棉球、配套血压测量袖带等。②患者准备:将患者取舒适体位,如平卧或半卧位,解释监护的需要与目的。擦拭清洁导联粘贴部位。③接通心电监护仪:连接电源,打开主机,等待机器自检结束后,调试仪器至功能监测状态并根据需要调试报警范围。④连接电极:贴电极片,连接心电导联线,如电极与导线连接为按扣式,应先将电极与导线连接后贴于相应部位。⑤连接袖带:将袖带绑至肘窝上 3～6 cm 处,松紧以插入两手指为宜。连接测量血压的导线。⑥监测指标并记录。

(2)注意事项:①心电监测的效果受多种因素的影响,其中最重要的是电极粘贴是否稳妥。为保证监测质量,对胸部皮肤须进行剃毛处理或用细砂纸轻轻摩擦皮肤,再放置电极。一般60～72 小时更换电极片。②监测时要注意患者体位改变或活动会对监测结果的影响,心电示波可出现不规则曲线,呈现出伪心率或心律。因此,对监测结果要进行综合分析,必要时,听诊心音进行对比,以确定监测结果的真伪。③使用胸前心电监护导联时,若存在规则的心房活动,则应选择 P 波显示较好的导联。QRS 振幅应＞0.5 mV,以便能触发心率计数。如除颤时放置电极板,必须暴露出患者的心前区。心电监护只是为了监测心率、心律变化,若需分析 ST 段异常或更详细地观察心电图变化,应做常规 12 导联心电图。

(二)动脉血压监护

1.基本概念

(1)血压:血管内血液对血管壁的侧压力为血压。测压时是以大气压为准,用血压高于大气压的数值表示血压的高度,通常用 mmHg、kPa 为单位来表示。产生血压的重要因素是心血管系统内有血液充盈和心脏的射血力量。

(2)动脉压:动脉压是器官组织灌注的一个极好的生理和临床指标,适度有效的器官组织灌注对生存必不可少。动脉压取决于心排量和血管阻力。其相互间的关系可用公式表达:平均动脉压－中心静脉压＝心排量×外周血管阻力。动脉压在一个心动周期中可能随着心室的收缩与舒张而发生规律性的波动。心室收缩时,动脉压升高,当达到最高值时称为收缩压;心室舒张时,动脉压下降,当降至最低时,为舒张压;收缩压与舒张压的差值称为脉压差;一个心动周期中每一瞬间动脉血压的平均值,被称为平均动脉压。但须注意平均动脉压不是收缩压与舒张压之和的一半,而是更接近于舒张压。

(3)正常值:正常人血压会受多方面因素的影响。WHO 将血压分为"理想血压""正常血压""正常高压"等(表 12-1)。血压的数值可随年龄、性别及其他生理情况而变化。年龄增高,动脉血压逐年增高,收缩压的升高比舒张压的升高明显。男性比女性高,女性在更年期以后有明显的升高。体力劳动或情绪激动时血压可暂时升高。

表 12-1　血压水平的定义和分类(WHO/ISH)

类别	收缩压/mmHg	舒张压/mmHg
理想血压	＜120	＜80
正常血压	＜130	＜85
正常高压	130～139	85～99
1 级高血压("轻度")	140～159	90～99
亚组:临界高血压	140～149	90～94
2 级高血压("中度")	160～179	100～109
3 级高血压("重度")	≥180	≥110
单纯收缩性高血压	≥140	＜90
亚组:临界收缩期高血压	140～149	＜90

注:当收缩压和舒张压分属于不同分级时,以较高的级别作为标准。(1 kPa＝7.5 mmHg)

(4)动脉压波形:正常血压波形可分为二相,即收缩相和舒张相。收缩相是指主动脉瓣开放和快速射血到主动脉时所形成的波形,此动脉波形为急剧上升至顶峰,随后血流经主动脉到周围动脉,压力下降,主动脉瓣关闭,在动脉波下降支斜坡上出现切迹,称为重搏切迹。舒张相是从主动脉瓣关闭直至下一次收缩开始。动脉压波形逐渐下降至基线。舒张相最低点是舒张压。

2.监测方法与原理

目前,临床常用的监测血压方法有两大类。一类是无创测量法,即指袖带式自动间接动脉血压监测。其原理来自于传统的人工听诊气袖法,所不同的是在判别收缩压和舒张压时是通过检测气带内气压的搏动实现的。另一类是有创测量法,即指在动脉内置管进行动脉血压连续监测的直接动脉血压监测法,其原理是使用一般的弹簧压表,但仅能测出平均动脉压,而使用电子压力换能器监测仪,则可测出动脉收缩压、舒张压,还可测得压力波形,且记录一次心动周期的压力波形的变化。两类监测血压法各有其优点和不足。直接动脉压监测的主要优点是如下。

(1)可连续监测收缩压、舒张压和平均动脉压,并将其数值及波形实时显示在监护仪荧光屏上,及时准确地反映患者血压动态变化。

(2)有助于根据动脉血压的变化判断体内血容量、心肌收缩力、外周阻力及有无心包填塞等病情变化。

(3)可以弥补由于袖带监测血压而导致血压测不出或测量不准确的弊端,直接反映动脉血压的实际水平。

(4)可通过动脉置管采集各种动脉血标本,以免除因反复动脉穿刺给患者带来的痛苦。无创血压监测法操作较有创监测法安全、简单、易于操作,可直接避免有创监测时置管所出现的血栓形成或感染等危险。一般来说,在危重症患者的急救过程中多采用有创监测法,但随病情缓解应尽早改为无创监测法,以减少各种并发症的发生。

3.影响因素

影响动脉血压的因素很多,如每搏输出量、心率、外周阻力、动脉管壁的弹性及循环血量等。这些因素相互关联、相互影响,如心率影响心室充盈和每搏输出量的某些变化,心排血量的改变必伴有血流速度和外周阻力的变化。另外,神经体液因素调节下的心排血量的变化往往会引起外周阻力的变化。临床实际中,遇到具体情况,必须结合患者的血流动力学指标的改变,综合各种因素全面分析和判断。

4.临床意义

动脉血压是衡量机体生理功能的一项重要指标,无论动脉血压过低或过高都可对机体各脏器功能的相对稳定产生十分不利的影响。通过对动脉血压的监测可推算其他心血管参数,如每搏输出量、心肌收缩力、全身循环阻力等。观察血压波形还可对患者的循环状况进行粗略估计。波形高尖见于高血压、动脉硬化及应用升压药和增强心肌收缩力的药物。波形低钝见于低心排综合征、低血压休克和心律失常以及药物影响等情况。

5.护理

无创血压监测法的护理较为简单,按常规血压测量法护理要求进行。下面重点对有创血压监测方法的护理加以论述。

(1)保持测压管通畅,防止血栓形成:①定时监测血压通畅情况,随时注意通路、连接管等各个环节是否折曲、受压,定时冲洗管路。②保持三通管正确的方向,测量时开通三通管,并以肝素盐水持续冲洗测压管。③抽取动脉血后或闭管前必须立即用肝素盐水进行快速正压封管,以防凝血阻管。④管路中如有阻塞,应及时抽出血凝块,切勿将血块推入,以防发生动脉血栓形成。⑤在病情平稳后应及时考虑拔出置管,改为无创血压监测,以防并发症出现。⑥保持各接头连接紧密,防止渗漏。

(2)防止感染:①严格无菌操作,每天消毒穿刺部位,并至少每24小时更换一次透明贴膜。②每次经测压管抽取动脉血标本时,均应以碘酒、乙醇消毒接头处。③各接头及整个管路应保持严格封闭及无菌状态。

（3）防止空气栓塞：在操作过程中，严格控制空气进入管路，防止空气栓塞。

（4）预防并发症：常见并发症可有远端肢体缺血、出血、感染和测压管脱出，具体护理如下。

远端肢体缺血：引起远端肢体缺血的主要原因是血栓形成、血管痉挛及局部长时间包扎过紧等。预防办法有：①置管前要判断肢端动脉是否有缺血症状。②穿刺血管时，动作要轻柔稳准，穿刺针选择要粗细得当，避免反复穿刺损伤血管。③固定肢体勿过紧，防止影响血液循环。

局部出血血肿：穿刺后要密切观察局部出血情况，对应用抗凝药或有出血倾向者要增加压迫止血的时间，5分钟以上。穿刺局部应用宽胶布加压覆盖，必要时加沙袋压迫止血。如有血液渗出要及时清除，以免影响对再次出血情况的观察。

感染：动脉置管可发生局部或全身感染。一旦发生全身感染多由血源性感染所致，后果严重。因此，置管期间严密观察体温变化，如出现高热、寒战，应及时查找原因；如发现穿刺部位出现红、肿或有分泌物形成，应加强换药，并取分泌物进行细菌培养，以协助诊断，合理选择抗生素。置管期间一旦发生感染应立即拔管，并将测压管末端无菌封闭送做细菌培养。

测压管脱出：置管期间，穿刺针及管路要固定稳妥，防止翻身等操作时将管拉出。对躁动患者要采取好保护措施，必要时将患者手包紧，防止患者不慎将管拔出，一旦发生管路脱出，切忌将管送回，以防感染。

（三）血氧饱和度监护

血氧饱和度（SaO_2）是指血氧含量与血红蛋白完全氧合的氧容量之比。即 SaO_2＝动脉血实际结合氧/动脉血氧结合饱和时含氧量×100%。临床上常用的 SaO_2 监测仪，是通过无创的红外线探头监测患者指（趾）端小动脉搏动时的氧合血红蛋白的百分数而获得经皮 SaO_2。SaO_2 正常范围为 94%～100%。

1.测定方法

经皮血氧饱和度的探头有两种。一种是指夹式，探头由夹子式构成，一面发射红光，一面接收，适用于成人及儿童。另一种是粘贴式，由两个薄片构成，可分别粘在患者指或趾两侧，适用于新生儿和早产儿，因儿童的指或趾较小且细嫩，用指夹式探头夹不住，即便夹住也容易压伤指或趾。

2.测定原理

（1）分光光度测定法：将红外线探头放置于患者指（趾）端等适当的位置，根据血红蛋白和氧合血红蛋白对光吸收特性不同的特点，利用发光二极管发射出红外光和红外线穿过身体适当部位的性质，用可以穿透血液的红光（波长 660 μm）和红外线（940 μm）分别照射组织（指或趾），并以光敏二极管接受照射后的光信号，为了排除动脉血以外其他组织的影响，只取搏动的信号，经计算机采样分析处理氧合血红蛋白占总血红蛋白的百分数，最终显示在监视器上。但如果无脉搏，则不能进行测量。

（2）容积测定法：正常生理情况下，毛细血管和静脉均无搏动，仅有小动脉有搏动。入射光线通过手指时，在心脏收缩期，手指血容量增多，光吸收量最大；反之，在心脏舒张期，光吸收量最小。因此，光吸收量的变化反映了组织血容量的变化。此种方法只测定搏动性血容量，而不受毛细血管和静脉影响，也与肤色和皮肤张力无关。

3.临床意义

（1）提供低氧血症的监测指标，指导氧疗：监测指尖 SpO_2 方法简单、便捷、安全，通过监测所得的 SpO_2 指标，可以及时发现危重症患者的低氧血症及其程度，指导选择和调节合理氧疗方式,改善低氧血症,避免或减少氧中毒的发生。

(2)提供应用机械通气治疗的依据,指导通气参数的调整:监测能帮助确定危重症患者实施机械通气治疗的时机,并在机械通气过程中,与其他指标相结合,对机械通气选择的通气模式、给氧浓度等参数进行调整,还可为撤机和拔除气管插管提供参考依据。

(3)提供心率监测:有些监护仪在测量血氧饱和度的同时还可以通过其血氧饱和度模块获取心率参数,其原理是通过末梢血管的脉动波计算出心率。此优点保证了心电图受干扰时心率测量的准确性,临床上应用较为方便。

4.影响因素

血氧饱和度的监测结果会受很多因素影响,如患者脉搏的强弱、血红蛋白的质和量、皮肤和指甲状态、患者血流动力学变化等。患者烦躁不安会导致测量结果不准,在使用时应固定好探头,尽量使患者安静,以免报警及不显示结果。因探头为红线及红外线,所以照蓝光的新生儿应将探头覆盖,避免直接照射,损伤探头。严重低血压、休克、体温过低或使用血管活性药物,以及血红蛋白水平较高时均可影响测量结果,应结合患者病情综合判断指标的准确性,防止影响病情的治疗和诊断。在极高的环境光照情况下也会影响测量结果,使用时,应尽量避免。有研究表明,对于那些存在外周血管痉挛或因外界寒冷刺激诱导的外周低灌流时,采取额贴监测血氧饱和度比指尖的监测更有优势。

5.护理

(1)血氧饱和度的监测应排除各种干扰因素,尤其应注意人为因素的干扰,如探头放置位置、吸痰后的影响、肢端的温度等。

(2)要对监测探头进行维护和保养和防止导线断折。

(3)监测时,探头红外线射出面应直对手指(趾)甲床侧,指尖放置深度合适,以防检测结果不准确。

(4)发现监测结果持续下降低于94%时,应及时查找分析原因,排除非病情变化因素后,仍不缓解,应立即采取措施。不宜在测血压侧指尖监测血氧饱和度,以免影响监测结果。

(5)通过血氧饱和度监测结果可以粗略评估动脉血氧分压水平,以便及时判断病情变化,即当 $SaO_2 > 90\%$ 时,相当于 $PaO_2 > 8.0$ kPa(60 mmHg);当 SaO_2 为 $80\% \sim 90\%$ 时,相当于 PaO_2 $5.3 \sim 8.0$ kPa($40 \sim 60$ mmHg);当 $SaO_2 < 80\%$ 时,相当于 $PaO_2 < 5.3$ kPa(40 mmHg)。

二、特殊监测技术

(一)中心静脉压监护

中心静脉压(CVP)是指右心房、上下腔静脉近右心房处的压力,主要反映右心的前负荷,正常值为 $4 \sim 12$ cmH_2O。通过对中心静脉压的变化进行监测,有助于判断体内血容量、静脉回心血量、右心室充盈压或心功能状态,对指导临床静脉补液及利尿药的应用有着极其重要的意义,是重危患者的重要监测指标。

1.测量方法

CVP测量通常采用开放式测量方法。此法通过颈外静脉、颈内静脉或锁骨下动脉至上腔静脉,或者通过股静脉至下腔静脉,其中上腔静脉较下腔静脉测量准确。测量时,将测压管的一端保持与大气相通的状态。另外,还有一种方法为闭合式测量,即整个测量过程保持闭合状态,不与大气相通,而通过压力传感器与压力监测仪相连接测得。右心漂浮导管也可直接测得中心静脉压。开放式测压的具体要求如下。

（1）物品准备：监护仪、监测 CVP 的测压管件一套、三通管、刻度尺、肝素盐水、延长管及无菌消毒用物。

（2）患者准备：向患者做好解释，以取得配合；取平卧位，上腔静脉测压时要将上肢外展30°～45°，定位零点为基准点，即平卧时，右心房在腋下的水平投影平面，一般定为平腋中线第4肋间处。

（3）监测压力：CVP 监测分连续监测和间断监测。连续测量时需备综合监护仪与中心静脉压测压管一套。间断测量为每次连接测量后取下测压管。CVP 监测有两种方法，一种是间断手动人工测量法，另一种是连续仪器测量方法。具体操作方法如下。

间断手动人工测量方法：①将生理盐水冲入一次性延长管，三通管与接中心静脉置管的输液器相连，排尽管道内气体后备用。②将三通管开向一次性延长管侧，开放一次性延长管远端，保持垂直位，观察延长管内生理盐水下降幅度，当水柱保持不动时，从基点起测量水柱高度，即为中心静脉压测量值。③测量后关闭三通管与延长管的连接，开放输液器端。

连续仪器测量方法：①经锁骨下静脉或颈内静脉将中心静脉导管置入上腔静脉靠近右心房处。②导管末端通过延长管接三通接头，与测压鼓、压力换能器和监护仪相连，三通接头的另一端开口连接输液器。③测压时，使压力换能器与患者的右心房同一水平（平卧位时，平腋中线水平），压力换能器校零。④关闭输液器，使中心静脉导管与压力换能器相通；监护仪上可自动显示压力波形和数值。⑤测压结束时：将压力的换能器端关闭，输液器端与中心静脉导管连通，开始输液。

2.影响因素与临床意义

中心静脉压力来源于4种压力成分：①静脉毛细血管压。②右心房充盈压。③作用静脉外壁的压力，即静脉收缩压和张力。④静脉内壁压，即静脉内血容量。

因此，中心静脉压的高低与血容量、静脉张力和右心功能有关。中心静脉压升高，见于右心及全心功能衰竭、房颤、肺栓塞、气管痉挛、输血补液过量、纵隔压迫、张力性气胸、各种慢性肺疾病、心包填塞、血胸、应用血管收缩药物和患者躁动等情况。中心静脉压下降常见于失血或脱水引起的血容量不足；也可见于周围血管扩张，如应用扩张血管药物及麻醉过深等。机械通气的患者也可影响中心静脉压，但不同的通气模式对 CVP 的影响程度不同。平均气道压越高，对循环的影响越大，两者成正相关。近年来，相关研究已显示 PEEP、PEEP＋PSV、SIMV、IPPV 等通气模式对 CVP 影响较大，尤其是在低血容量时影响更为显著。

3.护理

（1）防止测压管阻塞：测压通路需持续静脉滴注生理盐水，或测压后用肝素盐水正压封管。如停止生理连续点滴应定时进行常规封管，每天3次。发现测压通路内冲入较多血液，应随时进行再次封管，以防有血凝块阻塞。

（2）保持测压准确性：每次测压前均要重新校对测量零点，因患者可能随时发生体位的变动。测压时，应先排尽测压管中的气泡，防止气体进入静脉造成气栓或影响测量的准确性。测压应在患者平静状态下进行，患者咳嗽、腹胀、烦躁或机械通气应用 PEEP 均可影响测量结果的准确性。因此，如有上述症状，可先给予处理，待平静10～15分钟后再行测压。如应用呼吸机治疗时，当测压管中水柱下降至基本静止状态时，可暂时断开气管插管与呼吸机的连接，观察水柱再次静止时，即为静脉压。但对于无自主呼吸的患者要慎重行事。

（3）排除干扰因素：测压过程中，测压管中的液面波动最初可快速下降，当接近静脉压时，水柱液面可随呼吸上下波动，且越来越微弱，下降速度也会越来越缓慢，直到静止不动即为静脉压高度。但须注意此时应首先排除测压管阻塞或不够通畅因素，原因可能为静脉导管堵塞、受压或尖端顶于血管壁或管道漏液等，应给予及时处理，以排除干扰。测压时，应禁止同时输入药物，特别是血管活性药物，防止药液输入快，发生意外。

（4）严格无菌操作：每天消毒穿刺点、更换透明敷贴，每天更换输液管和测压管。测压或换管时必须严格消毒各个连接部位。一旦发现感染征象或排除其他原因的高热不退，应及时拔出导管，并剪下导管近心端 2～3 cm，行细菌培养。如穿刺部位出现发红等感染情况，应禁止用透明胶布，改用棉质纱布，以透气、干燥创面，并增加换药次数。

（5）按需测量：测量中心静脉压的频次应随病情而定，切忌过于频繁。测量后准确记录，异常改变要随时报告医师给予处理。

（6）确保机械通气状态下测量数值的准确性：在机械通气过程中，为避免气道压力、循环血容量、通气模式及测量过程脱机等因素对 CVP 的影响，可对机械通气时需测量 CVP 的患者应用回归方程进行计算，所测得的值与患者实际 CVP 无显著差异，且方法安全、简便。但对肺顺应性差的患者，在用此回归方程时所得脱机后的 CVP 值比实际脱机所测的 CVP 稍低。其回归方程为：$y = 0.98x - 1.27$ 和 $y = 0.86x - 1.33$（y 和 x 分别为脱机前后的 CVP 值），只要将测得的患者上机时的 CVP 代入上述回归方程，即可计算出脱机后的 CVP 值。

（7）妥善固定管道：除静脉穿刺点及管道须用透明胶布固定外，还应在距穿刺点 5 cm 处，加固胶布。固定部位应避免关节及凹陷处。对清醒患者做好解释，取得配合；对躁动患者应给予适当束缚，防止牵拉或误拔导管。在保证测压管道系统密闭及通畅的同时，还应防止管道受压、扭曲，接头松动或脱落。

（二）肺循环血流动力学监护

肺循环指血液由右心室开始，经肺动脉、肺毛细血管、肺静脉，最终到达左心房的循环过程。肺循环血流动力学是研究肺循环的压力、流量、阻力及其他相关问题，是了解肺循环功能的重要方法。许多呼吸系统疾病均直接导致肺循环的异常，因此，监测肺循环功能的变化对呼吸系统疾病的诊治具有十分重要的意义。目前，肺循环血流动力学的监测方法已广泛应用于临床，尤其是应用于危重患者的救治中。

1.肺循环压力测定

肺循环压力的测定技术分为创伤性和无创性两类。前者主要为右心漂浮导管检查技术，后者包括超声法、胸部 X 线检查技术、肺阻抗血流图技术、磁共振成像技术、血气分析、心电图技术等。创伤性技术测定结果虽然准确，但对患者具有一定的损伤，检查所需的费用较为昂贵，检查所用的仪器设备较为复杂，在临床应用也较为局限，且不宜于重复随诊检查，患者多难以接受。无创检查方便、无创伤、价格便宜，适用于多次反复检查，但检查的准确性与有创检查相比不够确切。

目前，肺循环压力测定最直接的检查方法为右心漂浮导管检查测压法。此法被认为是评价各种无创检查性测压法准确性的"金标准"。右心漂浮导管检查除了可获取肺动脉压（PAP）、肺毛细血管楔压（PAWP）、右心房压力（CVP）的参数外，还可进行心排血量的测定，并可采取混合静脉血标本以测定混合静脉血血气指标。检查所用的主要设备与仪器包括右心漂浮导管（Swan-Ganz 导管）或血流引导管（flow-dirted catheter）、压力传感器、生理记录仪、穿刺针、扩张套管等其他无菌手术器材与敷料等。检查时需在严格无菌条件下,经肘前静脉、锁骨下静脉、颈静脉或股静脉穿刺插入漂浮导管进行测定。其原理是通过导管腔内的盐水柱将血管或心腔内压力信号传递到压力换能器上,同步连续示波显示压力曲线及测定的数据,并记录下曲线图形。操作者可以通过压力曲线形态判断导管前端所处的具体位置。

测定肺动脉压力时,应注意以下各点以确保测量的准确性:①先调定零点,然后使换能器上与大气相通的三通口与患者心房呈同一水平,再校正监护仪零点。②挤压注水器冲洗肺动脉管腔,确认其通畅。③将换能器与通向肺动脉管腔相通测得肺动脉压力。④记录呼气末肺动脉压值,但需注意肺动脉压力可能受其他因素的影响,如呼吸和应用机械通气的患者。

有自主呼吸时,吸气相胸腔呈负压,肺动脉压会明显高于呼气相的压力。相反,间歇正压机械通气时,吸气相呈正压,此时的肺动脉压会明显低于呼气相时的压力。因此,无论何种状态,肺动脉压均应以呼气末数值为准。肺动脉嵌顿压的测定与测定肺动脉压的方法基本相似,不同的是要在测定肺动脉压基础上,使导管气囊充气,导管漂入肺毛细血管测得的结果同样应以呼气末时的压力为准。

测量各种压力时,应确保导管气囊嵌顿的满意效果。具体方法为:先用0.01%肝素生理盐水冲洗肺动脉管腔,以排除因血块阻塞造成的假性肺动脉楔压,缓慢充气1～1.5 mL至肺动脉波形变化为相当于或低于肺动脉舒张压的细小波形,放气后出现典型的肺动脉波形,即为导管气囊嵌顿满意,也是导管的满意位置。如有测不到肺动脉楔压的情况,应考虑可能为导管退出肺动脉或气囊破裂。如需拔出右心漂浮导管时,应先核实气囊确实已放气,再缓慢地将漂浮导管拔出,扩张导管外管后应压迫止血至穿刺部位不再渗血为止。右心漂浮导管持续应用时间过长可出现多种并发症,需要密切观察相关的症状和体征。常见并发症有心律失常、感染、肺栓塞及肺动脉破裂、导管气囊破裂、血栓形成与栓塞、导管在心房或心室内扭曲或打结等,更严重时,可以出现导管折于静脉内,甚至心搏骤停。

2.心排血量测定

心排血量又称心输出量。它反映整个循环状态,受静脉回流量、外周血管阻力、外周组织需氧量、血容量、体位、呼吸、心率和心肌收缩力的影响。目前,临床上常用 Fick 法(包括直接与间接 Fick 法)和热稀释法(亦为间接 Fick 法),其中后者方法较为简单,应用较为普遍。另外,还有一种方法为心阻抗图,是 20 世纪 60 年代起出现的应用生物电阻抗原理以测定心排血量的技术。此种技术具有无创伤、价廉、检查迅速等优点,已为学术界所重视。

(1)Fick 法测定:心排血量(L/min)=耗氧率(mL/min)/[动脉-混合血静脉血氧含量差(mL/dL)×10]。其中氧耗量可直接测得。动静脉血管含量差测定可分别抽取动脉血和混合静脉血(经右心管抽取),经血气分析仪直接测得。但是由于此法中混合动脉血采集较为困难,因此其在临床上的应用受到限制。

(2)热稀释法:将 0 ℃的冷生理盐水作为指示剂,经 Swan-Ganz 导管注入右心房,随血液进入肺动脉,由温度传感器连续测定流过指示剂在右心房和肺动脉内的温度变化,并记录温度/时间稀释曲线。经心排血量时计算仪描记曲线的面积,按公式算出心排血量,并显示、记录其值。此法的优点是指示剂无害,可多次测量,无须抽血检验,机器可自动计算出结果,且测量时无需穿刺动脉。

(3)心阻抗图:应用生物电阻抗原理,通过测定心动周期中胸腔生物电阻抗的变化,间接推算心搏量(SV),再乘以心率即得心排血量 CO。其公式为:$SV = \rho \times (L/Z_0)^2 \times B\text{-}X$ 间期 $\times C$。式中：SV 为心搏量（mL）；ρ 为血液电阻率，为常数 135；L 为两电极之间的距离（cm）；Z_0 为胸腔基础阻抗（Ω）；B-X 间期为心阻抗血流图的微力图上由 B 点至 X 点的时间间期（s）；C 为心阻抗血流图的微分图上收缩波的最大波幅（Ω/s）。

影响测定准确性的因素很多。心排血量过低时，心肌等组织与血液间的热交换可使测得值高于实际值。心排血量过高（>10 L/min）时测定结果亦不准确。其他如血液温度在呼吸和循环周期中的波动、呼吸不规则、低温液体在进入心室前温度升高等因素均可影响测量结果。在临床实际中，心排血量测定是通过心排血量测定仪计算，能迅速显示数据。

3.护理

导管的正确使用及有效的护理对血流动力学监测数值的准确性具有重要意义。

（1）测量准备。①患者准备：操作前要向患者介绍有关检查的重要性和必要性，消除患者紧张情绪，取得患者配合。体位即要适合监测的需要，又保持患者舒适。尤其是枕头的位置非常重要，其摆放一定要使患者满意。②呼吸道准备：术前尽量清除呼吸道痰液，给予及时的翻身、叩背，刺激咳嗽，必要时给予吸痰。手术当天，给予支气管扩张剂扩张支气管，减轻气道反应性，避免术中咳嗽影响检查结果。

（2）掌握操作要点：护士应熟悉导管的放置和测量操作程序，熟悉导管所在部位的压力及正常值，了解并发症及预防措施。置管时要密切观察屏幕上压力波形及心率和心律的变化。放置导管的位置不一，如肘正中静脉、右锁骨下静脉、股静脉、左锁骨下静脉和右颈内静脉。所有这些穿刺点都有优缺点。穿刺部位一般选择右侧颈内静脉，这是漂浮导管操作的最佳途径，导管可以直达右心房，从皮肤到右心房的距离最短，并发症少，容易成功。而经锁骨下静脉穿刺固定稳妥、便于护理。经股静脉插入导管达右心房的距离较远，经导管感染的机会多。置管前，导管的肺 A 腔及右心房腔以肝素盐水溶液冲洗，并检查气囊有无漏气。患者取 10°～20°体位，头转向左侧远离穿刺点，要严格执行无菌操作。密切观察心电监测，注意患者的生命体征变化，认真记录，发现异常及时报告处理。通过监视器上典型压力波形的变化就可知导管在心腔中的位置。

导管放置成功后准确记录导管位于穿刺点的刻度，测量时换能器应置于心脏水平，每次测量前应调整到零点，特别是体位变动后更要注意，否则所测压力值不准。重新校对零点，确定侧压部位后再进行测量并记录。

中心静脉导管做输液通路时，不要输入血液制品、清蛋白、脂肪乳液、高渗液体，因其容易堵塞和污染液体。气囊要用气体充气，而不能用液体，因为液体不能压缩，容易对心脏或肺动脉内膜造成损伤。用空气充气时如气囊破裂容易造成空气栓塞。利用漂浮导管进行血流动力学监测是危重症监测室的一个重要监护技术。

（3）避免和及时纠正影响压力测定的因素：检测压力最好选在患者平静呼吸的呼气末，且避免测压时患者产生剧烈咳嗽。如患者接受机械通气治疗，测量肺毛细血管楔压时，必须暂停呼吸机通气，否则测量结果为肺泡内压。测压系统中大气泡未排净，可使测压衰减，压力值偏低。导管检查过程中如有微小的气泡不会引起严重的后果，但进入较多气泡时，则情况较严重，文献报道病死率为 50%。防止气泡进入监测系统，发现气泡要用注射器及时抽出。测压系统中有小气泡，压力值偏高。测量时换能器应置于心脏水平，每次测量前应调整零点，特别是体位变动后，要重新校对零点，因此，测压时，应排除上述原因，才能准确评估血流动力学，估计左心功能。总之，当出现问题时，要观察屏幕正上方的提示。

（4）并发症的预防与护理。①测压管道堵塞：管道堵塞时，压力波形消失或波形低钝，用生理盐水500 mL加入3 200 U肝素以3 mL/h的速率泵入测压管内或以2～3 mL/h(4～6 U/mL)间断推注以防止堵塞。留管时间稍长后会出现压力波形低钝、脉压差变小,但冲洗回抽均通畅,考虑为导管顶端有活瓣样的血栓形成所致。护士要注意肺动脉压力值及波形的变化。一旦管腔堵塞,无回血,不宜勉强向里推注。②气囊破裂、空气栓塞:气囊充气最好用CO_2气充,充气速度不宜过快,充气量不超过1.5 mL,气囊充气时间不可过长,一般为10～30个心动周期(10～20秒),获得肺动脉楔压波形后,立即放气。PCWP不能连续监测,最多不超过20秒,监测中要高度警惕导管气囊破裂,如发现导管气囊破裂,应立即抽出气体,做好标记并交班,以免引起气栓。气囊充气测肺楔压是将针筒与导管充气口保持锁定状态,放气时针芯自动回弹,容积与先前充气体积相等,否则说明气囊已破裂,勿再充气测肺楔压,并尽早拔管防止气囊碎片脱落。PCWP测定后要放松气囊并退出部分导管,防止肺栓塞和肺破裂。尽量排尽测压管和压力传感器内的气泡。③血栓形成和肺栓塞:导管留置时间过长使血中的纤维蛋白黏附于导管周围,导管尖端位置过深近于嵌入状态时血流减慢,管腔长时间不冲洗以及休克和低血压患者处于高凝状态等情况,均易形成血栓。血栓形成后出现静脉堵塞症状如上肢水肿、颈部疼痛、静脉扩张。④肺动脉破裂和肺出血:肺动脉破裂和肺出血是最严重的并发症。肺动脉破裂的发生率占0.2%。常见于气囊充气过快或导管长期压迫肺动脉分支。肺出血临床可表现为突发的咳嗽、咯血、呼吸困难,甚至休克,双肺可闻及水泡音。肺小动脉破裂的症状为胸痛、咯血、气急;发生肺动脉破裂时,病情迅速恶化,应使患肺保持低位(一般为右肺),必要时行纤维支气管镜检查或手术治疗。多见于老年患者,肺动脉高压和心脏瓣膜病。⑤导管扭曲、打结、折断:出现导管扭曲应退出和调换。退管困难时注入冷生理盐水10 mL。打结时可在X线透视下,放松气囊后退出。导管在心内打结多发生于右心室,由于导管软、管腔较小,插入过快或用力过大,可使导管扭曲打结;测压时可见导管从右心房或右心室推进15 cm后仍只记录到右心室或肺动脉压,X线片即可证实。此时应将导管退出,重新插入。⑥心律失常:严密监侧变化,心律失常以房性和室性早搏最常见,也有束支传导阻滞,测压时导管经三尖瓣入右心室及导管顶端触及室壁时极易诱发室性早搏。如发现室性早搏、阵发性室速要及时报告医师。一般停止前送导管,早搏即可消失,或静脉注射利多卡因控制。测压时要熟练掌握操作技术,减少导管对室壁的刺激。严重的室速、室颤立即报告医师,并及时除颤。⑦缩短置管时间预防感染:留置导管一般在3～5天,不超过7天为宜,穿刺部位每天消毒后用透明膜覆盖,便于观察有无渗血,保持清洁、干燥,如患者出现高热、寒战等症为感染所致,应立即拔管。感染可发生在局部穿刺点和切口处,也能引起细菌性心内膜炎。怀疑感染的病例应做导管尖端细菌培养,同时应用有效的抗生素。在血流动力学稳定后拔除导管,拔管时须按压穿刺点防止局部出血。

(三)血气监护

血液、气体和酸碱平衡正常是体液内环境稳定、机体赖以健康生存的一个重要方面。

1.血气分析指标

(1)动脉血氧分压(PaO_2):PaO_2是血液中物理溶解的氧分子所产生的压力。PaO_2正常范围10.7～13.3 kPa(80～100 mmHg),正常值随年龄增加而下降,PaO_2的年龄预计值为[13.75 kPa-年龄(岁)×0.057]±0.5 kPa或[13.5 mmHg-年龄(岁)×0.42]±4 mmHg,PaO_2低于同龄人正常范围下限者,称为低氧血症。PaO_2降至8.0 kPa(60 mmHg)以下时,是诊断呼吸衰竭的标准。

(2)动脉血氧饱和度(SaO_2):SaO_2指血红蛋白实际结合的氧含量与全部血红蛋白能够结合的氧含量比值的百分率。其计算公式:SaO_2=氧合血红蛋白/全部血红蛋白×100%,正常范围

为 $95\% \sim 98\%$。动脉血氧分压与 SaO_2 的关系是氧离曲线。

(3)氧合指数:氧合指数 $=PaO_2/FiO_2$,正常值为 $53.1 \sim 66.7$ kPa($400 \sim 500$ mmHg)。ALI 时存在严重肺内分流,PaO_2 降低明显,提示高吸氧浓度并不能提高 PaO_2 或提高 PaO_2 不明显,故氧合指数常 <40.0 kPa(300 mmHg)。

(4)肺泡-动脉血氧分压差[P(A-a)O_2]:在正常生理情况下,吸入空气时 P(A-a)O_2 为 1.3 kPa(10 mmHg)左右。吸纯氧时P(A-a)O_2正常不超过 8.0 kPa(60 mmHg),ARDS 时 P(A-a)O_2 增大,吸空气时常可增至 6.0 kPa(50 mmHg);而吸纯氧时 P(A-a) O_2 常可超过 13.3 kPa(100 mmHg)。但该指标为计算值,结果仅供临床参考。

(5)肺内分流量(Qs/Qt):正常人可存在小量解剖分流,一般不大于 3%。ARDS 时,由于 V/Q严重降低,Qs/Qt 可明显增加,达 10% 以上,严重者可高达 $20\% \sim 30\%$。

以上 5 个指标常作为临床判断低氧血症的参数。

(6)动脉血二氧化碳分压($PaCO_2$):$PaCO_2$ 是动脉血中物理溶解的 CO_2 分子所产生的压力。正常范围 $4.7 \sim 6.0$ kPa($35 \sim 45$ mmHg)。测定 $PaCO_2$ 是结合 PaO_2 判断呼吸衰竭的类型与程度,是反映酸碱平衡呼吸因素的唯一指标。当 $PaCO_2 > 6.0$ kPa(45 mmHg)时,应考虑为呼吸性酸中毒或代谢性碱中毒的呼吸代偿,当 $PaCO_2 < 4.7$ kPa(35 mmHg)时,应考虑为呼吸性碱中毒或代谢性酸中毒的呼吸代偿。

$PaO_2 < 8.0$ kPa(60 mmHg)、$PaCO_2 < 6.7$ kPa(50 mmHg)或在正常范围,为 Ⅰ 型呼吸衰竭。

$PaO_2 < 8.0$ kPa(60 mmHg)、$PaCO_2 > 6.7$ kPa(50 mmHg),为 Ⅱ 型呼吸衰竭。

肺性脑病时,$PaCO_2$ 一般应 >9.3 kPa(70 mmHg);当 $PaO_2 < 5.3$ kPa(40 mmHg)时,$PaCO_2$ 在急性病 >8.0 kPa(60 mmHg),慢性病例 >10.7 kPa(80 mmHg),且有明显的临床症状时提示病情严重。

吸氧条件下,计算氧合指数 <40.0 kPa(300 mmHg),提示呼吸衰竭。

(7)碳酸氢盐(HCO_3^-):HCO_3^- 是反映机体酸碱代谢状况的指标。HCO_3^- 包括实际碳酸氢盐(AB)和标准碳酸氢盐(SB)。SB 和 AB 的正常范围均为 $22 \sim 27$ mmol/L,平均 24 mmol/L。AB 是指隔离空气的血液标本在实验条件下所测得的血浆 HCO_3^- 值,是反映酸碱平衡代谢因素的指标,当 <22 mmol/L 时,可见于代谢性酸中毒或呼吸性碱中毒代偿;大于 27 mmol/L 时,可见于代谢性碱中毒或呼吸性酸中毒代偿。SB 是指在标准条件下[即 $PaCO_2 = 5.3$ kPa(40 mmHg)、Hb 完全饱和、温度 37 ℃]测得的 HCO_3^- 值。它是反映酸碱平衡代谢因素的指标。正常情况下,AB=SB;AB↑>SB↑见于代谢性碱中毒或呼吸性酸中毒代偿;AB↓<SB↓见于代谢性酸中毒或呼吸性碱中毒代偿。

(8)pH:pH 是表示体液氢离子浓度的指标或酸碱度,由于细胞内和与细胞直接接触的内环境的 pH 测定技术上的困难,故常由血液 pH 测定来间接了解 $pH = 1/H^+$,它是反映体液总酸度的指标,受呼吸和代谢因素的影响。正常范围:动脉血为 $7.35 \sim 7.45$;混合静脉血比动脉血低 $0.03 \sim 0.05$。pH <7.35 为失代偿的酸中毒[呼吸性和/或代谢性],pH >7.45 为失代偿的碱中毒[呼吸性和/或代谢性]。

(9)缓冲碱(BB):BB 是血液(全血或血浆)中一切具有缓冲作用的碱(负离子)的总和,包括 HCO_3^-、血红蛋白、血浆蛋白和 HPO_4^{2-},正常范围 $45 \sim 55$ mmol/L,平均 50 mmol/L。仅 BB 一项降低时,应考虑为贫血。

(10)剩余碱(BE):BE 是在 38 ℃、$PaCO_2$ 5.3 kPa(40 mmHg)、SaO_2 100%条件下,将血液标

本滴定至 pH 7.40 时所消耗酸或碱的量,表示全血或血浆中碱储备增加或减少的情况。正常范围为 ±3 mmol/L,平均为 0。其正值时表示缓冲碱量增加;负值时表示缓冲碱减少或缺失。

(11)总 CO_2 量(TCO_2):它反映化学结合的 CO_2 量(24 mmol/L)和物理溶解的 O_2 量(1.2 mmol/L)。正常值=24+1.2=25.2 mmol/L。

(12)CO_2-CP:CO_2-CP 是血浆中呈化合状态的 CO_2 量,理论上应与 HCO_3^- 大致相同,但因有 $NaHCO_3^-$ 等因素干扰,比 HCO_3^- 偏高。

2.酸碱平衡的调节

人的酸碱平衡是由 3 套完整调节系统进行调节的,即缓冲系统、肺和肾的调节。人体正是由于有了这些完善的酸碱平衡调节机制,才确保了机体处于一个稳定的内环境的平衡状态。机体每天产生固定酸 120～160 mmol(60～80 mEq)和挥发酸 15 000 mmol(15 000 mEq),但体液能允许的 H^+ 浓度变动范围很小,正常时 pH 在 7.35～7.45 内波动,以保证人体组织细胞赖以生存的内环境稳定。这正是由于体内有一系列复杂的酸碱平衡调节。

(1)缓冲系统:人体缓冲系统主要有 4 组缓冲对,即碳酸-碳酸氢盐(H_2CO_3-HCO_3^-)、磷酸二氢钠-磷酸氢二钠系统($NaH_2PO_4^-$-NaH_2PO_4)、血浆蛋白系统和血红蛋白系统。这 4 组缓冲对构成了人体对酸碱失衡的第一道防线,它能使强酸变成弱酸,强碱变成弱碱,或变成中性盐。但是,由于缓冲系统容量有限,缓冲系统调节酸碱失衡的作用也是有限的。碳酸-碳酸氢盐是人体中缓冲容量最大的缓冲对,在细胞内外液中起重要作用,占全血缓冲能力的 53%,其中血浆占 35%,红细胞占 18%。磷酸二氢钠-磷酸氢二钠在细胞外液中含量不多,缓冲作用小,只占全血缓冲能力的 3%,主要在肾脏排 H^+ 过程中起较大的作用。血浆蛋白系统主要在血液中起缓冲作用,占全血缓冲能力的 7%,血红蛋白系统可分为氧合血红蛋白缓冲对($HHbO_2$-HbO_2)和还原血红蛋白缓冲对(HHb-Hb^-),占全血缓冲能力的 35%。

(2)肺的调节:肺在酸碱平衡中的作用是通过增加或减少肺泡通气量、控制排出 CO_2 量使血浆中 HCO_3^-/H_2CO_3 比值维持在 20:1 水平。正常情况下,当体内产生酸增加,H^+ 升高,肺代偿性过度通气,CO_2 排出增多,使 pH 维持在正常范围;当体内碱过多时,H^+ 降低,则呼吸浅慢,CO_2 排出减少,使 pH 维持在正常范围。但是当增高>10.7 kPa(80 mmHg)时,呼吸中枢反而受到抑制,这是由呼吸中枢产生 CO_2 麻醉状态而造成的结果。肺脏调节的特点是作用发生快,但调节的范围小,当机体出现代谢性酸碱失衡时,肺在数分钟内即可代偿性增快或减慢呼吸频率或幅度,以增加或减少 CO_2 排出。

(3)肾脏调节:肾脏在酸碱平衡调节中是通过改变排酸或保碱量来发挥作用的。其主要调节方式是排出 H^+ 和重吸收肾小球滤出液中的 HCO_3^-,以维持血浆中 HCO_3^- 浓度在正常范围内,使血浆中的 pH 保持不变。肾脏排 H^+ 保 HCO_3^- 的途径有 3 条,即 HCO_3^- 重吸收、尿液酸化和远端肾小管泌氨与 NH_4^+ 生成。与肺脏的调节方式相比,肾脏的调节酸碱平衡的特点是功能完善但作用缓慢,常需 72 小时才能完成;其次是肾调节酸的能力大于调节碱的能力。

3.血气监护

血气监护是利用血气监护仪,即一种将传感器放置在患者血管内或血管外不伴液体损失的仪器,间断或连续监测 pH、PCO_2、PO_2。目前市售的血气监护仪一般包括传感器显示器、定标器三大部分。血管内与血管外血气监护仪的差别在于血管内血气监护仪的传感器置于动脉导管内的光缆顶端,而血管外血气监护仪的传感器则置于便携式传感器盒内,这标志着血气监护技术的新进展。

总之,无论选择哪种方式进行血气分析或血气监护,护士均需从以下几个方面加强护理。

(1)熟练掌握动脉采血方法或血气监护仪:操作规程(参照生产厂家仪器使用说明)临床上,凡是需要连续观察血气及酸碱变化的患者均可进行血气监护。但要求每天须进行4～6次者,方可考虑应用血气监护仪进行连续监护。

(2)严格掌握动脉采血或血气监护时机:一般情况下,需在患者平静状态下采集动脉血标本。当患者吸氧或机械通气时,需标明吸入氧浓度、吸氧或机械通气时间、监护仪显示的指尖脉氧值和患者体温。尽量避免在患者剧烈咳嗽、躁动不安,或翻身、叩背、吸痰等强刺激后进行血气分析。

(3)耐心做好解释:动脉采血不同于静脉采血,较为少见,患者易产生恐惧和紧张的心理。操作前护士需向患者详细说明采血意义、方法和注意事项,使患者有充分的心理准备,密切配合,增加一次采血成功率。

(4)避免影响因素。可能影响血气分析结果的常见因素包括:①肝素浓度不当,一般肝素浓度应为1 000 U/mL。②采血时肝素湿润注射器管壁未排尽,剩余过量可造成 pH 下降和 PO_2 升高。③标本放置过久,可导致 PO_2 和 pH 下降。④未对体温进行校正,pH 与温度成负相关,PCO_2 和 PO_2 与温度成正相关。⑤标本中进入气泡,抽取标本时未排尽标本中的气泡,对低氧血症者影响较大。⑥误抽静脉血,一旦误抽静脉血,须及时发现,正确判断,以免影响医师对检查结果的判定。对上述影响因素,要尽量避免,如选择一次性血气分析专用注射器,标本现抽现送,立即检查。

(段化芹)

第五节　手术后患者的护理

从患者手术结束返回病房到基本康复出院阶段的护理,称手术后护理。

一、护理评估

(一)手术及麻醉情况

了解手术和麻醉的种类和性质、手术时间及过程;查阅麻醉及手术记录,了解术中出血、输血、输液的情况,手术中病情变化和引流管放置情况。

(二)身体状况

1.生命体征

局部麻醉及小手术术后,可每4小时测量并记录1次。有影响机体生理功能的疾病、麻醉、手术等因素存在时,应密切观察。每15～30分钟测量并记录1次,病情平稳后,每1～2小时记录1次,或遵医嘱执行。

(1)体温:术后,由于机体对手术后组织损伤的分解产物和渗血、渗液的吸收,可引起低热或中度热,一般在38.0 ℃,临床上称外科手术热(吸收热),于术后2～3天逐渐恢复正常,不需要特殊处理。若体温升高幅度过大、时间超过3天或体温恢复后又再次升高,应注意监测体温,并寻找发热原因。

(2)血压:连续测量血压,若较长时间患者的收缩压<10.7 kPa(80 mmHg)或患者的血压持

续下降 0.7～1.3 kPa(5～10 mmHg)时,表示有异常情况,应通知医师,并分析原因,遵医嘱及时处理。

(3)脉搏:术后脉搏可稍快于正常,一般在90次/分以内。若脉搏过慢或过快,均不正常,应及时告知医师,协作处理。

(4)呼吸:术后,可能由于舌后坠、痰液黏稠等原因,引起呼吸不畅;也可因麻醉、休克、酸中毒等原因,出现呼吸节律异常。

2.意识

及时评估患者术后意识情况,并根据患者意识恢复的状况安排体位、陪护和其他护理工作。

3.记录液体出入量

术后,护士应观察并记录液体出入量,重点评估失血量、尿量和各种引流量,进而推算出入量是否平衡。

4.切口及引流情况

(1)切口情况:应注意切口有无出血、渗血、渗液、感染、敷料脱落及切口愈合等情况。

(2)引流情况:观察并记录引流液的性状、量和颜色;注意引流管是否通畅,有无扭曲、折叠或脱落等。

5.营养状况

术后,机体处于高代谢状态,且部分患者又需要禁食,应重点评估患者营养摄入,是否能够满足术后的需要,以便进行适当的营养支持,促进患者尽快痊愈和康复。

(三)心理-社会状况

手术结束、麻醉作用消失、度过危险期后,患者心理上有一定程度焦虑或解脱感。随后又可出现较多的心理反应,如术后不适或并发症的发生,可引起患者焦虑、不安等不良心理反应;若手术导致功能障碍或身体形象的改变,患者可能产生自我形象紊乱的问题;家属的态度及家庭经济情况,也可影响患者的心理。

二、护理诊断及合作性问题

(一)疼痛

疼痛与手术切口、创伤有关。

(二)体液不足

体液不足与术中出血、失液或术后禁食、呕吐、引流和发热等有关。

(三)营养失调

低于机体需要量,与分解代谢增高、禁食有关。

(四)生活自理能力低下

生活自理能力低下与手术创伤、术后强迫体位、切口疼痛有关。

(五)知识缺乏

常缺乏有关康复锻炼的知识。

(六)舒适的改变

舒适的改变与术后疼痛、腹胀、便秘和尿潴留等有关。

(七)潜在并发症

如出血、感染、切口裂开和深静脉血栓形成等。

三、护理措施

(一)一般护理

1.体位

应根据麻醉情况、术式和疾病性质等安置患者体位。①全麻手术:麻醉未清醒者,采取去枕平卧位,头偏向一侧,防止口腔分泌物或呕吐物误吸;麻醉清醒后,可根据情况调整体位。②蛛网膜下腔麻醉术:去枕平卧6～8小时,防止术后头痛。③硬膜外麻醉术:应平卧4～6小时。④按手术部位不同安置体位:颅脑手术后,若无休克或昏迷,可取15°～30°头高足低斜坡卧位;颈、胸部手术后多取高半坐卧位,以利于血液循环,增加肺通气量;腹部手术后,多取低半坐卧位或斜坡卧位,以利于引流,防止发生膈下脓肿,并降低腹壁张力,减轻疼痛;脊柱或臀部手术后,可取俯卧或仰卧位。

2.饮食

术后饮食应按医嘱执行,开始进食的时间与麻醉方式、手术范围及是否涉及胃肠道有关。能正常饮食的患者进食后,应鼓励患者进食高蛋白质、高热量和高维生素饮食;禁食患者暂采取胃肠外营养支持。①非消化道手术:局麻或小手术后,饮食不必严格限制;椎管内麻醉术后,若无恶心、呕吐,4～6小时给予饮水或少量流质,以后酌情给半流或普食;全身麻醉术后可于次日给予流质饮食,以后逐渐给半流质或普通饮食。②消化道手术:一般在术后2～3天内禁食,待肠道功能恢复、肛门排气后开始进流质饮食,应少食多餐,后逐渐给半流质及普通饮食。开始进食时,早期应避免食用牛奶、豆类等产气食物。

3.切口护理

术后常规换药,一般隔天一次,感染或污染严重的切口应每天一次;若敷料被渗湿、脱落或被大小便污染,应及时更换;若无菌切口出现明显疼痛,且有感染迹象,应及时通知医师,尽早处理。

4.引流护理

术后有效的引流,是防止术后发生感染的重要措施。应注意:①正确接管、妥善固定,防止松脱。②保持引流通畅,避免引流管扭曲、受压或阻塞。③观察并记录引流液的量、性状和颜色。④更换引流袋或引流瓶时,应注意无菌操作。⑤掌握各类引流管的拔管指征及拔除引流管时间。较浅表部位的乳胶引流片,一般于术后1～2天拔除;单腔或双腔引流管,多用于渗液、脓液较多的患者,多于术后2～3天拔除;胃肠减压管一般在肠道功能恢复、肛门排气后拔除;导尿管可留置1～2天。具体拔管时间应遵医嘱执行。

5.术后活动

指导患者尽可能地进行早期活动。①术后早期活动的意义:增加肺活量,有利于肺的扩张和分泌物的排出,预防肺部并发症。促进血液循环,有利于切口愈合,预防压疮和下肢静脉血栓形成。促进胃肠道蠕动,防止腹胀、便秘和肠粘连。促进膀胱功能恢复,防止尿潴留。②活动方法:一般手术无禁忌的患者,当天麻醉作用消失后即可鼓励患者在床上活动,包括深呼吸、活动四肢及翻身;术后1～2天可试行离床活动,先让患者坐于床沿,双腿下垂,然后让其下床站立,稍做走动,以后可根据患者的情况、能力,逐渐增加活动范围和时间;病情危重、体质衰弱的患者,如休克、内出血、剖胸手术后、颅脑手术后,仅协助患者做双上、下肢活动,促进肢体血液循环;限制活动的患者如脊柱手术、疝修补术、四肢关节手术后,活动范围受到限制,协助患者进行局部肢体被动活动。③注意事项:在患者活动时,应注意随时观察患者,不可随便离开患者;活动时,注意保暖;每次活动不能过量;患者活动时,若出现心悸、脉速、出冷汗等,应立即辅助患者平卧休息。

(二)心理护理

患者术后往往有自我形象紊乱、担心预后等心理顾虑,应根据具体情况做好心理护理工作。为患者创造良好的环境,避免各种不良的刺激。

(三)术后常见不适的护理

1.发热

手术热一般不超过 38.5 ℃,可暂不做处理;若体温升高幅度过大、时间超过 3 天或体温恢复后又再次升高,应注意监测体温,并寻找原因。若体温超过 39 ℃者,可给予物理降温,如冰袋降温、酒精擦浴等。必要时,可应用解热镇痛药物。发热期间应注意维护正常体液平衡,及时更换潮湿的床单或衣裤,以防感冒。

2.切口疼痛

麻醉作用消失后,可出现切口疼痛。一般术后 24 小时内疼痛较为剧烈,2~3 天后逐渐缓解。护士应明确疼痛原因,并对症护理。引流管移动所致的切口牵拉痛,应妥善固定引流管;切口张力增加或震动引起的疼痛,应在患者翻身、深呼吸、咳嗽时,用手保护切口部位;较大创面的换药前,适量应用止痛剂;大手术后 24 小时内的切口疼痛,遵医嘱肌内注射阿片类镇痛剂。必要时,可 4~6 小时重复使用或术后使用镇痛泵。

3.恶心、呕吐

多为麻醉后的胃肠道功能紊乱的反应,一般于麻醉作用消失后自然消失。腹部手术后频繁呕吐,应考虑急性胃扩张或肠梗阻。护士应观察并记录恶心、呕吐发生的时间及呕吐物的量、颜色和性质;协助其取合适体位,头偏向一侧,防止发生误吸。吐后,给予口腔清洁护理及整理床单;可遵医嘱使用镇吐药物。

4.腹胀

术后因胃肠道功能未恢复,肠腔内积气过多,可引起腹胀,多于术后 2~3 天,胃肠蠕动功能恢复、肛门排气后自行缓解,无须特殊处理。严重腹胀需要及时处理:①遵医嘱禁食、持续性胃肠减压或肛管排气。②鼓励患者早期下床活动。③针刺足三里、气海、天枢等穴位;非胃肠道手术的患者,可口服促进胃肠道蠕动的中药。肠梗阻、低血钾、腹膜炎等原因引起腹胀的患者,应及时遵医嘱给予相应处理。

5.呃逆

神经中枢或膈肌受刺激时,可出现呃逆,多为暂时性的。术后早期发生暂时性呃逆者,可经压迫眶上缘、短时间吸入二氧化碳、抽吸胃内积气和积液、给予镇静或解痉药物等处理后缓解。若上腹部手术后出现顽固性呃逆,应警惕膈下感染,及时告知医师处理。

6.尿潴留

多发生在腹部和肛门、会阴部手术后,主要由于麻醉后排尿反射受抑制、膀胱和后尿道括约肌反射性痉挛以及患者不适应床上排尿等引起。若患者术后 6~8 小时尚未排尿或虽有排尿但尿量少,应作耻骨上区叩诊。若叩诊有浊音区,应考虑尿潴留。对尿潴留者应及时采取有效措施,缓解症状。护士应稳定患者的情绪,在无禁忌证的情况下,可协助其坐于床沿或站立排尿。诱导患者建立排尿反射,如听流水声、下腹部热敷、按摩,应用镇静或止痛药,解除疼痛或用氯贝胆碱等药物刺激膀胱逼尿肌收缩。若上述措施均无效,可在严格无菌技术下导尿。若导尿量超过 500 mL 或有骶前神经损伤、前列腺增生,应留置导尿。留置导尿期间,应注意导尿管护理及膀胱功能训练。

(四)并发症的观察及处理

1.出血

(1)病情观察:一般在术后24小时内发生。出血量小,仅有切口敷料浸血,或引流管内有少量出血;若出血量大,则术后早期即出现失血性休克。特别是在输给足够液体和血液后,休克征象或试验室指标未得到改善、甚至加重或一度好转后又恶化,都提示有术后活动性出血。

(2)预防及处理:术后出血,应以预防为主,包括手术时,严密止血,切口关闭前严格检查有无出血点;有凝血机制障碍者,应在术前纠正凝血障碍。出血量小(切口内少量出血)的患者,更换切口敷料,加压包扎;遵医嘱应用止血药物止血;出血量大或有活动性出血的患者,应迅速加快输液、输血,以补充血容量,并迅速查明出血原因,及时通如医师,完善术前准备,准备进行手术止血。

2.切口感染

(1)病情观察:指清洁切口和沾染切口并发感染,常发生于术后3~4天。表现为切口疼痛加重或减轻后又加重,局部常有红、肿、热、痛或触及波动感,甚至出现脓性分泌物。全身表现有体温升高、脉搏加速、血白细胞计数和中性粒细胞比例增高等。

(2)预防及处理:严格遵守无菌技术原则;注意手术操作技巧,防止残留无效腔、血肿、切口内余留的线过多、过长等;加强手术前后处理,术前做好皮肤准备,术后保持切口敷料的清洁、干燥和无污染;改善患者营养状况,增强抗感染能力。一旦发现切口感染,早期应勤换敷料、局部理疗、遵医嘱使用抗菌药物。若已形成脓肿,应拆除部分缝线,敞开切口,通畅引流,创面清洁后,考虑做二期缝合,以缩短愈合时间。

3.切口裂开

(1)病情观察:多见于腹部手术后,时间上多在术后1周左右。主要原因常有营养不良、缝合技术存在缺点、腹腔内压力突然增高和切口感染等。一种是完全裂开,一种是不完全裂开。完全裂开往往发生在腹内压突然增加时,患者自觉切口剧疼和突然松开,有大量淡红色液体自切口溢出,可有肠管和网膜脱出;不完全性切口裂开,是指除皮肤缝线完整,深层组织裂开,线结处有血性液体渗出。

(2)预防:手术前纠正营养不良状况;手术时,避免强行缝合,采用减张缝合,术后适当延缓拆线时间;手术后切口处用腹带包扎;咳嗽时,注意保护切口,并积极处理其他原因引起的腹内压增高;预防切口感染。

(3)处理:一旦发现切口裂开,应及时处理:完全性切口裂开时,应立即安慰患者,消除恐惧情绪,让患者平卧,立即用无菌等渗盐水纱布覆盖切口,并用腹带包扎,通知医师,护送患者进手术室重新缝合;若有内脏脱出,切忌在床旁还纳内脏,以免造成腹腔内感染。切口部分裂开或裂开较小时,可暂不手术,待病情好转后择期进行切口疝修补术。

4.肺不张及肺部感染

(1)病情观察:常发生在胸、腹部大手术后,多见于慢性肺气肿或肺纤维化的患者,长期吸烟更易发生。这些患者因肺弹性减弱,术后呼吸活动受限,分泌物不易咳出,易堵塞支气管,造成肺部感染及肺不张。开始表现为发热、呼吸和心率加快,持续时间长,可出现呼吸困难和呼吸抑制。体检时,肺不张部位叩诊呈浊音或实音,听诊呼吸音减弱、消失或为管样呼吸音。血气分析示PaO_2下降和$PaCO_2$升高,继发感染时,血白细胞计数和中性粒细胞比例增加。

(2)预防:术前做好呼吸锻炼,胸部手术者加强腹式深呼吸训练,腹部手术者加强胸式深呼吸训练。手术前2周停止吸烟,有呼吸道感染、口腔炎症等情况者,待炎症控制后再手术。全麻手术拔管前,吸净气管内分泌物,术后鼓励患者深呼吸、有效咳嗽,同时可应用体位引流或给予雾化吸入。

(3)处理:若发生肺不张,做如下处理。遵医嘱给予有效抗菌药物预防和控制炎症。应鼓励患者深吸气,有效咳嗽、咳痰,帮助患者翻身拍背,协助痰液排出。无力咳嗽排痰的患者,用导管插入气管或支气管吸痰,痰液黏稠应用雾化吸入稀释。有呼吸道梗阻症状、神志不清、呼吸困难者,做气管切开。

5.尿路感染

(1)病情观察:手术后尿路感染与导尿管的插入和留置密切相关,尿潴留是基本原因。分为下尿路和上尿路感染。下尿路感染主要是急性膀胱炎,常伴尿道炎和前列腺炎,主要表现为尿频、尿急、尿痛和排尿困难,一般无全身症状。尿常规检查有较多红细胞和脓细胞。上尿路感染主要是肾盂肾炎,多见于女性,主要表现为畏寒、发热和肾区疼痛,血常规检查白细胞计数增高。中段尿镜检有大量白细胞和脓细胞,做尿液培养可明确菌种,为选择抗菌药物提供依据。

(2)预防与处理:及时处理尿潴留,是预防尿路感染的主要措施。鼓励患者多饮水,保持每天尿量在1 500 mL以上,并保持排尿通畅。根据细菌培养和药敏实验选择有效抗菌药物治疗,残余尿在50 mL以上者,应留置导尿,放置导尿管时,应严格遵守无菌操作原则。遵医嘱给患者服用碳酸氢钠,以碱化尿液,减轻膀胱刺激症状。

6.深静脉血栓形成和血栓性静脉炎

(1)病情观察:多发生于术后长期卧床、活动少或肥胖患者,以下肢多见。患者感觉小腿疼痛。检查肢体肿胀、充血,有时可触及索状物,继之可出现凹陷性水肿,腓肠肌挤压试验或足背屈曲试验阳性。常伴体温升高。

(2)预防与处理:强调早期起床活动。若不能起床活动的患者,指导患者学会做踝关节伸屈活动的方法,或采用电刺激、充气袖带挤压腓肠肌以及被动按摩腿部肌肉等方法,加速静脉血回流。术前,可使用小剂量肝素皮下注射,连续使用5～7天,有效防止血液高凝状态。一旦发生深静脉血栓或血栓性静脉炎,应抬高、制动患肢,严禁局部按摩及经患肢输液,同时遵医嘱使用抗凝剂、溶栓剂或复方丹参液滴注。必要时,手术取出血栓。

(五)健康指导

(1)心理保健:某些患者因手术致残,形象改变,从而使心态也发生改变。要指导患者学会自我调节、自我控制,提高心理适应能力和社会活动能力。

(2)康复知识:指导患者进行术后功能锻炼,教会患者自我保护、保健知识。教会患者缓解不适及预防术后并发症的简单方法。

(3)营养与饮食:指导患者建立良好的饮食卫生习惯,合理的营养摄入,促进康复。

(4)合理用药:指导患者按医师开具的出院带药,按时按量服用、讲解服药后的毒副反应及特殊用药的注意事项。

(5)按时随访。

（段化芹）

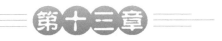

第十三章

血液透析室护理

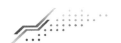

第一节　血液透析治疗技术与护理

一、对患者评估

（一）透析前评估

血液透析前对患者进行必要的评估，是防止透析中并发症的最重要的要素。透析前评估包括体重、血压和脉搏，对于静脉置管的患者还包括体温。

1.水负荷状况

查看患者前次透析记录，讨论以前透析中出现的问题，评估目前的水负荷状况并作出恰当的判断。需要记录患者的水肿、高血压、体重、中心静脉压、病史、尿量、液体入量等情况。

2.血管通路

应认真评估、检查通路是否有感染和肿胀。

3.感染征象

检查穿刺部位有无感染及局部敷料清洁度等。如有感染征象，应做拭子培养；如有发生，应进行静脉血培养。更换敷料时必须执行无菌操作。

（二）透析后评估

（1）根据透析后体重、透析前体重和干体重来确定预定的超滤量是否实现，并调整干体重。

（2）通过观察患者全身情况和血压评估患者对超滤量的耐受情况。

（3）如实际超滤量与预定量不符，最可能原因有体重下降值计算错误、超滤控制错误、患者在透析过程中额外丢失液体、透析过程中静脉补液或进食水、透析前后称体重时的着装不一致及体重秤故障等。

二、血液透析技术规范

（一）超滤

1.确定超滤

患者确定超滤必须考虑超滤率和患者的生理状况及心血管并发症。如果透析过程中始终保持过高超滤率、耐受性差、透析期间容量增加较多的患者和血管再充盈差的患者，需个体化的超滤曲线。透析时体液的清除率可以是阶梯式或恒定式。

2.钠曲线

钠曲线即为调钠血液透析,指透析液钠浓度从血液透析开始至结束呈从高到低或从低到高,或高低反复调整变化,而透析后血钠浓度恢复正常的透析方法。可以帮助达到超滤目标,但应注意钠超负荷的风险。

3.容量监测

利用超声或光电方式通过计算机反映患者血细胞比容和血红蛋白浓度,计算出相对血容量,防止超滤过多、过快引起有效血容量减少,引发不良反应。协助医务人员为患者设定理想的干体重。

(二)透析液离子浓度的选择

应根据不同患者的个体差异或同一患者的病情变化选择合适的透析液成分。

(三)透析器的选择

(1)对慢性肾衰竭患者,透析器的选择应参考溶质分子清除、超滤率、透析时间、生物相容性、是否血液滤过和患者体重决定。

(2)对急性肾衰竭患者,透析器应根据患者的生化指标和体液平衡情况进行选择。

(四)血液透析机及管路的准备

(1)在治疗前彻底预冲透析器(按照不同透析器厂家说明进行预冲处理),并必须将所有的空气排出透析器,以避免治疗开始后回路中形成泡沫。

(2)预冲完毕,透析机即进入重复循环模式。

(3)在透析机上设定好目标脱水量、治疗时间、肝素剂量及任何需修改的治疗内容。

(五)开始透析

主要包括以下方式和步骤。

(1)连接动脉管路和静脉管路,开启血泵至 100 mL/min;或只连接动脉管,开启血泵至 100 mL/min,当血流到静脉端时接通管路。

(2)逐渐增加泵速到预定速度。

(3)患者进入透析治疗阶段后应确保:①动脉和静脉管路安全;②患者舒适;③机器处于透析状态;④抗凝已经启动;⑤悬挂 500 mL 生理盐水与血管通路连接以备急需;⑥已经按照程序设定脱水量;⑦完成护理记录;⑧用过的敷料已经丢掉;⑨如果看不到护士,确定患者伸手即可触及呼叫器。

(4)在整个透析过程中,应巡视、观察、记录患者的一般情况、血压、脉搏、静脉压、动脉压、超滤量、超滤率、肝素剂量等,对首次透析和急诊透析的患者应予以监护。

(5)透析时工作人员应时刻注意个人卫生和无菌操作,每次进行操作都应确保洗手、手套和工作服清洁、戴防血液或化学物质的面罩,或对高危患者采取针对性预防措施等。

(六)结束透析

(1)透析结束时,透析机将发出听觉或视觉信号,提醒程序设定的治疗时间已经达到。为避免延迟下机,之前就应准备好下机所需物品,确定至少有 500 mL 的生理盐水可用于回输血液。

(2)血泵速度为 150 mL/min 时,要用 100~300 mL 的生理盐水才能使体外循环的血液回到患者循环中。

(3)测量患者血压,如血压无异常,当静脉管中的颜色呈现亮粉色时,即可以停止回输血液。

因为有空气栓塞的风险,不推荐用空气回血。

(4)动静脉内瘘和人工血管瘘患者下机处理:①在患者带瘘上肢下垫一块治疗巾作为无菌区,暂停血泵。②拔除动脉针,封闭动脉管。③无菌操作将动脉管与回水管连接,开启血泵,回输血液。④当血液完全回输到患者体内后,关闭血泵。⑤拔除针头,纱布加压穿刺点止血。⑥当出血停止,用纱布和敷料覆盖过夜。

(5)静脉置管患者下机处理:①在患者的置管上肢下垫一块治疗巾作为无菌区,戴无菌手套,采用非接触技术断开血管通路。②提前消毒导管接头,断开后用至少 10 mL 生理盐水冲洗导管,肝素封管(1 000～5 000 U/mL,用量恰好充满而不溢出管腔),立即接上无菌帽。

(七)抗凝方法

(1)应个体化并且经常回顾性分析。其方法和剂量应参考活化凝血时间值、通路情况及透析后透析器和管路的清洁程度等。

(2)肝素是最常使用的抗凝剂,可以采取初始注射剂量、初始注射剂量＋维持量、仅给维持量、间断给药等方式给药。还可以选择低分子肝素、局部用枸橼酸盐、前列环素或无肝素透析。

(3)急性肾衰竭患者肝素的用法应该参照患者整体状况和每次透析情况而定。

(4)尿毒症的患者可能有血小板功能异常和活动性出血,合并有创操作的患者应使用小剂量肝素或无肝素透析。

(5)在无肝素透析时,应保持较高血流速,每隔15～30分钟用盐水冲洗管路和透析器以防止血栓形成。冲洗盐水的量应在超滤量中去除。但目前很少使用无肝素透析,因为血栓形成将会引起整个管路血液损失。

(八)血标本采集方法

1.透析前

进针后立即从瘘管针采血样本,针不要预冲,如瘘管针预冲或通过留置导管透析先抽出10 mL血,再收集样本,以免污染。

2.透析后

考虑到电解质的反跳,样本再循环或回血生理盐水污染等,应在透析结束时,超滤量设置为零,减慢血流速至 50～100 mL/min。约 10 秒后,从动脉瘘管处采血留取标本。通常电解质反跳发生在透析结束后 2～30 分钟。

三、透析机报警原因及处理

(一)血路部分

1.动脉压(血泵前)

通常动脉压(血泵前)为－26.6～－10.6 kPa(－200～－80 mmHg),超过－33.3 kPa(－250 mmHg)将发生溶血。如果血管通路无法提供足够的血流,动脉负压会增大,进而报警,关闭血泵。血泵关闭后,动脉负压缓解,报警消除,血泵恢复运转直到再次产生负压报警,如此反复循环。

(1)负压过大的原因:①动脉针位置不当(针不在血管内或紧贴血管壁);②患者血压降低(累及通路血流);③通路血管痉挛(仅见于动静脉内瘘);④吻合口狭窄(动静脉内瘘吻合口或移植血管动脉吻合口);⑤动脉针或通路凝血;⑥动脉管道打结;⑦抬高手臂后通路塌陷(如怀疑,可让患者坐起,使通路低于心脏水平);⑧穿刺针口径太小,血流量太大;⑨深静脉导管尖端位置不当、活瓣栓子形成或纤维阻塞。

(2)处理：①减少血流量，动脉负压减低，使报警消除；②确认动脉针或通路无凝血，动脉管道无打结；③测定患者血压，如降低，给予补液、减少超滤率；④如压力不降低则松开动脉针胶布，稍做前后移动或转动；⑤提高血流量到原先水平，如动脉压仍低，重复前一步骤；⑥若仍未改善，在低血流量下继续透析，延长透析时间，或另外打开动脉针透析（原针保留，肝素盐水冲洗，透析结束时才拔除）。如血流量需要＞350 mL/min，一般需用15G针；⑦如换针后动脉低负压仍持续存在，则血管通路可能有狭窄。用两手指短暂加压阻断动脉针和静脉针之间的血流，如泵前负压明显加大，说明动脉血流部分来自下游，而上游通道的血流量不足；⑧检查深静脉导管是否扭结；改变颈或臂位置，或稍微移动导管；转换导管口。如无效，注射尿激酶或组织血浆酶原激活剂；放射学检查导管位置。

2.静脉压监测

通常压力为6.6～33.3 kPa(50～250 mmHg)，随针的大小、血流量和血细胞比容变化。

(1)静脉压增高的原因：①移植血管的静脉压可高达26.6 kPa(200 mmHg)，因移植血管的高动脉压会传到静脉血管；②小静脉针(16G)，高血流量；③静脉血路上的滤器凝血，这是肝素化不充分的最早表现，也是透析器早期凝血的表现；④血管通路静脉端狭窄（或痉挛）；⑤静脉针位置不当或静脉血路扭结；⑥静脉针或血管通路静脉端凝血。

(2)静脉压增高的处理：①用生理盐水冲洗透析器和静脉滤器。如果静脉滤器凝血，而透析器无凝血（冲洗时透析器纤维干净），立即更换凝血的静脉管道，调整肝素剂量后重新开始透析；②静脉针或血管通路静脉端是否阻塞可以采用关闭血泵，迅速夹闭静脉血路，与静脉针断开，用生理盐水注入静脉针，观察阻力大小的方法判定；③用两手指轻轻加压阻断动脉针和静脉针之间的血流，如为下流狭窄引起静脉流出道梗阻，静脉压会因上流受阻而进一步增高。

3.空气探测

最容易发生空气进入血液循环的部位在动脉针和血泵之间，因为这部分为负压。常见于动脉针周围（特别是负压很大时）、管道连接处、泵段血管破裂以及输液管。透析结束时用空气回血操作不当也会引起空气进入体内。许多空气栓塞是在因假报警而关闭空气探测器后发生的，应注意避免。因空气栓塞可能致命。

4.血管路扭结和溶血

血泵和透析器之间的血管路扭结会造成严重溶血，这一段的高压通常测不出，因为动脉压监测器通常设在泵前，即使泵后有动脉压力监测器，如果扭结发生在探测器之前，此处的高压也无法被测出。

(二)透析液路

1.电导度

电导度增高最常见的原因是净化水进入透析机的管道扭结或低水压造成供水不足；电导度降低最常见的原因是浓缩液桶空；比例泵故障也可导致电导度增高或降低。当电导度异常时，将透析液旁路阀打开，使异常透析液不经过透析器而直接排出。

2.温度

温度异常通常是由加热器故障引起，但旁路阀可以对患者进行保护。

3.漏血

气泡、黄疸患者的胆红素或污物进入透析液均会引起假漏血报警。当透析液可能不出现肉眼可见的颜色改变时,需用测定血红蛋白尿的试纸检测流出透析器的透析液来判断漏血报警的真伪。如果确定漏血,透析液室压力应设置在 6.6 kPa 以下,以免细菌或细菌产物从透析液侧进入血液。空心纤维型透析器轻微漏血有时会自行封闭,可继续透析,但一般情况下应回血,更换透析器或停止透析。预防:①预冲时进行透析器漏血检测;②透析中避免跨膜压过高,如有凝血、静脉回路管弯曲打折等立即处理;③透析中跨膜压不能超过透析器的承受力。

四、血液透析治疗常见急性并发症及处理

(一)低血压

低血压最常见,发生率可达 50%~70%。

1.原因

有效血容量减少、血管收缩力降低、心源性及透析膜生物相容性差、严重贫血及感染等。

2.临床表现

典型症状为出冷汗、恶心、呕吐,重者表现为面色苍白、呼吸困难、心率加快、一过性意识丧失,甚至昏迷。

3.处理

取头低足高位,停止超滤,给予吸氧,必要时快速补充生理盐水 100~200 mL 或葡萄糖溶液 20 mL,输血浆和清蛋白,并结合病因,及时处理。

4.预防

如:①用容量控制的透析机,使用血容量监测器;②教育指导患者限制盐的摄入,控制饮水量;③避免过度超滤;④透析前停用降压药,对症治疗纠正贫血;⑤改变透析方法如采用碳酸氢盐透析、血液透析滤过、钠曲线和超滤曲线、低温透析等;⑥有低血压倾向的患者避免透析期间进食。

(二)失衡综合征

失衡综合征发生率为 3.4%~20%。

1.原因

血液透析时血液中的毒素迅速下降,血浆渗透压下降,而由于血-脑屏障使脑脊液中的尿素等溶质下降较慢,以至脑脊液的渗透压大于血液渗透压,水分由血液进入脑脊液形成脑水肿。这也与透析后脑脊液与血液之间的 pH 梯度增大,即脑脊液中的 pH 相对较低有关。

2.临床表现

轻者头痛、恶心、呕吐、困倦、烦躁不安、肌肉痉挛、视力模糊、血压升高;重者表现为癫痫发作、惊厥、木僵甚至昏迷。

3.处理

轻者不必处理;重者可减慢透析血流量,以降低溶质清除率和 pH 改变,但透析有时需终止。可给予 50%葡萄糖溶液或 3%氯化钠 10 mL 静脉推注,或静脉滴注清蛋白,必要时给予镇静剂及其他对症治疗。

4.预防

主要包括:①开始血液透析时采用诱导透析方法,透析强度不能过大,避免使用大面积高效透析器,逐步增加透析时间,避免过快清除溶质;②长期透析患者则适当提高透析液钠浓度。

(三)肌肉痉挛

肌肉痉挛发生率为 10%~15%,主要部位为腓肠肌和足部。

1.原因

常与低血压同时发生,可能与透析时超滤过多、过快,低钠透析等有关。

2.临床表现

多发生在透析的中后期,老年人多见,以肌肉痉挛性疼痛为主,一般持续约 10 分钟。

3.处理

减慢超滤速度,静脉输注生理盐水 100～200 mL、高渗糖水或高渗盐水。

4.预防

如:①避免过度超滤;②改变透析方法,如采用钠曲线和超滤曲线等;③维生素 E 或奎宁睡前口服;④左旋卡尼汀透析后静脉注射。

(四)发热

常发生在透析中或透析后。

1.原因

感染、致热源反应及输血反应等。

2.临床表现

若为致热源反应通常发生在透析后 1 小时,主要症状有寒战、高热、肌痛、恶心、呕吐、痉挛和低血压。

3.处理

静脉注射地塞米松 5 mg,通常症状在几小时内自然消失,24 小时内完全恢复;若有感染存在应及时与医师沟通,应用抗生素。

4.预防

如:①严格执行无菌操作;②严格消毒水处理设备和管道。

(五)空气栓塞

1.原因

血液透析过程中,各管路连接不紧密、血液管路破裂、透析器膜破损及透析液内空气弥散入血,回血时不慎等。

2.临床表现

少量无反应,如血液内进入空气 5 mL 以上可出现呼吸困难、咳嗽、发绀、胸部紧迫感、烦躁、痉挛、意识丧失甚至死亡。

3.处理

一旦发生空气栓塞应立即夹闭静脉通路,并关闭血泵。患者取头低左侧位,通过面罩或气管吸入 100％氧气,必要时做右心房穿刺抽气,同时注射地塞米松,严重者要立即送高压氧舱治疗。

4.预防

如:①透析前严格检查管道有无破损,连接是否紧密;②回血时注意力集中,气体近静脉端时要及时停止血泵转动;③避免在血液回路上输液,尤其泵前负压部分;④定期检修透析机,确保空气探测器工作正常。

(六)溶血

1.原因

透析液低渗、温度过高;透析用水中的氧化剂和还原剂(氯胺、酮、硝酸盐)含量过高;消毒剂残留;血泵和管道内红细胞的机械损伤及血液透析中异型输血等。

2.临床表现

急性溶血时,患者有胸部紧迫感、心悸、心绞痛、腹背痛、气急、烦躁,可伴畏寒、血压下降、血红蛋白尿甚至昏迷;大量溶血时患者可出现高钾血症,静脉回路血液呈淡红色。

3.处理

立即关闭血泵,停止透析,丢弃体外循环血液;给予高流量吸氧,明确溶血原因后应尽快开始透析;贫血严重者应输入新鲜全血。

4.预防

如:①透析中防止凝血;②保证透析液质量;③定期检修透析机和水处理设备;④患者输血时,认真执行查对制度,严格遵守操作流程。

五、透析器首次使用综合征

在透析时因使用新的透析器发生的临床综合征,称为首次使用综合征。分为 A 型首次使用综合征和 B 型首次使用综合征。

(一)A 型首次使用综合征

A 型首次使用综合征又称超敏反应型。多发生于血液透析开始后 5~30 分钟内。主要表现为呼吸困难、全身发热感、皮肤瘙痒、麻疹、咳嗽、流泪、流涕、打喷嚏、腹部绞痛、腹部痉挛,严重者可发生心搏骤停甚至死亡。

(1)原因:主要是患者对环氧乙烷、甲醛等消毒液过敏或透析器膜的生物相容性差或对透析器的黏合剂过敏等,使补体系统激活和白细胞介素释放。

(2)处理原则:①立即停止透析,勿将透析器内血液回输体内;②按抗变态反应常规处理,如应用肾上腺素、抗组胺药和激素等。

(3)预防措施:①透析前将透析器充分冲洗(不同的透析器有不同的冲洗要求),使用新透析器前要仔细阅读操作说明书;②认真查看透析器环氧乙烷消毒日期;③部分透析器反应与合并应用 ACEI(血管紧张素转换酶抑制剂)有关,应停用;④对使用环氧乙烷消毒透析器过敏者,可改用 γ 射线或蒸气消毒的透析器。

(二)B 型首次使用综合征

B 型首次使用综合征又称非特异型。多发生于透析开始后数分钟至 1 小时,主要表现为胸痛,伴有或不伴有背部疼痛。

(1)原因:目前尚不清楚。

(2)处理原则:①加强观察,症状不明显者可继续透析;②症状明显者可予以吸氧和对症治疗。

(3)预防措施:①试用不同的透析器;②充分冲洗透析器。

六、血液透析突发事件应急预案

(一)透析中失血

1.原因

管路开裂、破损,接管松脱和静脉针脱落等。

2.症状

出血、血压下降,甚至发生休克。

3.应急预案

如:①停血泵,查找原因,尽快恢复透析通路;②必要时回血,给予输液或输血;③心电监护,对症处理。

4.预防

如:①透析前将透析器管路、管路针等各个接头连接好,预冲时要检查是否有渗漏;②固定管路时,应给患者留有活动的余地。

（二）电源中断

1.应急预案

如:①通知工程师检查稳压器和线路,电话通知医院供电部门;②配备后备电源的透析机,停电后还可运行20～30分钟;③若没有后备电源的透析机,停电后应立即将动静脉夹打开,手摇血泵,速度每分钟100 mL左右;④若15～30分钟内恢复供电可不回血。若暂时仍不能恢复供电可回血结束透析,并尽可能记录机器上的各项参数。

2.预防

如:①保证透析中心为双向供电;②停电后15分钟内可用发电机供电;③给透析机配备后备电源,停电后可运行20～30分钟。

（三）水源中断

1.应急预案

如:①机器报警并自动改为旁路;②通知工程师检查水处理设备和管路。电话通知医院供水部门;③1～2小时不能解除,终止透析,记录机器上的各项参数。

2.预防

如:①保证透析中心为专路供水;②在水处理设备前设水箱,并定期检修水处理设备。

（陈英英）

第二节　血液灌流治疗技术与护理

一、概述

（一）血液灌流

血液灌流是指将患者的血液引出体外并经过具有光谱解毒效应的血液灌流器,通过吸附的方法来清除体内有害的代谢产物或外源性毒物,最后将净化后的血液回输患者体内的一种血液净化疗法。在临床上被广泛地用于药物和化学毒物的解毒、尿毒症、肝性脑病及某些自身免疫性疾病等的治疗。

（二）吸附剂

经典的吸附剂包括活性炭和树脂。

（1）活性炭:是一种非常疏松多孔的物质,其来源相当多样,包括植物、果壳、动物骨骼、木材、石油等,经蒸馏、炭化、酸洗及高温、高压等处理后变得疏松多孔。活性炭吸附力强的主要原因就在于多孔性,无数的微孔形成了巨大的比表面积。活性炭的特点是大面积(1 000 m²/g以上)、高孔隙和孔径分布宽,它能吸附多种化合物,特别是极难溶于水的化合物,对肌酐、尿酸和巴比妥类药物具有良好的吸附性能。

(2)树脂:树脂是一类具有网状立体结构的高分子聚合物,根据合成的单体及交联剂的不同分为不同的种类。血液净化吸附剂采用吸附树脂,吸附树脂又分为极性吸附树脂和非极性吸附树脂。XAD-4、XAD-7 等对有机毒物、脂溶性毒物的吸附作用大;XAD-2 树脂,对疏水集团毒素(如有机磷农药、地西泮等)的吸附力大;XAD 系列树脂的解毒作用优于活性炭,其吸附的毒物分子量为 500～20 000 D。一般认为血液灌流的吸附解毒作用优于血液透析。如对苯巴比妥钠等镇静安眠药、解热镇静剂、三环类抗忧郁药、洋地黄、地高辛、茶碱、卡马地平、有机氯、百草枯等的解毒作用优于血液透析。对脂溶性高、分布容积大、易与蛋白结合的毒物解毒作用也优于血液透析。

(三)理想的血液灌流吸附必须符合以下标准

(1)与血液接触无毒无变态反应。

(2)在血液灌流过程中不发生任何化学反应和物理反应。

(3)具有良好的机械强度,耐磨损,不发生微粒脱落,不发生变形。

(4)具有较高的血液相容性。

(5)易消毒清洗。

二、血液灌流的方法、观察及护理

(一)方法

进行血液灌流时,应将吸附罐的动脉端向下,垂直立位,位置高度相当于患者右心房水平,用 5％葡萄糖溶液 500 mL 冲洗后,再用肝素盐水(2 500 U/L 盐水)2 000 mL 冲洗,将血泵速度升至 200～300 mL/min 冲洗灌流器,清除脱落的微粒,并使碳颗粒吸水膨胀,同时排尽气泡。冲洗过程中,可在静脉端用止血钳反复钳夹血路以增加血流阻力,使冲洗液在灌流器内分布更均匀。灌流时初始肝素量为 4 000 U 左右,由动脉端注入,维持量高,总肝素量为每次 6 000～8 000 U,较常规血液透析量大,因活性炭可吸附肝素,要求部分凝血活酶时间、凝血酶时间及活化凝血时间达正常的 1.5～2.0 倍。

(二)血管通路

应用临时血管通路。首选股静脉、颈内静脉及锁骨下静脉。也可采用桡动脉-贵要静脉,足背动脉-大隐静脉。个别情况下也可使用内瘘或外瘘。血流量以 50 mL/min 开始,若血压、脉搏和心率稳定可提高至 150～200 mL/min。

(三)观察

每次血液灌流 2 小时,足以有效地清除毒物。如果长于 2 小时,吸附剂已被毒物饱和而失效。如果 1 次灌流后又出现反跳时(组织内毒物又释放入血液),可再进行第 2 次灌流,但 1 次灌流时间不能超过 2 小时。血液灌流如与血液透析联合治疗,则灌流器应装于透析器之前;结束时把灌流器倒过来,动脉端在上,静脉端在下,用空气回血,不能用生理盐水,以免被吸附的物质重新释放入血。

(四)不良反应

(1)血小板减少:临床上较多见。另外活性炭也可吸附纤维蛋白原,这是造成出血倾向的原因之一。

(2)对氨基酸等生理性物质的影响:血液灌流能吸附氨基酸,尤其对色氨酸、蛋氨酸等芳香族氨基酸吸附量最大,但一般机体有代偿功能,若长期使用,应引起警惕。

(3)对药物的影响:因能清除许多药物,如抗生素、升压药等,药物治疗时应注意调整剂量。

(4)低体温:常发生于冬天使用简易无加温装置血液灌流时。

(五)护理措施及注意事项

(1)密切观察患者的生命体征、神志变化、瞳孔反应等,保持呼吸道通畅。呼吸道分泌物过多的昏迷患者,应将头侧向一边,并及时减慢血流速度,去枕平卧。使用升压药,扩充血容量,如补液及输血、清蛋白、血浆等。但药物应在血路管的静脉端注入,或经另外的补液途径注入,否则药物被灌流器吸附,达不到有效浓度。若患者在灌流之前血压已很低,则可将充满预冲液的管路直接与患者的动静脉端相连接。

(2)血液灌流前大多数患者由于药物影响处于昏迷状态,随着血液灌流的作用,药物被灌流器逐渐吸附,1~1.5小时后患者逐渐出现躁动、不安,需用床档加以保护,以防坠床;四肢和胸部可用约束带进行约束,但不能强按患者的肢体,防止发生肌肉撕裂、骨折或关节脱位;背部应垫上软垫防止背部擦伤和椎骨骨折;必要时用包有纱布的压舌板垫在患者的上下齿之间,防止咬伤舌头,并注意防止舌后坠。

(3)保持体外循环通畅。导管应加以固定,对躁动不安的患者适当给予约束,必要时给予镇静剂。防止因剧烈活动而使留置导管受挤压变形、折断、脱出,管道的各个接头须紧密连接,防止滑脱出血或空气进入导管引起空气栓塞。

(4)严密观察肝素抗凝情况,若发现灌流器内血色变暗、动脉和静脉壶内有血凝块,则应调整肝素剂量,必要时更换灌流器及管路。

(5)如用简易的血泵做血液灌流,没有监护装置,则必须严密观察是否有凝血、血流量不足和空气栓塞等情况。如出现动脉除泡器凹陷,则提示血流量不足,应考虑动脉穿刺针是否位置不当、动脉管道是否扭曲折叠、血压是否下降;若动脉除泡器变硬、膨胀,血液溢入除泡器的侧管,提示动脉压过高,灌流器凝血;若同时伴有静脉除泡器液面下降,则应适当增加肝素的用量;在无空气监测的情况下,一旦空气进入体内将会发生严重的空气栓塞,因此要密切注意各管道的连接,严防松脱,注意动静脉除泡器和灌流器的安全固定。

(6)维持性血液透析患者合并急性药物或毒物中毒需要联合应用血液透析和血液灌流时,灌流器应置于透析器之前,有利于血液的加温,以免经透析器脱水后血液浓缩,使血液阻力增大,导致灌流器凝血。

(7)患者有出血倾向时,应注意肝素的用法,如有需要,可遵医嘱输新鲜血或浓缩血小板。

(8)若患者在灌流1小时左右出现寒战、发热、胸闷、呼吸困难等反应,可能是灌流器生物相容性差所致,可静脉注射地塞米松,给予吸氧,但不要盲目终止灌流,以免延误抢救。

(9)观察反跳现象:血液灌流只是清除了血中的毒物,而脂肪、肌肉等组织已吸收的毒物的不断释放、肠道中残留毒物的再吸收等,都会使血中毒物浓度再次升高而再度引起昏迷,会出现昏迷-灌流-清醒-再昏迷-再灌流-再清醒的情况。因此,对脂溶性药物如有需要,应继续多次灌流,直至病情稳定为止。如有条件,应在灌流前后采血做毒物、药物浓度测定。

(10)血液灌流只能清除毒物本身,不能纠正毒物已经引起的病理生理的改变,故中毒时一定要使用特异性的解毒药。如有机磷农药中毒时,血液灌流不能恢复胆碱酯酶的活性,必须使用解磷定、阿托品治疗。

(11)应根据病情采取相应的治疗措施,如洗胃、导泻、吸氧、呼吸兴奋剂、强心、升压、纠正酸中毒、抗感染等。

(12)做好心理护理。多数药物中毒患者都是因对生活失去信心或与家庭成员、同事发生矛盾而服药,故当患者神志逐渐清楚时,护士要耐心劝解、开导、化解矛盾,使患者情绪稳定,从而积极配合治疗。

(陈英英)

第三节 血浆置换治疗技术与护理

一、概述

(一)血浆置换(plasma exchange,PE)

血浆置换是一种用来清除血液中大分子物质的体外血液净化疗法,指将患者的血液引出体外,经离心法或膜分离法分离血浆和细胞成分,迅速地选择性地从循环血液中去除病理血浆或血浆中的病理成分(如自身抗体、免疫复合物、副蛋白、高黏度物质和蛋白质结合的毒物等),而将细胞成分及补充的等量的平衡液、血浆、清蛋白溶液回输入体内,达到清除致病物质的目的。此方法可治疗一般疗法无效的多种疾病。

(二)每次血浆交换量

每次血浆交换量尚未标准化。一般每次交换 2~4 L。一般来说,若该物质仅分布于血管内,则置换第 1 个血浆容量可清除总量的 55%,如继续置换第 2 个血浆容量,却只能使其浓度再下降 15%。因此每次血浆置换通常仅需要置换 1 个血浆容量,最多不超过 2 个。

(三)置换频率

置换频率要根据基础疾病和临床反应来决定。每次血浆交换后,未置换的蛋白浓度重新升高,通过从血管外返回血管内和再合成这 2 个途径。血浆置换后血管内外蛋白浓度达到平衡需 1~2 天。因此,绝大多数血浆置换疗法的频率是间隔 1~2 天,连续 3~5 次。

(四)置换液

为了保持机体内环境的稳定,需要维持有效血容量和胶体渗透压。

(1)置换液种类:①晶体液,如生理盐水、葡萄糖生理盐水、林格液,用于补充血浆中各种电解质的丢失。②胶体液,如血浆代用品,主要有中分子右旋糖酐、右旋糖酐-40、羟乙基淀粉,三者均为多糖,能短时有效地扩充和维持血容量;血浆制品,最常用的有 5%清蛋白、新鲜冰冻血浆,后者是唯一含枸橼酸盐的置换液。

(2)置换液的补充原则:①等量置换;②保持血浆胶体渗透压正常;③维持水、电解质平衡;④适当补充凝血因子和免疫球蛋白;⑤减少病毒污染机会;⑥无毒性,没有组织蓄积。

二、血浆置换的并发症及应对

(一)变态反应

1.原因

在血浆置换治疗过程中,由于弃去了含有致病因子的血浆,为了保持血浆渗透压稳定和防止发生威胁生命的体液平衡紊乱,在分离血浆后要补充等容量液体。新鲜冰冻血浆含有凝血因子、补体和清蛋白,其成分复杂,常可诱发变态反应。据文献报道,变态反应的发生率<12%。

2.预防

在应用血浆前静脉给予地塞米松 5～10 mg 或 10%葡萄糖酸钙 20 mL;应用血浆时减慢置换速度,逐渐增加置换量。同时应选择合适的置换液。

3.护理措施

治疗过程中要严密观察患者状况,如出现皮肤瘙痒、皮疹、寒战、高热时,不可让患者随意搔抓皮肤,应及时给予激素、抗组胺药或钙剂,可为患者摩擦皮肤缓解瘙痒。另外,治疗前认真执行三查七对,核对血型,血浆输注速度不宜过快。

(二)低血压

1.原因

置换与滤出速度不一,滤出过快、置换液补充过缓;体外循环血量多,有效血容量减少;疾病原因引起,如应用血制品引起变态反应;补充晶体液时,血渗透压下降。

2.预防

血浆置换术中血浆交换应等量,即血浆出量应与置换液入量保持平衡,当患者血压下降时可先置入胶体,血压稳定时再置入晶体,避免血容量的波动。其次,要维持水、电解质的平衡,保持血浆胶体渗透压稳定。

3.护理措施

密切观察患者生命体征,每 30 分钟监测 1 次生命体征。出现头晕、出汗、恶心、脉速、血压下降时,立即补充清蛋白,加快输液速度,减慢血浆出量,延长血浆置换时间。一般血流量应控制在 50～80 mL/min,血浆流速为 25～40 mL/min,平均置换血浆 1 000～1 500 mL/h,血浆出量与输入血浆和液体量平衡。

(三)低钙血症

1.原因

新鲜血浆含有枸橼酸钠,输入新鲜血过多、过快容易导致低钙血症,患者出现口麻、腿麻及小腿肌肉抽搐等低钙血症表现,严重时发生心律失常。

2.预防

治疗中常规静脉注射 10%葡萄糖酸钙 10 mL。

3.护理措施

严密观察患者有无低钙血症表现及血液生化改变,如出现低钙血症表现可给予热敷、按摩或补充钙剂等对症处理。

(四)出血

1.原因

血浆置换过程中血小板破坏、抗凝剂输入过多以及疾病本身导致。

2.预防

治疗前常规检测患者的凝血功能,根据情况确定抗凝剂剂量及用法。

3.护理措施

治疗中严密观察皮肤及黏膜有无出血点;进行医疗护理操作时,动作轻柔、娴熟,熟练掌握静脉穿刺技巧,尽量避免反复穿刺;一旦发生出血,立即通知医师采取措施,治疗结束时用鱼精蛋白中和肝素,用无菌纱布加压包扎穿刺点,术后6小时注意观察穿刺部位有无渗血。

(五)感染

1.原因

置换液含有致热源;血管通路感染;疾病原因引起的感染。

2.预防

严格无菌操作。

3.护理措施

血浆置换是一种特殊的血液净化疗法,必须严格无菌操作;患者必须置于单间进行治疗,治疗室要求清洁,操作前紫外线照射30分钟,家属及无关人员不得进入治疗场所;操作人员必须认真洗手、戴口罩和帽子,配置置换液时需认真核对、检查、消毒,同时做到现配现用。

(六)破膜

血浆分离的滤器因为制作工艺而受到血流量及跨膜压的限制,如置换时血流量过大或置换量增大,往往会导致破膜,故血流量应为100~150 mL/min,每小时分离血浆1 000 mL左右,跨膜压控制于50.0 kPa(375 mmHg)。预冲分离器时注意不要用血管钳敲打排气,防止破膜的发生。

(陈英英)

第四节　血液透析患者的心理特点

患者心理是指患者在患病或出现主观不适后伴随着诊断、治疗和护理过程所发生一系列心理反应的一般规律。在生物心理社会医学模式中,患者心理的研究与应用是临床工作中一项重要的内容。人的心理与躯体疾病是一个统一体,准确地把握透析患者的心理特点,对于建立融洽的医患关系,有效地控制疾病进展,全面地改善透析患者的生存质量是十分有益的。

一、否认心理

多数尿毒症患者在患病之初都有过否认心理。患者否认尿毒症的诊断,拒绝透析治疗这个严酷的事实,他们常以自己的主观感觉良好来否认疾病的存在,照常工作、学习,以维持暂时的心理平衡;有的患者怀疑医师的诊断,反复询问病情,到处奔走就医,企图通过复查,推翻原有的结论;有的患者否认疾病的严重性,他们虽能接受尿毒症的诊断,但仍存在不同程度的侥幸心理,总认为医师喜欢把病情说得重一些,对疾病的严重程度半信半疑,因此不按医嘱行事,尽可能拖延做血管通路手术的时间;还有的患者表现沉闷,内心极端痛苦,不去积极治疗,甚至拒绝治疗;更多的患者则压抑自己强烈的情绪反应,表现为迟钝、犹豫,进而感到孤独,产生一种被遗弃感。有学者认为,否认疾病的存在在短时间内和一定程度上可缓解应激,减轻过分的担忧与恐惧,具有一定的积极意义,但是不顾事实的长期否认,将会延误治疗的时机。

二、焦虑心理

焦虑是一种常见的情绪反应,是一个人在感受到疾病威胁时产生的恐惧与忧虑,是一种与危险有关而又不知所措的不愉快体验,有人用"失助感"来解释焦虑。透析患者由于惧怕透析过程中可能出现的痛苦,担心失去正常生活的能力,尤其害怕死亡的来临,表现出真实的痛苦与焦虑。有的患者对于长期依赖透析治疗这个事实不理解或不接受,越接近透析日期,心理负担越重,焦虑和恐惧越明显,甚至坐卧不安,食不知味,夜不能寐。此外,医院环境的不良刺激,也容易使透析患者心境不佳,情绪低落,特别是当看到为抢救危重患者来回奔忙的医护人员,看到同病相怜的病友死亡时,更容易产生恐惧与焦虑,好像自己也面临着同样威胁。长期过度的焦虑,导致心理的失衡,不利于疾病的治疗。

三、抑郁心理

抑郁是一种闷闷不乐、忧愁压抑的消极心情,主要是由现实丧失或预期丧失引起的。接受透析治疗对于任何人来说,都不是一件愉快的事,多少都伴随着丧失感,所以多数透析患者都会产生程度不等的抑郁情绪,并随着病情的轻重和治疗效果的不同而有所差异,突出表现为自尊心低、沮丧、伤感、绝望和失助感,把生活看得灰暗,总认为自己的将来比现在更糟,缺乏自信,接受治疗消极,严重者甚至出现自杀行为。

四、孤独与怪癖心理

透析患者由于受到抑郁、焦虑等消极情绪的长期折磨,扭曲了原来的心理。他们暂时或长期丧失生活自理能力,自感无助于家庭与社会,成为家庭与社会的累赘而产生孤独感,这种心理变化长期持续存在会导致行为上的怪僻。他们常常把医护人员和家属当作替罪羊,无休止地向他们发泄不满,怨天尤人,一会儿责怪医师没有精心治疗,一会儿埋怨家人没有尽心照顾,要求逐渐增多,情绪极易激惹,有时为了一点小事就大发雷霆,任性挑剔,伤害他人感情,甚至出现自残和攻击医护人员的行为。

五、依赖心理

透析患者大都存在一种依赖的心理状态,对自己的日常行为、生活自理能力失去信心,自己有能力做的事情也不愿去做,事事依赖他人,情感幼稚,行为变得被动顺从。一向独立、意志坚强的人也变得犹豫不决,一向自负好胜的人也变得畏缩不前。透析患者的这种被动依赖心理,不利于疾病的控制,如一味姑息迁就他们的依赖心理,则难以培养他们与疾病斗争的信念。

六、悲观与绝望心理

对于刚被确诊为尿毒症的患者,悲观是常见的心理反应,在那些主观症状越来越明显,尤其是经过一段透析治疗,没有达到预期效果的患者身上表现得更为突出,他们对透析治疗由希望到失望再到绝望,惶惶不可终日,痛苦心情难以言表。有的患者为了不给家人添麻烦,不让他们过分地痛苦和担忧,反而表现得异常平静;有的透析患者意志薄弱,失去信心,不敢面对现实,万念俱灰,求生意志丧失殆尽,坐等死亡的到来。

(陈英英)

第五节 血液透析患者的心理需求

对于透析患者来说,有物质与医疗服务的需求,但相对更重要的是心理需求能够得到满足。虽然透析患者的心理需求因人而异,但也有共性规律可循,有学者根据马斯洛提出的人的需求层次理论,结合自己的观察与思考,认为透析患者主要有以下 6 种心理需求。

一、需要尊重

透析患者希望得到他人及社会的理解和尊重,特别是希望得到医护人员的关心和重视,得到较好的治疗待遇。不同社会角色的人常有意或无意地透露和显示自己的身份,想让别人知道他们的重要性,期望医护人员对他们给予特殊照顾。作为医护人员应该懂得,一切患者都是因为生病才来就医,他们在各自的工作岗位上都是为党和人民的事业服务的,在这一方面,大家都是平等的。所以,对待透析患者既要一视同仁,又要让他们每一个人都能感受到他是得到特殊照顾的。

二、需要接纳

由于透析患者需要定期到医院接受透析治疗,打乱了原有的生活习惯和作息时间,肯定会有一个逐步适应的过程,尤其是走进一个陌生的地方,需要尽快地熟悉环境,被新的群体(透析患者、透析室医护人员)所接纳,特别渴望医护人员和病友能够主动与其进行沟通和相处,在情感上被接纳。

三、需要信息

有研究资料表明,80%的患者有想了解自己疾病真实情况的想法,而80%的医师拒绝告诉患者。到底是否应当告知患者疾病的相关信息呢?学者认为,对于透析患者,应当矫正他们对透析治疗的不正确认识,根据患者的需要程度和心理承受能力提供适当的信息,解除其不必要的恐惧与焦虑,避免产生消极的情绪反应。但应注意,给透析患者提供的信息不可完全真实,否则会加剧其应激心理;又不可完全不真实,否则,他们根本不相信。对于透析患者,应当向他们提供以下一些信息:①尿毒症是不能治愈的慢性疾病,透析治疗是维持他(她)们生命的重要手段,拒绝治疗就意味着放弃生命。②建立血管通路(动静脉内瘘及临时性或半永久性血管通路)是进行治疗的必需条件,是维持性血液透析患者的生命线,应当倍加呵护。③医院、透析中心(室)有关规章制度及透析时间安排的有关信息。④干体重的概念、透析充分及饮食、饮水管理与疾病关系的有关信息。⑤医疗费用支付问题的有关信息等。当透析患者了解了这些信息,将有利于坚定他们战胜疾病的信心,依从性也会得到增强。

四、需要安慰

不管意志多么坚强的人,一旦进入透析治疗阶段后,心理都会失衡,再乐观豁达的人此时也希望得到亲朋好友尤其是医护人员的安慰和鼓励。因此,患者在透析治疗或住院期间,医护人员和患

357

者亲近的人应通过各种形式给予他们精神上的安慰和鼓励,这对控制和稳定病情是不可或缺的。

五、需要安全感

由于透析治疗的特殊性及透析患者在治疗过程中可能出现的种种不适,容易使他们产生不安全感。他们需要了解自己的病情,期盼生命不再受到威胁,希望各种治疗既安全顺利又无痛苦。他们把能得到安全感和生命延续视为求医的最终目的。因此,医护人员对透析患者进行的任何治疗都应事先向他们做耐心细致的解释并有一定的技术保障,以增强他们的安全感。

六、需要和谐的环境

健康人的生活常常是丰富多彩的,而透析患者则几乎被束缚和封闭在一个单调的世界里,白色的墙壁,白色的床单,白色的工作服,循环往复的透析治疗,使他们始终处于一种被动的状态,感到无所事事,度日如年,特别是那些年轻及事业心较强的患者,更会如此。所以,要根据透析中心的客观条件尽可能营造出一种和谐温馨的环境,并视透析患者身体的具体情况,安排他们做适当的文体活动,不时给予透析患者有新鲜感的刺激,这将有利于调动他们的主观能动性,愉悦心情,促进身体的康复。

(陈英英)

消毒供应室护理

第一节 消毒供应室的管理制度

消毒供应室(central sterile supply department,CSSD)是医院内承担各科室所有重复使用诊疗器械、器具和物品清洗消毒、灭菌以及无菌物品供应的部门,在医院感染/医源性预防与控制中发挥着举足轻重的作用。医院 CSSD 管理模式分为集中式和分布式。集中式是将医院所有需要清洗消毒和灭菌的器械、器具和物品回收至消毒供应室进行处理。分散型的特点为既有消毒供应室,又有手术部消毒物品供应中心,也有的医院采用在手术室清洗、打包后送消毒供应室灭菌,使用物品由各个使用部门分别进行管理,消毒供应室处于从属地位。20 世纪 80 年代以前,消毒供应室称为供应室或消毒供应室,供应室或消毒供应室的主要任务是满足科室对玻璃注射器、针头、输液(血)器以及共享的导尿包、腰穿包等的需要;专科器械种类和数量较少,手术器械、妇产科、五官科、口腔等科室的诊疗护理器械以及急诊科的开胸包等,由手术室和各临床科室自行负责清洗包装,部分供应室或消毒供应室仅承担灭菌工作,输液热源反应及注射部位感染时有发生,有时甚至威胁患者生命。

加强医疗机构消毒供应室的管理,可以从源头上预防和控制医源性传播工作,保障医疗安全。医疗机构应按照集中管理的方式,对所有重复使用并需要清洗消毒、灭菌的诊疗器械、器具、物品集中由消毒供应室处理和供应,对一次性使用的医疗用品和卫生用品由消毒供应室统一提供。医疗机构的消毒供应室为其他医疗部门提供消毒供应服务,必须经辖区卫生行政部门审核、批准。医疗机构消毒供应室的建设应当与其规模、任务和发展规划相适应,将消毒供应工作管理作为医疗质量管理的重要组成部分,保障医疗安全。医疗机构消毒供应室的消毒工作必须符合《医院感染管理办法》与《消毒管理办法》的基本要求。特殊感染性疾病(破伤风、炭疽、朊毒体等)污染的器械应执行专门的操作规程和处理流程。

一、消毒供应室工作制度

(1)在院长和相关职能部门的领导下进行工作。

(2)工作人员要有高度的责任心,着装整洁,服务热情,严格遵守供应中心各项规章制度。

(3)严格执行各项技术操作程序和标准。按照每月预算向有关科室请领器材,凡需要新添或改装医疗器械时,必须经院长或主管业务副院长批准。

(4)严格执行消毒供应室人员的岗位职责培训和相关制度的培训工作。

(5)消毒或灭菌后重复使用的诊疗器械、器具和物品由消毒供应室(CSSD)回收,集中清洗、消毒、灭菌和供应。对内镜、口腔诊疗器械以及朊毒体、气性坏疽以及突发原因不明的传染病的病原体污染的诊疗器械、器具及物品按照《医院消毒供应中心管理规范》由 CSSD 统一清洗、消毒、灭菌。

(6)执行质量管理追溯制度,完成质量管理的相关记录,保证供应的物品安全。

二、供应手续等回收规范

(1)实行下收下送办法,有计划的安排到各科室发放物品,物品若有错误和损坏,应立即纠正和复核。

(2)各科室如需特殊器材,应预先订好计划,供应室定时收取,以便准备。

(3)各种用过的物品,由科室先行清洗后,再进入供应室。传染病者所用物品要严格进行消毒后单独交供应室处理。

(4)凡无菌物品超过规定时间或封口已被拆开者,一律不得再次使用。

(5)按预定计划将护理用一次性物品定时送至各科室。临时急用电话通知,供应室及时送到科室。

(6)不在诊疗区对污染的诊疗器械、器具和物品进行清点,采取封闭方式回收,避免重复装卸。

三、准备器材敷料规范

(1)包布、治疗巾或毛绒布、皱纹纸及洞巾必须清洁无损,有破洞时,要及时进行更换,每次使用后一律换洗。

(2)金属器械每次清洗后上油,以免生锈损坏。

(3)玻璃类器皿应按规定冲洗、清洁。严格灭菌。

(4)刀、剪类锐利器械应与一般器械分开,单独包装保管。

(5)橡皮类物品应保存于阴凉地方,禁止折迭。

(6)各种穿刺针应做到清洁、通畅、锐利、无卷钩、无断裂、无弯曲。

(7)所有包装物品,必须挂牌标明品名、包装者与核对者编号,以便检查。

(8)敷料轻松、柔软、平滑易于吸水。所有毛边折在里面,无异物,大小适宜,使用前严格灭菌。

四、消毒灭菌工作规范

(1)采用高压蒸汽灭菌法,灭菌前检查包布必须是双层无破损,物品清洁,包扎严密,放置玻璃器材不得挤压,消毒员不得擅自离开,应严格掌握压力时间,以保证灭菌效果。灭菌完毕后,必须待气压表的指标下降至"0"处,方可打开柜门,以免发生危险,定期监测高压灭菌器的灭菌效能并有记录,注意高压灭菌器的保养工作,每天使用前要洗刷一次,并按时维修。

(2)各类人员取无菌物品时,必须洗净双手,戴口罩,帽子,穿工作服。进入无菌区时,要更换衣裤及鞋。

(3)三区划分标志牌醒目,无菌物品和有菌物品严格分开放置,以免混淆。

（4）操作室每天空气消毒一次，每月做空气、细菌培养、消毒物品抽样培养，化验单保留。

（5）每周卫生大扫除一次，水池经常用消毒液擦洗。

（6）下班前认真检查水、电、高压灭菌器阀门和门窗关闭情况，以确保安全。

（7）常用急救无菌物品，适量多备，以供"突发事件"发生时急用。

五、业务学习制度

（1）根据供应室工作性质，每月进行业务学习一次。

（2）学习与本专业有关的医学基础理论，专业知识及技术操作。

（3）学习新的消毒技术规范，更新知识，跟上消毒学科的不断发展。

（4）若有特殊情况，学习未能保证，应及时补课。

（5）对新引进的医疗仪器应熟练掌握使用、保养和清洁维护。

（6）认真完成护理部安排的各种业务学习，积极参加院内的考核考试。

六、消毒隔离制度

（1）消毒供应室工作区应严格区分去污区、检查包装及灭菌区、无菌物品存放区，三区之间要设有实际屏障。

（2）进入消毒供应室人员必须更衣换鞋，按规定的路线和入口进入，在制订区域中进行操作，外部人员未经许可不得进入操作区。

（3）物品由污到洁不交叉、不逆流。地漏应采用防逆溢式。污水应集中至医院污水集中处理系统。

（4）严格执行《医院消毒供应中心管理规范》要求，对诊疗器械、器具和物品进行处理。

（5）操作人员要认真进行消毒灭菌效果的监测，并做好登记。

（6）操作区域门、窗需保持关闭状态，人员进入要随手关门。

（7）去污区工作人员接触污染物品时应配备个人防护用具，包括圆帽、口罩、隔离衣或防水围裙、手套、专用鞋、护目镜、面罩等。并配备洗眼装置。

（8）被朊毒体、气性坏疽以及突发原因不明的传染病的病原体污染的诊疗器械、器具及物品要严格按照《医院消毒供应中心管理规范》要求的处理流程进行操作。

七、无菌物品保管制度

（1）灭菌后物品应分类、分架存放在无菌物品存放区。一次性使用无菌物品应去除外包装后，进入无菌物品存放区。物品存放架或柜应距地面高度 20～25 cm，离墙 5～10 cm，距天花板 50 cm。

（2）物品放置应固定位置，设置标识。接触无菌物品前应洗手或手消毒。消毒后直接使用的物品应干燥、包装后专架存放。

（3）无菌物品储存有效期：①环境的温度低于 24 ℃、湿度低于 70%，机械通风每小时 4～10 次时，使用纺织品材料包装的无菌物品的有效期宜为 14 天；未达到环境标准时，有效期宜为 7 天。②医用一次性纸袋包装的无菌物品，有效期宜为 1 个月；使用一次性医用皱纹纸、医用无纺布包装的无菌物品，有效期宜为 6 个月；使用一次性纸塑袋包装的无菌物品，有效期宜为 6 个月。硬质容器包装的无菌物品，有效期宜为 6 个月。

（4）运送无菌物品的工具每天清洗和消毒并保持清洁干燥，当受到意外污染时，应立即进行清洁消毒,物品顺序摆放,并加防尘罩,以防再污染。

(5)无菌物品包装应密封完整,标明灭菌日期、灭菌合格标志,若包装破损不可作为无菌包。

(6)无菌物品、无菌包要保持清洁干燥,若湿包有明显水渍的不可作为无菌包。

(7)用化学指示胶带贴封或其中放有化学指示剂的包,在灭菌后应检查是否达到已灭菌的色泽或状态,未达到或有疑问者,不可作为无菌包使用。

(8)取出的无菌物品,掉落在地面或误放不洁之处或沾有水渍,均视为受到污染,不可作为无菌物品。

八、安全管理制度

(1)加强安全管理,杜绝事故发生。

(2)贵重仪器固定专人管理。

(3)贵重仪器必须挂牌,注明负责人和保管人。

(4)无菌与非无菌物品,要标记醒目、定点放置,不得混放。

(5)做好个人防护,在配制各种药物及做强酸强碱处理时,必须佩带劳保用品。

九、质量管理制度

(1)建立健全各项质量管理制度,强化科室质量管理,加强质量意识教育。

(2)严格操作规程,各项物品的处理必须按照《医院消毒供应中心管理规范》执行。

(3)严格控制环节质量,对各种物品的处理,不定时抽查,落实各岗位责任制。

(4)发挥质检小组的作用,定期对工作质量进行认真检查,每月至少两次,及时回馈、及时记录和总结。

(5)积极配合医院护理部组织的质量考核工作,虚心接受有关质量回馈问题,并及时纠正不足之处。

十、质量监督制度

(1)消毒供应室应设专职或兼职质量监督员。

(2)对购进的原敷料材料,消毒供应室本身的半成品或成品质量进行监督。

(3)对各岗位操作规程执行情况,各种检测中操作方法的正确性进行监督指导。

(4)对各岗位尤其是灭菌岗位操作和记录进行核实审查。收集全院有关科室对供应室工作质量评价的信息,总结质量检查中的经验与教训,提出制订或修改各种操作规程、质量标准的意见供有关部门参考认定。

十一、差错事故防范制度

(1)对工作要有高度的责任心,工作时严肃认真,一丝不苟。

(2)严格执行各项操作规程,各类物品严格按照标准处理,各种包均须两人核对后包装。

(3)严格交接班制度,定点放置,做到"交的准""接的明",每周大交班一次。

(4)各种物品器械定点放置,并保证性能良好,护士长合理安排,分清轻重缓急,有计划性,做到忙而不乱。

(5)对新调入的人员、实习同学、进修人员由专人带领,使其尽快熟悉工作。

(6)高压的物品经监测不合格者,不允许进入无菌间,要重新灭菌。

(7)消毒员在进行消毒工作前,要仔细检查仪器的性能,发现异常及时报告检修。

十二、供应室查对制度

(1)准备器械包时,要查对品名、数量、质量和清洁度。

(2)发放无菌物品时,要查对名称、消毒日期及灭菌效果。

(3)回收用过的物品时,要查数量、质量、有无破损及清洁处理情况。

十三、消毒灭菌效果监测制度

(1)消毒供应室应配有质量监督员。

(2)消毒后直接使用物品应每季度进行监测,监测方法及监测结果符合标准要求,每次检测3~5件有代表性的物品。

(3)物理、化学、生物监测不合格的灭菌物品不得发放,并应分析原因进行改进,直至监测结果符合要求。

(4)灭菌植入型器械应每批次进行生物监测,生物检测合格后,方可发放。

(5)按照灭菌装载物品的种类,可选用具有代表性的 PCD 进行灭菌效果的监测。

(6)蒸汽灭菌器必须进行工艺监测、化学监测和生物监测。每次消毒均应做工艺监测,并做具体详细记录,化学监测每包进行,生物监测每月一次,并保留监测结果。

(7)预真空压力蒸汽灭菌器每天灭菌前进行 B-D 测试。

(8)新灭菌器使用前必须先进行生物监测,合格后才能使用,对拟采用的新包装容器、摆放方式、排气方式及特殊灭菌方式也必须进行生物监测,合格才能采用。

(9)每月空气、物体表面、医务人员手监测一次,并有记录。

十四、下收、下送制度

(1)每天两次由当班护士将灭菌物品送到各个科室,同时要收回需处理的污染物品,工作人员要认真负责,服务热情。

(2)发放与回收要做到数目清楚,质地完好,若数量短缺,质量有损,即当面分清责任,事后妥善处理。

(3)各器械、穿刺针用后立即清水冲净血渍、污渍。否则供应室人员有权退回,暂不回收,传染患者使用物应由科室先做初步消毒处理后,标明记号,再交供应室做单独处理。

(4)各种器具包布不得用做其他用处。

(5)穿刺包与治疗包用后,由使用科室护士初步处理,将包内的器具如数清点更换。

(6)如在下收下送中与使用科室发生分歧,由双方护士长稳妥处理。

十五、污物回收制度

(1)各类需供应室回收的污染物品,必须经污物回收口回收。

(2)工作人员坚守工作岗位,回收污染物品时要仔细清点,账物相符,双方签字,以免误差。

(3)凡传染患者用过的物品,送供应室要有明确的标志,严格管理,定点放置,单独消毒。

(4)凡沾有脓血和药迹的物品,须经使用科室初步清洗或消毒后再回收。

(5)各科室自用的物品打包后,一律由清洁口进入供应室。

十六、清洁卫生制度

(1)供应室是医院内污染医疗器具的集散处,在完成日常工作后,务必坚持室内消毒制度。

(2)根据各房间的工作性质与房间大小的不同特点,灵活选用消毒方法,确定消毒时间,同时要适时做消毒效果监测。

(3)无菌室人员应严格遵守无菌原则,室内门窗及无菌柜要洁净无尘,每天用 500 mg/L 含氯消毒液做地面消毒,空气净化 1 小时。要定期做空气培养,并保留化验单。

(4)洗涤间各洗涤池,工作完毕将池内外洗刷干净,清理滤水口杂物,用 500 mg/L 含氯消毒液消毒池内。空气消毒 1 小时。

(5)各房间每天要进行卫生消毒,每周进行一次全室大扫除。

(李云英)

第二节　消毒供应室的护理要求

一、消毒供应室护士长岗位职责

(1)在护理部主任、科主任、总护士长领导下,负责组织医疗器材、敷料的制备、灭菌、保管、供应和供应室的行政管理。

(2)督导本室人员认真贯彻执行各项规章制度和技术操作规程,严防医院感染和差错事故。

(3)定期检查消毒灭菌设备的效能和各种消毒液的浓度,经常鉴定器材和敷料的灭菌效果,如发现异常,应立即组织检修。

(4)根据临床需要做好敷料供应和维修保养。

(5)负责医疗器材、敷料等物资的请领和一次性医疗器具的验收、发放、回收、销毁,确保使用安全和处理无害化。

(6)组织所属人员深入临床科室,实行下送下收。了解供应器材、敷料的使用意见,不断改进工作,保证临床需求。

(7)组织开展技术革新,不断提高工作效率。

二、供应室护士职责

(1)在护士长领导下进行工作。负责医用器材的清洗,敷料的制作、包装、消毒、保管、登记和分发、回收工作,实行下收下送。

(2)经常检查医疗器材质量,如有损坏及时修补、登记,并向护士长报告。

(3)协助护士长请领各种医疗器材、敷料和药品,经常与临床科室联系,征求意见,改进工作。

(4)认真执行各项规章制度和技术操作规程,积极开展技术革新,不断提高消毒供应工作质量,严防差错事故。

(5)指导护理员(消毒员)、卫生员进行医疗器材、敷料的制备、消毒灭菌工作。

三、消毒供应室护理技术

(一)手工清洗器械方法

1.操作前准备

(1)护士准备:穿防水隔离衣、专用防护鞋,戴圆帽、面罩、口罩、手套。

(2)环境准备:清洁,室内温度、湿度达标,气压负压。

(3)物品准备:专用清洗刷,多酶清洗液(浓度根据产品要求配制),蒸馏水或纯水,清洗篮筐,U 形架,回收的静脉切开包一个,清洗容器,超声机,干燥机,90 ℃热水。

2.操作方法与程序

(1)清点、核查污染器械的污染程度、功能完好性、数目。

(2)将直剪关节打开,单独摆放于篮筐中,血管钳、持针器上 U 形架、弯盘、镊子等器械放置篮筐。

(3)冲洗:将器械置于<45 ℃流动温热水下冲洗,初步去除污染物。

(4)洗涤:冲洗后,应用多酶清洗液浸泡 5 分钟后用在水面下刷洗,精密复杂器械应超声清洗。

(5)漂洗:洗涤后,再用流动水冲洗,水温≤40 ℃。

(6)终末漂洗:应用软水、纯化水或蒸馏水进行冲洗。

(7)消毒:凡能耐受高温、高压的物品采用高压蒸汽灭菌。

(8)将器械放置于干燥机进行干燥。

3.效果评价

(1)操作顺序正确,动作轻柔、熟练。

(2)器械清洗品质达标。

(二)管腔器械的清洗(手工)

1.操作前准备

(1)护士准备:服装整洁,穿防水隔离衣、专用防护鞋,戴圆帽、面罩、口罩、手套。

(2)环境准备:清洁,室内温度、湿度达标,气压负压。

(3)物品准备:专用清洗刷,多酶清洗液(浓度根据产品要求配制),蒸馏水或纯水,清洗篮筐,清洗容器,90 ℃热水,吸头一根。

2.操作方法与程序。

(1)冲洗:用<45 ℃温热水冲洗管腔器械表面的污垢、血渍。用高压水枪冲洗管腔内的残留物、血渍。

(2)洗涤:将管腔器械浸泡于多酶清洗液中 5～10 分钟后在水面下用长软刷刷洗管腔。将管腔器械再置于多酶清洗液的超声清洗机中清洗 5 分钟。

(3)漂洗:流动水冲洗。

(4)终末漂洗:用软水(蒸馏水)冲净管腔器械表面的清洗液。

(5)消毒:将漂洗后的管腔器械放在酸化水中浸泡消毒 2 分钟。

(6)用气枪干燥管腔内外水渍,使管腔内外无水分。

3.效果评价

(1)操作顺序正确,动作熟练。

(2)器械清洗品质达标。

(三)超声清洗机使用

1.操作前准备

(1)护士准备:着装符合要求,穿防水围裙,戴圆帽、口罩、面罩、手套,着防护鞋。

(2)环境准备:清洁安全,室内温度、湿度达标,负压。

(3)物品准备:超声清洗机,清洗剂,清洗篮筐,清洗器械。

2.操作方法与程序

(1)打开设备上的水电开关,再单击操作面板上的电源开关。

(2)配置清洗液:选择"进液",按比例加入清洗剂。

(3)加热清洗液。

(4)流动水下冲洗器械。

(5)将器械均匀码放入清洗篮筐,直接放置在清洗机腔体底部。

(6)盖上清洗机盖子,选择"超声"。

(7)机器自动停止工作后取出清洗物品。

(8)选择"排液",关闭电源。

(9)终末处理:超声机表面及内部进行消毒、清洁。

3.效果评价

(1)动作熟练。

(2)操作顺序正确。

(3)周围环境未被污染,标准预防措施得当。

(4)时间、温度等参数正确。

(四)器械清洗质量检查方法

1.操作前准备

(1)护士准备:护士着装整洁,符合要求,洗手、戴圆帽、穿专用防护鞋。

(2)环境要求:环境清洁、无尘。室内温度、湿度达标。

(3)物品准备:带光源放大镜、血管钳、不锈钢罐、带芯吸引器头、关节轴管器械、纱布、干棉签、喷雾润滑剂。

2.操作方法与程序。

(1)打开血管钳,查血管钳端咬合面、关节轴处、手柄咬合齿处及钳体表面无血渍、无污垢、无锈斑,功能完好。

(2)不锈钢罐:查罐体表面无污垢、无水渍、无锈斑,用纱布擦拭、罐体筒内面、底部无污垢、无锈斑、无水渍,罐盖闭合严密。

(3)带芯吸引器头:查吸引器头表面无血渍、无污垢、无锈渍,抽出吸引器芯,用干棉签插入吸引器头管腔内擦拭无血渍、无残留物、无锈渍,管腔通畅,吸引器头、芯型号吻合。

(4)关节轴管器械:经拆洗干燥后的器械在组装前查器械的表面,轴节管腔内、外,关节螺丝处无污垢、无血渍、无锈斑后再组装,经组装后的器械关轴节灵活无阻力,功能完好。

(5)使用润滑剂进行润滑。

3.效果评价

(1)动作流畅熟练。

(2)器械物品各面无水垢、无血渍、无污渍、无锈斑。

(3)器械无损伤,关轴节灵活无阻力,功能完好。

(五)无菌物品存放

1.操作前准备

(1)护士准备:着装整洁,符合要求。洗手(剪指甲),戴帽。

(2)环境准备:清洁、安静、无尘,温度低于 24 ℃,湿度＜70％,换气次数 4～10 次/小时。

(3)物品准备:手消一瓶,清洁干燥货架一个。

2.操作方法与程序

(1)取无菌物品前使用手消。

(2)检查无菌包外化学指示胶带变黑色达标。

(3)检查无菌包的名称。

(4)检查无菌包的灭菌日期、失效期,无菌包在有效期内。

(5)检查灭菌包消毒灭菌时的锅号,锅次。

(6)检查灭菌包的编号。

(7)将灭菌包按灭菌包的名称、灭菌日期、锅号锅次、编号的先后顺序分别放置于清洁、干燥距地面 20 cm、距墙壁 5 cm、距天花板 50 cm 的货架上。

3.效果评价

(1)灭菌观念明确。

(2)灭菌物品放置准确。

(六)无菌物品发放

1.操作前准备

(1)护士准备:着装整齐,符合要求。洗手(剪指甲),戴帽。

(2)环境准备:清洁、安静、无尘,温度＜24 ℃,湿度＜70％,换气次数 4～10 次/小时。

(3)物品准备:手消一瓶,无菌物品发放质量追溯登记本。

2.操作方法与程序

(1)接到清洁区接收的治疗包通知后,在无菌发放窗接待临床科室人员。

(2)取无菌物品前使用手消。

(3)检查无菌包的名称。

(4)检查灭菌日期、失效日期,无菌包在有效期内。

(5)检查无菌包消毒灭菌时的锅号,锅次。

(6)检查灭菌包的编号。

(7)按灭菌物品先进先出、后进后出的原则,根据无菌包的名称、灭菌日期、锅号锅次、编号先后进行发放。

(8)将无菌包的发放日期、名称、灭菌日期、失效日期、锅号锅次、编号、发放至科室逐项及时记录在无菌物品发放质量追溯登记本。

3.效果评价

(1)无菌观念强。

（2）无菌物品发放正确。

（3）质量追溯登记本记录及时准确。

(七)脉动真空压力蒸汽灭菌法

1.操作前准备

（1）护士准备:服装整洁。

（2）环境准备:清洁,室温达标。

（3）物品准备:标准监测包,待灭菌的器械敷料包,各包注明锅号锅次、按科室标明包的序号。

2.操作方法与程序

（1）将待灭菌的物品放入灭菌柜内,关好柜门。

（2）将蒸汽通入夹层,使压力达107.6 kPa,预热 4 分钟。

（3）启动真空泵,抽除柜室内空气使压力达 8.0 kPa。

（4）停止抽气,向柜室内输入饱和蒸汽,使柜室内压力达 49 kPa,温度达 106～112 ℃,关闭蒸汽阀。

（5）抽气,再次输入蒸汽,再次抽气,如此反复 3～4 次。

（6）最后一次输入蒸汽,使压力达 205.8 kpa,温度达 134 ℃,维持灭菌时间 4 分钟。

（7）停止输入蒸汽,抽气,当压力降到 8.0 kpa,打开进气阀,使空气经滤器进入柜室内,使内外压力平衡。

（8）重复上述抽气进气操作 2～3 次。

（9）待柜室内外压力平衡(恢复到零位),温度降至 60 ℃以下,即可开门取出物品。

3.效果评价

（1）操作动作熟练。

（2）气压表压力指标准确。

(八)消毒液配制法

1.操作前准备

（1）护士准备:穿防护衣、防护鞋,戴圆帽、面罩、口罩、手套。

（2）物品准备:配制消毒液的容器、含氯消毒原液、量杯、量筒、G-1 型消毒剂浓度试纸、标识带、搅棒。

（3）环境要求:清洁,室内温度、湿度、空气压力、照明达标。

2.操作方法与程序

（1）往配制消毒液容器内用量筒放入自来水 40 000 mL。

（2）用量杯盛含氯消毒原液 400 mL 后倒入消毒液容器内。

（3）用搅棒将含氯消毒液搅拌均匀。

（4）用一条试纸浸入消毒液内,片刻取出,30 秒后与标准色块比较,达 500 mg/L 变色区。

（5）容器上加盖,防止消毒液挥发。

（6）贴上标识带,注明消毒液名称、浓度、配制日期、配制时间、配制人。

（7）整理用物。

3.效果评价

（1）操作动作熟练。

（2）配制溶液精确。

(3)配制浓度达标。

(4)标识清晰。

(九)下收污物法

1.操作前准备

(1)护士准备:穿外出衣、外出鞋,戴帽,着装符合要求。

(2)物品准备:下收车、快速消毒剂、含氯消毒液、高压冲洗设备、专用抹布、清洗盆。

2.操作方法与程序

(1)8:30与15:00推下收车至治疗室门口。

(2)将密闭回收箱放至回收车。

(3)使用快速消毒剂。

(4)特殊感染器械和物品应用医疗废弃物专用袋,双层包扎,标明感染疾病类型,单独放置。

(5)按规定路线,返回消毒供应室。

(6)交与去污区工作人员。

(7)冲洗下收车后用专用抹布擦拭干净,摆放于专门位置。

(8)回收箱清洗消毒干燥保存于清洁区不锈钢架上。

(9)使用后的抹布消毒清洗晾干。

3.效果评价

(1)操作顺序正确、熟练。

(2)路线正确、不逆流。

(3)下收车标识清楚。

(4)快速消毒剂使用正确、手消无过期。

四、各类突发事件的应对措施

(一)停水

1.预知停水

(1)接到停水通知后,优先处理急需器械,同时做好储水准备,保证重要器械的清洗。

(2)重新安排作息时间,尽可能在停水前完成工作,以适应停水的时间安排。

(3)通知手术室调整手术时间。

2.突然停水

(1)发生突然停水后,立即与动力科联系。尽快了解停水原因,必要时报告院办。

(2)如需要较长时间才能供水,报告护理部、院感科,同时请护理部在局域网通知各科室做好相应的准备工作,消毒供应室备好一次性物品,满足使用科室需要。

(3)必要时请护理部说明联系去外单位进行清洗、消毒灭菌;同时请院办安排车辆运送物品并指派工作人员随车装载物品。

(4)重新安排作息时间,恢复供水后组织工作人员集中处理物品。

(5)巡查各个水龙头是否关好,以防突然来水造成泛水。做好相关事件记录。

(二)停电

1.预知停电

(1)接到停电通知后,优先处理急需器械,保证重要器械的清洗。

（2）重新安排作息时间，尽可能在停电前完成工作，以适应停电的时间安排。

2.突然停电

（1）即启用应急照明设备，保证工作区域不混乱、有序。

（2）立即与电工组联系，尽快了解停电原因；必要时报告院办。

（3）设备均无法使用，立即关闭设备电源，以防来电后损坏设备。

（4）如需要较长时间才能供电，报告护理部、院感科，同时电话通知各科室做好相应的准备工作，消毒供应室备好一次性物品，满足使用科室需要。

（5）必要时请护理部说明联系去外单位进行清洗、消毒、灭菌；同时请院办安排车辆运送物品，并指派工作人员随车装载物品。

（6）重新安排作息时间，恢复供电后组织工作人员集中处理物品。做好相关事件记录。

（三）停蒸气

1.预知停气

（1）接到停气通知后，优先处理急需器械，保证重要器械的清洗、消毒、灭菌。

（2）将清洗消毒机及压力蒸汽灭菌器由蒸汽阀改为电力阀门，由机械清洗改为人工清洗。

（3）重新安排作息时间，尽可能在停气前完成工作，以适应停气的时间安排。

（4）通知手术室调整手术时间。

2.突然停气

（1）发生突然停气后，立即与锅炉房联系，尽快了解停气原因；必要时报告院办。将清洗消毒机及压力蒸汽灭菌器由蒸气阀改为电力阀门，由机械清洗改为人工清洗。巡查各个蒸汽开关是否关好，以防突然来气造成蒸汽阀门的损坏。

（2）如需要较长时间才能供气，报告护理部、院感科，同时专职带教老师在局域网通知各科室做好相应的准备工作，消毒供应室备好一次性物品，满足使用科室需要。

（3）必要时请护理部说明联系去外单位进行灭菌，同时请院办安排车辆运送物品并指派工作人员随车装载物品。

（4）重新安排作息时间，恢复供气后组织工作人员集中处理物品。做好相关事件记录。

（四）泛水

（1）发生突然泛水后，立即关闭水源总开关。

（2）及时与管道组联系，请他们帮助尽快寻找泛水原因，从源头进行治理。

（3）组织人员在最短时间内转移物资，使损失降低到最小。

（4）泛水停止后，组织人员对环境进行清洁和相应消毒。

（5）每天下班时巡查各个水源开关是否关好。

（6）做好相关事件记录。

（五）环氧乙烷气体泄漏

（1）发现环氧乙烷气体泄漏，立即戴上防毒面具，关闭电源开关和送气开关，打开门窗和排气扇，使环氧乙烷尽快排除，待环氧乙烷气体排尽，请工程师及时查找漏气的原因并进行维修。

（2）工作人员出现中毒症状时应立即离开现场，至通风良好处休息，严重者送医院急诊室进行治疗。

（3）做好相关事件记录。

(六)高压灭菌器故障

(1)由于停水、停气、停电导致灭菌器无法正常工作时,先关闭各开关,按以上停水、停气、停电的处理程序,待供水、供气、供电恢复正常,再进行工作。

(2)由灭菌器的机械问题出现的故障,马上停用。然后根据报警显示代码表寻找原因,同时通知护士长和设备维修工程师进行维修。

(3)灭菌器若需要较长时间才能修好时,报告护理部、院感科,同时请护理部在局域网通知各科室做好相应的准备工作,消毒供应室备好一次性物品,满足科室的使用需要。

(4)必要时请护理部说明联系去外单位进行灭菌;同时请院办安排车辆运送物品并指派工作人员随车装载物品。

(5)灭菌器维修好后,做 3 次 BD 试验和 3 次生物监测,待生物监测结果全部合格后灭菌物品才能交临床科室使用。

(6)出现严重故障时,如灭菌器爆炸,应立即疏散人员,组织抢救伤员,并报告总值班和派出所。

(7)做好相关事件记录。

(七)环氧乙烷灭菌器故障

(1)操作员在第一时间通知本科室护士长和相关科室护士长,由于灭菌器故障本批次物品无法使用。

(2)科室护士长根据报警显示代码表查找原因,立即通知本院工程师进行维修,同时报告护理部与院感科。

(3)质检员负责协调本院工程师与厂家工程师的联络。

(4)主班负责通知临床各科室由于灭菌器故障,昨日进行的灭菌物品无法使用。

(5)灭菌器若需要较长时间才能修好时,专职带教老师在局域网通知各科室做好相应的准备工作,消毒供应室备好一次性物品,满足科室的使用需要。

(6)必要时请护理部说明联系去外单位进行灭菌,同时请院办安排车辆运送物品并指派工作人员随车装载物品。

(7)灭菌器维修好后,需做 3 次生物监测,结果合格后方可使用该灭菌器。

(8)做好相关事件记录。

(八)清洗消毒机故障

(1)由于停水、停气、停电导致清洗机无法正常工作时,先关闭各开关,按以上停水、停气、停电的处理程序,待供水、供气、供电恢复正常,再进行工作。

(2)由清洗机的机械问题出现的故障,马上停用。然后根据报警显示代码表寻找原因,同时通知护士长和设备维修工程师进行维修。

(3)清洗机若需要较长时间才能修好时,增加去污区工作人员,由机械清洗改为人工清洗。

(4)质检员加大监测力度,保证清洗效果。

(5)做好相关事件记录。

(九)火灾

(1)一旦发生火灾,立即报告派出所;根据火势情况拨打"119",准确报告着火地点、部位、目前情况。

(2)初步判断着火原因,进行紧急处理。电起火,马上关闭总电源,然后使用干粉灭火器,忌用水扑火,以免触电。

(3)火势较小时,组织科室人员使用灭火器进行灭火;尽快组织疏散人员,转移贵重物资。

(4)协助维护秩序,为灭火救援人员、救援设备进入现场创造条件。

(5)平时加强消防安全培训,保持安全通道畅通。

(十)灭菌物品质量缺陷

(1)一旦发生灭菌物品质量问题,质检员立即通知科室领导、消毒员、无菌间工作人员和其他相关人员。

(2)立即停用现场灭菌物品,并妥善封存、登记。

(3)立即查找缺陷原因,停发已灭菌物品并召回自上次生物监测合格以来的已发物品。

(4)及时下送一次性无菌物品到使用科室。

(5)及时请专业人员进行灭菌器的检修、监测。

(6)如果是人为原因,追究相关人员的责任并做好相关记录。

五、新形势下消毒供应室护理人员要求

(一)调整工作流程,改善护理服务

1.转变观念

组织全科人员认真学习优质护理服务活动内容,大家统一认识,明确目标,以服务临床为中心,不断拓宽范围,增加服务项目,为临床护理人员提供更好的专业服务,进一步减轻临床护士非专业性、事务性工作。

2.调整工作职责

经过调查并征求临床科室意见,全科讨论,发现目前工作安排和新形势不相适应环节,需要调整、改变的方面,将工作重新定位,调整工作职责。根据 WS 310.1-2009《医院消毒供应中心管理规范》要求,建立建全消毒供应室岗位职责,各岗位职责明确,责任到人,为临床做好优质护理服务提供保障。

3.调整工作流程

为满足临床优质护理服务需要,将工作流程和物品供应安排进行调整;内部流程和时间重新安排;下收下送时间重新调整等。打破了以往的常规,将人员在分组和时间上做出相应调整。如将送班人员分成 2 组,每组 1 人,分车分人进行下送,减少了人力,节约了时间,同时增加了送无菌物品的次数,每天 3 次以上,尽量满足临床科室需要。

(二)完善规章制度,设置环节质量监控员

(1)重新修订规章制度,针对消毒供应专业的特殊性,完善《无菌物品发放前质量控制制度》《无菌物品卸除制度》《无菌物品质量追溯制度》等。

(2)设置环节质量监控员 3 人,保证无菌物品质量合格。

(三)完善物品质量管理,持续改进质量

(1)从物品回收到清洗、消毒、包装、灭菌、发放等环节均有严格的质量检查标准,并建立灭菌物品质量追溯制度,发现问题及时调查与改正,充分保证供应的物品安全。

(2)加强灭菌质量的监控,做到物理监测每锅进行,化学监测每包进行,压力蒸汽灭菌生物监测每周进行,植入物每批次监测合格才可发放,B-D 实验每天灭菌前第一锅监测,B-D 实验合格后方可进行物品灭菌。

（3）护士长和质量监控员严把质量关，保证每天有一名质量监控人员在岗，不定期抽查，检查各班各岗位的工作质量，指导工作，对于存在问题及时回馈、改正，并制订改正措施，保证无菌物品质量达到100％合格。

（四）消毒供应室护士应具备的专业素质

1.具备丰富的专业知识

根据 WS 310.1-2009《医院消毒供应中心管理规范》要求，对所有需要消毒或灭菌后重复使用的诊疗器械、器具和物品均由消毒供应室集中清洗、消毒、灭菌和供应。因此，供应室人员要胜任消毒供应室的工作，就必须认真学习、加强培训，把"以患者为中心，服务于临床"作为工作目标和行动指南。全面掌握消毒供应室专业知识，如各种物品的清洗、消毒、包装、灭菌及各种仪器设备的使用、保养等知识，供应室护士都必须做到全面掌握并能灵活运用。

2.具备熟练的操作技能

供应室护士要为临床做好优质护理服务，必须掌握各种消毒液的性能、功效、浓度、配制、使用方法、注意事项及浓度监测方法；熟练掌握各种医疗用品的消毒、灭菌方法和程序；掌握脉动真空高压蒸汽灭菌器和过氧化氢低温等离子体灭菌器的操作程序、工作原理和常见故障及紧急事故应急预案的处理等，并能熟练操作，只有这样，才能提高工作效率，更好的服务于临床科室。

3.具备良好的沟通技巧和协调能力

消毒供应室护士与临床科室人员的接触较为密切，需要具备良好的沟通技巧和协调能力。在与临床科室人员交接物品过程中，注意文明礼貌服务，相互信任，相互尊重，耐心解释，与对方达成有效的沟通与理解。这样，既能保证工作的顺利完成，又有利于不断促进护理工作质量的提高。

4.具备不断提高个人素质的能力

医疗护理形势的发展日新月异，要适应新的发展形势，就必须不断提高自身的素质。消毒供应室护士要注意不断学习新知识、新理论、新方法和新技术，注意掌握新的操作技能，加快知识更新，不断改进工作方法，提高工作效率。

（五）建立特色服务项目，提高临床科室满意度

主动为临床一线提供优质护理服务，发挥团队协作精神，最大限度地提高工作效率。为满足临床科室需求，除了每天日常下收下送外，我们还重新制订送班职责，凡接到临床科室急需物品电话，尽量以最短的时间将急需物品送到，为临床护理工作提供保障。

（六）其他

医院消毒供应室要适应新的医院管理模式和临床诊疗发展，消毒供应室护士必须具备高尚的职业道德素质，热爱本职工作，恪守职业道德和行为规范，认真细致地做好消毒供应室工作。此外还要学习相关学科知识，刻苦钻研业务技术，不断加强自身修养，以适应新形势下护理发展的需要。这样才能更好地履行自己的职责，为临床一线服务，从而圆满地完成消毒供应室的工作任务，真正做到"将时间还给护士，将护士还给患者"。

（李云英）

第三节　微　波　消　毒

波长为 0.001~1 m，频率为 300~300 000 MHz 的电磁波称为微波。物质吸收微波能所产生的热效应可用于加热，在加热、干燥和食品加工中，人们发现微波具有杀菌的效能，于是又被逐渐用于消毒和灭菌领域。近年来，微波消毒技术发展很快，在医院和卫生防疫消毒中已有较广泛的应用。

一、微波的发生及特性

微波是一种波长短而频率较高的电磁波。磁控管产生微波的原理是使电子在相互垂直的电场和磁场中运动，激发高频振荡而产生微波。磁控管的功率可以做得很大，能量由谐振腔直接引出，而无须再经过放大。现代磁控管一般分为两类：一类是产生脉冲微波的磁控管，其最大输出功率峰值可达 10 000 kW；另一类是产生连续微波的磁控管，如微波干扰及医学上使用的磁控管，其最大输出功率峰值可达 10 kW。用于消毒的微波的频率为 2 450 MHz 及 915 MHz，由磁控管发生，能使物品发热，热使微生物死亡。微波频率高、功率大时，物体发热会内外同时发热且不需传导，故所需时间短，微波消毒的主要特点如下。

(一)作用快速

微波对生物体作用的过程就是电磁波能量转换的过程，速度极快，可在 10^{-9} 秒之内完成，加热快速、均匀，热力穿透只需几秒至数分钟，不需要空气与其他介质的传导。用于快速杀菌时是其他因子无法比拟的。

(二)对微生物没有选择性

微波对生物体的作用快速而且不具选择性，所以其杀菌具有广谱性，可以杀灭各种微生物及原虫。

(三)节能

微波的穿透性强，瞬时即可穿透到物体内部，能量损失少，能量转换效率高，便于进行自动化流水线式生产杀菌。

(四)对不同介质的穿透性不同

对有机物、水、陶瓷、玻璃、塑料等穿透性强；而对绝大部分金属则穿透性差，反射较多。

(五)环保、无毒害

微波消毒比较环保、无毒害、无残留物、不污染环境，也不会形成环境高温。还可对包装好的、较厚的或是导热差的物品进行处理。

二、微波消毒的研究与应用

(一)医疗护理器材的消毒与灭菌

微波的消毒灭菌技术是在微波加热干燥的基础上发展而来的，这一技术首先是在食品加工业得到推广应用。随着科技的发展，微波的应用越来越广泛。现在微波除了用于医院和卫生防疫消毒以外，还广泛用于干燥、筛选及物理、化工等行业。但是微波消毒目前仍处于探索研究阶段,许多实验的目的主要是探索微波消毒的作用机制。目前使用较多的有以下几种。

1.微波牙钻消毒器

目前市场上已有通过国家正式批准生产的牙钻涡轮机头专用微波消毒装置,WBY型微波牙钻消毒器为产品之一,多年临床使用证明,该消毒器有消毒速度快、效果可靠、不损坏牙钻、操作简单等优点。

2.微波快速灭菌器

型号为WXD-650A的微波快速灭菌器是获得国家正式批准的医疗器械微波专用灭菌设备,该设备灭菌快速,5分钟内可杀灭包括细菌芽孢在内的各种微生物,效果可靠,可重复使用,小型灵活,适用范围广,特别适合用于需重复消毒、灭菌的小型手术用品,可用于金属类、玻璃陶瓷类、塑料橡胶类材料的灭菌。

3.眼科器材的专用消毒器

眼科器械小而精细、要求高、消毒后要求不残留任何有刺激性的物质,目前眼科器械消毒手段不多,越来越多的眼科器械、仿人工替代品、角膜接触镜(又称隐形眼镜)等物品的消毒开始使用微波消毒。

4.微波消毒化验单

用载体定量法将菌片置于单层干布袋和保鲜袋内,用675 W微波照射5分钟,杀菌效果与双层湿布袋基本一致;照射8分钟,对前两种袋内的大肠埃希菌、金黄色葡萄球菌、枯草杆菌黑色变种芽孢杀灭率达到99.73%~99.89%,而双层湿布包达到100%。周惠联等报道,利用家用微波炉对人工染菌的化验单进行消毒,结果以10张为一本,800 W照射5分钟,以50张为一本,照射7分钟,均可完全杀灭大肠埃希菌、金黄色葡萄球菌和铜绿假单胞菌,但不能完全杀灭芽孢;以50张为一本,800 W作用7分钟可以杀灭细菌繁殖体,但不能杀灭芽孢。

5.微波消毒医用矿物油

医用矿物油类物质及油纱条的灭菌因受其本身特性的影响,仍是医院消毒灭菌的一个难题。常用的干热灭菌和压力蒸汽灭菌都存在一些弊端,而且灭菌效果不理想。采用载体定性杀菌试验方法,观察了微波灭菌器对液状石蜡和凡士林油膏及油纱布条的杀菌效果。结果液状石蜡和凡士林油膏经650 W微波灭菌器照射20分钟和25分钟,可全部杀灭嗜热脂肪杆菌芽孢;分别照射25分钟和30分钟,可全部杀灭枯草杆菌黑色变种芽孢,但对凡士林油纱布条照射50分钟,仍不能全部杀灭枯草杆菌黑色变种芽孢。试验证明,微波照射对液状石蜡和凡士林油膏可达到灭菌效果。

(二)食品与餐具的消毒

由于微波消毒快捷、方便、干净、效果可靠,将微波应用于食品与餐具消毒的报道亦较多。将250 mL酱油置玻璃烧杯中,经微波照射10分钟即达到消毒要求。江连洲等将细菌总数为312×10^6 cfu/g的塑料袋装咖喱牛肉置微波炉中照射40分钟,菌量减少至413×10^2 cfu/g。市售豆腐皮细菌污染较严重,当用650 W功率微波照射300 g市售豆腐皮5分钟,可使之达到卫生标准。用微波对牛奶进行消毒处理,亦取得了较好的效果。用微波炉加热牛奶至煮沸,可将铜绿假单胞菌、分枝杆菌、脊髓灰质炎病毒等全部杀灭;但白色念珠菌仍有存活。用700 W功率微波对餐茶具,如奶瓶、陶瓷碗及竹筷等照射3分钟,可将污染的大肠埃希菌全部杀灭,将自然菌杀灭99.17%以上;照射5分钟,可将HBsAg的抗原性破坏。专用于餐具和饮具的WX-1微波消毒柜,所用微波频率为2 450 MHz,柜室容积为480 mm×520 mm×640 mm。用该微波消毒柜,将染有枯草杆菌黑色变种（ATCC9372）芽孢、金黄色葡萄球菌（ATCC6538）、嗜热脂肪杆菌芽孢和短小芽孢杆菌（E601及ATCC27142）的菌片放置于成捆的冰糕棍及冰糕包装纸中，经照射20分钟，可达到灭菌要求。

（三）衣服的消毒

用不同频率的微波对染有蜡状杆菌（4001株）芽孢的较大的棉布包（16 cm×32 cm×40 cm）进行消毒，当微波功率为3 kW时，杀灭99.99％芽孢，2 450 MHz频率微波需照射8分钟，而915 MHz者则仅需5分钟。微波的杀菌作用随需穿透物品厚度的增加而降低。如将蜡状杆菌芽孢菌片置于含水率为30％的棉布包的第6、第34和第61层，用2 450 MHz频率（3 kW）微波照射2分钟，其杀灭率依次为99.06％、98.08％和91.57％。关于照射时间长短对杀菌效果影响的试验证明，用2 450 MHz频率（3 kW）微波处理，当照射时间由1分钟增加至2、3、4分钟时，布包内菌片上的残存芽孢的对数值由3.8依次降为1.4、0.7和0。在一定条件下，微波的杀菌效果可随输出功率的增加而提高。当输出功率由116 kW增至216 kW和316 kW时，布包内菌片上的残存蜡状杆菌芽孢的对数值依次为3.0、1.5和0。将蜡状杆菌芽孢菌片置于含水率分别为0、20％、30％、45％的棉布包中，用450 MHz（3 kW）微波照射2分钟。结果，残存芽孢数的对数值依次为3.31、2.39、1.51和2.62。该结果表明，当含水率在30％左右时最好，至45％其杀菌效果反而有所降低。吴少军报道，用家用微波炉，以650 W微波照射8分钟，可完全杀灭放置于20 cm×20 cm×20 cm衣物包（带有少量水分）中的枯草杆菌黑色变种芽孢。

（四）废弃物等的消毒

用传送带连续照射装置对医院内废物，包括动物尸体及组织、生物培养物、棉签，以及患者的血、尿、粪便标本和排泄物等进行微波处理。结果证明，该装置可有效地杀灭废弃物中的病原微生物。在德国，污泥的农业使用有专门法规，如培育牧草用的污泥，必须不含致病微生物。传送带式微波处理为杀灭其中病原微生物的方法之一。用微波-高温压力蒸汽处理医疗废物，效果理想。处理流程见图14-1。

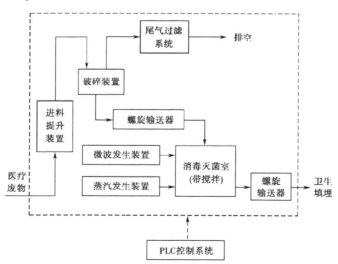

图 14-1　微波高温高压处理医疗废物流程图

（五）固体培养基的灭菌

金龟子绿僵菌是一种昆虫病原真菌，在农林害虫生物防治中应用广泛。为了大批量培养绿僵菌,其培养基的灭菌工作十分重要。目前常用的灭菌方法是传统的压力蒸汽灭菌法,存在灭菌时间长,不能实现流水作业等缺点。微波灭菌具有灭菌时间短、操作简便及对营养破坏小等特点。

有学者为探讨微波对金龟子绿僵菌固体培养基的灭菌效果及其影响因素,用家用微波炉、载体定量法对农业用绿僵菌固体培养基灭菌效果进行了实验室观察,结果随着负载量的增大,杀菌速度降低。负载量为 200 g 以下时,微波处理 3 分钟,全部无菌生长;负载量为 250 g 时,微波照射 4 分钟,存活菌数仍达 100 cfu/g。试验证明,随着微波处理时间的延长,灭菌效果增强。100 g 固体培养基加 60 g 水的比例经微波处理效果比较好,灭菌处理 3 分钟能达到灭菌目的。微波对绿僵菌固体培养基灭菌最佳工艺为:100 g 的固体培养基加 60 g 水,浸润 3 小时,在 800 W 的微波功率处理 3 分钟,可达到灭菌效果。

三、影响微波消毒的因素

(一)输出功率与照射时间
在一定条件下,微波输出功率大,电场强,分子运动加剧,加热速度快,消毒效果就好。

(二)负载量的影响
有学者以不同重量敷料包为负载,分别在上、中、下层布放枯草杆菌芽孢菌片,经 2 450 MHz、3 kW 照射 13 分钟,结果 4.25~5.25 kg 者,杀灭率为 99.9%;5.5 kg 者,杀灭率为 99.5%;6.0 kg 者,杀灭率为 94.9%。

(三)其他因素
包装方法、灭菌材料含湿量、协同剂等因素对微波杀菌效果的影响也是大家所认同的,这些因素在利用微波消毒时应根据现场情况酌情考虑。

四、微波的防护

微波过量照射对人体产生的影响,可以通过个体防护而减轻,并加以利用,因此在使用微波时需要采取的防护措施如下。

(一)微波辐射的吸收和减少微波辐射的泄漏
当调试微波机时,需要安装功率吸收天线,吸收微波能量,使其不向空间发射。设置微波屏障需采用吸收设施,如铺设吸收材料,阻挡微波扩散。做好微波消毒机的密封工作,减少辐射泄漏。

(二)合理配置工作环境
根据微波发射有方向性的特点,工作点应置于辐射强度最小的部位,尽量避免在辐射束的前方进行工作,并在工作地点采取屏蔽措施,工作环境的电磁强度和功率密度,不要超过国家规定的卫生标准,对防护设备应定期检查维修。

(三)个人防护
针对作业人员操作时的环境采取防护措施。可穿戴喷涂金属或金属丝织成的屏障防护服和防护眼镜。对作业人员每隔 1~2 年进行一次体格检查,重点观察眼晶状体的变化,其次为心血管系统、外周血常规及男性生殖功能。及早发现微波对人体健康危害的征象,只要及时采取有效的措施,作业人员的安全是可以得到保障的。

(李云英)

第四节　电离辐射灭菌

20 世纪 50 年代,美国科学家用电子加速器进行实验,证明电子辐射能使外科缝合线灭菌,这种利用 γ 射线、X 射线或离子辐射穿透物品、杀死其中的微生物的低温灭菌方法,统称为电离辐射灭菌。由于电离辐射灭菌是低温灭菌,不发生热的交换,与常用的压力蒸汽灭菌相比,具有穿透力强、灭菌彻底、可对包装后的产品灭菌、不污染环境、在常温常湿下处理等优点,所以尤其适用于怕热怕湿物品的灭菌,而且适合大规模的灭菌。目前,不少国家对大量医疗用品、药品、食品均采用辐射灭菌。对电离辐射中的安全问题,各国都有不同的法律和规章制度来保证。

一、辐射能的种类

电离辐射能可以大致分为两类:即电离辐射(非粒子性的)和粒子辐射(加速电子流)。按其来源分为 X 射线、γ 射线。

(一)γ 射线

γ 射线是光子流,其波长很短,由于它们不带电,所以在磁场中不发生偏转。γ 射线通常是在原子核进行衰变或衰变中伴随发射出来的。原子核发生 α 或 β 衰变时,所产生的子核常常处于较高的状态——核激发态,而当子核从激发态跃迁到能量较低的激发态或基态时,就会放出 γ 射线。

(二)X 射线

与 γ 射线的本质是一样的,统属电磁辐射。但它们发起的方式不同,X 射线的发射是从原子发生的,当有一个电子从外壳层跃迁到内壳层时将能量以 X 线发射出来,或用人工制造的加速器产生的快中子轰击重金属所产生。

(三)粒子辐射

粒子的辐射有多种,有天然的和人为的,包括 α 射线、β 射线、高能电子、正电子、质子、中子、重于氢的元素离子、各种介子。天然存在的 α、β 射线穿透力弱,不适用于辐射加工。而人为的正电子、质子、中子、介子和重离子束穿透物质的能力有限,且价格昂贵难于生产,另一方面会导致被照物质呈现明显的放射性。电子加速器将电子加速到非常高的速度时,即获得了能量和穿透力,实际上是将电子获得的能量限制在不超过 10 MeV 的水平上(如果再增加能量将可能使被照物质获得放射性),其在单位密度的物质里的穿透深度是 0.33 cm/MeV,远低于 γ 射线。

二、电离辐射剂量和剂量单位

(一)能量

电子伏特(eV)指单个电子在 1 V 电压作用下移动获得的能量。1 电子伏特(eV)等于 1.602×10^{-19} 焦耳(J),该单位可用于电磁辐射和粒子辐射。1 MeV $= 10^6$ eV。

（二）吸收剂量

电离辐射照射物体时,通过上述的种种作用,将全部或部分能量传给受照射物体,或者说,受照射物体吸收电离辐射的全部或部分能量,这个能量通常称为剂量。

（三）照射量

照射量是 X 或 γ 射线在每单位质量空气中释放出来的所有电子被空气完全阻止时,在空气中产生的带正电或负电的离子总电荷,照射量的单位是伦琴(R)。

（四）剂量当量

一定的吸收剂量所产生的生物效应,除了与吸收剂量有密切关系外,还与电离辐射的类型、能量及照射条件等因素有关。对吸收剂量采用适当的修正因子后就可以与生物效应有直接的联系。这种经过修正的吸收剂量就称为剂量当量,专用单位是雷姆(rem)。

（五）放射性强度及其单位

放射性强度是用来描写放射性物质衰变强弱的,表示单位时间内发生衰变的原子核数(以每秒若干衰变数表示),放射性强度常用的单位为居里(Ci),其定义为某一放射源每秒能产生 3.7×10^{10} 次原子核衰变,该源的放射性强度即为 1 Ci。

三、电离辐射装置

大规模辐射灭菌通常使用两种类型的辐射源,一种是用放射性核素(如 ^{60} 钴)作辐射源的装置,另一种是将电子加速到高能的电子加速器。

（一）^{60} 钴辐射源装置

^{60} 钴(^{60}Co)是放射性核素,它是在反应堆中用于照射 ^{59}Co 产生的人工放射性核素,其半衰期为 5.3 年,每年放射性强度下降 12.6%,^{60}Co 是一种发电中核产物的副产品,造价相当低廉。常用的源强为 105～106 Ci,辐射装置必须放在能防辐射的特殊混凝土中,不用时放射源放入深水井中,工作人员可安全进入,需要照射时升到照射位置即可。

（二）^{60} 铯辐射源装置

^{60} 铯也可释放 γ 射线,是一种常用的 γ 射线辐射源。

（三）电子加速器

电子加速器实质上是把带电的粒子,例如电子或质子,或其他的重离子,在强电场力的作用下,经过真空管道,加速到一定能量的设备。辐射灭菌应用的加速器与工业上应用的加速器一样,必须具备以下的一些基本要求:①能连续地可靠工作;②有足够大的输出功率;③性能稳定;④有较高的效率;⑤操作方便,维修简单;⑥屏蔽条件良好,可以保证操作人员安全。加速的电场,可以是静电场,也可以是高频周期电场。一般将加速器分为两种:一种是脉冲流加速器,另一种是直流加速器。电子加速器的发明和完善,逐步替代了放射性核素的地位,与放射性核素相比,具有功率大、可以随时停机、停机后不消耗能量、没有剩余射线、可以直接利用电子进行辐射,射线的利用率高等特点。通常用于辐照灭菌的机器是 5～10 MeV 的电子加速器。

四、影响辐射灭菌效应的因素及剂量选择

（一）影响因素

1.微生物的种类和数量

微生物对辐射固有的耐受性叫抗性,不同类型的微生物对辐射灭菌的效应是不同的,同一菌

种其含菌量不同,则辐射敏感性也不同。

电离辐射灭菌剂量的确定与物品的初始污染菌对辐射的敏感性和拟达到的灭菌保证水平等因素有关。在众多因素中,以初始污染菌的数目与灭菌剂量的关系最为密切。初始污染菌量越多,灭菌后留下杀死的菌体多,这些死菌体都将成为致热原,因此必须降低产品的初始污染菌量。初始污染菌量与三大污染要素有关,即原料、环境和人员因素,操作技术因素,产品的存贮条件(时间、温度、湿度)因素等。

初始污染菌数量是决定该产品辐照灭菌剂量的一个重要依据,也关系到其他医疗产品辐射灭菌剂量和临床应用的安全性。

(1)样品细菌回收率计算:平均回收率=(洗脱的平均菌数/洗脱前染菌平均菌数)×100%。

(2)校正因子的计算:校正因子=100/平均回收率。

(3)辐照剂量的确定:根据初始污染菌数,查找 ISO1137 标准附录 B 方法 1 获得最低灭菌剂量。

辐照产品初始污染菌情况是企业生产先进程度评判的重要指标之一,反映了企业生产环境的控制能力。因此,企业应通过改进生产工艺、治理生产环境,以高标准的卫生环境设施,精密的卫生学测试手段和易于清扫、消毒、净化、秩序井然的生产控制水平来降低初始污染菌量,确保产品卫生质量。

2.介质

微生物所依附的介质对辐射效应影响很大。辐射灭菌间接作用是主要的,不同介质辐射后产生不同的自由基,这些不同的自由基和微生物相互作用的效果不同,因此,不同介质对辐射效应的影响是比较明显的。

3.温度

许多生物大分子和生物系统的辐射敏感性随照射时温度降低而降低,这种效应主要原因是温度降低,使早期辐射作用产生的自由基减少或在低温下(冰点以下)限制了水自由基的扩散,从而减少了酶分子和自由基相互作用的机会,所以高温可使酶对辐射敏感增加。

4.氧气

在氧气或空气中照射生物大分子(酶和核酸),其辐射敏感性一般比在真空或在惰性气体中照射高。但这种现象是指在于电离辐照干燥的生物大分子产生的。如在稀水溶液中,氧的增强作用极小或不增强,甚至还出现防护作用。这主要是因为氧气与辐射诱发的自由基具有高度亲和力,在水溶液中氧有清除水产生的自由基的作用。

5.化学药剂

化学药品中的保护剂使微生物不敏感,如含巯基化合物、抗坏血酸盐、乙醇、甘油、硫脲、二甲亚砜、甲酸钠、蛋白等;而敏化剂使微生物致敏,如氨基苯酚、碘乙酰胺、N-乙基马来酰亚胺、卤化物、硝酸盐、亚硝酸盐、维生素 K 等。

(二)剂量选择

剂量的选择直接关系到辐射灭菌的效果,通常考虑如下。

1.从微生物学角度计算灭菌剂量

一般采用下式计算:$SD = D_{10} \times \log(\frac{N_0}{N})$。

式中,SD:灭菌剂量;D_{10}:杀灭 90%指示菌所需剂量;N_0:灭菌前污染菌数;N:灭菌后残存菌数。指示菌一般采用短小芽孢杆菌芽孢;灭菌前的污染菌数 N_0 是影响灭菌剂量的重要因素,不必每次都测,但应定期测定,以观察有关变化及特殊情况;灭菌后的残余细菌数,一般采用 10^{-6},这一数值是以灭菌处理 100 万个试样品,全部作灭菌试验时,试验样品残余细菌发现率在 1 或 1 以下。

2.从被灭菌的材料方面确定灭菌剂量

射线辐照被消毒用品,由于射线与物质发生一系列物理化学变化,将对材料产生影响,因此要综合考虑材料性能和微生物杀灭条件来确定灭菌剂量。

3.2.5 Mrad 剂量的确定

不论灭菌的医疗用品类型如何,在大多数国家,最小或平均的吸收剂量以 2.5 Mrad 被认为是合适的灭菌剂量。

五、辐射灭菌的应用

(一)医疗用品的灭菌

1.使用情况

辐射灭菌应用于医疗用品是从 20 世纪 50 年代逐步发展起来的。1975 年,世界上只有65 个 γ 射线辐照消毒装置,10 多台加速器用于辐射消毒,其中绝大多数是在 20 世纪 60 年代末到 20 世纪 70 年代初投入运行的。目前,辐射灭菌用于医疗用品的灭菌已经非常普遍,我国各大中城市、医学院校几乎都有放射源,并且对外开展辐射灭菌技术服务,灭菌服务的领域已经延伸到敷料、缝合线、注射器和输液器、采血器械、导管和插管、手术衣、精密器械、人工医学制品、各种化验设备、节育器材、一次性使用医疗用品、患者和婴幼儿日常用品等。

2.可用辐射灭菌的医疗用品

可用辐射灭菌的医疗用品有手术缝合线、注射针头、塑料检查手套、气管内插管、产科毛巾、输血工具、牙钻、脱脂棉、卫生纸、塑料皮下注射器、塑料及橡皮塞导管、塑料解剖刀、覆盖纱布、输血器杯、血管内开口术套管、外科刀具、透析带、人造血管、塑料容器、人工瓣膜、采血板、手术敷料、病员服、被褥等。

3.灭菌效果

用酶联免疫吸附法确定电离辐射杀灭乙肝病毒的效果,用物理性能试验,确定其对高分子材料的影响。结果以 ^{60} 钴为照射源,当剂量 20 kGy 时灭菌效果可靠,且不改变被消毒物(包括镀铬金属、乳胶、聚丙烯等)材料的理化性质,患者使用电离辐射灭菌后的物品无不良反应,进一步证明了电离辐射灭菌法是一种较为理想的灭菌方法。

(二)药品的辐射灭菌

1.应用情况

因为很多药品对湿、热敏感,特别是中药材、成药由于加工和保管困难,难于达到卫生指标,我国自20 世纪 70 年代以来,已对数百个品种的中成药做了研究,对其质量控制和保存作出了突出贡献。西药方面,药厂对抗生素、激素、甾体化合物、复合维生素制剂等大都采用辐射灭菌。照射后发现,经 2 Mrad 照射后除了少数例外,药物一般可保存 4 年,没有发现不利的化学反应。污染短小芽孢杆菌的冷冻干燥青霉素,用 γ 射线照射发现与在水中有同样的 D 值为 200 krad,没有发现有破坏效应,试验中发现大剂量照射对牛痘苗中病毒可能有些破坏,同时发现电离辐射对胰岛素有有害的影响。

2.可用于辐射灭菌的药品

(1)抗生素类:青霉素 G 钾(钠)、苯基青霉素钠、普鲁卡因青霉素油剂(或水混悬液),氯唑西林、氨苄西林、链霉素、四环素、金霉素、红霉素、万古霉素、硫酸多黏菌素、两性霉素 B、利福平、双氢链霉素、土霉素、氯霉素、卡那霉素、硫酸新霉素等。

（2）激素类：丙酸睾酮及其油溶液、己烯雌酚、醋酸孕烯醇酮、雌二醇、孕甾醇、醋酸可的松、泼尼龙等。

（3）巴比妥类：巴比妥、戊巴比妥、阿普巴比妥钠、苯巴比妥、异戊巴比妥、甲苯比妥等。

（三）食品的辐射灭菌

1.国内外食品辐照灭菌研究概况

我国自 1958 年开始食品照射研究以来，先后开展了辐射保藏粮食、蔬菜、水果、肉类、蛋类、鱼类和家禽等的研究，获得了较好的杀虫、灭菌和抑制发芽、延长保存期和提高保藏质量的效果。辐射杀菌过程包括以下步骤：①加热到 $65\sim75\ ^{\circ}\mathrm{C}$。②在真空中包装。即在不透湿气、空气、光和微生物的密封容器中包装。③冷却至辐射温度（通常为 $-30\ ^{\circ}\mathrm{C}$）。④辐射 $4\sim5$ Mrad 剂量。在辐射工艺方面，辐射源和辐射装置不断增加和扩大，已经实现了食品辐照的商业化。据 1982 年不完全统计，世界上约有 300 个电子束装置和 110 个钴源装置用于辐射应用。1980 年 10 月底联合国粮农组织（FAO）、国际原子能机构（IAEA）和世界卫生组织（WHO）三个组织，组成辐照食品安全卫生专家委员会，通过一项重要建议：总体剂量为 100 万 rad（1 Mrad）照射的任何食品不存在毒理学上的危害，用这样剂量照射的食品不再需要进行毒理试验。这一决定大大有利于减少人们对辐照食品是否安全卫生的疑虑，亦进一步推动食品辐照加工工业的发展。

2.食品辐射灭菌的发展

近年来，世界各国批准的辐射食品品种有了很大发展，1974 年只有 19 种，1976 年增加到 25 种，目前已有超过 40 个国家的国务院卫生行政部门门对上百种辐射食品商业化进行了暂行批准，这些食品包括谷物、土豆、洋葱、大蒜、蘑菇、可可籽、草莓、肉类半成品、鱼肉、鸡肉、鲜鱼片、虾、患者灭菌食物等，随之而来的是一批商业化的食品加工企业诞生。

（四）蛋白制品辐射灭菌

近年来，γ 射线辐照灭活蛋白制品中病毒的研究越来越多，如处理凝血因子、清蛋白、纤维蛋白原、α_1-蛋白酶抑制剂、单克隆抗体、免疫球蛋白等。

1.γ 射线处理凝血因子Ⅷ

γ 射线辐照处理冻干凝血因子Ⅷ，14 kGy 剂量可灭活 $\geqslant4$ log 的牛腹泻病毒（BVDV），23 kGy剂量可灭活 4 log 的猪细小病毒（PPV），在经 28 kGy 和 42 kGyγ 射线辐照后，凝血因子Ⅷ活性分别可保留 65% 和 50%。

2.γ 射线处理单克隆抗体

液态和冻干状态下的单克隆抗体在加和不加保护剂抗坏血酸盐的情况下分别用 15 kGy、45 kGy的 γ 射线辐照，ELISA 试验显示：15 kGy 辐照下，加保护剂的液态单克隆抗体，其活性及抗体结合力与照射前基本一致，不加保护剂的抗体活性下降了 3 个数量级。在 45 kGy 剂量辐照下，加保护剂的抗体结合力依然存在，而不加保护剂的抗体结合力消失。冻干状态下的单克隆抗体经 45 kGy 辐照后，不加保护剂组仍有抗体结合力，而加保护剂组抗体结合力更强，且前后试验对照发现不加保护剂时经 45 kGy，辐照冻干状态产品比液态产品表现出更强的抗体结合力。同样，在不加保护剂的情况下分别用 15 kGy、45 kGy 的 γ 射线辐照，SDS-PAGE 显示，在重链和轻链的位置上没有可观察到的蛋白条带，相反，加保护剂后有明显的蛋白条带。PCR 试验显示，加和不加保护剂的样品在 45 kGy γ 射线辐照后，PPV 的核酸经 PCR 扩增后无可见产物。研究表明,加保护剂或将样品处理成冻干状态均能降低 γ 射线辐照对蛋白活性的损伤。

3.γ 射线处理蛋白制品

(1)处理纤维蛋白原:在 27 kGy 剂量照射下,至少有 4 log 的 PPV 被灭活,在 30 kGy 剂量照射下,光密度测量显示,纤维蛋白原的稳定性>90%。

(2)处理清蛋白:SDS-PAGE 显示,随着照射剂量从 18 kGy 增加到 30 kGy,清蛋白降解和聚集性都有所增加,HPLC 试验显示,二聚体或多聚体含量有所增加。

(3)处理 α₁-蛋白酶抑制剂:30 kGy 剂量照射下,≥4 log 的 PPV 被灭活,当照射剂量率为 1 kGy/h 时,α₁-蛋白酶在 25 kGy 剂量照射下活性保留 90% 以上,在剂量增加到 35 kGy 时,其活性保留大约 80%。

(4)处理免疫球蛋白(IVIG):50 kGy 剂量照射下,SDS-PAGE 显示,IVIG 基本未产生降解,也没有发生交联,免疫化学染色显示,Fc 区的裂解≤3%,免疫学实验表明照射前后 IVIG 的 Fab 区介导的抗原抗体结合力和 Fc 区与 Fcγ 受体结合力均没有大的改变,定量 RT-PCR 显示,照射前后 IVIG 的 Fc 区介导 1L-1βmRNA 表达的功能性是一致的。

(5)处理冻干免疫球蛋白:30 kGy 处理冻干 IgG 制品中德比斯病毒灭活对数值 ≥5.5TCID50。IgG 制品外观无变化,pH 与未处理组相近,运用抗坏血酸、抗坏血酸钠、茶多酚等作为保护剂,效果明显。

一般情况下,20~50 kGy 剂量的 γ 射线辐照几乎能灭活所有的病毒,但灭活病毒的同时,辐照剂量越大,对蛋白制品成分的损伤也越大,如何在灭活病毒的同时又保留蛋白有效成分、不破坏蛋白成分的活性,这将是 γ 射线辐照应用于蛋白制品病毒灭活的关键。下列条件可减少蛋白成分损伤:①清蛋白含量高;②加入辛酸钠;③低照射剂量率;④缺氧状态。加入抗氧化剂或自由基清除剂,或者利用一种手段使辐照过程中产生最小量的活性氧都可减少射线对蛋白成分的损伤。冻干状态下的蛋白制品由于所含水分少,经电离辐射后所产生自由基少,对蛋白制品的损伤也会减弱。

(6)消毒冻干血浆:⁶⁰Coγ 射线经 30 kGy 的辐照剂量能完全灭活冻干血浆中的有包膜病毒和无包膜病毒,照射后的血浆清蛋白等成分含量略有下降,凝血因子活性减少了 30%~40%,因此消毒效果可靠但对血浆蛋白活性有一定影响。

(五)辐射灭菌的优缺点

1.优点

(1)消毒均匀彻底:由于射线具有很强的穿透力,在一定剂量条件下能杀死各种微生物(包括病毒),所以它是一种非常有效的消毒方法。

(2)价格便宜、节约能源:在能源消耗方面辐射法也比加热法低几倍。

(3)可在常温下消毒:特别适用于热敏材料,如塑料制品、生物制品等。

(4)不破坏包装:消毒后用品可长期保存,特别适用于战备需要。

(5)速度快、操作简便:可连续作业,辐射灭菌法将参数选好后,只需控制辐射时间,而其他方法须同时控制很多因素。

(6)穿透力强:常规的消毒方法只能消毒到它的外部,无法深入到内部,如中药丸这种直径十几毫米的固态样品,气体蒸熏或紫外线无法深入到它的中心去杀死菌体,从这一角度,辐射灭菌是个理想的方法。

(7)最适于封装消毒:目前世界大量高分子材料应用于注射器、导管、连管、输液袋、输血袋、人工脏器、手套、各式医用瓶、罐和用具。而且很多国家对这些医疗用品采取"一次性使用"的政策。为此出厂前要灭菌好，并要求在包装封装好后再灭菌，以防止再污染，对这种封装消毒的要求，辐射处理是一种好方法。

（8）便于连续操作：因为"一次性使用"的医疗用品用量很大，所以消毒过程要求进行连续的流水作业，以西欧、北美为例，这种用品的消耗量从 1970 年的 10 亿打（120 亿件）增加到 1980 年的 30 亿打（360 亿件），澳大利亚每年灭菌一次性使用的注射器 8 000 万只，此外还有大量的缝合线、针头等。只有采取连续操作流水作业，才能满足需要，一炉一炉、一锅一锅地消毒，远不能满足需要。

2.缺点

（1）一次性投资大。

（2）需要专门的技术人员管理。

六、电离辐射的损伤及防护

使用电离辐射灭菌时，不得不考虑电离辐射的损伤：一是对人的不慎损害；二是对被辐照物品的损害；三是要做好防护。

（一）电离辐射的损害

1.电离辐射对人体的损害

当电离辐射作用于人体组织或器官时，会引起全身性疾病，因接触射线的剂量大小、时间长短的不同，发病缓急也有所不同。多数专家认为，本病的发展是按一定的顺序呈阶梯式发展的，电离辐射是引起放射病的特异因子。

2.对物品的损害

电离辐射对物品的损害主要表现在对稳定性产生的影响，电离辐射对聚合分子可引起交联或降解，并放出 H_2、C_2H_6、CO、CO_2 或 HCl 等气体，高剂量可使其丧失机械强度，如聚烯烃类塑料可变硬、变脆，聚四氟乙烯可破碎成粉末。但常用的塑料在灭菌剂量范围内影响不大，如聚乙烯和酚醛照射 8 Mrad 无明显破坏，甚至照射 100 Mrad 损坏也不大。

（二）电离辐射的防护

电离辐射作用于机体的途径有内照射和外照射，从事开放源作业的危害主要是内照射，从事封闭源接触的主要是外照射。

1.内照射防护

根据开放源的种类和工作场所进行分类和分级，对不同类、不同级的开放型工作单位的卫生防护均应按有关规定严格要求。

2.外照射防护

从事这一行的操作人员须经专门的培训，合格后方可上岗，并且在操作过程中采取以下的防护措施。①时间防护：尽量减少照射时间。②距离防护：尽可能增加作业人员与辐射源的距离。③屏蔽防护：尽量在屏蔽条件下作业。④控制辐射源的强度。

（李云英）

第五节 热力消毒与灭菌

在所有的可利用的消毒和灭菌方法中,热力消毒是一种应用最早、效果最可靠、使用最广泛的方法。热可以杀灭一切微生物,包括细菌繁殖体、真菌、病毒和细菌芽孢。

一、热力消毒与灭菌的方法

热力消毒和灭菌的方法分为两类:干热和湿热消毒灭菌。由于微生物的灭活与其本身的水量和环境水分有关,所以两种灭菌方法所需的温度和时间不同。表 14-1 所提供的数据可作为实际应用时的参考。

表 14-1 不同温度下干、湿热灭菌的时间

灭菌方法	温度(℃)	持续时间(分钟)
干热	160	120
	170	60
	180	30
湿热(饱和蒸汽)	121	20
	126	15
	134	4

(一)干热消毒与灭菌

干热对微生物的作用主要有氧化、蛋白质变性、电解质浓缩引起中毒而致细胞死亡。

1.焚烧

焚烧是一种灭菌效果很好的方法,可直接点燃或在焚烧炉内焚烧,适用于对尸体、生活垃圾、诊疗废弃物、标本等废弃物的处理。

2.烧灼

烧灼是直接用火焰灭菌。适用于微生物实验室的接种针、接种环、涂菌棒等不怕热、损坏小的金属器材的灭菌,在应急的情况下,对外科手术器械亦可用烧灼灭菌。烧灼灭菌温度很高,效果可靠,但对灭菌器械有一定的损伤性或破坏性。

3.干烤

干烤灭菌是在烤箱内进行的,烤箱又可分为重力对流型烤箱、机械对流型烤箱、金属传导型烤箱、电热真空型烤箱等四类,适用于在高温下不损坏、不变质、不蒸发的物品的灭菌,例如玻璃制品、金属制品、陶瓷制品、油脂、甘油、液状石蜡、各种粉剂等。不适用于纤维织物、塑料制品、橡胶制品等的灭菌。对导热性差的物品或放置过密时,应适当延长作用时间;金属、陶瓷和玻璃制品可适当提高温度,从而缩短作用时间。但对有机物品,温度不宜过高,因为超过 170 ℃时就会炭化。常用温度为 160～180 ℃,灭菌时间为30～120 分钟。

使用烤箱灭菌时,应注意下列事项:①器械应洗净后再烤干,以防附着在其表面的污物炭化;②玻璃器皿干烤前亦应洗净并完全干燥,灭菌时勿与烤箱的底及壁直接接触,灭菌后应待温度降

至 40 ℃以下再打开烤箱,以防炸裂;③物品包装不宜过大,放置的物品勿超过烤箱内容积的2/3,物品之间应留有空隙,以利于热空气对流,粉剂和油脂不宜太厚,以利热的穿透;④灭菌过程中不得中途打开烤箱放入新的待灭菌物品;⑤棉织品、合成纤维、塑料制品、橡胶制品、导热性差的物品及其他在高温下易损坏的物品,不可用干烤灭菌;⑥灭菌时间应从烤箱内温度达到要求温度时算起。

4.红外线辐射灭菌

红外线辐射被认为是干热灭菌的一种。红外线是波长 0.77～1 000 μm 的电磁波,有较好的热效应,以 1～10 μm 波长最强。红外线由红外线灯泡产生,不需要经空气传导,加热速度快,但热效应只能在直射到的物体表面产生。因此不能使一个物体的前后左右均匀加热。物体的不同颜色对红外线的吸收不同,颜色越深吸收越多,反之则少。物体离光源的距离越近受热越多,反之则少。

(二)湿热消毒与灭菌

1.煮沸消毒

煮沸消毒方法简单、方便、经济、实用,且效果比较可靠。在家庭和基层医疗卫生单位,煮沸消毒目前仍然是一种常用的消毒方法。煮沸消毒的杀菌能力比较强,一般水沸腾以后再煮 5～15 分钟即可达到消毒目的。当水温达到 100 ℃时,几乎能立刻杀死细菌繁殖体、真菌、立克次体、螺旋体和病毒。水的沸点受气压的影响,不同高度的地区气压不同,水的沸点亦不同。因此,地势较高的地区,应适当延长煮沸时间。煮沸消毒时,在水中加入增效剂,如 2％碳酸钠,煮沸 5 分钟即可达到消毒要求,同时还可以防止器械生锈。对不能耐热 100 ℃的物品,在水中加入 0.2％甲醛,煮 80 ℃维持 60 分钟,也可达到消毒。肥皂(0.5％)、碳酸钠(1％)等亦可作为煮沸消毒的增效剂。但选用增效剂时,应注意其对物品的腐蚀性。

煮沸消毒适用于消毒食具、食物、棉织品、金属及玻璃制品。塑料、毛皮、化学纤维织物等怕热物品则不能用煮沸法消毒。煮沸消毒可用煮锅,亦可用煮沸消毒器。国产煮沸消毒器有两类:电热煮沸器和酒精灯加热煮沸器。

煮沸消毒时应注意:消毒时间应从水煮沸后算起,煮沸过程中不要加入新的消毒物品,被消毒物品应全部浸入水中,消毒物品应保持清洁,消毒前可作冲洗。消毒注射器时,针筒、针心、针头都应拆开分放,碗、盘等不透水物品应垂直放置,以利水的对流。一次消毒物品不宜过多,一般应少于消毒器容量的3/4。煮沸消毒棉织品时,应适当搅拌。

2.流通蒸汽消毒法

流通蒸汽消毒法又称为常压蒸汽消毒,是在 1 个大气压下,用 100 ℃左右的水蒸气进行消毒。其热力穿透主要依靠两个因素:①水蒸气凝聚时释放的潜伏热(2 259.4 J/g);②水蒸气凝聚收缩后产生的负压(体积缩小 99.94％)。蒸汽一方面放出潜伏热,另一方面由于产生的负压,使外层的水蒸气又补充进来。因此热力不断穿透到深处。

流通蒸汽消毒设备很多,最简单的工具是蒸笼。其基本结构包括蒸汽发生器、蒸汽回流罩、消毒室与支架(图 14-2),所需时间同煮沸法。

流通蒸汽有较强的杀菌作用,它可以使菌体蛋白含水量增加,使其易被热力所凝固,加速微生物的灭活。这种消毒方法常用于食品、餐具消毒和其他一些不耐高热物品的消毒。流通蒸汽消毒的作用时间应从水沸腾后有蒸汽冒出时算起。

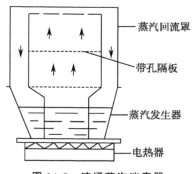

图 14-2　流通蒸汽消毒器

流通蒸汽也可采用间歇灭菌,尤其是对细菌芽孢污染的物品,即:第 1 天、第 2 天、第 3 天各消毒 30 分钟,间隔期间存放在室温中。对不具备芽孢发芽条件的物品,则不能用此法灭菌。

3.巴斯德消毒法

巴斯德消毒法起源于对酒加热 50～60 ℃以防止其腐败的观察,至今国内外仍广泛应用于对牛奶的消毒,可以杀灭牛奶中的布鲁司菌、沙门菌、牛结核杆菌和溶血性链球菌,但不能杀灭细菌芽孢和嗜热性细菌。牛奶的巴氏消毒有两种方法:一是加热至 62.8～65.6 ℃,至少保持 30 分钟,然后冷却至 10 ℃以下;二是加热至 71.7 ℃,至少保持 15 分钟,然后冷却至 10 ℃以下。巴氏消毒法可用于血清的消毒和疫苗的制备。对血清一般加热至 56 ℃,作用 1 小时,每天 1 次,连续3 天,可使血清不变质。制备疫苗时一般加热至 60 ℃,作用 1 小时。

4.低温蒸汽消毒

低温蒸汽消毒最初用于消毒羊毛毡,它的原理是:将蒸汽输入预先抽真空的压力锅内后,其温度的高低取决于蒸汽压的大小,因此,可以通过控制压力锅的压力来精确地控制压力锅内蒸汽的温度,消毒时多采用 60～80 ℃。

5.热浴灭菌

将物品放于加热的介质中,例如油类、甘油、液状石蜡或各种饱和盐类溶液,将温度维持在一定的高度上进行灭菌,称为热浴灭菌法。热浴灭菌是在不具备专门的压力蒸汽灭菌设备或其他特殊情况下使用的一种简易方法。由于它不能处理大型物品,并需专人守候调节控制温度,使用受到限制。可用于小量药品的灭菌,热浴可在一般煮锅中进行,必须有一温度计用以测定介质的温度。

6.压力蒸汽灭菌

压力蒸汽灭菌除具有蒸汽和高压的特点外,因处于较高的压力下,穿透力比流通蒸汽要强,温度要高得多。

(1)常用压力蒸汽灭菌器及其使用方法:常用的压力蒸汽灭菌器有下排气式压力蒸汽灭菌器、预真空压力蒸汽灭菌器和脉动真空压力蒸汽灭菌器。前者下部设有排气孔,用以排出内部的冷空气,后两者连有抽气机,通入蒸汽前先抽真空,以利于蒸汽的穿透。

手提式压力蒸汽灭菌器:是实验室、基层医疗、卫生、防疫单位等常用的小型压力蒸汽灭菌器。由铝合金材料制造,为单层圆筒,内有 1 个铝质的盛物桶,直径 28 cm,深 28 cm,容积约为18 L。灭菌器 12 kg 左右,使用压力<1.4 kg/cm²。①主要部件:压力表 1 个,用以指示锅内的压力;排气阀 1 个,下接排气软管,伸至盛物桶的下部,用以排除冷空气;安全阀 1 个,当压力锅内的

压力超过 1.4 kg/cm² 时,可自动开启排气。②使用方法:在压力锅内放入约 4 cm 深的清水;将待消毒物品放入盛物桶内,注意放入物品不宜太多,被消毒物品间留有间隙,盖上锅盖,将排气软管插入盛物桶壁上的方管内,拧紧螺丝将压力锅放火源上加热,至水沸腾 10～15 分钟后,打开排气阀,放出冷空气,至有蒸汽排出时,关闭排气阀,使锅内压力逐渐上升;至所需压力时,调节火源,维持到预定时间,对需要干燥的固体物品灭菌时,可打开放气阀,排出蒸汽,待压力恢复到"0"位时,打开盖子,取出消毒物品;若消毒液体,则应去掉火源,慢慢冷却,以防止因减压过快造成猛烈沸腾而使液体外溢和瓶子破裂。

立式压力蒸汽灭菌器:是一种老式压力锅,亦是下排气式。由双层钢板圆筒制成,两层之间可以盛水,盖上有安全阀和压力表,内有消毒桶,桶下部有排气阀,消毒桶容积为 48 L。压力锅一侧装有加水管道和放水龙头。灭菌器全重 60 kg 左右,可用于实验室、医院及卫生防疫机构的消毒和灭菌。使用时需加水16 L左右。使用方法同手提式压力蒸汽灭菌器。一般物品灭菌常用 1.05 kg/cm² 压力,在此压力下温度为 121 ℃,维持 15 分钟。

卧式压力蒸汽灭菌器:这种灭菌器的优点是,消毒物品的放入和取出比较方便。消毒物品不至于因堆放过高影响蒸汽流通,多使用外源蒸汽,不会发生因加水过多而浸湿消毒物品。卧式压力蒸汽灭菌器常用于医院和消毒站,适用于处理大批量消毒物品。

卧式压力蒸汽灭菌器有单扉式和双扉式两种。前者只有一个门,供放入污染物品和取出消毒物品;后者有前后两个门,分别用于取出消毒物品和放入污染物品。主要部件有:消毒柜室和柜室压力表,夹层外套和外套夹层压力表,蒸汽进入管道和蒸汽控制阀,压力调节阀,柜室压力真空表,空气滤器等。柜室内有蒸汽分流挡板和放消毒物品的托盘,门上有螺旋插销门闩,使用压力为 2.8～5.6 kg/cm²。

预真空压力蒸汽灭菌器:是新型的压力蒸汽灭菌器,这种灭菌器的优点有灭菌前先抽真空,灭菌时间短,对消毒物品损害轻微,在消毒物品放置拥挤重叠情况下亦能达到灭菌,甚至有盖容器内的物品亦可灭菌,而且工作环境温度不高,消毒后的物品易干燥等。整个灭菌过程采用程序控制,既节省人力又稳定可靠。缺点是价格较贵,发生故障时修理较困难。

脉动真空压力蒸汽灭菌器:依据真空泵的不同可分为水循环式和低压蒸汽喷射式真空泵两种。脉动真空压力蒸汽灭菌器是目前医学领域使用最广泛、最安全有效的医疗器械灭菌方法。对脉动真空压力蒸汽灭菌监测 6 480 锅次,包内化学指示卡监测合格率 99.9％,温度监测合格率 99.8％,生物指示剂监测合格率 100％,因此,运行良好的脉动真空压力蒸汽灭菌器灭菌效果可靠。

快速压力蒸汽灭菌器:随着医疗技术的快速发展,医院手术及口腔、内镜诊疗患者的增多,医疗器械库存不足的问题日益突出,传统的消毒灭菌方法渐渐不能满足临床的需要,一系列快速灭菌方法便应运而生,快速压力灭菌技术就是其中之一。新的快速压力蒸汽灭菌器体积小,智能化程度高,基本能满足临床的需要。但是也暴露了不少问题,一是缺乏过程监控和结果的监测记录;二是存在二次污染的问题;三是器械灭菌前很多清洗不彻底,因此要加强培训和管理。

(2)压力蒸汽灭菌的合理应用:压力蒸汽灭菌虽然具有灭菌速度快、温度高、穿透力强、效果可靠等优点,但如果使用不得当,亦会导致灭菌的失败。

压力蒸汽灭菌器内空气的排除:压力蒸汽灭菌器内蒸汽的温度不仅和压力有关,而且和蒸汽的饱和度有关。如果灭菌器内的空气未排除或未完全排除,则蒸汽不能达到饱和,虽然压力表达到了预定的压力,但蒸汽的温度却未达到要求的高度,结果将导致灭菌失败。检查灭菌器内冷空气是否排净的方法是:在排气管的出口处接一皮管,将另一端插入冷水盆中,若管内排出的气体在冷水中产生气泡,则表示尚未排净,仍需继续排气;若不产生气泡,则表示锅内的冷空气已基本排净。如果待灭菌器内有一定量的蒸汽之后再排气,则有利于空气的排净。

灭菌的时间计算:应从灭菌器腔内达到要求温度时算起,至灭菌完成为止。灭菌时间的长短取决于消毒物品的性质、包装的大小、放置位置、灭菌器内空气排空程度和灭菌器的种类。灭菌时间由穿透时间、杀灭时间和安全时间三部分组成。穿透时间随不同包装、不同灭菌物品而不同。杀灭微生物所需时间,一般用杀灭脂肪嗜热杆菌芽孢所需时间来表示,在 121 ℃时需 12 分钟,132 ℃时需 2 分钟,115 ℃时需 30 分钟。安全时间,一般为维持时间的一半。

消毒物品的包装和容器要合适:消毒物品的包装不宜过大、过紧,否则不利于蒸汽的穿透。下排气式的敷料包一般不应大于 30 cm×30 cm×25 cm,预真空和脉动真空的敷料包不应大于 30 cm×30 cm×50 cm。盛装消毒物品的盛器应有孔,最好用铁丝框。过去常将消毒物品,尤其是注射器,放入铝饭盒内,但饭盒加盖后蒸汽难以进入,内部的空气亦不易排出,按规定时间灭菌常不能达到预定效果。顾德鸿(1984 年)研制的注射器灭菌盒,解决了这一问题。该盒的盖和底上有许多小孔,内面各固定一张耐高压滤纸,蒸汽可以自由通过而尘埃和细菌则不能进入。

消毒物品的合理放置:消毒物品过多或放置不当均可影响灭菌效果。一般来说,消毒物品的体积不应超过灭菌室容积的 85%,也不能少于 15%,防止小装量效应;放置消毒物品时应注意物品之间留有一定空隙,以利于蒸汽的流通;大敷料包应放在上层,以利于内部空气的排出和热蒸汽的穿透,空容器灭菌时应倒放,以利于冷空气的排出,垂直放置消毒物品可取得更佳的灭菌效果。

控制加热速度:使用压力蒸汽灭菌时,灭菌时间是从柜室内温度达到要求温度时开始计算的。升温过快,柜室温度很快达到了要求温度,而消毒物品内部达到要求温度则还需较长时间,因此,在规定的时间内往往达不到灭菌要求,所以必须控制加热速度,使柜室温度逐渐上升。

消毒物品的预处理:带有大量有机物的物品,应先进行洗涤,然后再高压灭菌;橡皮管灭菌前应先浸泡于 0.5%氢氧化钠或碱性洗涤剂磷酸三钠溶液中,使溶液流入管内,并应注意防止发生气泡,然后煮沸15~20 分钟,以除去管内遗留的有机物。煮沸后用自来水冲洗干净管内外遗留的碱性洗涤液,再用蒸馏水冲洗,并随即进行压力灭菌。由于管内有水分,温度升高快,易达到灭菌效果。

防止蒸汽超热:在一定的压力下,若蒸汽的温度超过饱和状态下应达到的温度 2 ℃以上,即成为超热蒸汽。超热蒸汽温度虽高,但像热空气一样,遇到消毒物品时不能凝结成水,不能释放潜热,所以对灭菌不利。防止超热现象的办法是:勿使压力过高的蒸汽进入柜室内,吸水物品灭菌前不应过分干燥,灭菌时含水量不应低于 5%;使用外源蒸汽灭菌器时,不要使夹套的温度高于柜室的温度,两者应相接近,控制蒸汽输送管道的压力,勿使蒸汽进入柜室时减压过多,放出大量的潜热,灭菌时不要先用压力高的蒸汽加热到要求温度,然后再降低压力,蒸汽发生器内加水量应多于产生蒸汽所需水量。

注意安全操作:每次灭菌前应检查灭菌器是否处于良好的工作状态,尤其是安全阀是否良好;加热和送气前检查门或盖是否关紧,螺丝是否拧牢,加热应均匀,开、关送气阀时动作应轻缓;灭菌完毕后减压不可过猛,压力表回归"0"位时才可打开盖或门;对烈性污染物灭菌时,应在排气孔末端接一细菌滤器,防止微生物随冷空气冲出形成感染性气溶胶。

除各种专用的高压灭菌器之外,炊事压力锅亦可用于消毒灭菌,适用于家庭、没有压力灭菌器的基层医疗卫生单位和私人诊所的消毒灭菌。在野战和反生物战条件下,家用压力锅亦是简单、方便、效果可靠的消毒灭菌器材。

家用压力锅使用方法:首先根据压力锅的大小加入适量的水,将消毒物品放在锅内的支架上,勿使物品靠得太紧,密封盖口,放热源上加热,待有少量蒸汽从排气孔排出时,将限压阀扣在排气孔的阀座上,当限压阀被排出的蒸汽抬起时减少加热,维持压力 15～20 分钟,然后退火,冷却,取下限压阀,使蒸汽排出,待蒸汽排尽后,打开压力锅,取出消毒物品。有报道以脂肪嗜热杆菌芽孢为指示菌,检查了家用压力锅对牙科器材的灭菌效果,结果试验组芽孢条全部被灭菌,而对照组均有菌生长,认为家用压力锅是一种快速、有效、廉价的灭菌方法,可用于少量器械的灭菌。

二、热对微生物的杀灭作用和影响因素

(一)热对微生物的杀灭作用

热可以杀灭各种微生物,但不同种类的微生物对热的耐受力不同。细菌繁殖体、真菌和病毒容易被杀灭。细菌芽孢的抵抗力比其繁殖体抗热力强得多,炭疽杆菌的繁殖体在 80 ℃只能存活 2～3 分钟,而其芽孢在湿热 120 ℃,10 分钟才能杀灭,肉毒杆菌芽孢对湿热亦有较强的抵抗力,在 120 ℃可存活 4 分钟,而在 100 ℃需作用 330 分钟才能杀死。立克次体对热的抵抗力较弱,一般能杀灭细菌繁殖体的温度亦可杀灭立克次体。大多数病毒对热的抵抗力与细菌繁殖体相似。抵抗力较强的病毒例如脊髓灰质炎病毒,在湿热 75 ℃,作用 30 分钟才能杀死。而婴儿腹泻病毒对湿热 70 ℃可耐受 1 小时以上,在 100 ℃时 5 分钟才能灭活。肝炎病毒亦是抗热力较强的病毒,甲型肝炎病毒在 56 ℃湿热 30 分钟仍能存活,煮沸 1 分钟可破坏其传染性,压力蒸汽 121 ℃能迅速致其死亡。乙型肝炎病毒在 60 ℃能存活 4 小时以上,85 ℃作用 60 分钟才能杀死,压力蒸汽 121 ℃作用 1 分钟才能将其抗原性破坏,它对干热 160 ℃能耐受 4 分钟,180 ℃作用 1 分钟可以灭活。因为病毒抗原的破坏晚于病毒的杀灭,所以用乙型肝炎表面抗原作为乙型肝炎病毒灭活指标的方法有待商榷。

在不同温度下培养的微生物对热的抵抗力也不一样。一般来说,在最适宜温度下培养的微生物和生长成熟的微生物抵抗力强,不易杀灭(表 14-2)。

表 14-2　热对各种微生物的致死时间

抵抗力	微生物	热致死时间(分钟)				
		煮沸	压力蒸汽		干热	
		100 ℃	121 ℃	130 ℃	160 ℃	180 ℃
弱	非芽孢菌、病毒、真菌和酵母菌	2	1	<1	3	<1
较弱	黄丝衣菌素、肝炎病毒、产气荚膜杆菌	5	2	<1	4	
中等	腐败梭状杆菌(芽孢)、炭疽杆菌芽孢	10	3	<1	6	<1
高等	破伤风杆菌(芽孢)	60	5	1	12	2
特等	类脂嗜热杆菌芽孢、肉毒杆菌芽孢	500	12	2	30	5
	泥土嗜热杆菌芽孢	>500	25	4	60	10

从表 14-2 可以看出,无论是干热还是湿热,对繁殖体微生物的杀灭作用都比对芽孢的杀灭作用大得多。热对不同芽孢的灭活能力不同。用饱和蒸汽 121 ℃灭活 10^6 个枯草杆菌黑色变种芽孢,所需时间 <1 分钟,而在同样暴露的情况下,杀灭嗜热脂肪杆菌芽孢 10^5 个,则需要

12分钟。但在干热灭菌时,枯草杆菌黑色变种芽孢的抵抗力则比嗜热脂肪杆菌芽孢更强。

(二)微生物热灭活的影响因素

一般认为,影响微生物热死亡的因素可以概括为3类:①由遗传学决定的微生物先天的固有抗热性;②在细菌生长或芽孢形成的过程中,环境因素对其抗热力的影响;③在对细菌或芽孢加热时,有关环境因素的影响。

1.影响微生物对热抵抗力的因素

(1)微生物的种类:不同种类的微生物或同种微生物的不同株,对热的抵抗力有很大的差别。由强到弱依次为朊病毒>肉毒杆菌芽孢>嗜热脂肪杆菌芽孢、破伤风杆菌芽孢>炭疽杆菌、产气荚膜杆菌>乙型肝炎病毒、结核杆菌、真菌>非芽孢菌和普通病毒。

(2)微生物的营养条件:研究证明,不同营养条件下生长的微生物的抗热力不同。不同培养基上生长的微生物 D_{100} 值变化范围相差 10 倍。不同的培养基成分,例如糖、氨基酸、脂肪酸、阳离子、磷酸盐等,均可影响微生物生长的数量,亦可影响微生物的抵抗热的能力。干酪素消化培养基、各种植物抽提物培养基均能形成抵抗力强的芽孢。在培养基内加入磷或镁,甚至加入可利用的碳水化合物、有机酸或氨基酸时,微生物的抗热性也增高,表 14-3 列出了不同蛋白质含水量与凝固温度的关系。

表 14-3 蛋白质含水量与凝固温度的关系

卵清蛋白含水量(%)	凝固温度(℃)
50	56
25	74～80
18	80～90
6	145
0	160～170

(3)生长温度的影响:微生物生长环境的温度对其抗热力有明显的影响。有报道,炭疽杆菌(B.anthracis)芽孢的抵抗力随培养温度的升高而增强;一些嗜热杆菌芽孢在较高温度下生长,抗热力更强。生长在 30 ℃、45 ℃、52 ℃的凝结杆菌芽孢,随温度升高,抵抗力增强。

(4)菌龄和生长阶段:一般认为,成熟的微生物比未成熟的微生物抵抗力强。繁殖体型微生物在不同生长阶段对热的抵抗力亦不相同。耐热链球菌在生长对数期的早期,对热的抵抗力强;大肠埃希菌试验证明,在静止期对热的抵抗力较强,增长最快时抵抗力最强。

(5)化学物质:化学处理可以改变芽孢的抗热能力。钙离子可使芽孢的抗热力增强,而水合氢离子可使芽孢的抵抗力降低。两种状态的芽孢之间对湿热的 D 值相差大于 10 倍。

2.微生物所处的环境

(1)有机物的影响:当微生物受到有机物保护时,需要提高温度或延长加热时间,才能取得可靠的消毒效果。用热杀灭在脂肪内的芽孢比杀灭在磷酸盐缓冲液中的芽孢困难得多。不同类型的脂肪提高芽孢抗热力的作用大小不同,依次为:橄榄油<油酸甘油酯<豆油<葵酸甘油酯<月桂酸甘油酯。

(2)物体的表面性质:污染在不同物体表面的微生物对热的抵抗力不同。污染在 3 种不同载体上的微生物,加热时其 D 值依次为:沙>玻璃>纸。

3.加热环境的影响

(1)pH和离子环境:培养液的pH、缓冲成分、氯化钠、阳离子、溶液的类型等,对热力消毒均有一定的影响。

(2)相对湿度:相对湿度(relative humidity,RH)是指实际水蒸气的压力与在同等条件下饱和水蒸气压力之比,是微生物周围大气中水分的状况。湿热灭菌时RH=100%,干热灭菌时RH<100%,可以是0~100%之间的任何数值。干热灭菌时,微生物的灭活率是其水含量的函数,而微生物的含水量是由其所处的环境RH决定的,所以灭活率随灭菌环境的RH变化,RH越高,灭菌效果越好。

(3)温度:温度表示热能的水平,是热力消毒和灭菌的主要因素。无论是干热还是湿热,均是随温度的升高,微生物灭活的速度加快。在干热灭菌时,细菌芽孢热灭活的Z值变化范围是15~30℃;在湿热灭菌中,Z值的范围是5~12℃。干热和湿热灭菌Z值的差别,可能是由于它们的作用机制不同造成的。

(4)大气压:气压直接影响水及蒸汽的温度,气压越高,水的沸点越高。不同海拔高度的大气压不同,水的沸点也不同,故在高原上煮沸消毒时应适当延长消毒时间。

(5)被消毒物品的种类及大小:物品的传热能力可影响消毒效果。例如,煮沸消毒金属制品,一般15分钟即可,而消毒衣服则需30分钟。密封瓶子中的油比水更难消毒,因为油不产生蒸汽,与干热相似。被消毒物品的大小,对热力消毒也有影响,过大的物品其内部不易达到消毒效果,故需要根据物品的种类和大小确定消毒的时间。

三、热力灭菌效果的检测

(一)压力蒸汽灭菌器灭菌效果的监测

1.工艺监测

压力蒸汽灭菌工艺监测包括灭菌设备故障检查,确保灭菌温度、时间、蒸汽质量不出问题,及灭菌物品包装材料、大小、摆放等。

2.留点温度计测试法

留点温度计的构造和体温表相同,其最高指示温度为160℃。使用时先将温度计内的水银柱甩到50℃以下,然后放入消毒物品内的最难消毒处,灭菌完毕后取出观察温度示数。留点温度计指示的温度即灭菌过程中达到的最高温度。缺点是不能指示达到所指示温度的持续时间,仅可根据所达到的温度分析消毒效果。

3.化学指示剂测试法

化学指示器材是检测压力蒸汽灭菌的最常用器材,主要有以下种类。

(1)指示胶带和标签:这类器材使用时贴于待灭菌包外,灭菌处理后色带颜色由淡黄色变为黑色,用以指示已经灭菌处理,但不能指示灭菌效果。

(2)化学指示卡:分121℃指示卡和132℃指示卡两种,既可指示灭菌时的温度,又可以指示达到灭菌温度的持续时间,用于间接指示压力蒸汽灭菌效果,使用时放于待灭菌包内,灭菌后取出观察指示色块是否达到标准颜色,以判断是否达到灭菌要求,使用很方便。

(3)指示管:化学物质都有一定的熔点,只有当温度达到其熔点时才会熔化。熔化了的物质冷却后仍再凝固,但其形态可与未熔化时的晶体或粉末相区别。据此原理,可以把一些熔点接近于压力蒸汽灭菌要求温度的化学物质的晶体粉末装入小玻璃管内(一般长2 cm,内径0.2 mm)。

高压灭菌时将指示管放入消毒物品内,灭菌完毕后取出观察指示管内的化学物质是否已熔化。但是无论加或不加染料的化学指示管,都只能指示灭菌过程是否达到了预定温度,而不能指示这一温度的持续时间,现在较少使用。

Brewer 等为了使指示管既能指示温度,又能指示温度持续的时间,精心设计了一种温度和时间控制管。Diack 指示管是国外专用于测试压力蒸汽灭菌效果的商品指示管之一。管内有1 片 Diack 片,淡棕色,在温度为 120～122.2 ℃时,经 5～8 分钟全部熔化,当温度为 118.3 ℃时需 20～30 分钟才能熔化,使用时将其放在消毒物品内,消毒后可根据其是否熔化来分析灭菌效果。Brown 小管是装有红色液体的小玻璃管,国外市售品,当温度为 120 ℃时经 16 分钟,或 130 ℃时经 6.5 分钟,小管内的红色液体变为绿色。

4.生物监测法

微生物学测试法是最可靠的检查方法,可直接取得灭菌效果资料。

(1)指示菌株:国际通用的热力灭菌试验代表菌株为嗜热脂肪杆菌芽孢(ATCC7953),它的抗湿热能力是所有微生物(包括芽孢)中最强的。煮沸 100 ℃死亡时间是 300 分钟;压力蒸汽 121 ℃时死亡时间是 12 分钟,132 ℃时死亡时间是 2 分钟;干热 160 ℃时死亡时间为 30 分钟,180 ℃时死亡时间为 5 分钟。这种芽孢对人不致病,在 56 ℃下生长良好,可以在溴甲酚紫葡萄糖培养基上生长,可使葡萄糖分解、产酸,使培养基由紫色变成黄色,用该菌制备生物指示剂要求每片含菌量在 $5.0 \times 10^5 \sim 5.0 \times 10^6$ cfu。

(2)菌片制备和测试方法:嗜热脂肪杆菌芽孢菌液的制备,载体(布片或滤纸片)的制作和染菌方法等。

测试时将菌片装入灭菌小布袋内(每袋 1 片),以防止菌片被污染。然后将装有菌片的布袋放入消毒物品内部。灭菌后取出菌片,接种于溴甲酚紫蛋白胨液体培养管内,56 ℃下培养 48 小时观察初步结果,7 天后观察最后结果。溴甲酚紫蛋白胨液体培养原为淡紫色,若培养后颜色未变,液体不发生浑浊,则说明芽孢已被杀灭,达到了灭菌效果;若变成了黄色,液体浑浊,则说明芽孢未被杀灭,灭菌失败。

常见的还有自含式生物指示剂,其将指示菌和培养液混为一体,不需要自己准备培养液,使用方法同菌片法,但培养时间由 7 天缩短为 48 小时,使用很方便,是目前医院中最为常用的生物指示剂。

5.温度×时间自动记录仪

温度×时间自动记录仪是一种较先进的压力、温度和时间测定仪,以电子形式记录,人机界面,具有较高的精度,灭菌过程完毕后,可以用智能信号转换器将整个灭菌过程的状态在电脑上重现。

(二)干热灭菌器灭菌效果的检查

1.热电偶和留点温度计测试法

使用方法同压力蒸汽灭菌。此法可指示灭菌物品包内部的温度。但由于一般烤箱都设有温度计,可以从外部直接观察烤箱内部的温度,所以这两种测试法并不太常用。

2.化学指示管

在压力蒸汽灭菌效果检查中应用仅能指示达到的温度而不能指示达到温度所需时间的化学指示管,在干热灭菌中一般是不用的。国外有专用于测定干热灭菌效果的指示管出售。Browne Ⅲ号管在 160 ℃、60 分钟,可由红色变为绿色;Browne Ⅳ号管在 170 ℃、30 分钟,可由红色变为蓝色。

3.生物监测法

使用菌株为枯草杆菌黑色变种芽孢（ATCC9372），含菌量在 $5.0 \times 10^5 \sim 5.0 \times 10^6$ cfu/mL。现在已经有商品化的生物监测管。

测试时将菌片装入灭菌试管内（每袋 1 片），灭菌器与每层门把手对角线内、外角处放置 2 个含菌片的试管，试管帽置于试管旁，关好柜门，经一个灭菌周期后，待温度降至 80 ℃，加盖试管帽后取出试管。在无菌条件下，加入普通营养肉汤培养基（5 mL/管），于 37 ℃ 培养 48 小时，初步观察结果，无菌生长管继续培养 7 天。若每个指示菌片接种的肉汤管均澄清，判为灭菌合格；若指示菌片之一接种的肉汤管浑浊，判为不合格；对难以判定的肉汤管，0.1 mL 接种于营养琼脂平板，37 ℃ 培养 48 小时，观察菌落形态并作涂片镜检，判断是否有菌生长，若有菌生长为不合格，若无菌生长判为合格。生物监测管的使用同上，无须接种，取出直接培养即可。

四、过滤除菌

用物理阻留方法去除介质中的微生物，称为过滤除菌。大多数情况下，过滤只能除去微生物而不能将之杀死。处理时，必须使被消毒的物质通过致密的滤材从而将其中的微生物滤除，因此只适用于液体、气体等流体物质的处理。乳剂、水悬剂过滤后，剂型即被破坏，故不宜使用此法。过滤除菌的效率主要随滤材性能而异，微生物能否被滤除，则取决于它本身的大小。

近几年发展较快的是过滤除菌净化材料，特别是有机高聚物制备膜过滤材料，被认为是 21 世纪最有发展前途的高科技产品之一。常用的高分子膜材料有纤维素类、聚砜类、聚丙烯腈（PAN）、聚偏氟乙烯（PVDF）、聚醚酮（PEK）、聚酰亚胺（PI）等工程高分子材料。高分子纳米滤膜是近年国际上发展较快的膜品种之一，该类膜对相对分子质量在 300 以上的有机物的截留率较高，对细菌、病毒的过滤效果较好。

（李云英）

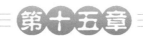

医院感染护理

第一节 医院感染的危险因素

医院感染的危险因素与医院感染发病率呈正相关,危险因素越多,医院感染发病率就越高。医院感染的危险因素主要有宿主方面的因素、现代诊疗技术和侵入性检查方面的因素、直接损害免疫系统的因素(如放疗和化疗)及其他因素。分析医院感染的危险因素,确定高危人群,为制订医院感染监控措施提供依据。引起医院感染的因素有很多,我们应通过调查与监测,发现引起医院感染的主要危险因素,并采取有针对性的措施,以提高医院感染预防与控制的效果。

一、主要危险因素

(一)宿主方面的因素

1.年龄因素

主要是老年人和婴幼儿,尤其是早产儿和低体重新生儿。

(1)老年人是医院感染易感人群。老年人随着年龄的增长,各种器官功能衰退,生理防御功能及机体的免疫功能降低,各种慢性疾病不易彻底治愈,易于发生医院感染,出现医院感染后临床表现多不典型,而且易与原发病、慢性疾病互相混淆或被其表现所掩盖。老年患者在入院时大多数患有多种严重疾病,如果同时伴有营养不良、意识丧失等,医院感染的可能性就更高。

据相关研究,王江桥等对2 406例老年病医院感染流行病学调查显示,老年患者医院感染率为6.32%,比医院内科系统同期非老年患者感染率2.7%明显增高。研究表明,医院感染严重影响老年患者原发病的治愈率,延长老年患者的住院时间,增加医疗资源的消耗及患者和家属的身心痛苦。有人调查65岁以上老年患者与20～50岁年轻组的院内肺炎发病情况,发现老年患者院内肺炎感染率是年轻患者的2倍。另外,60岁以上的患者比1～4岁的患者切口感染率高6倍。对老年住院患者医院感染危害的认识,应积极治疗原发病,改善器官功能紊乱状态,增强机体抵抗力,尽量缩短住院时间,减少医院感染率。

老年患者发生医院感染的特点:肺炎是最常见的感染类型,死亡率很高。尿道感染、呼吸道感染及血流感染在老年患者中有显著增加的趋势。老年患者病后的临床表现常不典型,如有肺部感染时咳嗽咳痰症状可能不突出,发热体温升高不明显,白细胞计数增高也不明显,易误诊。痰培养出细菌种类很多,常发生菌群失调、混合细菌感染与念珠菌感染,以及发生动态变化与多

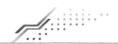

部位感染。如果不做动态检测就难以了解真实病情。

（2）婴幼儿、早产儿及低体重新生儿是医院感染的高危人群。婴幼儿、新生儿免疫系统发育不成熟，易于发生感染，早产儿免疫功能更差，而且出生体质量越低，医院感染发病率越高。研究报道，新生儿医院感染与出生胎龄、出生体质量呈负相关，即胎龄越小、出生体质量越低，医院感染发病率越高。

2.基础疾病

造成机体抵抗力下降的原发病或基础疾病包括恶性肿瘤、各种造血系统疾病、糖尿病、肝病、慢性阻塞性肺疾病、慢性肾病等。基础疾病或原疾病是发生医院感染的危险因素，与医院感染密切相关。

恶性肿瘤患者的医院感染对肿瘤患者是一个很大的威胁。通过对 589 例住院恶性肿瘤患者医院感染流行病学调查，69 例发生医院感染，感染率为 11.71%，高于同期全院的平均医院感染率（4.98%）。恶性肿瘤患者易并发感染主要是由于肿瘤的浸润和反复的抗肿瘤治疗，所采用的手术、化疗、放疗及动脉插管药物灌注等方法的应用，会引起白细胞和中性粒细胞平低下，机体全身或局部免疫防御功能遭受到很大破坏，特别是细胞免疫功能很差，以及临床抗菌药物的不合理应用等因素。

内分泌与代谢病患者易发生感染与菌群失调，如糖尿病与慢性肾上腺皮质功能减低者；结缔组织疾病（如系统性红斑狼疮等）患者有异常的自身免疫反应，患者常用肾上腺皮质激素长期治疗，易发生感染。患血液系统疾病如白血病、恶性组织细胞增多疾病者同样也容易感染。肝硬化患者并发院内感染率为 15.36%。医护人员应针对疾病特点，采取相应防治措施，加强监护，积极治疗原发病，尽量缩短住院时间，合理应用抗菌药物，以有效预防和控制医院感染的发生。

3.意识状态

昏迷或半昏迷患者易发生误吸而引起吸入性肺炎。昏迷患者的鼻饲也是引起感染的原因。

（二）直接损害免疫系统的因素

一些免疫抑制剂如肾上腺皮质激素、放疗、化疗等损害免疫功能的各种细胞毒药物在临床应用广泛，对治疗急危重症、结缔组织疾病及过敏性疾病起到了重要作用，但应用不当或时间过长则易引起不良反应。激素的应用掩盖了潜在性感染，改变了宿主的防御状态，抑制了免疫系统功能，增加机体对病原微生物易感性。器官移植技术等现代医疗技术的应用过程中，有些患者必须使用免疫抑制剂；恶性肿瘤患者通过放疗、抗肿瘤化疗和肾上腺皮质激素的应用，也抑制了患者的免疫功能，特别是长期应用免疫抑制剂可以引起某些条件致病菌，甚至少见的条件致病菌感染。7% 的患者在住院的某段时间接受类固醇或其他免疫抑制剂治疗，患医院感染的可能性是非接受者的 2.6 倍，这些患者患菌血症的危险增加 10.3 倍，患肺炎的危险增加 5.3 倍，外科伤口感染危险增加 3 倍，尿道感染危险增加 2.7 倍。

随着化疗药物及免疫抑制剂的广泛应用，恶性肿瘤患者的生存期已有明显延长，但院内感染也日趋增高。化疗、放疗、肿瘤转移是恶性肿瘤患者医院感染的重要危险因素。化疗能引起骨髓抑制、白细胞计数减少，尤其是老年患者化疗后骨髓抑制期长，白细胞计数下降幅度大、持续减少时间长。有关资料报道有调查显示，单纯化疗者，感染发生率为 49.1%，单纯放疗者感染发生率为 65.6%；放疗＋化疗者为 84.6%。放疗＋化疗者感染率最高，这与放疗患者与照射的面积过大，胸部照射和多处照射有密切的关系，而且化疗或放疗可造成骨髓抑制、白细胞计数减少，损伤呼吸道及消化道黏膜屏障引起感染,同时治疗周期长可导致患者抵抗力明显减弱,使一些条件致病菌引起感染。故对患者应适量减少放疗和化疗剂量,并适当应用免疫增强剂。

(三)侵袭性操作因素

侵入性诊疗操作包括各种插管、导管、引流管的增加,内镜检查等各种诊疗技术的增多与应用频繁,以及微创外科手术在临床上的广泛应用,破坏皮肤黏膜屏障,给病原体的入侵提供了机会。另外,各种监护仪、导管、插管、内镜等均须插入体内,使用后有的难以清洗、消毒和灭菌,使医院感染率增高。例如,英国、日本、美国等报道肾透析患者 HBsAg 阳性率为 13.3%~88.9%。增加了患者发生医院感染的危险性。

1.留置导尿管

这是引起泌尿道感染的直接原因。国外医院感染中泌尿道感染占首位的原因,经调查发现与留置导尿管有直接关系。英国资料报道,泌尿系统感染是住院期间获得感染最多的一种,这种感染患者 41% 有导尿史;日本广岛大学医学院附院报道 561 例医院感染中 83% 是尿路感染,其中 93% 是因为导尿管留置引起。使用导尿管可引起尿道感染和菌血症。不导尿的患者尿道感染率为 1.4%,非留置导尿管的患者尿道感染率为 3.1%,留置导尿管的患者尿道感染率为 9.9%,且随留置导尿管的天数呈直线增加。导尿患者菌血症的发生率是非导尿患者的 5.8 倍,其危险性也随留置导尿管的天数而增加。

导尿管留置体内为感染创造了条件,导尿管上可黏附细菌。上皮细胞分泌多糖蛋白与尿盐共同形成导尿管表面的生物膜,以保护细菌免受尿液冲洗,并阻碍抗菌药物对细菌的作用。改进插管技术、控制使用留置导尿管,泌尿道感染的发生率下降。留置导尿管是一种侵入性治疗,不仅可造成尿道、膀胱黏膜损伤,也为细菌的逆行感染打开了门户。据报道短期导尿患者导尿管伴随性尿路感染的发生率每天以 8%~10% 的速度递增,长期导尿患者几乎 100% 发生菌尿。

2.气管插管或气管切开、人工机械通气

气管插管或气管切开及机械通气已广泛应用于临床,与气管切开有关的并发症,如吸入性肺炎、导管阻塞、导管误入一侧总支气管、导管脱出、气管黏膜溃疡、皮下纵隔气肿等,不但影响治疗效果,而且有些并发症很严重,可危及生命。据报道,施行气管切开术者,发生院内感染的感染率为 57.89%。由于气管切开或气管插管可造成气管黏膜损伤,使气管抵御侵入细菌的能力下降。气管插管或气管切开直接影响下呼吸道的湿化功能,破坏黏液毯,使纤毛运动受影响,大大增加了发生感染的机会。

近年来,随着重症呼吸监护技术和机械通气技术的迅速展,机械通气患者明显增加。呼吸相关性肺炎(VAP)是机械通气过程中常见的并发症之一,易造成病情反复,上机时间延长和撤机困难,其发病率 9%~70%,病死率可达 50%~69%。应用呼吸机的患者,心、胸外科手术患者或全身麻醉患者机械通气时因人工气道的建立破坏了呼吸道的正常防御屏障,使口腔及咽部的定植菌、气管导管气囊周围分泌物滞留及下移,侵入下呼吸道,尤其不利于痰液排出,以及留置胃管导致胃内阴性杆菌生长,细菌通过胃的逆蠕动顺着胃管反流进呼吸道,易发生肺部感染。此外呼吸机管路污染、插管或抽吸时可能造成气管黏膜的损伤、医护人员无菌操作不严格、接触患者前后未认真执行手卫生,以及长期应用或不恰当应用抗生素、机械通气时间过长等都是 VAP 发生的危险因素。

3.静脉导管

中心静脉插管作为一种介入性的诊断与治疗措施已广泛应用于危重医学临床。夏荣等对实施中心静脉插管的 127 例进行调查,发生血流感染 22 例(30 例次),同期住院患者 652 例,占 3.37％。调查表明,插管后对患者的防御屏障造成了损伤,有助于微生物的直接入侵,从而促使感染的发生;另外,机体抵抗力低下、加上广谱抗菌药物的长期使用、留置导管时间过长、插管部位和护理不当等是发生感染的高危因素。

血管内插管是医院感染的常见原因,插管时间长、多部位插管等因素增加医院感染的发生率。与静脉插管有关的静脉炎发生率为 2.3％,菌血症发生率为 0.08％。据相关报道,静脉插管超过 48 小时,真菌败血症的发生率为 1％。静脉导管留置时间较久、输入高营养液等可以引起表皮葡萄球菌与假丝酵母等的定植与局部感染或败血症。烧伤患者用硅胶管深部静脉插管 5 天后拔管时,其末端可培养出白色念珠菌。

4.现代诊疗技术方面因素

(1)放疗:随着科学的发展,尤其应用计算机技术以后,放疗在临床上的应用也较广。放疗的目标是针对肿瘤的,但同时也会破坏机体的正常组织。因为恶性肿瘤与正常组织在解剖位置上并不易严格区分开。放射线损害了肿瘤组织及正常组织,也损害了机体的防御功能和免疫系统功能,表现在血常规的改变和免疫功能指标的下降。而且这些表现不仅出现在放疗期间,还出现在放疗后相当一段时间内。

(2)化疗:抗癌药物,包括烷化剂类、抗代谢类、抗肿瘤抗菌药物,以及其他类抗肿瘤药物都是细胞毒类药物,主要作用机制是作用于分裂迅速的细胞,包括肿瘤细胞和正常细胞,因而出现各种不良反应,直接损害和破坏了免疫系统和其他脏器的功能。

(3)器官移植:器官移植的开展使一些处于死亡边缘的患者获得新生,为医学一大进步。但是由于此种手术影响机体防御机制,手术难度大,手术时间和住院时间长,医院感染的危险性极高。

器官移植中以同种异体肾移植开展较多。感染是肾移植最常见的并发症,也是造成手术失败、患者死亡的主要原因。肾移植受者术前即有严重肾功能不全、贫血、凝血障碍、低蛋白血症等导致免疫功能低下的基础病变,手术中组织破坏严重,使用各种诊疗性插管和引流管多,术后应用大量免疫抑制剂,都是医院感染的危险因素。肾移植术后可发生尿路感染与肺部感染,远期可有巨细胞病毒感染与卡氏肺孢子虫感染等。国外某大学医院肾移植 224 例患者中约 35％发生尿路感染。美国 Staoford 报道心肌移植121 例患者中,其中 56％发生 1～2 种感染,其他如骨髓移植感染率也高得惊人。

实体器官移植使受者生存期延长,生活质量提高,但在免疫排异问题解决后,移植后感染已成为导致患者死亡的重要因素。菌血症的发生率可作为严重感染的指标,在肝移植组最高,最常见的病原菌源于腹部和胆道。据报道肝移植受者中大部分严重感染源自腹腔内细菌或真菌感染,发生率为 35％～70％。其中约半数患者的感染发生在移植术后的 2 周内,这与术前大量腹水、肾功能异常,术后呼吸机使用时间、气管切开、留置胃管时间、肺水肿、纤维支气管镜检查或治疗有关。

(4)血液透析:随着血液透析技术的广泛应用,血液透析患者并发感染已成为血液透析患者住院的主要原因之一,是医院感染的高危人群。这与血液透析后患者体液免疫和细胞免疫功能低下、贫血、营养不良及各种侵入性操作有关。

(四)抗感染药物的影响

在预防和控制医院感染的临床实践活动中,尤其在研究医院感染的危险因素中,各种抗菌药物和合成抗菌药物是治疗和预防各种感染性疾病的重要武器。随着高效广谱抗菌药物的广泛应用,很多感染得到有力的控制,在一定条件下,抗菌药物起着十分重要的作用,是控制医院感染的保护因素。但是相反,如果使用不合理,在某些条件下也会转换成危险因素。

目前滥用抗菌药物的现象比较普遍。特别是广谱抗菌药物的大剂量、长期应用或盲目的联合应用,杀死或抑制敏感的病原菌,同时又杀死或抑制了正常菌群,破坏了宿主微生态的平衡,引起菌群失调和二重感染,使感染复杂化而更难治疗,滥用抗感染药物造成正常微生物失衡,引起菌群失调和二重感染;多重耐药菌的产生,增加了患者内源性感染和真菌感染的概率。

普遍存在抗菌药物使用不当的主要方面有:①使用无指征。②用量大。③疗程长。④种类繁多。⑤联合用药,甚至个别患者一次使用抗菌药物达到三联或四联。⑥忽视病原菌的培养和药物敏感试验。⑦使用起点高,一开始使用就选用抗菌谱较广的第三代头孢类抗菌药物等。

针对这些现象我们应制订切实可行的措施,如严格掌握适应证,降低抗菌药物的使用率,严格控制第三代头孢菌素用于预防,改变目前的以静脉给药为主的用药途径,及时停用抗菌药物,严格根据药代动力学和药敏结果选用抗菌药物,控制新型广谱进口抗菌药物的应用,以控制耐药菌株的产生和医院感染的发生。

抗感染药物应用不当已成为医院感染的危险因素。因此必须合理地选择和应用抗菌药物,争取尽快地控制感染,同时要预防和治疗菌群失调的感染。

(五)清洗、消毒、灭菌因素

近年来,我国医院感染发病率较低,为 2%~5%,远低于发达国家的 5%~10%,但是我们的数据均为医院官方自己报告结果,与实际情况存在较大差别。环境的清洁程度,与疾病的感染概率密切相关。

1.基层人员在清洗与消毒方面的常见误区

我国的高等教育迄今还没有消毒专业或医院感染专业的本科、专科教育。故感染控制工作人员主要依靠在职培训。从事清洁与消毒的基层操作人员,人员流动性极大,系统培训的机会少,用人单位进行的少量培训是远远不足的。有人就总结出基层人员的很多清洗与消毒方面的错误认识。

(1)细菌芽孢的抵抗力最强:最强的是朊毒体,约为细菌芽孢抗力的 2 倍。

(2)选择灭菌方法时,快速方便最好:医疗器械应首先常规压力蒸汽灭菌法,而非快速灭菌法,应尽量少用化学浸泡灭菌法。

(3)医疗环境低度危险的表面不重要:它们往往是医院感染的主要来源,科学证据表明及时的清洁与消毒很有必要。

(4)消毒剂常规在患者区域雾化使用:会对患者造成伤害,而且消毒作用有限。

(5)耐药菌较难消毒:大量文献证明,耐药菌对消毒剂的抗力变化不明显,即使出现抵抗力,也只是最低抑菌浓度提高 2~3 倍,而常规消毒浓度是最低抑菌浓度的 20~100 倍。

(6)先清洗还是先消毒:一般情况均为先清洗,只有被朊毒体、气性坏疽、突发不明原因传染病污染时,应先消毒。

(7)消毒剂在有效期内就是安全的:前提是包装没有打开,且按照储存条件存放,一般在接近有效期时,产品的有效成分含量下降率在 10% 以内。

(8)清洁最容易:最容易的事情,往往是最不容易做好的。

(9)低温灭菌难监测:低温灭菌更要重视监测,必要时可以采用过程监测、物理参数监测、化学监测等代替生物监测。

（10）机器比手工好：如果操作人员非常认真和仔细，则手工比机器好。但机器的重复性更好，对烈性病原体污染，建议使用机器，以便减少操作者的感染。

2.我国消毒领域面临挑战

现代医学中感染控制理论，普遍遵循循证医学原则。所有医学实践，必须依赖基础科学研究的成果。临床诊断，必须依据各种医学检查的结果；同样采取消毒与灭菌措施，第一应该具有科学上的必要性，如果不进行消毒处理则发生感染；第二是选择何种消毒药物、何种消毒方法，才能保证消毒与灭菌的效果；第三应有良好的过程监控与记录；第四应进行经济效益分析、环境友好、相容性问题。

我国的感染与消毒领域，还没有建立完善的不良反应收集、报告制度；更没有建立消毒剂销售量数据库、长期连续的耐药性监测数据库。只有少量市场抽检工作，检测的依据也只是最低要求的产品标签、说明书，不可能证明哪种产品更好。我国的感染控制指南大多借鉴国外发达国家、国际标准化组织的经验和做法。这些标准或规范，可能与我国的法规体系、市场上已有的产品体系、评价体系不完全吻合，需要加以注意和不断完善，才能对我国的感染控制发挥越来越重要的作用。感染与消毒在新世纪面临更多新的挑战。

（六）其他因素

1.住院时间

以往众多研究均得出住院时间长是医院感染的重要危险因素，很可能是由于患者发生医院感染而引起住院时间延长，或两者互为因果。因为在这些研究中均未明确定义其住院时间是全程住院时间还是医院感染前住院时间。许能峰等将患者感染前住院天数从全程住院天数中区分出来，分别研究他们各自与医院感染的关系，研究结果表明，感染前住院天数与医院感染无关联。

2.手术时间

手术时间越长，手术切口部位感染的危险性越高，随着手术时间的延长，手术切口部位受损加重，局部及全身抵抗力下降，切口中污染的微生物数量增加及术者疲劳手术操作的准确性降低等，使患者对微生物易感。

3.手术和引流

外科手术患者是医院感染的易感人群，外科手术部位感染是外科手术后最常见的感染之一，外科手术切口感染为医院内常见的感染性疾病，随着切口污染程度的升高，切口局部细菌繁殖也增多，引起感染的可能性也增大。据报道，非清洁手术切口感染率明显高于清洁手术切口，全身麻醉手术切口感染率高于非全身麻醉手术。这是由于各种外科手术均为侵入性操作，在治疗疾病的同时，也打破了人体免疫屏障，造成失血、失液、创面暴露，术前、术中、术后接受大剂量抗菌药物治疗，更易引起病原体入侵导致切口感染。另外，外科引流术是一种创伤性操作，引流物是异物刺激，有机会将细菌带入伤口而致感染，而有些细菌如凝固酶阴性葡萄球菌，具有产生黏液的作用，使抗菌药物对其亲和力下降，并容易黏附在物体表面，使感染的概率上升。

4.其他

社会人口的不断增加，使空间变得越来越拥挤、环境污染加重，增加医院感染的机会。无菌操作不严、医疗废物、患者数目的不断增长和病房拥挤等因素使患者发生医院感染的危险性增加。

二、医院感染重点部门的危险因素

医院感染的发生原因是复杂的,医院感染预防应当是多环节的,医院感染的控制应当是多因素的。为此应当结合本医院的感染监测信息,研究与确定本医院感染控制的重点部门、重点科室与重点流程,对可能存在的危险因素采取必要和有效的干预措施。

医院内存在危险因素较多的部门,包括 ICU、新生儿室、母婴室、骨髓移植病房、器官移植病房、血液透析病房等,这些部门的住院患者,其医院感染率较普通病房高出许多,是医院感染预防与控制的重点部门。

(一)重症监护室

ICU 是医院感染发病率较高的科室之一。探讨 ICU 医院感染的相关危险因素,提出预防、控制 ICU 医院感染的措施及对策具有重要意义。重症监护患者常见医院感染为:导管相关性感染(包括导尿管相关尿路感染、导管相关血流感染、呼吸机相关肺部感染),尤其是多重耐药菌感染;主要危险因素:建筑布局及工作流程不合理、空气与环境污染、侵入性操作、手卫生依从性差、长期或不合理应用广谱抗菌药物、免疫抑制剂应用、年龄≥60 岁、基础疾病多、专业护理人员不足、对人员管理不到位(包括探视人员、护工、保洁人员)等。

(二)新生儿室

新生儿是医院感染的高危人群,新生儿重症监护室是发生医院感染的高发区,而医院感染是导致新生儿死亡率增加的主要危险因素。新生儿发生医院感染的主要危险因素为出生低体质量、病原体、基础疾病、长期或不合理应用广谱抗菌药物、住院时间长、空气与环境污染、医源性交叉感染等。

(三)血液透析室

尿毒症血透患者由于尿毒症毒素蓄积、代谢紊乱、免疫功能低下及侵入性治疗等多种原因易发感染。血透患者出现医院感染主要危险因素为年龄超过 60 岁,血红蛋白低于 60 g/L,血浆清蛋白低于 30 g/L,合并左心衰竭或有静脉插管等。

(四)手术室

手术室是医院感染的高危科室,它担负对患者进行手术治疗和急危重患者的抢救工作。因此,其工作质量直接影响手术患者的预后及医疗效果,严重的术后感染可危及患者生命。手术室医院感染主要危险因素为布局与环境、环境因素(空气、带入手术室的物品)、手术人员外出的影响因素、手术时间、无菌技术操作、外科手卫生执行情况、手术皮肤消毒、术前处置、患者自身因素、患者体内植入物的影响、一次性使用医疗用品管理、手术物品的清洁安全因素、手术中预防感染处置等。

(五)口腔科门诊

口腔科门诊是集检查、诊断、治疗为一体的场所。其工作量大,口腔诊疗器械种类繁多、形状结构复杂、使用频繁且受患者血液、体液污染严重,是医院感染管理的重点和难点部门。其医院感染主要危险因素为口腔器械污染、诊疗环境污染、综合治疗台水道污染、无菌观念不强所致交叉感染。通过对危险因素的分析,从细节入手,严格口腔诊疗器械的清洗消毒灭菌,加强口腔科医院感染各个环节的控制,可有效预防和控制医源性感染,确保医护人员职业安全和患者就医安全。

三、常见医院感染的重点环节的危险因素

虽然医院感染不能够被消灭,但是通过控制感染源、切断传播途径、保护易感人群等措施,可

以大大降低发生医院感染的危险性,有效预防和控制医院感染。美国医院感染控制效果研究(SENIC)结果表明,通过预防与控制措施的实施,1/3 的医院感染是可以预防的。例如,在医院最为常见的泌尿道感染、手术部位感染、呼吸机相关肺炎、血管内导管相关性感染等医院感染,都与侵入性医疗器械或者侵入性操作有关,通过规范地实施无菌操作技术、保证侵入性医疗器械的灭菌以及限制插管留置时间等措施,可以有效地降低发生感染的危险性,减少医院感染。

(一)导尿管相关尿路感染

导尿管相关尿路感染是医院感染中最常见的感染类型。导尿管相关尿路感染的危险因素包括患者方面和导尿管置入与维护方面。患者方面的危险因素主要包括患者年龄、性别、基础疾病、免疫力和其他健康状况等。导尿管置入与维护方面的危险因素主要包括导尿管留置时间、导尿管置入方法、导尿管护理质量和抗菌药物临床使用等。导尿管相关尿路感染方式主要为逆行性感染。医疗机构和医护人员应当针对危险因素,加强导尿管相关尿路感染的预防与控制工作。

(二)导管相关血流感染

留置血管内导管是救治危重患者、实施特殊用药和治疗的医疗操作技术。置管后的患者存在发生感染的危险。血管内导管相关血流感染的危险因素主要包括导管留置的时间、置管部位及其细菌定植情况、无菌操作技术、置管技术、患者免疫功能和健康状态等因素。

(三)手术部位感染

手术部位感染危险因素的研究对手术部位感染预防和控制有着极为重要的意义。手术切口是否发生感染受多种因素影响,经过大量的临床病例观察,现已得出:手术切口的类型、手术时间的长短、术中污染情况、术前病情评分 4 个因素是切口感染危险性的预测指标。国内对手术患者住院期间的手术部位感染及其危险因素的描述性研究近几年已陆续有相关报道,已发现有很多因素与手术部位感染有关。①宿主(患者)因素:年龄、肥胖、手术前住院时间的长短、基础疾病。②手术因素:手术切口类别、手术技术因素、手术时间的长短、急诊手术、术区毛发的处理、预防性应用抗菌药物等。

(四)呼吸机相关肺炎

医院感染性肺炎是我国第一位的医院感染,发病率为 1.3%～3.45%,在各部位医院感染构成比中约占 1/3。西方国家统计表明,医院感染性肺炎占全部医院感染的 13%～18%。在医院感染性肺炎中呼吸机相关肺炎最为常见。呼吸机相关肺炎的发病率为 9%～24%,按每 1 000 机械通气日计,呼吸机相关肺炎的发病率为 10%～30%;在不同类型重症监护病房(ICU)中,其发病率相差颇大,如内科 ICU 内呼吸机相关肺炎发生率为 9.4%,外科 ICU 为 14.9%,而烧伤 ICU 则高达 20.9%(以每 1 000 机械通气日计)。呼吸机相关肺炎的病死率为 33%～71%。在 ICU 死亡病例中,近 30% 直接归因于呼吸机相关肺炎。因此,加强呼吸机相关肺炎的预防和控制是提高抢救成功率、改善预后和节约医疗卫生资源的重要环节。

(五)多重耐药菌感染

由多重耐药菌引起的感染呈现复杂性、难治性等特点,主要感染类型包括泌尿道感染、外科手术部位感染、医院获得性肺炎、导管相关血流感染等。近年来,多重耐药菌已经成为医院感染重要的病原菌。多重耐药菌的危险因素主要包括多重耐药菌医院感染管理不规范、消毒隔离不到位、抗菌药物使用不合理、多重耐药菌的监测不完善等。各级各类医疗机构和医护人员应当针对危险因素,做好多重耐药菌医院感染预防与控制工作,降低发生医院感染的风险,保障医疗质量和医疗安全。

四、定期监测、分析医院感染的危险因素意义

可见针对医院感染危险因素的各项工作范围较广,而与医院感染关系较为密切的重要环节主要是:侵入性医疗器械的灭菌、无菌技术操作规程、标准预防及隔离措施的实施、抗菌药物合理使用情况及医疗机构耐药菌状况、医疗机构的环境卫生学状况等。在医疗机构中,医院感染危险因素较高的临床部门主要是:侵入性操作较多及暴露血液、体液等物质机会较多的部门,如手术室、产房、治疗室、口腔科、重症监护病房、血液透析室等;低免疫力患者较多的部门,如肿瘤病房、血液科病房、新生儿科病房、神经外科病房等。此外,消毒供应室、洗衣房、医疗废物收集暂存部门也是医院感染管理的重点部门。医疗机构应根据其收治患者的情况、科室设置的特点和医院感染监测的结果,针对上述易感因素、侵袭性操作、重点部门和主要感染部位采取有效的干预措施,降低医院感染发生的危险。因此医疗机构应当切实结合本单位实际工作,有重点、有目标地实施医院感染预防与控制措施。

对散发医院感染病例,也要定期分析危险因素。医疗机构应当根据确定或初步确定的感染源和感染途径,及时采取有效的处理和控制措施,一旦采取处理措施,仍应当持续监测,观察措施是否有效,无效或效果不明显时,认真分析原因及修正措施,再通过监测评价。当感染源和感染途径不明确时,可以针对可能的感染源和感染措施,在不停止调查的同时,采取比较广泛的控制措施,并根据调查结果不断修正评价。积极救治患者应当与分析感染源、感染途径,采取有效的处理和控制措施同步进行,不能顾此失彼。

有流行或暴发时更要及时调查分析,并针对导致医院感染的危险因素监测,缺一不可,有时甚至整合在一起,没有监测的控制可能会失去方向,不能为制订控制措施服务和评价控制措施效果的监测等于浪费和白费劲。医院感染监测的目的在于降低医院感染,而减少或降低医院感染的危险因素是降低医院感染的重要手段之一;医院感染危险因素很多,减少和降低危险因素的措施也不一样。要通过对不同医院感染及其危险因素的监测,并利用监测资料分析医院感染与危险因素的关系,危险因素的消长,据此采取措施预防和控制医院感染危险因素,达到降低医院感染的目的。如留置导尿管是导尿管相关尿路感染最重要的危险因素,如能有效减少留置导尿管人数与留置时间,就能减少导尿管相关尿路感染的发病患者数。再如监测资料的反馈也是控制医院感染手段之一,非常重要。

医院感染的预防与控制,是医疗机构及其所有工作人员共同的责任,医疗机构的各个部门和全体工作人员都必须为降低患者及自身发生感染的危险性而通力合作。由于医院感染的预防与控制具有涉及多环节、多领域、多学科的特点,因此医疗机构必须加强管理,有目标、有组织、有计划地针对导致医院感染的危险因素,科学实施控制活动,以达到减少医院感染和降低医院感染危险性的目的。

(唐科毅)

第二节　医院感染的三间分布

医院感染的三间分布是医院感染在时间、空间和医院不同人群中的分布规律,是将流行病学

调查、实验室检查结果等资料按时间、地区、医院人群等不同特征分组,分别计算其感染率、例次发病率、病死率等,了解医院感染的"三间分布"规律。

一、医院感染的时间分布规律

时间是研究疾病分布的重要指标之一。住院时间与医院感染呈正相关,住院时间越长,接触危险因素时间越长,发生医院感染的风险越高。掌握医院感染的时间分布可以分析医院感染是短期出现还是长期流行,是季节性发生还是周期性存在,进而针对不同时间分布的医院感染采取相应的防治措施。时间分布分为下列 4 种类型。

(一)短期波动

有时也称时点流行或暴发。医院感染在一集体或固定人群中,短时间内发病数突然增多,称为短期波动。常见因医疗器械、食物或水源被污染而发生的医疗器械相关性医院感染、食物中毒、胃肠炎等。多因医院人群在短期接触同一致病因子而引起。发病高峰与疾病的常见潜伏期基本一致,故可从发病高峰推算出暴露时间,从而找出该病短期波动的原因。

(二)季节性

与传染病的较明显季节性表现不同,医院感染发病率的季节性变化不明显。从全国医院感染监控网的历年监测资料分析结果看,某些月份的医院感染率出现高峰,多数与医院感染的局部流行有关;但某些类型的感染与社区感染性疾病相似,不同月份医院感染有差别,可能存在季节性差异,如下呼吸道感染和皮肤感染,前者集中在 1 月和 12 月,后者在 8 月最多。有研究表明,不同病原体导致医院感染时间分布有差异,可能与环境温度影响病原体生长繁殖有关。如某些革兰阴性菌,特别是肺炎克雷伯菌、沙雷菌属、铜绿假单胞菌感染,在夏季和早秋较多,不动杆菌以夏季最高。葡萄球菌属和链球菌属感染在医院感染中没有显著的季节性变化;医院内病毒性感染与社区病毒性感染(如流感病毒、呼吸道合胞病毒和轮状病毒感染)相同,呈季节性改变,冬季和早春发病较多。通过季节性研究可探讨流行因素,并为制订医院感染防治对策提供依据。

(三)周期性

某些传染病相隔若干年发生 1 次流行,并且有规律性的现象,称为疾病的周期性。在医院感染中呈现周期性流行的疾病主要是呼吸道传染病,这与社区感染性疾病类似。例如,流行性感冒从历史上看,一般每隔 10~15 年流行 1 次。流行性脑脊髓膜炎 7~9 年流行 1 次。周期性是可以改变和消灭的。例如,麻疹疫苗推广前,在大、中城市几乎隔 1 年发生 1 次流行,自 1965 年推广麻疹疫苗接种后,我国的麻疹发病率显著降低,周期性已不存在。因此在医院对部分高危人群进行有针对性的免疫接种如流感疫苗接种,可减少该类医院感染疾病的发生。

(四)长期变动

长期变动是指在一个相当长的时间内,通常为几年或几十年,或更长的时间内,疾病的感染类型、病原体种类及宿主随着人类生活条件改变、医疗技术进步和自然条件的变化而发生显著变化。例如,猩红热在 1750—1800 年间,是严重的传染病,以后转为缓和,至 1840 年又变为凶险之病,其死亡率是近年来的数百倍。近百余年来,世界各地猩红热的发病率和死亡率均明显下降,临床上轻型和不典型病例所占的比重增多。20 世纪 60 年代初以来,特别是实行计划免疫后,麻疹、白喉、脊髓灰质炎的流行情况发生了很大变化。

国内外报道一致表明,医院感染病原体的种类和构成不断变化,由常见细菌病原体向传染性病原体及多重耐药病原体发展,同时主要医院感染部位居首位的病原体也不相同。

二、医院感染的空间分布规律

医院感染率的高低受多方面因素的影响,各国各地和不同性质的医院,医院感染发病率不同。

(一)世界各国的医院感染率高低不一

国家间的医院感染率差异较大,与国家的医疗水平,对医院感染的认识及调查方式的不同有关,据世界卫生组织于 1983—1985 年在 14 个国家进行的医院感染患病率调查报道,美国约5%,英国为 7.5%,日本为 5.8%,比利时为 10.3%,瑞典为 17%;希腊对 14 所医院开展医院感染调查,现患率为 9.3%;意大利对 51 所医院调查总的医院感染率为 6.7%。原国务院卫生行政部门全国医院感染监测网于 2010 年组织 740 所医院进行一日现患率调查表明,我国的医院感染现患率为 3.6%,较 2001 年 5.2%的调查结果有所降低。

(二)不同的医疗机构医院感染率差异较大

由于医护人员素质、医院条件、管理水平、对医院感染的认识以及患者病情构成不同,不同的医疗机构医院感染率差异较大。美国医院感染监测系统(NNIS)估计 1975—1976 年美国的 6 449 所医院平均医院感染率为 5.7%,发病密度为 7/1 000 住院日;慢性疾病医院、长期护理机构、儿童医院等医疗机构的医院感染发病密度为 3.3/1 000 住院日。我国各地各级医院医院感染率差异较大,医院规模不同,医院感染率不同,教学医院与非教学医院的医院感染率也有差异,非教学医院比教学医院低。2008 年全国医院感染监测网数据显示,269 家接受调查的医院中,<300 张床位的医院感染率为 2.28%,≥900 张床位的医院感染率为 4.44%。在美国小型(<200 病床)非教学医院为 3.7%,大型(>200 病床)非教学医院为 5.1%;非盈利性教学医院为 7.6%;公立(市立)教学医院为 8.5%。在我国 37 所大学附属医院的现患率为 6.25%,高于其他类型医院。这主要是由于级别高的医院、教学医院与大医院收治的患者病情重,有较多的危险因素和侵入性操作所致。

(三)医院内不同科室医院感染率不同

不同科室间医院感染率的差异是由患者病情严重程度、免疫状态、住院时间长短、侵入性操作执行情况及科室医护人员手卫生、医院感染防范意识、消毒隔离到位情况等不同所引起。针对不同科室间医院感染的报道较多,但体现出的医院感染率的差异基本一致,多数医院医院感染好发于重症监护室、神经外科、血液内科等病情危重和免疫缺陷患者较多的科室。国务院卫生行政部门医院感染监测网 2003 年对 159 家参与现患率调查的医院结果分析显示,重症监护室(ICU)医院感染率最高,达 38.71%。内科组医院感染率为 5.46%,其中以血液病组和神经内科组较高,分别达到 11.38%和 7.35%,传染病组和内分泌组较低;外科组中以烧伤组和神经外科组较高,分别达 10.38%和 9.44%,整形外科和泌尿外科组较低;儿科新生儿组较非新生儿组高,分别为 4.65%和 3.27%。国务院卫生行政部门医院感染监测网 2011 年度医院感染监测报告显示,各类型重症监护病房感染中以烧伤科 ICU 医院感染率最高,达 43.33%,其次是产科成人组 11.9%,神经外科 6.72%。

三、医院感染的人群分布

医院感染的人群分布可按其不同特征进行分类研究,如年龄、性别、职业、不同的基础疾病、有无某种危险因素等。通过对不同特征人群医院感染发病率的调查研究,来描述医院感染的人群分布。

(一)医院感染的年龄分布

大量的调查表明,医院感染与年龄有关,婴幼儿和老年人感染率高,如有调查表明心外术后患者 0～12 月龄组的医院感染率是＞10 岁组的 4.7 倍,心瓣膜置换术 50 岁以上组是 20～50 岁组的 2.4 倍,这主要与婴幼儿和老年人抵抗力较低有关。在众多的横截面调查研究报道中,＜2 岁及＞60 岁组的医院感染率均高于 2～60 岁年龄组。

(二)医院感染的性别分布

性别差异主要由与致病因素接触的机会不同所致,大多数研究认为医院感染的性别差异不明显。但在某些感染部位中发病率有差异,如具有相同危险因素的女性患者泌尿道感染率比男性患者高,这可能与解剖生理或内分泌有关。

(三)患不同基础疾病的患者医院感染发病率不同

全国医院感染监测网 2009 年全面综合性监测资料报告,各系统疾病医院感染发病率存在明显差异,病情越重,免疫系统受损越严重的患者,发生医院感染的风险越高。其中以白血病感染发病率最高,达 23.09％,其次为颅内出血,感染率为 10.63％,肝和肝内胆管恶性肿瘤感染率为 7.3％,医院感染发病率较低的疾病主要是眼和附器疾病、耳和乳突疾病、妊娠、分娩和产褥期等,其感染率均在 1％以下。

(四)有无危险因素的患者医院感染发病率不同

住院过程中有危险因素存在的患者医院感染发病率较无危险因素者高,如是否有泌尿道插管,是否使用动静脉插管、呼吸机、气管切开、血液透析、免疫抑制剂、激素、放疗、化疗,是否进行手术,基础疾病数的多少等都与医院感染有关。2001 年对全国 178 家医院现患调查,分析各危险因素与医院感染的关系,发现相对危险度较高的危险因素有:气管切开、使用呼吸机、泌尿道插管、动静脉插管等。

(五)不同人群的医院感染常见部位存在差异

人群不同,常见的感染部位不一样。欧美等国家常以泌尿系统感染排在医院感染首位,其次是下呼吸道感染、手术切口感染、血液感染或皮肤软组织感染。如美国医院感染部位以泌尿系统、皮肤为主,其次为肺部和血液。全国医院感染监测网报道我国以呼吸道感染最常见,其次是泌尿系统、手术切口、胃肠道、皮肤软组织。

医院感染部位分布还与医院功能有关,专科医院发生医院感染的常见部位与疾病本身的特点存在直接联系。美国一家退伍军人脊髓损伤中心的调查结果显示,医院感染率显著高于既往报道的其他人群,感染部位以泌尿道、血液和骨关节为主,分析原因与该医院只收治脊髓损伤和肢体功能障碍患者,长期卧床、住院时间长、泌尿道插管有关。

(唐科毅)

第三节　医院感染的传播过程

医院感染是由病原微生物经由一定的传播途径进入易感宿主体内而引起的感染。根据病原体来源可以分为 2 类:一是外源性感染,亦称交叉感染;另一是内源性感染,亦称自身感染。外源性感染和内源性感染因为发病机制的不同而有不同的传播过程,但都必须具备3个基本环节,即感染源、传播途径和易感人群,三者共同构成一个感染环或感染链,缺少或中断任一环节,将不会发生医院感染。研究医院感染的感染环,对及时采取针对措施,进行有效干预具有重要意义。

一、医院感染的病原微生物

医院感染的病原体可以是细菌、真菌、病毒或寄生虫。据国内外医院感染监测的资料,以细菌为主,占90%以上,其中以需氧菌为主,厌氧菌占少数,占<2%左右;其次为真菌类,占5%左右,其他为病毒类或寄生虫等。但医院感染的病原微生物种类也因年代、地域、医院规模及应用抗菌药物的情况不同而有很大差异。

(一)常见医院感染病原微生物

1.细菌

(1)共生菌:是健康人的正常菌群,它们具有预防病原微生物定植的重要保护作用。当宿主免疫力低下时,有些共生菌能引起感染,如皮肤上的凝固酶阴性葡萄球菌可以引起血管内感染,肠道内的大肠埃希菌也是泌尿道感染最常见的病原菌。

(2)致病菌:一般所说的致病菌指的是病原微生物中的细菌。细菌的致病性与其毒力、侵入数量及侵入门户有关,一般具有较强的毒性,能引起感染的散发甚至流行。例如,革兰阳性厌氧杆菌如梭状芽孢产气杆菌能引起坏疽。革兰阳性菌如金黄色葡萄球菌(定植于医院工作人员、患者的皮肤和鼻部的细菌)能引起肺、骨、心脏和血源的各种感染,它们常常对抗菌药物耐药。革兰阴性细菌在当宿主免疫损伤时(如各种气管插管、导尿管及血管置管等的使用),使得肠杆菌科细菌(如大肠埃希菌、变形杆菌、克雷伯菌、肠杆菌、黏质沙雷菌)也可定植甚至引起相应部位的感染,如手术部位感染、肺炎、菌血症、泌尿系统感染等;有些革兰阴性菌如假单胞菌属常从水和潮湿的地方分离出,它们也可以定植在住院患者的消化道中,同样也具有较高的耐药性。医院的其他细菌也具有特别的危险性,例如吸入污染水产生的含军团菌属的气溶胶(来自空调、淋浴水以及雾化治疗装置等)能引起肺炎的散发或暴发流行。

2.寄生虫和真菌

有些寄生虫(如蓝氏贾第鞭毛虫)很容易在成人和儿童中传播。许多真菌和其他寄生虫是机会病原体,过量抗菌药物治疗和严重免疫力低下时能引起感染(如白色念珠菌、曲霉菌属、新型隐球菌、隐孢子菌),这是免疫力低下患者全身感染的主要原因。最常见的真菌病原体包括曲霉菌属,尤其是烟曲霉菌、黄曲霉菌及毛霉菌,这些真菌原来存在于灰尘和土壤中,可经空气传播造成环境污染乃至真菌感染暴发,这种情况特别容易发生在医院建设或翻新的过程中,没有恰当处理污染的粉尘,外部建筑不能对医院空气进行适当过滤,或是通风系统受到了污染。

3.病毒和衣原体

除各种细菌和真菌外,还有病毒(肝炎病毒、流感病毒、疱疹病毒、风疹病毒、水痘病毒、轮状病毒、巨细胞病毒、麻疹病毒、柯萨奇病毒等)和衣原体等。这类病原微生物,其致病力强,传染性大,没有获得特异免疫力的人受到侵袭时均能感染发病,通常是从医院外侵入,并非医院所特有,但易在医院内传播。如肝炎病毒可以通过输血、血液透析、静脉注射及内镜等途径引起院内感染传播。对于这类病原微生物,只要严格执行医院感染消毒与隔离技术规范,便可有效控制其在医院内的传播。

(二)医院感染病原体的特性

(1)医院感染的病原体大多数为人体正常菌群或条件致病菌,这些细菌包括皮肤、消化道、呼吸道及泌尿生殖道的正常菌群。这一类微生物的致病力弱,传染性低,在健康人群中不会引起疾病或仅出现轻微症状,仅对抗感染能力低下或免疫功能缺损患者,或经由破损皮肤黏膜直接进入人体组织或器官时才能引起感染。如凝固酶阴性葡萄球菌逐渐成为医院感染的重要致病菌。这类细菌属是寄生于人体皮肤、黏膜的正常菌群,以往普遍认为是非致病菌,但由于介入诊疗手段、免疫抑制剂的应用,以及肿瘤、糖尿病等基础疾病致患者机体抵抗力低下,使得这类细菌成为医院感染的重要致病菌,临床检出率不断攀升。

(2)医院感染的病原菌大多数具有耐药性,且耐药菌株不断增多。据文献报道,由于抗菌药物特别是广谱、高效抗菌药物在临床上的大量应用,导致许多细菌在短时间内就产生了耐药性。一部分病原微生物已由毒力弱的药物敏感株,逐渐向毒力强的多重耐药菌株发展。这些细菌在免疫力低下的患者中常替代正常菌群,往往成为以后发生院内感染的病原体。目前常见的一些多重耐药菌株如耐甲氧西林金黄色葡萄球菌(MRSA)、耐万古霉素肠球菌(VRE)、耐超广谱内酰胺类抗菌药物的阴性肠杆菌(大肠埃希菌、肺炎克雷伯菌等)及耐碳青霉烯类抗菌药物的铜绿假单胞菌和鲍曼不动杆菌等,在医院感染中不断检出,这都意味着在临床面对一些严重的感染,可能面临无抗菌药物可用的尴尬局面。

(3)医院感染中革兰阴性杆菌跃居首位,真菌和病毒、衣原体、支原体引发的医院感染比例升幅较快。目前在国内外相关研究领域中,细菌与真菌报道较多,其他病原微生物报道较少。医院感染病原微生物种类存在一定程度的长期变化趋势:20世纪40年代前主要是革兰阳性球菌;20世纪60年代后主要为革兰阴性杆菌。近年来,随着抗菌药物的大量应用及侵入性操作的增多,真菌在各类病原体中所占的比例越来越大,病毒、衣原体也成为医院感染的重要病原体。

(4)医院感染与储菌所的关系:人体最大的储菌所为肠道,其次为鼻咽部。医院环境中适合细菌生长的非生物性储菌所(环境储源)也很多,如水槽、氧气湿化瓶、拖布、潮湿的器材和容器等。许多种医院感染细菌能在体外生长,其中有一些细菌还具有耐受消毒剂能力。有人曾做过一个试验,将铜绿假单胞菌种入新鲜蒸馏水中,经48小时培养发现有繁殖,经蒸馏水传代后的细菌对戊二醛、醋酸、二氧化氯具有抵抗力。储菌所不仅是细菌生长繁殖场所,而且是成为细菌基因交换基地,包括耐药性基因及一些与产毒素和侵袭力有关的基因。因此在储菌所居留较久的细菌,不仅会发展成多重耐药菌株,而且也增强了毒力和侵袭性,常常成为医院感染共同来源或持续长期存在的流行菌株。

二、外源性医院感染

外源性医院感染的病原体是来自患者以外的地方,如其他患者、外环境等;这类感染可随着消毒方法逐渐丰富,消毒水平迅速提高,消毒工作走上规范化、法制化的轨道,而得以完全控制,乃至基本消灭。

(一)感染源

感染源是指病原微生物自然生存、繁殖并排出的场所或宿主(人或动物)。有些病原微生物兼有腐生菌的特性,能在环境中生存繁殖,这类环境场所被称为病原微生物的环境储源,或非生物性储源。也就是说医院内感染的传播来源包括生物性的传播源及非生物性的传播源两类。已感染的患者、病原携带者、动物感染源等为生物性传播源。非生物性传播源包括患者衣物、食品、医疗器械、医疗预防制品及有利微生物生存的环境等。

1.已感染的患者

已感染的各种类型的患者(入院时或入院后)是医院感染最重要也是最危险的传染来源。感染患者体内的病原体可以在感染部位(伤口、呼吸道、肠道、泌尿道等)大量繁殖并不断排出,其数量多且致病力较强,而且许多是耐药菌或多重耐药菌,很容易在另一易感宿主体内定植或引起感染,甚至造成医院感染暴发。如尿路感染的大肠埃希菌,有报告认为其具有对黏膜的特殊亲和力,容易在黏膜上存活。因此在日常工作中,应根据病原体的不同,对感染患者采取相应的消毒隔离措施,切断可能的传播途径,防止院内感染的发生。

2.病原携带者

病原携带者是指感染有病原体的宿主,由于获得免疫力或部分免疫力,不具有任何临床感染症状,但其体内的病原体并未清除仍可向外排出,有些呈现定植状态。常因为其无症状与体征而未被发现、未被隔离,故其是更重要的传染源。在常见传染病方面病原携带者可分为3种。

(1)潜伏期病原携带者:在潜伏期内携带病原体者,称为潜伏期携带者。此型携带者多在潜伏期末期排出病原体,故有人认为它实质上属于传染病的前驱期,如霍乱、痢疾、伤寒、水痘、麻疹和甲型肝炎等。

(2)恢复期病原携带者:从急性期进入恢复期的患者仍持续排出病原体者,称为恢复期病原携带者,如伤寒、痢疾、白喉、流行性脑脊髓膜炎、乙型肝炎等。一般情况下,恢复期携带状态持续时间较短,但少数患者则持续较久,个别甚至可持续多年,乃至延续终身。凡病原携带者在3个月以内,称为暂时性病原携带者,超过3个月以上的称为慢性病原携带者。慢性携带者往往呈间歇性排出病原体现象,故应多次反复检查,至少连续3次阴性,才可认为病原体携带状态已经消除。对这类病原携带者管理不善,往往可引起疾病暴发或流行。

(3)健康病原携带者:整个传染过程均无明显症状而排出病原体者,称为健康病原携带者。这种携带者只能由实验室检验方法证实。例如,白喉、猩红热、流行性脑脊髓膜炎、脊髓灰质炎、霍乱、乙型肝炎等。健康携带者可能是隐性感染的结果。此型携带者排出病原体的数量较少,时间较短,因而流行病学意义相对较小。但是有些疾病如流行性脑脊髓膜炎、脊髓灰质炎等健康病原携带者为数众多,可成为重要传染源。

病原携带者作为传染源的意义大小,不仅取决于携带者的类型、排出病原体的数量,持续时间,更重要的取决于携带者的职业、生活行为、活动范围,以及环境卫生状况、生活条件及卫生防疫措施等。因此对于病原携带者,尤其是医护人员,必须强调手卫生,提高手卫生依从性,严格执行消毒隔离技术是预防医院感染的重要措施。

3.动物感染源

动物感染源在医院感染中主要是鼠类。鼠类在医院的密度很高,如医疗垃圾暂存处往往是蚊、蝇、蟑螂和老鼠的繁殖地。这些医疗垃圾中的病菌可以通过在垃圾中生活的生物,转移给人类。鼠类是沙门菌尤其是鼠伤寒沙门菌的重要宿主,由鼠类污染食品,导致医院内鼠伤寒沙门菌感染暴发,已有多次报告。此外,变形杆菌、梭状芽孢杆菌、流行性出血热病毒等均可由鼠传播。因此医院内注意灭鼠十分必要。

4.环境储源

医院本身就是一个社会性的储菌库,是各种病原微生物高度聚集的地方,加之自然界中许多腐生菌在医院环境中极易生长,它们可广泛存在于空气、物品、食品、血液和血制品、生物制品及污水污物中,以及被污染的医疗器械表面,这些都是导致医源性传播的重要感染源。医源性感染的发生取决于宿主、病原体和环境之间复杂的相互作用,在评价医源性感染中环境的作用时,必须区分传染性病原体的宿主和传染来源两个概念。宿主是指维持微生物存在、代谢和繁殖的地方,可以是人、动物或是无生命的宿主。传染来源是指通过直接或间接接触而将传染性病原体传染给宿主的地方。医源性感染的传染来源包括无生命的医院环境和生物性环境,前者包括设备、药品、水、物体表面等,后者包括其他患者和医院工作人员。

如果污染的医疗设备如血压计、听诊器等再次使用之前没有对其表面进行消毒,可造成患者感染。日常用品表面如患者床头柜、计算机键盘等在被不同的患者使用的间隔如果没有进行清洁,可导致潜在的病原体传播,并且可污染医护人员的手,进而医护人员作为带菌者使潜在致病菌在患者中传播。

物体表面污染被认为同以下医源性感染传播的关系最为密切:金黄色葡萄球菌、耐万古霉素肠球菌(VRE)和梭状芽孢杆菌。这些微生物能在环境中存活很长时间,从这些环境表面分离出病原体,流行病学研究将危险增加归因为广泛的环境感染,并且实验也证实清洁和消毒可使病原体的传播能力下降。国外在20世纪70年代以前,医院感染控制人员对医院物体表面进行常规采样监测,结果显示医院物体表面细菌污染很普遍,病房内地面和其他物体表面普遍受到潜在致病菌如金黄色葡萄球菌、肠球菌和革兰阴性菌污染,但并不说明物体表面是医院感染的来源。研究发现,在靠近耐甲氧西林金黄色葡萄球菌感染(MRSA)患者区域的医院物体表面污染MRSA的比例高于靠近MRSA定植患者的区域。对感染患者的病房、护理患者护士戴的手套、穿的防护服和工作服均能采样并分离到致病菌,而且42%不直接接触患者但接触受患者污染的物体表面的工作人员戴的手套也检出致病菌。因此可以认为无生命环境物体表面可能起着MRSA的储存库及播种器作用。医护人员在没有直接接触患者的情况下,这些物体表面的致病菌仍会再次污染医护人员的手及工作服,这就为医院物体表面在医院致病菌的水平传播上起作用提供了支撑。所观察到的证据提示,在医院感染暴发期间,环境物体表面对于医院感染致病菌的传播起着很明显的作用。

环境物体表面污染被美国和国际组织认为是感染的一个来源。2009年美国疾病控制中心在《卫生保健机构环境感染控制指南》指出,尽管微生物污染的环境物体表面可以成为潜在的病原体的储菌库,但这些表面通常不会直接与感染传播有关,环境表面的微生物绝大部分通过手接触污染的表面传播给患者。尽管手卫生在降低这种传播中非常重要,但是环境表面的清洁与消毒是减少环境微生物导致的医院内感染发生的基本措施。

(二)传播途径

传播途径是指病原微生物从感染源排出后,再进入另一个易感者所经历的途径和方式。医院感染传播途径呈多种形式,有空气传播、接触传播、共同媒介物及生物媒介传播等4种类型。各种疾病或微生物的播散有各自途径,大多数感染菌的传播途径常有2种或2种以上。例如金黄色葡萄球菌可经接触或空气传播;鼠伤寒沙门菌可经接触、共同媒介或生物媒介传播。在多种途径中,常有主要与次要的区别,控制和预防方法也有所不同。

1.空气传播

主要是以空气为媒介,在空气中带有病原微生物的微粒子,随气流流动,也称微生物气溶胶传播,是引起上呼吸道和下呼吸道感染的主要途径之一。微生物气溶胶种类繁多而构成复杂,但传播医院感染主要由从感染源排出的带菌飞沫水分蒸发,形成一脱水蛋白质外壳,内含病原体,称为飞沫核或形成灰尘粒子(菌尘),粒径多数<5 μm,此微粒能在空气中悬浮较长时间,并可随气流漂浮到较远处,所以可造成多人感染,甚至导致医院感染暴发流行。医院可以产生病原气溶胶的场所和环节非常多,如呼吸治疗装置的湿化器、雾化器、空调系统、实验室震荡离心、注射器的抽吸、气管插管、人工呼吸、吸痰、支气管镜检和手术等,这些微生物气溶胶可引起患者感染,称为医源性气溶胶传播,可认为是一种特殊类型的空气传播。空气传播是引起医院内呼吸系统感染的主要传播方式,包括经飞沫、飞沫核与尘埃传播 3 种方式。

(1)飞沫传播:人在咳嗽、打喷嚏或谈笑时,会从口腔、鼻孔喷出很多微小液滴,称为飞沫,医护人员在进行诊疗操作如支气管镜或吸痰操作时也可产生许多含微生物的飞沫。因此飞沫传播主要是通过咳嗽、打喷嚏或大声说笑,尤其是患有呼吸道感染性疾病患者产生的飞沫,因其含有呼吸道黏膜分泌物及大量病原微生物,当易感者与其密切接触,通过吸入或黏膜直接接触、间接接触(手、衣物的污染),再经由手接触鼻腔或眼结膜等方式引起感染。一次咳嗽或喷嚏可产生飞沫颗粒 10^5 个以上,粒径 0.1~1 000 μm,多数为 15~100 μm,由于颗粒大,在空气中悬浮时间不长,很快降落于地面或物体表面,其播散距离一般<1 m。因此经飞沫传播只能累及传染源周围的密切接触者,专用的空气处理和通风设备不是必需的,也不需要采取空气隔离。但若易感者处于近处,接触到含致病菌的飞沫,即可引发感染。其病原微生物主要有 B 型流感病毒、腺病毒、脑膜炎球菌、链球菌、百日咳、小儿猩红热等。

(2)飞沫核传播:飞沫核的粒径多数<5 μm,这种小粒子在空气中能长时间浮游,随气流流动,能长距离传播。因此与飞沫传播不同,飞沫核传播能同时引起多人感染,受感染者与感染源可无密切接触。据文献报道,一些较耐干燥的或传染性强的病原体,如结核杆菌及流感、麻疹、水痘、带状疱疹、腮腺炎病毒等,可经飞沫核传播引起医院感染的发生或暴发。

(3)经尘埃传播:含有病原体的飞沫、呼吸道分泌物、伤口脓液、排泄物、皮肤鳞屑等传染性物,落在地面或物体表面,干燥后形成带菌尘埃,在清扫、抹擦、整理病床、人员走动、物品传递时,经由机械摩擦、震动或气流流动可将尘埃扬起,形成尘埃传播,易感者吸入后即可感染。凡对外界抵抗力较强的病原体如结核杆菌和炭疽杆菌芽孢均可通过尘埃传播。空气中尘埃颗粒的粒径,多数为 15~25 μm,比飞沫核大,故在空气中悬浮的时间较短。尘埃传播可通过吸入或菌尘降落于伤口引起直接感染,或菌尘降落于室内物体表面,引起间接传播。一般多在污染严重的室内发生,如重症监护室。气管切开患者的痰液可造成监护室气溶胶的污染,这些被污染的气溶胶到处漂浮,又可导致监护室物体表面的污染,因此监护室气管切开患者的痰液是造成监护室感染的重要原因,因为气管切开的患者咳嗽时,痰液从套管口中喷溅到空气中,有时还会喷射到医护人员身上,这些痰液的微粒悬浮在空气中,形成微生物粒子的胶体系统,不断与周围空气混合并向周围空间运行,播散到一切空气可以到达的环境。而这些被微生物污染了的微粒子遇到风、震动或各种机械力都可再扬起,产生再生气溶胶、再悬浮不停的传播。监测证实,患者咳痰 30 分钟后其周围的物品都会被污染,空气监测细菌超标,形成严重污染源,经培养分离的细菌与患者痰液的细菌一致,由此可能造成监护室的医院感染的发生甚至暴发流行。

(4)医源性气溶胶传播:在医院内,某些呼吸治疗装置如湿化器或雾化器、微生物实验室操作及空调系统等也可以产生微生物气溶胶,引起患者感染,称为医源性气溶胶传播,可认为是一种特殊类型的空气传播。①吸入治疗装置:日常使用的气体湿化器及雾化器(气溶胶发生器),能产生粒径<5 μm,多数为1~2 μm的雾粒,这种粒子吸入后能穿透至下呼吸道;由于雾化液常受到微生物的污染,主要为某些革兰阴性杆菌,如铜绿假单胞菌及其他假单胞菌、不动杆菌、沙雷菌、

克雷伯菌等,这些细菌能在水中长期存活,有的还能繁殖,因此如果吸入治疗装置使用前未经消毒或使用未经灭菌的水而被细菌污染,可造成病室空气污染,甚至导致院内交叉感染暴发。②实验室气溶胶:在医院微生物实验室中,常规的各种操作都可能产生微生物气溶胶,导致工作人员受染。例如,在匀浆、离心、混合和振荡中,可有很多细菌播撒出来,在吸管、针筒的使用中,由于吸入、吹气或推动,也会有气溶胶产生。有人用高速摄影法观察,吸管末端吹出的气泡破裂时可产生粒径<10 μm 的颗粒 1 500 多个,随之蒸发形成感染性飞沫核。实验室感染事件时有发生,最严重的一次实验室气溶胶感染事故,是 1961 年在莫斯科的一家研究所发生的。实验人员从流行性出血热疫区捕捉到一些野鼠带回实验室,由于疏忽,这些野鼠被放在了室内暴露的场所。不久实验室相继有 63 人出现发热症状,开始被误诊为流感,1 周内又增加了 30 人,才开始怀疑到是流行性出血热。本次事故被认为是野鼠身上带有的出血热病毒以气溶胶的形式污染了空气所致。因此实验室的生物安全管理必须引起高度重视,实验室工作人员也需要做好个人防护,以防止气溶胶吸入。③空调系统的空气传播:1977 年 1 月美国首次报告证明,1976 年 7 月于费城某旅馆退伍军人协会年会中发生的军团菌肺炎暴发,是由于污染的空气经空调系统传播。此后一些医院中,也有类似的病例发生。军团菌广泛存在于自然界水和土壤中,在自来水中可生存 1 年以上,吸入被污染的水的气溶胶是最重要的传播途径。人们感染军团菌的渠道多种多样,尤其夏季到来后,空调的制冷装置成为军团菌滋生的温床。军团菌经由空调系统播散至室内,浮游在空气中,人们吸入被污染的空气就会引起感染。感染后先是出现发热、四肢无力、肌肉疼痛,头晕等症状,之后引起肺炎、内脏病变,严重的有生命危险。因此要有效预防军团菌引起的院内感染,就应该对医院的中央空调进行定期清洗和消毒,尽量减少军团菌的生长繁殖,并将军团菌检测作为常规监测项目。

国内外调查表明,病原体经空气传播是医院感染的主要途径之一。如流行性感冒病毒通过空气飞沫可在全病区传播;水痘病毒可使婴儿室或儿科病房发生水痘暴发;铜绿假单胞菌和金黄色葡萄球菌也可通过尘埃或空气污染伤口。金黄色葡萄球菌带菌者的鼻腔或人体皮肤湿润部位如会阴部、肛周、腋下、脐部等均可有此菌。人每天总有皮肤鳞屑脱落,带有金黄色葡萄球菌的皮肤鳞屑粒子可在空气中悬浮一定时间(数小时至数天)。此种皮肤鳞屑被人吸入后在鼻腔定植;如在手术室内其可直接降落于伤口表面,引起感染。现代外科手术因高度重视无菌操作,接触传播得到了严格控制,但术后感染仍不断出现。1993 年健康报报道,沈阳市妇婴医院,由于一产妇感染柯萨奇 B 族病毒,通过飞沫传播,导致新生儿医院感染暴发,在 224 名新生儿中发生感染者44 名,死亡 13 人。在加拿大多伦多医院由 Norwalk 样病毒飞沫传播引起急性胃肠炎暴发,4 天内竟有 500 多名工作人员和 49 名患者感染(Sawyer 报告)。经调查认为感染的发生很可能是由于患者剧烈的呕吐、腹泻,使病毒粒子污染空气,当被其他人吸入或咽下时就会引起发病。因此应严格按照医院隔离技术规范,根据不同病原菌的特点及其传播途径采取相应的隔离措施。

2.接触传播

接触传播是医院内病原微生物从一个人传给其他人最常见的方式,分为直接接触传播和间接接触传播。

(1)直接接触传播:是指病原体在没有外界传播媒介的参与下,直接从感染源传播给易感者。在一个病床拥挤的室内,患者的日常生活及医疗护理中,直接接触是经常发生的。病室内如有感染者,例如皮肤或伤口化脓性感染、甲型肝炎、感染性腹泻或鼠伤寒沙门菌感染等,在患者间常常可经直接接触而引起交叉感染。母婴之间可由直接接触而传播疱疹病毒、沙眼衣原体、淋球菌或链球菌等。患者的一些自身感染也可认为是通过自身接触使病原菌从已感染的伤口传递至其他伤口,从而引起其他部位的感染。粪便中的革兰阴性杆菌可通过手的"自身接种"传递至鼻咽部或伤口而引起感染。

(2)间接接触传播:其常见的方式为病原体从感染源污染医护人员手、医护用品或设备、病室内物品(如床单、食具、便器等),再感染其他患者。在这种传播中,医护人员的手起着重要媒介作用。手因工作关系可能经常接触患者的传染性物质及其污染的物品,很容易再将病原体传递给其他物品、患者或医护人员。

医院内医护人员手及病室内物品的污染率很高。某医院一烧伤病房内,医护人员的手携带铜绿假单胞菌者为25.9%,大肠埃希菌者为22.2%,金黄色葡萄球菌者为14.8%。各种常用物品上铜绿假单胞菌的检出率:床上物品为24.4%,医护用品为10.5%,洗手槽水龙头为8.8%,床边水瓶塞为26%,室内地板为25.2%,拖把及抹布为69.2%。这些被病原微生物污染的物品大多是患者、医护人员或者陪护人员经常接触的,如果不注意手卫生,则这些微生物很容易在医护人员、陪护人员及患者之间传播。现在常发生的导尿管相关尿路感染、手术切口感染、新生儿皮肤感染等,手是最重要的传播媒介。接触传播也使医护人员受感染的机会增加。某地调查发现医院医护人员感染病毒性肝炎的机会相当于非医护人员的3.47倍。因此可以说做好手卫生是切断接触传播、控制医院感染发生最有效的措施,而且简便、易行。

3.共同媒介物传播

医院中血液、血液制品、药物及各种制剂、医疗设备、水、食物等均为患者共用或常用,因其受到病原体污染引起医院感染,称为共同媒介物传播。这种传播中最常见的有以下几种。

(1)经水传播:水一直是卫生保健相关感染的宿主和传染来源。医院重要的水宿主包括饮用水、水池、水龙头、淋浴、透析液、冰和冰箱、洗眼装置和牙科用水等,医院供水系统的水源有可能受粪便及污水的污染,未经严格消毒即供饮用,或用来洗涤食具等,常可引起医院感染的暴发。同水宿主相关最常见的病原体包括革兰阴性杆菌(尤其是铜绿假单胞菌)、军团菌、非结核分枝杆菌等。饮用水被认为是许多感染暴发的感染源,最常见的是设备用饮用水冲洗,可造成设备污染及随后的院内感染。医院内经水传播而致伤寒、细菌性痢疾、病毒性腹泻等暴发在国内已有多次报告。

(2)经食物传播:是由食物的原料、加工、储运等任何环节受污染所致。常见有医院内细菌性食物中毒、菌痢、沙门菌病和病毒性肝炎等的暴发。另外,食物中常可检出多种条件致病菌,如铜绿假单胞菌和大肠埃希菌等。这些细菌随食物进入患者体内,在肠道存活,当机体免疫功能低下时可发生自身感染。

(3)输液、输血制品:包括血液、血制品、生物制品,静脉输液,高能营养液及输液器、注射器等,这些产品可在生产过程和使用中受到病原体污染,多数细菌可在溶液中生长繁殖,使用后可致医院感染的暴发或流行。这类感染危险度高,发病快,严重者可致患者败血症而死亡,临床上应引起高度重视。常引起感染的病原微生物有肝炎病毒、巨细胞病毒、人类免疫缺陷病毒、真菌、假单胞菌和部分革兰阴性杆菌,还可引起患者热原反应。既往我国输血后乙型肝炎感染率约10%,近年来由于采取措施,情况有所好转。但输血后发生丙型肝炎事例则屡有发生,应引起注意。国外血液制品的危险性已被人共知,曾多次从进口血液制品中检出艾滋病病毒抗原。因此,凡未经检验的血液制品不得使用。1976年美国发生一次由输液制品污染引起的全国性菌血症暴发。由于输液制剂消毒不合格,国内也曾发生多起菌血症暴发。国内已广泛应用静脉高能营养液。国外曾因白色念珠菌污染而有15％的使用者中发生致命性感染(该菌可在此液中增殖)。

(4)药品和药液:在生产和配制过程中的操作失误而造成污染,或者在使用药品时发生污染,均可导致医院感染的发生。医院中各种口服液及外用药液中常可检出铜绿假单胞菌、克雷伯菌、大肠埃希菌、沙雷菌、不动杆菌等条件致病菌。某些动物性药品,例如从甲状腺粉剂中曾检出沙门菌,并引起感染。也有人报告泌尿科氯己定冲洗液中有假单胞杆菌污染,导致患者发生尿道感染。国外有报道一起由腹膜透析液被污染所导致的细菌性腹膜炎的暴发。

(5)各种诊疗仪器和设备:随着医学科技的迅速发展,各种侵入性诊疗设备不断增多,如呼吸治疗装置、牙科器械、各种内镜、血液透析装置、麻醉机、各种导管插管、各种吸入吸引装置和手术植入器材等,随之带来的消毒、灭菌问题也日渐凸显。有的设备因结构复杂或管道细长、不耐热力、管道内的污染物(血液、黏液)不易清除、内镜与诊疗人次不相适应等问题,常常消毒不彻底而存在污染。有的在使用过程中,常被各种用液污染,如冲洗液、雾化液、透析用液、器械浸泡液等,所造成的医院感染报道并不鲜见。据统计由器械装置引起的医院感染事例中,导尿管引起的占26％,血液透析装置占19％,呼吸治疗设备占11％之多。

内镜是医疗设备中与医源性感染暴发和隐形感染有关的代表之一。可曲性内镜内腔细长狭窄、交叉接合、弯曲角度大、有弹簧和阀门、盲性末端、材料有吸附性、有双层表面等,这些特点给低温杀菌和高效消毒带来了新的挑战。自1990年以来,报道了多起支气管镜和胃肠内镜感染暴发和隐性感染。同支气管镜相关感染暴发有关的常见病原体是结核分枝杆菌,隐性感染常涉及非结核分枝杆菌,或其他水源性环境微生物,如军团菌属和铜绿假单胞菌。与胃肠道内镜相关感染暴发的常见病原体以往是沙门菌属,现在常见为乙型肝炎病毒和铜绿假单胞菌。另外,通过病房中空调系统而引起军团感染,国内外均有报告。

(6)一次性使用的医疗用品:随着一次性医疗卫生用品的增多和广泛使用,对其生产、消毒、灭菌、贮存、运输、使用等也提出了新的要求,但因管理不善或使用不当造成医院感染暴发的事例,国内外均有报道。尤其是进入人体无菌组织或接触有创皮肤和黏膜的一次性灭菌用品,包括人工植入物,如果受到污染,极易导致严重的医院感染,甚至造成治疗的失败、患者的死亡。因此医院感染管理应督导一次性医疗用品的使用、毁型、收集、暂存、登记、转运等情况,发现不合格现象与科室经济收入挂钩从而更加规范一次性医疗用品的使用,确保医疗安全。

4.生物媒介传播

在医院感染中虽非主要,但在一些虫媒传染病流行区内,医院若无灭虫、灭鼠等措施时,则一些疾病也可在病房中传播,如流行性乙型脑炎、疟疾、流行性出血热、流行性斑疹伤寒等。蝇及蟑螂等媒介,属于机械性传播,在医院内的密度很高,传染食品后(主要为革兰阴性杆菌),也能引起肠道传染病及感染性腹泻的发生,尤其是抵抗力低下的患者易发生感染。此外,苍蝇也能使暴露伤口、注射器械、药液等受到污染,引起条件致病菌的感染。

(三)易感人群

病原体传播到宿主之后,并不总是引起感染。它取决于病原体的致病因素与宿主的一些因素。影响宿主的易感因素,主要是病原体的定植部位和宿主机体防御功能。人群作为一个整体对传染病的易感程度称为人群易感性。人群易感性的高低取决于该人群中易感个体所占的比例。与之相对应的是群体免疫力,即人群对于传染病的侵入和传播的抵抗力。

1.影响人群易感性升高的主要因素

(1)新生儿增加:出生后 6 个月以上的婴儿,其源自母体的抗体逐渐消失,而获得性免疫尚未形成,缺乏特异性免疫,因此对许多传染病易感。

(2)易感人口迁入:流行区的居民因隐性或显性感染而获得免疫力。但一旦大量缺乏相应免疫力的非流行区居民进入,则会使流行区人群的易感性增高。

(3)免疫人口免疫力自然消退:当人群的病后免疫或人工免疫水平随时间逐渐消退时,人群的易感性升高。

(4)免疫人口死亡:免疫人口的死亡可相应地使人群易感性增高。

2.影响人群易感性降低的主要因素

(1)计划免疫:预防接种可提高人群对传染病的特异性免疫力,是降低人群易感性的重要措施,预防接种必须按程序规范实施。

(2)传染病流行:一次传染病流行后,总有相当部分人因发病或隐性感染而获得免疫,这种免疫力可以是持续较短时间,也可以是终身免疫,因病种而不同。

3.人体对感染的防御功能

人体对感染的防御功能,可分为特异性的和非特异性的两类。特异性防御功能是机体同抗原物质相互作用的结果,具有特异性,有自动免疫和被动免疫两种,对传染病病原体的预防作用具有重要意义。因为大多数条件致病微生物对人的免疫原性较一般病原体低,其刺激机体产生特异性免疫力的程度较差。非特异性防御功能主要为人体的屏障结构,体液中的多种非特异性杀菌或抑菌物质,机体吞噬细胞系统对微生物的吞噬或杀灭,人体皮肤、黏膜上正常菌群对侵入微生物的拮抗作用等。非特异性防御功能对各种条件致病微生物的侵袭或感染的防御具有重要意义。例如完整的皮肤、黏膜是人体防御病菌侵入的重要屏障,大多数条件致病微生物是不会侵入正常皮肤和黏膜的。人体呼吸道也有防御细菌侵袭的屏障结构,如鼻腔弯道及鼻毛可阻挡吸入的大的带菌颗粒;上呼吸道黏膜的纤毛及黏液对吸入带菌颗粒起到捕捉与排菌作用;粒径小的颗粒虽可深透至下呼吸道,但也会受到黏膜分泌物的抑菌及巨噬细胞的吞噬。人体消化道的胃酸,对肠道细菌的侵入起到重要屏障作用。

4.医院感染的人群易感性

住院患者有下述情况者,对医院感染更为易感。

(1)所患疾病严重影响或损伤机体免疫功能者:如患恶性肿瘤、糖尿病、慢性肾病、肝病、各种造血系统疾病等,这些疾病严重影响人体的细胞免疫和体液免疫,使患者对病原微生物易感。

(2)老年及婴幼儿患者:因婴幼儿的免疫功能尚未发育成熟,而老年人的生理防御功能逐渐减退,机体抵抗力下降,从而对病原微生物易感。

(3)接受各种免疫抑制疗法者:如抗癌药物、皮质激素及放疗和化疗等。

(4)长期使用抗菌药物者:尤其是长期使用广谱抗菌药物者,体内细菌可产生广泛耐药性,并且患者容易发生菌群失调或二重感染。

(5)接受各种损伤性(侵入性)诊断、治疗器械或损伤者:这类介入性操作具有直接损伤机体皮肤和黏膜屏障的作用,使得某些定植在人体的条件致病菌直接侵入而引起感染。

(6)营养不良者:容易减弱机体的抗病能力,从而易发生医院感染。

(7)手术时间长者:随着手术时间的延长,手术切口部位组织受损加重,局部和全身抵抗力下降,手术切口污染的细菌数量相对增多,造成患者对病原体的易感。据文献报道手术患者医院感染的发生率与手术时间延长有关。

(8)住院时间较长者:据文献报道,医院感染的发病率,常随患者住院时间的延长而增多。

三、内源性医院感染

内源性感染是指引起感染的病因菌来自患者本身,而不是来自医院内周围环境,不是来自其他患者或医护人员的所谓交叉感染,这类感染虽然经医护人员与患者的不懈努力也不可能消灭,但却可有效减少。目前医院感染病原体来源的特点是:由外源性转变到内源性,后者约占医院感染病例的 70%。许多研究结果表明,内源性感染在医院感染的研究中占有重要地位,特别是近年来随着肠道细菌移位的研究进展,体内肠源性医院感染正备受关注。

(一)内源性感染的微生态学原理

传统的生物病因论认为感染是由致病性微生物引起的,而微生态学则认为内源性感染是机体受失血性休克、创伤、免疫功能低下、不合理使用抗菌药物、应激损伤等促使细菌易位的临床因素影响下,正常微生物群定位转移的结果。引起感染的微生物不一定是致病菌或病原体,而是正常微生物群易位或易主的结果。其中的肠道正常菌群易位引起感染已引起了广泛的关注。肠道易位的细菌主要为兼性厌氧菌,其中革兰阴性杆菌占了很大一部分。通常易位的细菌与其在肠道中的数量密切相关,细菌数量越多,发生易位的可能性越大,但在正常人群,肠道内数量上占优势的专性厌氧菌如双歧杆菌并不发生易位。肠道细菌易位的主要原因有肠道内菌群失调,肠黏膜屏障通透性增加和宿主免疫功能下降,比如出血性休克、烧伤、外伤、肠道缺血、急性胰腺炎、严重感染、急性肝衰竭及肝硬化等均可导致细菌易位。各种原因尤其在抗菌药物治疗期间引起的肠道菌群失调,均可导致细菌易位扩散,如甲硝唑可显著增加肠道大肠埃希菌易位到局部淋巴结的发生率,引起肠道外的感染(脓毒血症、肺部感染、腹腔感染等);动物实验发现在肠道缺血再灌注时经常发生细菌易位,发生肠道易位的细菌数量依次为大肠埃希菌、变形杆菌、凝固酶阴性葡萄球菌和肠球菌。

临床研究发现,许多患者虽有菌血症、脓毒血症、全身炎症反应综合征或多器官功能不全综合征(MODS)等,但没有明确的感染灶。我们推测,肠道细菌和各种毒素易位可能参与其感染的形成和发展。传统的感染性疾病认知模式是基于病原学的模式来研究人为什么会感染、感染的表现、发展及预后。但是实验证明病原体的暴露可能造成感染也可能不导致感染,而感染也不一定导致疾病。微生态学认为人体及动物宿主携带有大量的正常微生物群,在正常情况下,分布在消化道、呼吸道、泌尿生殖道及皮肤这些特定部位的正常微生物群形成机体的生物屏障,对外袭性致病性微生物起拮抗作用。

(二)感染源

一般常见的医院感染(尿路感染、下呼吸道感染、手术切口感染、皮肤软组织感染以及感染性腹泻等),其病原菌多为条件致病微生物,在一定条件下,可引起自身感染,即内源性感染,也可成为播菌者,这是医院感染中的一个特点。实际上这种引起感染的微生物,有的是人体正常菌群,如在肠道、上呼吸道等处寄居或定植的细菌,有的是正在身体其他部位引起感染的微生物,而有的是入院后从医院外环境中而来的条件致病菌,可在人体定植,一般并不引起临床症状,一旦机体抵抗力降低或有经由该部位的侵入性操作(如经呼吸道、尿道或中心静脉插管,气管切开或手术等),则可发生感染。一些研究表明大多数患者感染发生前,在感染部位或其邻近已有相应的感染菌定植。例如,由铜绿假单胞菌引起的肛门蜂窝织炎和菌血症,该菌已先后在肛门周围定植;克雷伯菌肺炎发生时,在患者咽部常先有该菌定植;口腔有白色念珠菌重度定植者,以后发生念珠菌性咽炎或食管炎的概率也较高。因此对一些重症或免疫功能缺损的患者、进行监测性细菌学检查,及时了解其体内定植菌种类及耐药情况,对控制医院感染有一定意义。

(三)感染途径

内源性医院感染的机制比较复杂,其感染途径尚不十分清晰,但目前存在这样的几种学说。

1.原位菌群失调

也称菌群紊乱,即原位菌群失调是指正常菌群虽仍生活在原来部位,亦无外来菌入侵,但发生了数量或种类结构上的变化,即出现了偏离正常生理组合的生态学现象。根据失调程度不同,原位菌群失调可分为三度。

(1)一度失调:在外环境因素、宿主患病或所采取的医疗措施(如使用抗菌药物或化学药物治疗)的作用下,一部分细菌受到了抑制,而另一部分细菌却得到了过度生长的机会,造成某些部位正常菌群的结构和数量发生暂时性的变动,即为一度失调。失调的因素被消除后,正常菌群可自然恢复,临床上称这为可逆性失调。

(2)二度失调:正常菌群的结构、比例失调呈相持状态;菌群内由生理波动转变为病理波动。去除失调因素后菌群仍处于失调状态,不易恢复,即具有不可逆性,多表现为慢性腹泻(肠炎)、肠功能紊乱及慢性咽喉炎、口腔炎、阴道炎等,临床常称为比例失调。

(3)三度失调:亦称菌群交替症或二重感染,是较严重的菌群失调症。原正常菌群大部被抑制,只有少数菌种占决定性优势。发生三度失调的原因常为广谱抗菌药物的大量应用使大部分正常菌群消失,而代之以过路菌或外袭菌,并大量繁殖而成为该部位的优势菌。三度失调表现为急性重病症状,如难辨梭菌引起的伪膜性肠炎。白色念珠菌、铜绿假单胞菌和葡萄球菌等都可能成为三度失调的优势菌。

2.移位菌群失调

在医院中更严重的是移位菌群失调,也称为定位转移或易位。即正常菌群由原籍生活环境转移到外籍生活环境或本来无菌的部位定植或定居,如大肠中的大肠埃希菌、铜绿假单胞菌转移到呼吸道或泌尿道定居。其原因多为不适当地使用抗菌药物,即该部位的正常菌群被抗菌药物抑制或消灭,从而为外来菌或过路菌提供了生存的空间和定植的条件,包括横向转移和纵向转移两种形式。

(1)横向转移:如下消化道向上消化道转移,上呼吸道向下呼吸道转移。

(2)纵向转移。正常菌群是分层次的转移,由表浅向纵深转移或由深部向表浅的转移。纵向转移又分为4个层次。①体表部位:微生物在皮肤、口腔、鼻咽、呼吸道、小肠、大肠及阴道黏膜上异常繁殖,发生菌群失调,临床可无症状及体征。②上皮细胞:微生物在上述部位的上皮细胞表面异常繁殖,呈现明显菌群失调,临床可出现卡他症状或炎症。③淋巴组织:微生物侵入深部淋巴组织,如胸腺、淋巴结、二次性淋巴发生中心、骨髓、肝及脾等,临床表现为胸腺、淋巴结大,白细胞增多,或肝、脾大。④网状内皮系统:微生物侵犯关节、胸膜、心包膜、腹膜、脑膜、血管内皮等,临床表现为关节炎、胸膜炎、心包炎、脑膜炎等。

3.血行易位

正常菌群在一定诱因条件下,迁移到远隔的组织或脏器,形成病灶而引起的感染。血行易位可分为血管内易位和组织脏器易位。血管内易位是血行易位的一种特殊形式,它可发生在微生物定位转移之前或之后。菌血症是最常见的,多数为一过性,因而常易被忽略。脓毒败血症是正常菌群通过血行易位转移到其他部位引起严重感染,然后再由感染部位重新进入血行,引起另外部位的感染,如此反复,所以病情一般较为凶险。组织器官易位即远隔脏器转移,是正常菌群通过血行转移到其他脏器或组织,如脑、肝、肾、肺、腹腔、盆腔等处发生的脓肿,多与脓毒败血症同时或连续发生。

内源性医院感染的传播最常见的直接诱因是外科手术、插管、内镜、血液透析、各种注射等外部侵入性诊疗操作;间接诱因是使用免疫抑制药、放疗、慢性疾病、衰老、大面积烧伤及早产儿等所致免疫力不全或下降;抗菌药物不合理应用使耐药菌株过度生长,造成原位菌群失调也可以使耐药优势菌群得到传播。

(四)易感部位

内源性医院感染的发生与易感部位的性质和状态有非常密切关系。易感部位分为有菌部位和无菌部位。

1.有菌部位

一般为人体的正常储菌库,正常微生态环境能够阻挡外来细菌的定植。当这种平衡或定植抵抗力被破坏,依据破坏的程度就会造成外来菌的不同感染。破坏定植抵抗力最危险的因素就是抗菌药物,其次为各种疾病的状态。

2.无菌部位

主要是指人体内的无菌组织和脏器。一般情况下不易发生感染。但在局部或全身抵抗力低下时,有可能成为易感部位,如局部穿刺、介入治疗、大量使用糖皮质激素、放疗和免疫力低下的疾病,是其常见诱因。

目前抗菌药物普遍应用、微生态失调、细菌耐药性的产生日益成为全球性的公共卫生问题,要想有效地防治医院感染,必须要掌握医院感染的各类病原微生物特点及感染传播的过程,从感染发生、发展的多个环节上寻找预防、控制及治疗感染的方法。

(唐科毅)

第四节　医院感染与护理管理

护理工作在医院感染管理中具有本身的特殊性和重要性。国内外调查结果显示,医院感染中有30%～50%与不恰当的护理操作及护理管理有关。因此,加强研究护理程序、护理技术和医院感染的发生规律,以及它们之间的相互关系,探索预防、控制感染的理论与方法,用有效的护理操作技术,最大限度地降低医院感染的发生率,是本节阐述的目的。

一、护理操作与防止感染的关系

护理管理是医院管理系统中的主要组成部分。在总系统的协调下,相关的护理部门运用科学的理论和方法,在医院内实行各种消毒灭菌和隔离措施。完善的护理管理机制通常以质量管理为核心,技术管理为重点,组织管理为保证。护理质量的核心则是医院感染控制的水平。在预防和控制医院感染的全过程中,护理指挥系统起着决定性的作用。护理人员及护理管理者,应该成为预防和控制医院感染的主力。

预防感染措施的执行常常首先涉及到护理人员。要做好任何实质性护理,都离不开消毒、灭菌和隔离技术,而且,一般来说,护理人员接受的控制感染的基本教育和训练比医师要多。在不少情况下,患者的一些病情变化首先发现的往往是护士。一旦发现患者有严重感染的危险时,当班护士有权对患者实行隔离。这种责任要求护士对一些疾病及其隔离的必要条件,必须有较全面的知识和理念,并要随着疾病谱的变化、疾病传播和流行的特点,制订出相应的隔离措施。比如,100多年前提出的"类目隔离"发展至今已有7种方法[严密隔离、呼吸道隔离、抗酸杆菌(AFB)隔离、接触隔离、肠道隔离、引流物-分泌物隔离、血液-体液隔离],以后又发展为以疾病为特点的隔离;20世纪80年代末期进一步提出全面血液和体液隔离,亦称屏障护理;90年代初发展为"体内物质隔离"。在此基础上于90年代中期形成了"普遍性预防措施",到了90年代后期又迅速地发展为今天的"标准预防"。

以最简单而常做的试体温为例来说,曾有报道,由于直肠体温表擦拭不净,消毒不彻底,造成新生儿沙门菌感染迅速扩散,6周内就有25例新生儿感染。经过实行隔离患儿、彻底消毒体温计和停止直肠测温(改用腋表)等综合管理和护理措施,感染才得以控制。

点眼药这一简单而常见的护理操作,亦可能造成眼部的严重感染。国外有报告说,因点眼药造成感染的发生率可高达44%。点眼药除可导致铜绿假单胞菌传播外,还会引起黄杆菌污染。曾有报道,给新生儿洗眼后发生脑膜炎;用无色杆菌污染的水洗眼和湿润暖箱造成6名早产婴儿死亡。

大量的事实充分说明,严格认真地执行消毒、灭菌、无菌操作和隔离技术,是预防医院感染的重要保证。护理人员既然是主力,在任何治疗和护理行动中都必须坚持这一观点。欧美各国多数医院管理机构都认为,没有预防感染的护士,就无法推动和贯彻防止医院感染的各种措施。因此,英国在1958年率先任命了医院感染监控护士。

随着人们对感染与护理关系的认识日益深入,各有关护理管理和护理教育部门相继把防止感染问题列入迫切的议事日程,作为护理质量控制的必要指标来抓。这既是摆在护理工作者面前的一个亟待解决的重要课题,也是全体护理人员的光荣任务和神圣职责。

综上所述,护理人员必然是医院感染管理中的主力。香港的有关机构总结了感染监控工作的经验与教训,认为一个合格的感染监控护士,应该扮演着多种重要角色:专职者(掌握病原体特征及其传播途径,并有针对性地加以有效预防和控制)、执行者(理论与实际并重,不仅掌握清洁、消毒、灭菌理论与方法,并能付诸实践,严格地执行无菌操作技术与隔离方法,有效地控制医院感染的发生)、监察者(督促全院医护人员行动一致,互相提醒)、教育者(指导卫生员、护工及探访者等非专业人员,普及有关疾病传播和预防交叉感染等知识)、发现者(高度警惕、密切观察,及时发现感染者及引起感染的潜在危险因素,并尽快予以控制)、研究者(研究医院感染的发生、发展规律,探讨针对感染的预防控制措施)和保护者(既是患者健康的保护神,又必须保护工作人员免受感染)。集7个角色于一身,这充分说明监控护士的重要作用,同时也描绘出监控护士所担负的职责与任务的份量。

二、加强护理管理与减少医院感染

按国务院卫生行政部门1988年建立健全医院感染管理组织的文件精神,护理部主任(或总护士长)必须是医院感染管理委员会的主要成员之一,积极参加该委员会的组织、管理、计划和决策等各项重要活动。护理部必须将感染管理委员会的各项计划、决策列为本部门的日常基础工作，并及时付诸实施和督促执行。护理部有责任教育广大护理人员提高对医院感染危害的认识，贯彻消毒、灭菌、隔离和合理使用抗生素等各项预防措施，并担负起有关防止感染的组织、领导、培训、考核、评价、科研和调查等工作。如有必要，护理系统应该主动和独立地制订出行之有效的预防措施，并建立严格的控制感染管理制度，层层落实把关，从而最大限度地避免因护理管理失误而引发医院感染。

（一）加强组织领导与健全监督检查

医院的感染管理是一个复杂的系统工程，护理管理则是该系统的重要子系统，它的运行状况会直接影响整个医院感染管理的质量与水平。为了实现预防和控制医院感染这个大目标，必须建立健全组织，并实施科学而有效的管理。护理部要在医院感染管理委员会的指导下，组织本系统中有关人员成立预防医院感染的"消毒隔离管理小组"，由护理部主任或副主任（或总护士长）担任组长，成员应包括部分科护士长和病房护士长。组成感染管理的护理指挥系统，负责制订预防医院感染的近期和远期计划，并提出相应的具体要求，明确职责与任务。无论近期或远期计划均应从实际出发，并有一定群众基础，以利实施和执行。切实可行的预防感染计划是严格护理管理的关键一步。它既是护理质量评定的标准和检查、考核、评比的依据，又是防止感染发生的保障。

护理指挥系统应当充分发挥它的组织作用，以及计划、处理和控制医院感染的职能，通过计划安排、定期检测、随时抽查或深入第一线等途径，了解情况，以此衡量和评定各科室的护理管理现状和质量，并根据所获得的各方面的信息及时处理存在的问题，或作出相应的调整，使医院感染的各项预防措施持续处于良好的运行状态。这个系统必须使组织中的成员都能发挥他们的聪明才智，为实现组织目标而共同努力奋斗，用有限的资源达到最大的预防控制感染的效果。

感染管理的护理系统还应对全院护理人员进行消毒、灭菌、无菌操作和隔离技术的教育，进行合理使用抗菌药物、正确配制和选择合适溶酶、观察用药后的反应，以及各种标本的正确留取及运送等有关预防感染的培训，并根据实际需要及时实施考核、检查、纠错等工作。要定期进行无菌操作的达标率和消毒灭菌合格率等的统计，了解护理人员被利器刺伤甚或遭受感染的情况，以及住院患者的感染发生率等，分析原因，及时向有关部门提出警示并做好宣传教育工作等。它还必须建立感染发生的报告制度，除法定传染病按规定报告外，其他医院感染均应由各病区护士长（或监控护士）上报护理部及医院感染管理专职人员，特别是发生多种耐药菌株，如 MRSA（耐甲氧西林的金黄色葡萄球菌）、VRSA（耐万古霉素的金黄色葡萄球菌）、VRE（耐万古霉素肠球菌）等感染；输血和输液反应及输血后肝炎等需要立即报告，同时应实施有效的相应隔离。一旦发生感染暴发流行，护理部的主管者应迅速到达发病现场进行调查，获得第一手资料，并同医院感染管理专职人员一起探讨原因，采取相应的对策，以及改进消毒灭菌方法和隔离措施。

在医院感染暴发流行时，必须及时调整预防感染的计划。这时感染管理的惯性运行应过渡到调度运行或控制运行状态。但是，全院统一的清洁卫生、消毒隔离、监测检查和无菌操作等各种规章制度应保持相对稳定，这一点正是制度与计划的不同之处。切实可行的计划与严格的管理制度不但可提高质量和效率，而且是使整个护理工作处于良好状态的保证。此外，护理系统还应制订统一的消毒隔离、无菌操作等护理质量检查标准和具体要求，如对肌内注射、静脉注射、留置针、呼吸机的应用、留置导尿管等操作规定统一的操作程序及质量标准，并要根据标准进行训练和强化要求，使具体操作规范化和质量标准化。每季度应进行抽查，以切实达到预防医院感染的目的。

（二）改善建筑布局与增添必要设备

医院感染管理工作的好坏与医院重点部门的建筑布局和设备的关系比较密切，所以在条件允许的情况下应根据需要适当改造或改建不适于预防感染的旧建筑，增添必要的专用设备。例如，在无菌手术室和大面积烧伤病房及大剂量化疗、骨髓移植病房端安装空气净化装置；医院中心供应室三区（清洁区、准清洁区与污染区）划分清楚，区与区之间有实际屏障，人流、物流由污到洁，保证不逆行，清洗污染物品逐步由手工操作过渡到机械化操作，使之达到保证清洗干净又不污染或损伤操作者；淘汰不合格的压力蒸汽灭菌器，应用预真空压力蒸汽灭菌器，保证灭菌质量；根据医院功能及灭菌要求，考虑购置环氧乙烷灭菌器，以保证畏热、怕湿仪器的灭菌质量；增加基础医疗设备，如持物钳、器械罐、剪刀、镊等基础器械的备份，以保证有充足的灭菌及周转时间，确保医疗安全。在供应室的三区内部设有足够的洗手池及清洁干燥的肥皂与毛巾，以保证工作人员及时洗手。在重点病房及注射室、ICU、儿科病房等部门的进出口旁安装洗手池，脚踏式的开关，以保证医护人员在护理患者前后，能充分地洗手而防止交叉感染。在综合医院设立传染病房时，应建立独立的护理单元，并按传染病医院要求合理布局，按传染病管理法严格管理；严格区分清洁区，准清洁区和污染区，以及加强污物、污水的无害化处理。

（三）加强教育培训与提高人员素质

提高工作质量的原动力来自教育。不断进行针对性的教育与专业培训是搞好医院感染管理的基础。因此，护理部必须从教育入手，与感染管理专职人员密切配合，根据当时的具体情况，对各级人员进行消毒、隔离技术等的培训。只有人人都了解预防医院感染的意义、具体要求和实施方法，才能使预防感染的各项计划和措施变为群众的愿望和行动，才能切实控制或防止感染的发生。

对于从事医院感染管理人员的知识结构的要求主要有两方面：其一是严密的消毒、隔离、无菌操作及其他预防或控制措施的技术方法，以及合理使用抗生素等，这可按照一定的规章制度，通过严格的专业培训来实现；其二是有关的微生物学、卫生学、流行病学等基础知识，这需要加强经常性的学习，不断拓宽知识面才能达到。其中尤其重要的是提高工作人员的专业素质，使他们掌握并熟知各种感染性疾病的先兆特征及其潜伏期，早期预测和推断交叉感染发生的可能性，并采取相应的措施。早期识别对防止感染的发生最为有效，因为患者最具有传染性威胁的时间往往是患病的最初阶段，如果能及早采取必要的措施，就能迅速控制疾病传播，收到事半功倍的效果。否则，一旦感染扩散开来，就会出现不可收拾的局面。从这个意义上来讲，医院感染预防和管理教育的对象应该不仅仅限于传染科的医护人员，而是医院的全体，只是教育的内容和程度有所选择和区别。

定期进行在职教育或轮训和考评，是促进护理常规落实的好办法。值得一提的是，实践已反复证明，有关护士长和监控护士的思想作风、业务技术和组织管理能力与医院感染的发生率有密切关系，因此医院感染的管理机构和护理指挥系统必须紧紧抓住对护理人员的教育。通常，可以通过有计划的专业培训、参观学习、经验交流及定期举办专题讨论会等形式来提高其的业务素质和管理水平。护士长和监控护士应该善于利用组织查房、消毒和隔离操作、小讲课、定期考评等途径来指导所属护理人员的工作，从而保证医院感染预防和管理的质量。对于各级护理人员（特别是新调入的）除培养护理人员严格执行各项消毒隔离制度的习惯外，还必须加强个人卫生管理。如保持工作服、工作帽、口罩及各种器具等清洁和合理使用等。

2000 年国务院卫生行政部门下发的医院感染管理规范中也明确地规定,各级人员均要有计划地参加医院感染专业和职业道德的培训,新调入人员不少于 3 个学时、一般工作人员每年不少于 6 个学时、专职人员每年不少于 15 个学时的培训。

(四)强化高危人群和重点部门的感染管理

医院是各种疾病患者聚集的地方,其免疫防御功能都存在不同程度的损伤或缺陷。同时,患者在住院期间又由于接受各种诊疗措施,如气管插管、动静脉插管、留置导尿管、手术、放疗、化疗、内镜检查和介入治疗等,进一步降低了他们的防御功能。加之医院病原菌种类繁多、人员密集,增加了患者的感染机会。因此,为了控制医院感染的发生,医护人员必须对人体的正常防御能力有一定的了解,还要熟悉降低或损伤宿主免疫功能的各种因素,以便采取相应措施,提高宿主的抵抗力。同时,还应对医院感染所涉及的各类微生物,对于常见致病菌、机会致病菌的种类、形态、耐药力、致病力及对药物的敏感性等应有一个清楚的认识,以便有针对性地对有传染性的患者进行有的放矢的隔离与治疗,对环境及医疗器械进行有效的消毒、灭菌,从而降低医院感染的发生率。

老年患者由于免疫功能低下,抗感染能力减弱,尤其是有疾病并处于卧床不起的老年人,由于呼吸系统的纤毛运动和清除功能下降,咳嗽反射减弱,导致防御机能失调,易发生坠积性肺炎。而且,这类患者的尿道多有细菌附着,导管中绿脓杆菌、大肠埃希菌、肠球菌分离率高,也可能成为医院感染的起因。对于抗菌药物的应用,无论用于治疗还是用于预防,均应持慎重态度,并坚持定期做感染菌株耐药性监测,以减少耐药菌株的产生。

对住院的老年患者必须特别加强生活护理,做好患者口腔和会阴的卫生。协助患者进行增加肺活量的训练,促进排痰和胃肠功能恢复。用于呼吸道诊疗的各种器械要做到严格消毒。工作人员在护理老年患者前后均应认真洗手,保持室内环境清洁、空气新鲜,严格探视制度及消毒隔离制度。

幼儿处于生长发育阶段,免疫系统发育尚不成熟,对微生物的易感染性较高,尤其是葡萄球菌、克雷伯菌、鼠伤寒沙门菌、致病性大肠埃希菌和柯萨奇病毒等,较易在新生儿室形成并暴发流行。因此,预防医院感染要针对小儿的特点,制订护理和管理计划。加强基础护理,注意小儿的皮肤清洁及饮食卫生,更主要的是从组织活动和环境改善方面进行考虑,除严格执行各种消毒、隔离的规章制度外,还要求工作人员上班前一定要做好个人卫生。进入新生儿室要换鞋,接触新生儿前一定要洗手,并做好对环境卫生的监测。工作人员出现传染性疾病时,应及时治疗、休息,传染期应调离新生儿室,以免发生交叉感染。

ICU(重症监护病房)是医院感染的高发区,患者的明显特点是病情危重而复杂。

(1)多数患者都是因其他危重疾病继发感染(包括耐药菌株的感染)后转入 ICU。

(2)各种类型休克、严重的多发性创伤、多脏器功能衰竭、大出血等患者,其身心和全身营养状况均较差,抗感染能力低。严重创伤、重大手术等常导致全身应激反应,进而出现抗细菌定植能力及免疫功能下降。

(3)多数患者较长时期使用各类抗菌药物,细菌的耐药性均较强。

(4)强化监护所使用的各种介入性监察、治疗,如机械通气、动脉测压、血液净化、静脉高营养、留置导尿管、胃肠引流等都可能为细菌侵入机体和正常菌群移位提供有利条件。

(5)患者自理能力缺乏或丧失,因而十分依赖护理人员,与护理人员频繁接触往往会增多发生交叉感染的机会。

为了做好 ICU 医院感染的预防工作,除从设计和设备上给予关注外,必须制订一系列防止感染的管理制度。此外,还应强调从业人员素质的提高,有高度责任心者才能做好 ICU 的工作,从而降低 ICU 患者医院感染的发生率。预防 ICU 医院感染的原则应是提倡非介入性监护方法,尽量减少介入性血流动力学监护的使用频率。对患者施行必要的保护性医疗措施,提高患者机体的抵抗力。特别应预防下述各类型感染。

1.预防下呼吸道感染

因为这类感染易于发生,而且对危重患者威胁较大。在具体实践中应认真做好以下各项。

(1)对昏迷及气管插管的患者,必须加强口腔护理。

(2)掌握正确的吸痰技术,以免损伤呼吸道黏膜及带入感染细菌。

(3)严格按 6 步洗手要求,应用流动水、脚踏式或感应式开关、一次性擦手纸巾,认真地洗手。根据需要定期或不定期进行手部细菌监测,切断通过手的传播途径。

(4)做好吸入性治疗器具的消毒,阻断吸入感染途径,如湿化瓶及导管要按照国务院卫生行政部门规范严格终末消毒,干燥保存,用时加无菌水,连续使用时每天更换无菌水;使用中的呼吸机管道系统应及时清除冷凝水,必要时定期或不定期更换、消毒。

(5)积极寻找有效手段,阻断患者的胃-口腔细菌逆向定植及误吸,不用 H_2 受体拮抗剂,慎用抗酸药,以免胃内 pH 升高,而细菌浓度增高,以致促成内源性感染的发生。可用硫糖铝保护胃黏膜,防止应激性溃疡;带有胃管的患者,应选择半卧位,并应保持胃肠通畅,若有胃液潴留,应及时吸引,防止胃液倒流而误吸;术后麻醉尚未恢复之前应使患者处于侧卧位,严格监护,若有痰液应及时吸出等措施防止误吸。

(6)做好病室的清洁卫生,及时消除积水和污物,铲除外环境生物储源,保持空气洁净及调节适宜的温湿度,定期清洗空调系统。

(7)加强基础护理,对患者进行有关预防下呼吸道感染的教育,指导患者进行深呼吸训练和有效咳嗽训练,鼓励患者活动,对不能自主活动的患者应协助其活动,定时翻身拍背,推广使用胸部物理治疗技术。

(8)监护室内尽量减少人员走动,隔离不必要人员入室,室内禁止养花,以防真菌感染。

(9)进入 ICU 的人员(包括探视人员)都要严格按制度更换清洁的外衣和鞋子,洗手,必要时戴口罩,严禁有呼吸道感染者入内。

(10)建立细菌监测、感染情况的登记上报制度,定期分析细菌的检出情况,对感染部位、菌种、菌型及耐药性、感染来源和传播途径,以及医护人员的带菌情况均应做好记录,以便制订针对性的控制措施。

2.防止血管相关性感染

危重患者往往需要进行介入性的监护、治疗或诊查,而作为医护人员必须贯彻世界卫生组织的安全注射的三条标准,即接受注射者安全、注射操作者安全、环境安全,还应特别注意下列各点。

(1)采用各种导管应有明确指征,总的讲要提倡非介入性方法,尽量减少介入性损伤。

(2)对患者实行保护性措施,提高其自身抵抗力,介入性操作容易破坏皮肤和黏膜屏障,能不用时应立即终止。

(3)置入时除了严格的无菌技术外,还应注意选择合适的导管,如口径相宜、质地柔软而光洁,以及熟练的穿刺、插管技术,从而避免发生血小板黏附及导管对腔壁的机械性损伤。

(4)加强插管部位的护理及监测,留置导管的时间不宜过长,导管入口部位保持清洁,可选用透明敷料,以便于随时监察,一旦发现局部感染或全身感染征象应立即拔除导管,并做相应的处理。

(5)搞好消毒、隔离,严格的洗手和无菌操作是预防介入性感染的最基本的重要措施。

(6)配制液体及高营养液时应在洁净环境中进行,配制抗癌药及抗菌药时应在生物洁净操作台上进行,确保患者、工作人员及环境安全。

(7)在介入性操作中使用的一次性医疗用品必须有合格证件,符合国务院卫生行政部门的有关要求,严防使用过期、无证产品,确保患者安全等。

3.ICU 患者感染

ICU 患者多为手术后带有切口,而本身的抵抗力又很弱,伤口愈合较慢,所以要求特别注意预防手术部位及切口感染。

(1)防止切口感染的最有效对策是严格的无菌操作,不用无抗菌能力的水冲洗切口,并对疑有感染的切口做好标本留取,及时送检。

(2)缩短患者在监护室滞留的时间。

(3)选用吸附性很强的伤口敷料,敷料一旦被液体渗透要立即更换,以杜绝细菌穿透并清除有利于细菌的渗液和避免皮肤浸渍。

(4)尽量采用封闭式重力引流。

(5)更换敷料前洗手,处理不同患者之间也要洗手,即使处理同一个患者不同部位的伤口之间也应清洁双手。

(6)保持 ICU 室内空气清洁,尽量减少人员流动,避免室内污染等。

三、护理人员感染的防护

医院的工作人员直接或间接与患者和传染性污物接触,可以从患者获得感染,也可以把所得的感染或携带的病原体传给患者,并能在患者及工作人员之间传播,甚至扩散到社会上去。因此,对工作人员进行感染管理,不仅关系到他们自身的健康,而且也有益于全院患者及其家属乃至社会。

在医院众多职工中,护理人员接触患者最多,每天需要处理各种各样的感染性体液和分泌物,可以说是处于各种病原菌包围之中,时刻受到感染的威胁,因此必须加强护理人员的自我防护与感染管理。

(一)加强对护理人员的感染管理

对护理人员感染的监测既是职业性健康服务和预防感染的重要环节,也是医院感染监控及管理系统中的重要组成部分。对护理人员应定期进行全面体格检查,建立健康状况档案,了解受感染的情况,以便采取针对性的预防措施。

在医院中许多科室和工作环节对职工具有较高的感染危险性,尤其是护理人员在调入或调离某一部门时,都应进行健康检查,查明有无感染,感染的性质,是否有免疫力等,并做好详细记录。在此基础上,进一步探讨这个部门的感染管理工作,明确改进目标,制订相应的预防感染措施。

(二)提高护理人员自我防护意识

护理人员在进行手术、注射、针刺、清洗器械等操作时,极易被锐利的器械刺伤。人体的皮肤黏膜稍有破损,在接触带病毒的血液、体液中就有被感染的危险性。国内有医院调查发现,外科及治疗室的护士在工作中约有 70% 被医疗器械损伤过,美国的一项调查报告表明,703 例的医护人员的感染与接触感染性的血液、体液有关,这其中有 95% 与利器刺伤相关。因此,处置血液和血液污染的器械时应戴手套或采用不直接接触的操作技术,谨慎地处理利器,严防利器刺伤,一旦被利器刺伤必须立即处理,挤血并冲洗伤口、清创、消毒、包扎、报告和记录、跟踪监测,尽量找到可能感染的病原种类证据,以便根据病原学的特点阻断感染。护理人员手上一旦出现伤口就不要再接触患者血液和体液。对于从事有可能被患者体液或血液溅入眼部及口腔黏膜内的操作者,应强调戴口罩及佩戴护目镜,在供应室的污染区还应佩带耳塞,穿防护衣、防护鞋等。在进行化学消毒时,应注意通风及戴手套,消毒器必须加盖,防止环境污染带来的危害。

(三)做好预防感染的宣传教育

护理人员在工作中双手极易被病原菌污染。有些护士往往只注意操作后洗手,而忽视了操作前同样需要洗手;有的护理人员本身就是病原携带者,或由于长期接触大量抗菌药物已经改变了鼻咽部的正常菌群,成为耐药细菌的储菌源。这些病原体可通过手或先污染环境和物品,继而导致患者感染。因此,护理人员必须养成良好的卫生习惯,尤其要强化洗手意识,对一切未经训练的新工作人员,应给予预防感染的基本操作技术培训,并结合各种形式(如板报、壁画、警示等)的宣传教育。

(四)强化预防感染的具体措施

患有传染性疾病的护理人员,为防止感染扩散,应在一定时期内调离直接治疗或护理患者的岗位,并在工作中做好避免交叉感染的各项措施。对从事高危操作的工作人员,如外科医师、监护病房护士以及血液透析工作人员等均应进行抗乙型肝炎的免疫接种。被抗原阳性血液污染的针头等锐利器械刺破皮肤或溅污眼部、口腔黏膜者,应立即注射高效免疫球蛋白,以防感染发生。同时,还应加强对结核病的防治,以及在传染病流行期或遭受某种传染物质污染后,及时为护理人员进行各种相应的免疫接种,如乙肝疫苗、流感疫苗等。

四、严格病房管理和做好健康教育

护理人员往往是各级医院健康教育的主要力量。为了取得患者主动配合治疗和协作,对于医院所实行的每一项制度、每一项护理操作的目的与要求都应该做好必要的宣传教育。例如,管理好病房秩序、控制患者的陪护率、减少病房的人流量等各项措施,实际上都是为了控制病房内的洁净度,这对保护住院患者的医疗安全和减少感染机会都能收到良好的效果。在实践中,只要把问题说清楚,必然会得到患者的理解和配合。

护理人员向患者进行宣传教育的方式应该多种多样,如通过个别指导、集体讲解、电教、录像、展览、广播和画册等,向患者传播预防疾病及控制医院感染等知识。教会患者及其家属、探访者养成接触患者前洗手的习惯。对于需要隔离的患者,特别要讲清隔离的目的和意义,以及不随意串病房的好处。这样做不但能在一定程度上解除患者的心理负担,而且能促进他们主动自觉地配合医护人员遵守隔离、消毒等制度,使之安全而顺利地度过隔离期。

五、建立健全规章制度

医院感染管理工作的成功与否,在很大程度上取决于切合实际情况而又行之有效的规章制度。绝大多数规章制度是前人在长期实践中经过反复验证的经验和教训的总结,是客观规律的反映,可作为各项工作的准则或检查评价的依据。

通常,与医院感染的预防和管理相关的规章制度主要有清洁卫生制度、消毒隔离制度、监测制度、无菌操作制度、探视陪住制度,以及供应室的物品消毒灭菌管理制度等。尤其是对发生感染可能因素较多的科室,如手术室、产房、婴儿室、换药室、治疗室、重症监护病房和新生儿病房等要害部门的各方面规章制度,更应认真制订和严格执行,在执行过程中不断修正、充实和完善。另外,还必须重视患者入院、住院和出院3个阶段工作,实施相关的各项要求,以及做好疫源的随时消毒、终末消毒和预防性消毒。这样才能通过重点管理促进整体预防措施的贯彻执行,逐步达到预防工作和管理制度规范化,确保患者和医护人员的健康和安全。

六、消毒措施的贯彻与落实

消毒是预防感染传播的基本手段之一,能否防止或控制感染的扩散往往取决于消毒工作的质量。在任何一个医疗机构里,各种消毒管理规章制度的执行和各项具体消毒措施的落实,涉及诸多方面,但其中某些环节必须予以特别关注。

(一)专人负责

每一护理单元应设医院感染监控护士,在护士长和医院感染管理专职人员的领导下,负责督促检查本病区的消毒隔离制度及无菌操作的执行情况。监控护士还必须完成规定的各项消毒灭菌效果的检测工作,并按要求做好记录。在本病区发生医院感染甚或暴发流行时,监控护士要及时上报护理部及医院感染管理机构,并协助感染管理部门做好感染情况调查和分析,有针对性地提出有效的控制方案及措施。

(二)定期消毒

不论有无感染发生,各类用具都应根据具体情况和实际需要设有固定的消毒灭菌时间,不能任意更改,一旦发现感染,还应增加消毒次数。除定期消毒的用具外,对某些物品还必须做好随时消毒、预防性消毒和终末消毒。例如,餐具应每餐消毒;便器一用一消毒;患者的床单每天清洁、消毒;被、褥、枕和床垫按规定进行终末消毒等。

(三)按时检查

根据不同对象,建立定期检查制度,按需要明确规定年、季、月、周、日的检查重点(全面检查或抽查)。划定感染管理机构、护理部、科护士长和病房护士长分级检查的范围、内容和要求,做到每项制度有布置必有检查。对于大多数项目的检查,如洗手的要求、口罩的带菌情况、空气的含菌量和物体表面的污染程度等,必须按国务院卫生行政部门颁布的《消毒管理办法》《医院消毒技术规范》中的各项规定贯彻执行。通过定期和不定期的检查和监测,得出科学的数据,说明现状或存在的感染潜在因素,找出消毒隔离等实施过程中的薄弱环节,采取针对性的改进措施,进一步完善各项规章制度。

(四)定期监测

为了确保消毒灭菌的有效性,对某些项目应定期做好监测。例如,对消毒液的有效成分与污染程度,含氯消毒剂中有效氯的性能及各种消毒液的细菌培养等,必须按时作出分析与鉴别。由于革兰阴性菌可能在化学消毒液中存活并繁殖,因此不能用消毒液来储存无菌器械。按常规监测消毒的效果,并根据所得结果提出需要调整消毒剂的种类、浓度及使用方法等建议。对于压力蒸汽灭菌器还必须定期进行生物化学检测。病区的治疗室、换药室、手术室、婴儿室、产房和重症监护病房等重点单位,除定期监测外,根据医院感染的流行情况,必要时应随时进行空气、物表、工作人员手等环节微生物监测,并按卫健委《医院感染管理规范(试行)》《医院消毒技术规范》中的要求对测得的结果进行分析、控制。

(唐科毅)

第五节 多重耐药菌感染的预防与控制

一、基本概念

(一)细菌耐药

抗菌药物通过杀灭细菌发挥治疗感染的作用,细菌作为一类广泛存在的生物体,也可以通过多种形式获得对抗菌药物的抵抗作用,逃避被杀灭的危险,这种抵抗作用被称为"细菌耐药",获得耐药能力的细菌就被称为"耐药细菌"。

(二)细菌耐药机制

细菌改变结构,不和抗菌药物结合,避免抗菌药物作用;细菌产生各种酶,破坏抗菌药物;细菌产生防御体系,关闭抗菌药物进入细菌的通道或将已经进入菌体的抗菌药物排出菌体。

(三)天然耐药

天然耐药指细菌对某些抗菌药物天然不敏感,是由细菌的种属特性所决定的。抗菌药物对细菌能起作用的首要条件是细菌必须具有药物的靶位,而有些细菌对某种药物缺乏作用靶位,而产生固有耐药现象。如嗜麦芽窄食单胞菌对碳青霉烯类天然耐药,肠球菌对头孢类天然耐药。

(四)获得性耐药

获得性耐药指敏感的细菌中出现了对抗菌药物有耐药性的菌株,与药物使用的剂量、细菌耐药的自发突变率和可传递耐药性的情况有关。细菌通过自身基因突变产生耐药的概率较低,而获得性耐药才是细菌耐药迅速上升的主要原因。耐药基因可通过质粒、转座子和整合子等元件在同种和不同种细菌之间传播而迅速传递耐药性。

(五)质粒

质粒是细菌染色体外的遗传物质,存在于细胞质中,具有自主复制能力,是闭合环状的双链DNA分子。质粒携带的遗传信息能赋予宿主菌某些生物学性状,有利于细菌在特定的环境条件下生存。

(六)转座子

转座子是一种复合型转座因子,除含有与转座子有关的基因外,还可含有耐药基因和接合转移基因等,它的两端就是插入序列,构成"左臂"和"右臂"。这两个"臂"可以是正向重复,也可以是反向重复,可赋予受体细胞一定的表型特征。

(七)插入序列

插入序列是在细菌中首先发现的一类最简单的转座因子,它除了与转座功能有关的基因外不带有任何其他基因。

(八)整合子

1989 年,stokes 和 Hall 首次提出了一个与耐药基因水平传播有关的新的可移动基因元件:

整合子。整合子是细菌基因组中的可移动遗传物质,携带位点特异性重组系统组分,可将许多耐药基因盒整合在一起,从而形成多重耐药。整合子是细菌,尤其是革兰阴性菌多重耐药迅速发展的主要原因。

(九)多重耐药

指对通常敏感的 3 类或 3 类以上抗菌药物(每类中至少有 1 种)的获得性(而非天然的)耐药。

(十)泛耐药

指对除了 1～2 类抗菌药物之外的所有其他抗菌药物种类(每类中至少有 1 种)不敏感,即只对 1～2 类抗菌药物敏感。

(十一)全耐药

指对目前所有抗菌药物分类中的药物均不敏感,如全耐药鲍曼不动杆菌给临床抗感染治疗带来了极大的困难与挑战。

(十二)β-内酰胺酶

β-内酰胺酶是通过水解 β-内酰胺环抑制 β-内酰胺类抗生素的抗菌活性,这是 β-内酰胺类耐药性产生的主要原因。β-内酰胺酶是能够水解 β-内酰胺类抗生素的一类酶的总称,其类型众多,底物不同,特性各异,包括青霉素酶、超广谱 β-内酰胺酶(ESBLs)、头孢菌素酶(cephalosporinase,AmpC 酶)和金属 β-内酰胺酶(MBLs)等。

(十三)青霉素酶

青霉素酶是一种 β-内酰胺酶,水解许多青霉素的 β-内酰胺键,产生一种丧失抗生素活性的物质——青霉酸。如葡萄球菌属可产青霉素酶。

(十四)头孢菌素酶

头孢菌素酶是由革兰阴性细菌(肠杆菌科细菌、铜绿假单胞菌等)的染色体或质粒介导产生的一类 β-内酰胺酶,属 Bush 分类第一群,Ambler 分类中 C 类,首选作用底物是头孢菌素,且不被克拉维酸所抑制。对多种第三代头孢菌素、单环类抗生素及头霉素耐药,一般对第 4 代头孢菌素和碳青霉烯类抗生素敏感。

(十五)金属 β-内酰胺酶

金属 β-内酰胺酶又称金属酶,是一组活性部位为金属离子且必须依赖金属离子的存在而发挥催化活性的酶类,属 Ambler 分子分类 B 组。它能水解除单环类以外的包括碳青霉烯类在内的一大类 β-内酰胺类抗生素,其活性可被离子螯合物 EDTA、菲咯啉及巯基化合物所抑制,但不被克拉维酸、舒巴坦等常见的 β-内酰胺酶抑制剂所抑制。

(十六)KPC 酶

KPC 酶指肺炎克雷伯菌产生的碳青霉烯酶,属于 Ambler 分类的 A 类、Bush 分类的 2f 亚群,是一种由质粒介导的丝氨酸 β-内酰胺酶。KPC 酶是目前引起肠杆菌科细菌对碳青霉烯类耐药的主要原因,其特点是水解除头孢霉素类以外的几乎所有 β-内酰胺类抗生素,包括青霉素类、头孢菌素类、单酰胺类和碳青霉烯类。

(十七)碳青霉烯酶

碳青霉烯酶指能够明显水解至少亚胺培南或美罗培南的一类 β-内酰胺酶,它包括 Ambler 分子结构分类的 A、B、D 三类酶。其中 B 类为金属 β-内酰胺酶,简称金属酶,属于 Bush 分类中的第三组,主要见于铜绿假单胞菌、不动杆菌和肠杆菌科细菌;A、D 类为丝氨酸酶,分别属于

Bush 分类中的第 2f 和 2d 亚组,A 类酶主要见于肠杆菌科细菌,D 类酶(OXA 型酶)主要见于不动杆菌。

(十八)Ⅰ型新德里金属 β-内酰胺酶

NDM-1 是 β-内酰胺酶的一种。β-内酰胺酶有数百种,各种酶的分子结构和对 β-内酰胺类抗菌药物的水解能力存在较大差异,一般根据分子结构分为 A、B、C、D 四大类。NDM-1 属于其中的 B 类,其活性部位结合有锌离子,因此又称为金属 β-内酰胺酶。产 NDM-1 的细菌表现为对青霉素类、头孢菌素类和碳青霉烯类等广泛耐药。产 NDM-1 的主要菌种为大肠埃希菌和肺炎克雷伯菌,也见于阴沟肠杆菌、变形杆菌、弗劳地枸橼酸菌、产酸克雷伯菌、摩根菌和普罗威登菌等。

(十九)氨基糖苷类钝化酶

氨基糖苷类钝化酶通过磷酸转移酶、乙酰转移酶、腺苷转移酸的作用,使氨基糖苷结构改变而失去抗菌活性。由于氨基糖苷类抗菌药物结构相似,故有明显的交叉耐药现象。

(二十)氯霉素乙酰转移酶

由氯霉素乙酰转移酶基因家族编码,产生乙酰转移酶,使氯霉素转化成无活性的代谢产物而失去抗菌活性。

(二十一)红霉素类钝化酶

红霉素类钝化酶主要包括红霉素酯酶和红霉素磷酸转移酶等,对红霉素具有高度耐受性的肠杆菌属、大肠埃希菌中存在红霉素钝化酶,可酯解红霉素和竹桃霉素的大环内酯结构。

(二十二)药物作用的靶位改变

为细菌在抗生素作用下产生诱导酶对菌体成分进行化学修饰,使其与抗生素结合的有效部位变异;或通过基因突变造成靶位变异,使抗生素失去作用位点。靶位改变包括亲和力降低和替代性途径的取代。

(二十三)主动外排系统

某些细菌能将进入菌体的药物泵出体外,导致细菌耐药。这种泵因需要能量,故称主动外排系统。这种主动外排系统对抗菌药物具有选择性的特点。细菌外排系统由蛋白质组成,主要为膜蛋白。

(二十四)生物膜耐药

生物膜(biofilm)是依附某载体表面的由胞外多聚物和基质网包被的高度组织化、系统化的微生物膜性聚合物。生物膜内的细菌生长速度缓慢、代谢水平低,抗生素通过作用于代谢环节去影响细菌活性的概率也降低,从而引起细菌耐药。

(二十五)ESKAPE

ESKAPE 是 6 种耐药菌的简称。

E:E.faecium(VRE)——屎肠球菌(耐万古霉素肠球菌)。

S:S.aureus(MRSA)——金黄色葡萄球菌(耐甲氧西林金黄色葡萄球菌)。

K:ESBL-producing E.coli and Klebsiella species——产 ESBLs 的大肠埃希菌和克雷伯菌属。

A:A.baumannii——鲍曼不动杆菌。

P:P.aeruginosa——铜绿假单胞菌(可以对喹诺酮类、碳青酶烯类和氨基糖苷类耐药)。

E:Enterobacter Species——肠杆菌属细菌(包括产 ESBLs 和 KPC 肠杆菌科细菌以外的其他肠杆菌属细菌)。

美国 CDC 最新数据显示,2/3 的医院感染是由这 6 种 ESKAPE 细菌引起的。

二、防控原则

(1)行政管理:①应高度重视多重耐药菌的医院感染预防和控制管理,将预防和控制多重耐药菌的措施成为患者安全的优先考量之一。②应提供人、财、物的支持,预防和控制多重耐药菌的传播。③提供专家咨询,分析流行病学资料,辨认多重耐药微生物问题,或制定有效感染管理策略。④针对多重耐药菌医院感染的诊断、监测、预防和控制等各个环节,结合本机构实际工作,制定多重耐药菌医院感染管理的规章制度和防控措施。⑤加大对重症监护病房(ICU)、新生儿室、血液科、呼吸科、神经科、烧伤科等重点部门的患者,或接受过广谱抗菌药物治疗或抗菌药物治疗效果不佳的患者,留置各种管道以及合并慢性基础疾病的患者等重点人群的管理力度,落实各项防控措施。⑥通过多元化的培训、监测和实地演练的方式,加强医务人员对标准预防和接触隔离的依从性。⑦在注意患者隐私的情况下,标识特定多重耐药菌感染或定植患者,在转送患者前,先通知接收病区和医务人员采取防护措施。

(2)强化多重耐药菌感染危险因素、流行病学及预防与控制措施等知识培训,确保医务人员掌握正确、有效的多重耐药菌感染预防和控制措施。

(3)医疗机构应提供有效、便捷的手卫生设施,如洗手设施和速干手消毒剂,提高医务人员手卫生依从性。严格执行手卫生规范,切实遵守手卫生的 5 个重要时机。

(4)严格实施隔离措施:①应对所有患者实施标准预防,对确诊或疑有多重耐药菌感染或定植患者,实施接触隔离。②对患者实施诊疗、护理操作时,应将确诊或疑有多重耐药菌感染或定植患者安排在最后进行。

(5)严格遵守无菌技术操作规程,特别是在实施各种侵入性操作时,有效预防感染。

(6)加强清洁和消毒工作:①应加强多重耐药菌感染或定植患者诊疗环境的清洁、消毒工作,特别要做好 ICU、新生儿室、血液科、呼吸科、神患者诊疗环境的清洁、消毒工作。②与患者直接接触的诊疗器械、器具及物品如听诊器、血压计、体温表、输液架等要专人专用,并及时消毒处理。③轮椅、担架、床旁心电图机等不能专人专用的诊疗器械、器具及物品要在每次使用后消毒处理。④对医务人员和患者频繁接触的物体表面,如心电监护仪、微量输液泵、呼吸机等诊疗器械的面板或旋钮表面、听诊器、计算机键盘和鼠标、电话机、患者床栏杆和床头桌、门把手、水龙头开关等,应经常清洁消毒。⑤出现多重耐药菌感染暴发或者疑似暴发时,应增加清洁、消毒频次。

(7)合理使用抗菌药物:①应认真落实抗菌药物临床合理使用的有关规定,严格执行抗菌药物临床使用的基本原则,切实落实抗菌药物的分级管理,正确、合理地实施个体化抗菌药物给药方案。②提高临床微生物送检率,根据临床微生物检测结果,合理选择抗菌药物。③应监测本机构致病菌耐药性,定期向临床医师提供最新的抗菌药物敏感性总结报告和趋势分析。至少每年向临床公布一次临床常见分离菌株的药敏情况,正确指导临床合理使用抗菌药物。④要严格执行围术期抗菌药物预防性使用的相关规定,避免由于抗菌药物滥用而导致多重耐药菌的产生。

(8)加强对多重耐药菌的监测:①应加强多重耐药菌监测工作,提高临床微生物实验室的检测能力,积极开展常见多重耐药菌的监测,如耐甲氧西林金黄色葡萄球菌(MRSA)、ESBLs 介导的多重耐药肠杆菌科细菌、多重耐药(泛耐药)鲍曼不动杆菌(MDR/XDR-AB)和铜绿假单胞菌(MDR/XDR-PA)、产碳青霉烯酶 KPC 的肺炎克雷伯菌和其他肠杆菌科细菌、万古霉素耐药肠球菌(VRE)以及新出现的如万古霉素中介(耐药)金黄色葡萄球菌(ⅥSA/VRSA)等多重耐药菌。②必要时开展主动筛查,以便早期发现和诊断多重耐药菌感染或定植患者。③临床微生物实验室发现多重耐药菌感染或定植患者后,应及时反馈临床科室以及医院感染管理部门,以便采取有效的治疗和预防控制措施。④有条件时应制定并完善微生物实验室保存所选择的多重耐药菌,以便于进行分子生物学分型,从而可以验证是否存在医疗机构中的传播或描述其流行病学特征。⑤患者隔离期间要定期监测多重耐药菌感染情况,直至患者标本连续 2 次(每次间隔应 >24 小时)耐药菌培养阴性,感染已经痊愈但无标本可送后,方可解除隔离。

三、MRSA

(一)定义

MRSA 即耐甲氧西林金黄色葡萄球菌,指对现有 β-内酰胺类抗菌药物(青霉素类、头孢菌素类和碳青霉烯类)耐药的金黄色葡萄球菌,是最常见的多重耐药菌之一,可分为社区内 MRSA(community-associated MRSA,CA-MRSA)及医院内 MRSA(hospital-acquired MRSA,HA-MRSA)。

1.HA-MRSA

指在医疗护理机构的人员之间传播,可出现在医院或医疗护理机构内(医院发病)或出院后发生在社区内(社区发病)。HA-MRSA 除对 β-内酰胺类抗菌药物耐药以外,还会出现对非 β-内酰胺类抗菌药物(如林可霉素、喹诺酮类、利福平、磺胺甲噁唑/甲氧苄啶、氨基糖苷类和四环素类)耐药。

(1)社区发病:社区发病是指具备下列至少一项医院内感染的危险因素。①入院时带有侵入性设备。②有 MRSA 定植或感染病史。③在阳性培养结果之前 12 个月内有手术、住院、透析,或在护理机构长期居住。

(2)医院发病:从入院 48 小时后患者的正常无菌部位分离出病菌。不论这些患者是否有医院内感染的危险因素。

2.CA-MRSA

CA-MRSA 指分离自社区感染患者的一种 MRSA 菌株,其细菌耐药及临床特征等与以往HA-MRSA 有明显不同。首例报道为 1981 年美国密歇根州一名使用注射药物的患者。CA-MRSA易感人群为先前从未直接或间接接触过医院、疗养院或其他医疗保健场所的健康人,大多仅对 β-内酰胺类抗菌药物耐药,而对非 β-内酰胺类抗菌药物(如林可霉素、喹诺酮类、利福平、磺胺甲噁唑/甲氧苄啶、氨基糖苷类和四环素类)敏感,通常产生 Panton-Valentine 杀白细胞素(Panton-Valentine leukocidin,PVL),主要引起皮肤软组织感染,少数可引起致死性的肺炎或菌血症。

诊断标准如下:①分离自门诊或入院 48 小时内的患者。②该患者在 1 年内无医院、护理机构、疗养院等医疗机构接触史,无手术及透析史。③无长期留置导管或人工医疗装置。④无MRSA 定植或感染的病史。

由于患者和病原菌在医院与社区之间的不断流动,CA-MRSA 可由患者带入医院导致医院内暴发,HA-MRSA 也可由感染或定植患者带入社区导致社区内传播。目前仅依据临床和流行病学来区分两者是困难的,而进行 MRSA 遗传类型和表型检测有助于二者的鉴别,见表 15-1。

表 15-1　HA-MRSA 与 CA-MRSA 的主要特点

特点	HA-MRSA	CA-MRSA
临床特征	外科感染,侵入性感染	皮肤感染,"昆虫叮咬样",多发,反复,很少侵入性感染
耐药特点	多重耐药	仅对 β-内酰胺类耐药
分子标志	PVL 常阴性,SCCmec Ⅰ～Ⅲ	PVL 常阳性,SCCmec Ⅳ～Ⅶ

(二)流行病学

(1)MRSA 自 1961 年英国首次发现至今已经几乎遍布全球,成为严重公共卫生威胁。1999—2003 年美国 ICU 病房 MRSA 的流行率由 50%上升到 59.5%,部分地区高达 64%。一些亚洲地区 MRSA 的检出率也在大幅增长,1986—2001 年台湾地区 MRSA 的检出率从 26%增长到 77%;1999—2001 年韩国三级甲等医院中 MRSA 的流行率为 64%。

(2)我国 MRSA 检出率总体呈增长趋势。国务院卫生行政部门全国细菌耐药监测网(MOHNARIN)数据显示,我国 2009—2010 年 MRSA 的检出率为 51.6%。

(3)MRSA 由于其高发病率和高致死率,已被列为三大最难解决感染性疾病的首位。

(4)MRSA 并非只局限于医院感染,CA-MRSA 在全球的流行范围也在逐步扩大,欧美国家较严重,部分地区 CA-MRSA 占 MRSA 引起的皮肤软组织感染的 75%。我国 CA-MRSA 的流行情况尚不清楚。

(5)MRSA 定植和感染患者是医院内 MRSA 的最重要宿主。在长期护理机构、脊柱科、烧伤科和 ICU 等科室,MRSA 定植率比较高。没有明显感染征象的 MRSA 带菌者,是重要的传染源,可以把 MRSA 传播给其他患者或医护人员。

(三)对临床常用药物的敏感性

MRSA 对临床常用药物的敏感性见表 15-2。

表 15-2　2010 年中、美两国 MRSA 对临床常用抗菌药物的敏感率和耐药率(%)

抗菌药	中国		美国	
	敏感率	耐药率	敏感率	耐药率
头孢吡肟	14.1	82.1	ND	ND
红霉素	9.3	87.8	10.8	88.5
克林霉素	85.9	10.3	71.4	28.6
左氧氟沙星	11.2	86.7	32.4	65.5
利奈唑胺	100.0	0	100.0	0
替加环素	100.0	0	100.0	ND
万古霉素	100.0	0	100.0	0

(四)防控措施

(1)对重点科室如 ICU、血液透析室等,重点人群如心脏手术患者、老年患者等进行鼻拭子筛查 MRSA,建议对阳性患者进行接触隔离。

(2)对重点岗位医护人员,如鼻腔携带 MRSA,建议短期局部应用抗菌药物。

(3)制定 MRSA 监测计划,进行 MRSA 监测,监测要点包括:保持监测标准的一致性;保持实验室检验结果报告系统完整性和一致性;保持与微生物实验室的协作;MRSA 监测结果反馈、通告相关人员。

（4）医务人员培训、环境消毒、手卫生与合理使用抗菌药物等参见"防控原则"。

四、VRE

（一）定义

VRE 即耐万古霉素肠球菌，指对万古霉素等糖肽类抗生素获得性耐药的肠球菌，常见于屎肠球菌和粪肠球菌，以 VanA、VanB 耐药基因簇编码最常见。

（二）流行病学

（1）VRE 自 1988 年伦敦某医院首次分离至今已经在世界各地流行。美国 CDC 医院感染监测系统报道，VRE 已经成为第二位的医院感染菌。1990—1996 年 VRE 在血中的分离率从不到 1％增加至 39％，VRE 菌血症的发生率从 3.2/10 万增加至 131/10 万；VRE 的暴发流行多为屎肠球菌。

（2）我国 VRE 的分离率＜5％。国务院卫生行政部门全国细菌耐药监测网（MOHNARIN）数据显示，VRE 在屎肠球菌中的检出率为 1.1％～6.4％，以华北和西南地区较高；在粪肠球菌中的检出率为 0.5％～2.6％。

（3）易感人群包括：①严重疾病，长期入住 ICU 病房的患者。②严重免疫抑制，如肿瘤患者。③外科胸腹腔大手术后的患者。④侵袭性操作，留置中央导管的患者。⑤长期住院患者、有 VRE 定植的患者。⑥接受广谱抗菌药物治疗，曾口服、静脉接受万古霉素治疗的患者。

（三）对临床常用药物的敏感性

VRE 对临床常用药物的敏感性见表 15-3。

表 15-3　2010 年中、美两国粪肠球菌对抗菌药物的敏感率和耐药率（％）

抗菌药	中国		美国	
	敏感率	耐药率	敏感率	耐药率
氨苄西林	11.0	89.0	100.0	0
红霉素	4.0	92.1	12.3	50.3
左氧氟沙星	13.9	82.4	69.7	29.2
利奈唑胺	100.0	0	99.5	0.5
万古霉素	94.7	3.8	96.4	3.6
替考拉宁	97.0	2.3	96.9	3.1
四环素	51.0	46.4	23.6	75.4
磷霉素	73.2	19.1	ND	ND

（四）防控措施

（1）合理掌握万古霉素使用适应证。在医院内应用万古霉素已确证是 VRE 产生和引起暴发流行的危险因素。因此，所有医院均应制订一个全面的抗菌药物使用计划。严格掌握万古霉素和相关糖肽类抗菌药物使用的适应证。

（2）提高临床微生物室在检测、报告和控制 VRE 感染中的作用。临床微生物室是预防 VRE 感染在医院流行的第一道防线，即时、准确地鉴定和测定肠球菌对万古霉素耐药的能力，对诊断

VRE 定植和感染、避免问题复杂化都有极其重要的作用。

（3）加强重点部门的主动监测，尽早发现 VRE 定植或感染者，并第一时间进行干预。

（4）告知工作人员和患者有关注意事项，减少工作人员和患者在病房内的传播，患者医疗护理物品专用。

（5）携带 VRE 的手术医师不得进行手术，直至检出转为阴性。

（6）接触隔离、医护人员培训、消毒和手卫生措施参见"防控原则"。

五、MDR-AB

（一）定义

1.MDR-AB

即多重耐药鲍曼不动杆菌，指对下列 5 类抗菌药物中至少 3 类耐药的菌株，包括抗假单胞菌头孢菌素、抗假单胞菌碳青霉烯类、含有 β-内酰胺酶抑制剂的复合制剂（包括哌拉西林/他唑巴坦、头孢哌酮/舒巴坦、氨苄西林/舒巴坦）、喹诺酮类、氨基糖苷类。

2.XDR-AB

即泛耐药鲍曼不动杆菌，指仅对 1～2 种潜在有抗不动杆菌活性的药物［主要指替加环素和/或多黏菌素］敏感的菌株。

3.PDR-AB

即全耐药鲍曼不动杆菌，指对目前所能获得的潜在有抗不动杆菌活性的抗菌药物（包括多黏菌素、替加环素）均耐药的菌株。

（二）流行病学

（1）鲍曼不动杆菌具有在体外长期存活能力，易造成克隆播散。

（2）美国 NNIS 以及国务院卫生行政部门细菌耐药监测结果均显示，鲍曼不动杆菌的分离率在非发酵菌中占第 2 位，仅次于铜绿假单胞菌。是我国院内感染的主要致病菌之一，占临床分离革兰阴性菌的 16.1%，仅次于大肠埃希菌与肺炎克雷伯杆菌。

（3）鲍曼不动杆菌可引起医院内肺炎、血流感染、腹腔感染、中枢神经系统感染、泌尿系统感染、皮肤软组织感染等。最常见的部位是肺部，是医院内肺炎（HAP），尤其是呼吸机相关肺炎（VAP）重要的病原菌。

（4）长时间住院、入住监护室、接受机械通气、侵入性操作、抗菌药物暴露以及严重基础疾病等是鲍曼不动杆菌感染的危险因素。常合并其他细菌和/或真菌的感染。

（5）鲍曼不动杆菌感染患者病死率高，但目前缺乏其归因病死率的大规模临床研究。

（6）鲍曼不动杆菌不仅是医院内感染的重要病原菌，同时也是社区获得性肺炎的重要致病菌。

（三）对临床常用药物的敏感性

MDR-AB 对临床常用药物的敏感性见表 15-4。

（四）防控措施

鲍曼不动杆菌医院感染大多为外源性医院感染，其传播途径主要为接触传播；耐药鲍曼不动杆菌的产生是抗菌药物选择压力的结果。因此，其医院感染的预防与控制至关重要。需要从以下几个方面考虑。

表 15-4 2010 年鲍曼不动杆菌对抗菌药物的敏感率(%)

抗菌药物	中国	美国
氨苄西林/舒巴坦	38.8	54.0
哌拉西林/他唑巴坦	33.6	43.0
头孢他啶	35.7	46.0
头孢噻肟	12.9	24.0
头孢唑肟	33.6	ND
亚胺培南	45.1	55.3
美罗培南	45	62.0
阿米卡星	50.7	60.0
庆大霉素	34.3	53.0
妥布霉素	41.5	54.0
环丙沙星	33.3	54.0
左氧氟沙星	35.3	ND
磺胺甲噁唑/甲氧苄啶	29.9	56.0
多黏霉素 B	97.2	ND
米诺环素	62.7	ND

(1)加强抗菌药物临床管理,延缓和减少耐药鲍曼不动杆菌的产生。医疗机构通过建立合理处方集、制定治疗方案和监测药物使用,同时联合微生物实验人员、传染病专家和医院感染管理人员对微生物耐药性增加的趋势进行干预,至少可以延缓鲍曼不动杆菌多重耐药性的迅速发展。如针对目前碳青霉烯耐药鲍曼不动杆菌不断增加现状,可考虑限制碳青霉烯类抗菌药物的使用,并加强临床微生物室对碳青霉烯耐药鲍曼不动杆菌的检出能力。

(2)严格遵守无菌操作和感染控制规范。医务人员应当严格遵守无菌技术操作规程,特别是实施中央导管插管、气管插管、导尿管插管、放置引流管等操作时,应当避免污染,减少感染的危险因素。对于留置的医疗器械要严格实施感染控制指南提出的有循证医学证据的干预组合策略,包括呼吸机相关肺炎、导管相关血流感染、导管相关尿路感染等。

(3)环境筛查。对多重耐药鲍曼不动杆菌暴发或流行的部门,应对患者周围的环境或设备进行微生物标本采样和培养,明确感染来源。

(4)必要时进行多重耐药菌主动监测培养。

(5)手卫生、隔离、环境清洁与消毒等措施参见"防控原则"。

六、MDR-PA

(一)定义

1.MDR-PA

即多重耐药铜绿假单胞菌,指对下列 5 类抗菌药中的 3 类及以上耐药的菌株,包括头孢菌素类(如头孢他啶或头孢吡肟)、碳青霉烯类(如亚胺培南)、含 β-内酰胺酶抑制剂的复合制剂(如头孢哌酮/舒巴坦)、喹诺酮类(如环丙沙星)和氨基糖苷类(如阿米卡星)。

2.XDR-PA

即泛耐药铜绿假单胞菌,指对以下抗菌药物均耐药的菌株,包括头孢吡肟、头孢他啶、亚胺培南、美罗培南、哌拉西林/他唑巴坦、环丙沙星、左氧氟沙星。

3.铜绿假单胞菌

通过获得各种 β-内酰胺酶编码基因、广谱或超广谱 β-内酰胺酶、氨基糖苷类修饰酶、借助整合子 qacE△1 基因对抗菌药物耐药。

(二)流行病学

(1)铜绿假单胞菌广泛分布于周围环境及正常人的皮肤、呼吸道和消化道等部位,是医院感染最常见的条件致病菌之一。

(2)铜绿假单胞菌适宜在潮湿环境中生长,氧气湿化瓶、沐浴头、牙科治疗台水系统等常有铜绿假单胞菌的污染,常常成为造成医院内感染暴发的主要原因。

(3)国务院卫生行政部门 2010 年细菌耐药监测结果显示,铜绿假单胞菌分离率为 16.7%,仅次于大肠埃希菌,在革兰阴性菌中排名第二。

(4)近年来,由于 β-内酰胺类抗菌药物、免疫抑制剂、肿瘤化疗等药物的广泛使用及各种侵入性操作的增多,该菌引起的医院感染日益突出。

(三)对临床常用抗生素的敏感性

MDR-PA 对临床常用抗生素的敏感性见表 15-5。

表 15-5　2010 年铜绿假单胞菌对临床常用抗菌药物的敏感率(%)

抗菌药物	中国	美国
哌拉西林/他唑巴坦	77.5	77.0
头孢他啶	71.8	81.0
头孢噻肟	10	24.0
头孢吡肟	68.5	ND
亚胺培南	71.8	ND
美罗培南	75	62.0
阿米卡星	80.2	60.0
庆大霉素	68.7	53.0
妥布霉素	72.9	54.0
环丙沙星	68.9	54.0
左氧氟沙星	65.3	ND
磺胺甲噁唑/甲氧苄啶	ND	56.0
多黏霉素 B	96.4	ND

(四)防控措施

(1)主动监测医院内 MDR-PA。

(2)隔离 MDR-PA 感染或定植的患者。

(3)制定抗生素治疗指南,对某些抗生素的使用加以限制。

(4)手卫生、环境清洁与消毒等措施参见"防控原则"。

七、产 ESBLs 肠杆菌科细菌

(一)定义

(1)肠杆菌科细菌是一大群形态、生物学性状相似的革兰阴性杆菌。这类细菌多数有周身鞭毛,有动力,均能发酵利用葡萄糖,需氧或厌氧生长。在自然界中广泛分布,大多数寄生于人和动物的肠道中,也可存在于水、土壤或腐败的物质上,多数为条件致病菌,少数为致病菌。其主要包含的菌种为埃希菌属、克雷伯菌属、志贺菌属、沙门菌属、枸橼酸杆菌属、肠杆菌属、沙雷菌属和变形杆菌属等。

(2)超广谱 β-内酰胺酶(extended-spectrum β-lactamases,ESBLs)是指能够水解第三代头孢菌素的 β-内酰胺酶,由质粒介导的广谱酶如 TEM、SHV、CTX 和 OXA 酶发生点突变而形成。能够介导对青霉素类、头孢菌素类和氨曲南耐药。产 ESBLs 的菌株常同时对氨基糖苷类、磺胺类、喹诺酮类和/或四环素类耐药,呈多重耐药。

(3)ESBLs 主要在大肠埃希菌和肺炎克雷伯菌中发现,也见于肠杆菌属、枸橼柠檬酸菌属、变形杆菌属、沙雷菌属等其他肠杆菌科细菌。不动杆菌属和铜绿假单胞菌等非发酵菌也可产 ESBLs。

(二)流行病学

(1)国务院卫生行政部门 2010 年全国细菌耐药监测结果显示,头孢噻肟耐药的大肠埃希菌和肺炎克雷伯菌均＞50%。各个国家和地区产 ESBLs 细菌的发生率明显不同。日本、欧盟等国家产 ESBLs 细菌的发生率很低,而印度等国家产 ESBLs 细菌的发生率很高,而且具有较严重的耐药性。

(2)产 ESBLs 细菌可以发生克隆传播,也可通过质粒或转座子将产酶基因水平传播给敏感的非产酶细菌,引起更多的细菌产生 ESBLs,从而引起院内感染的暴发流行,还可以向院外传播,使流行范围扩大。

(3)危险因素包括:①入住 ICU。②住院时间长(≥7 天)。③机械通气。④留置有导尿管和/或中央导管。⑤有严重基础疾病(如糖尿病等)。⑥不适当联合使用抗菌药物或第三代头孢菌素。⑦年龄≥60 岁等。

(三)对临床常用药物的敏感性

2010 年以前 CLSI 规定,产 ESBLs 菌株对青霉素类和第一、第二、第三代头孢菌素均耐药。即使体外试验对某些青霉素类、头孢菌素敏感,临床上也可能治疗无效。2010 年 1 月,基于药代动力学(药效学)(PK/PD)和临床实践,CLSI 对肠杆菌科的头孢唑林、头孢噻肟、头孢唑肟、头孢曲松、头孢他啶和氨曲南的判读折点进行了修订,临床医师应结合药敏试验结果和临床表现严重性,确定抗生素治疗方案。2009 年监测产 ESBLs 菌株对药物的敏感性见表 15-6。

(四)防控措施

1.加强检测

实验室检测有助于明确产 ESBLs 细菌感染,便于采取消毒隔离措施。住院患者中常规监测产 ESBLs 细菌定植,可能有助于产 ESBLs 肠杆菌科的预防和管理。

2.合理使用抗菌药物

有证据表明,不适当的抗菌治疗是产 ESBLs 细菌的独立预测因素。第三代头孢菌素经验性用药可导致更多产 ESBLs 细菌的出现,从而引起产 ESBLs 细菌的流行。抗菌药物控制策略必须强制执行以减少细菌的耐药。具体措施包括严格抗菌药物的使用指征,尽量少用第三代头孢菌素类及青霉素类抗菌药物。

表 15-6　2009 年我国 Mohnarin 监测产 ESBLs 菌株对临床常用药物的敏感率和耐药率(%)

抗菌药物	产 ESBLs 大肠埃希菌		产 ESBLs 肺炎 克雷伯菌		产 ESBLs 产酸 克雷伯菌	
	耐药率	敏感率	耐药率	敏感率	耐药率	敏感率
氨苄西林/舒巴坦	73.7	8.6	83.0	6.4	85.5	6.8
哌拉西林/他唑巴坦	5.4	85.0	19.6	61.0	27.7	59.6
阿莫西林/克拉维酸	23.2	35.5	45.8	20.3	47.7	23.8
头孢哌酮/舒巴坦	8.9	64.2	16.2	54.2	27.0	51.3
头孢西丁	15.3	75.6	28.4	68.4	31.7	65.2
亚胺培南	0.3	99.4	1.3	98.4	1.3	98.4
美罗培南	0.2	99.8	1.4	98.3	1.0	99.0
庆大霉素	68.3	30.2	63.9	34.3	65.0	33.2
妥布霉素	43.2	37.4	43.3	42.6	53.4	33.9
阿米卡星	11.0	85.3	22.8	75.3	19.8	76.7
四环素	80.6	18.7	62.8	34.6	67.1	30.5
米诺环素	34.9	53.6	51.7	30.2	42.6	42.6
氯霉素	48.4	41.5	58.1	38.3	55.9	44.1
呋喃妥因	6.0	82.9	48.1	21.7	30.1	56.6
磺胺甲噁唑/甲氧苄胺	78.5	20.7	74.4	23.9	72.7	26.9
环丙沙星	80.2	17.4	48.2	39.9	53.1	37.8
左氧氟沙星	76.3	21.0	41.3	53.1	45.3	45.3

八、CRE

(一)定义

CRE 即耐碳青霉烯类肠杆菌科细菌,指对多利培南、美罗培南或亚胺培南等碳青霉烯类药物之一不敏感,而且对包括头孢曲松、头孢噻肟和头孢他啶在内所测试的第三代头孢菌素类均耐药的肠杆菌科细菌。

(二)流行病学

(1)近年来 CRE 呈迅速上升趋势,具有从单一菌株扩散至其他不同种属的细菌,从单一流行区域扩散至多区域流行的传播特点。

(2)我国 CRE 发生率较低(<5%),但呈逐年上升趋势,最常见的是产 KPC 酶,且已有全耐药产 KPC 酶菌株报道。目前产 KPC 酶的细菌逐渐形成全球播散的趋势,现已报道过产 KPC 酶细菌的国家横跨美洲、欧洲和亚洲等十几个国家和地区。

(3)主要感染类型包括泌尿道感染、伤口感染、医院内肺炎、呼吸机相关肺炎、血流感染、导管相关感染等。

(4)CRE 与其他多重耐药菌感染相似,易感人群为疾病危重、入住 ICU、长期使用抗菌药物、插管、机械通气的患者。

（5）CRE感染患者病死率高，有研究报道高达40％～50％。

（三）对临床药物的敏感性

由于碳青霉烯酶的基因多为质粒所介导，这些质粒同时又携带其他多种耐药基因，CRE往往表现为泛耐药（XDR）甚至是全耐药（PDR）表型，此类菌株一旦暴发流行将对患者生命构成极大威胁。

（四）防控措施

（1）加强监测。医疗机构应明确入院48小时内的住院患者是否已有CRE（至少是大肠埃希菌属和克雷伯菌属）检出。若已有CRE检出，医疗机构应明确：①是否有院内传播。②哪些科室最严重，若不知晓这些信息，则应量化评估CRE的临床发病率，如回顾CRE检出前一段时间（如6～12个月）微生物实验室的检验结果中CRE的数量和/或构成比。此外，还应收集CRE感染或定植患者的基本流行病学信息，以了解其共有特征，如人口学特征、入院时间、疾病转归、用药史和既往史（如科室、手术、操作）等。

（2）最大限度地减少侵入性器械的使用，确有必要时，应定期评估侵入性器械是否有必要继续使用，若无必要应尽快拔除。

（3）微生物实验室应建立预警机制，当检出CRE时应尽快告知临床和医院感染管理人员。

（4）加强抗菌药物临床合理使用管理，碳青霉烯类抗菌药物应严格按照特殊类抗菌药物进行管理，使用抗菌药物时应尽可能确保使用指征和使用疗程合理；针对临床具体情况选用最窄谱的抗菌药物。

（5）CRE主动筛查：对于具有CRE定植或感染高风险的患者，采用主动筛检有助于发现CRE定植患者，主动筛查培养通常包括粪便、直肠或肛周培养，还可养通常包括粪便、直肠或肛周培养，还可包括伤口分泌物或尿培养（有导尿管的患者）。

（6）氯己定沐浴：当常规措施不能有效降低CRE感染或定植时，可考虑采取氯己定沐浴措施。一般采用2％氯己定稀释液或湿巾进行擦浴，通常不可用于下颌以上部位或开放性伤口。使用该项措施时，一般用于所有患者而不仅限于CRE感染或定植患者。沐浴的频率可根据日常沐浴方案进行调整。

（7）手卫生、接触隔离和员工教育培训等参见"防控原则"。

（唐科毅）

第六节　气性坏疽感染的预防与控制

气性坏疽通常又称梭状芽孢杆菌性肌坏死，是由一群梭状芽孢杆菌引起的一种快速进展的急性严重特异性感染性疾病。致病菌产生的外毒素可引起严重毒血症及肌肉组织的广泛性坏死，病情发展迅速，病死率高。患者早期临床表现为表情淡漠、头晕、头痛、恶心、呕吐、出冷汗、烦躁不安、高热、脉搏快速、呼吸急促，并有进行性贫血。自觉伤口局部沉重，有包扎过紧感。以后，突然出现患部"胀裂样"剧痛，这种疼痛为特征性的疼痛，不能用一般止痛剂缓解。患部肿胀明显，压痛剧烈。伤口周围水肿、皮肤苍白、紧张发亮。随着病变进展，静脉淤滞，皮肤很快变为紫红色,进而变为紫黑色。伤口内肌肉由于坏死,呈暗红色或土灰色,失去弹性,刀割时不收缩,也不出血,犹如煮熟的肉。伤口周围皮肤有捻发音,表示组织间有气体存在。轻轻挤压患部,常有气泡从伤口逸出,并有稀薄、恶臭的浆液样血性分泌物流出。伤口分泌物涂片检查有大量革兰染色阳性杆菌,X线检查伤口肌群间有气体。晚期患者有严重中毒症状,血压下降,最后出现黄疸、谵妄和昏迷。如处理不及时,患者常丧失肢体,甚至死亡。气性坏疽多见于战伤、地震损伤,以及日常各种原因的严重创伤。

一、气性坏疽的流行病学

导致气性坏疽多数病例以 A 型产气荚膜杆菌为主,其他如水肿杆菌、败血杆菌等均可介入。梭状芽孢杆菌是腐物寄生菌,普遍存在于泥土、人及动物的肠道或粪便中。气性坏疽多为散发,日常生活中产生的损伤或医源性损伤都可导致感染发生,如臀部手术、臀部注射,或大块的肌肉和大动脉的损伤、开放性骨折、烧伤等。在地震或战争时,如果撤离或治疗时间的延误,可出现气性坏疽的暴发。少数情况下,气性坏疽也可在没有伤口的情况下发生,气性坏疽可以是阴囊和会阴处的原发感染。气性坏疽患者的死亡率可达11%～31%,但如果不治疗,死亡则无一例能幸免。

(一)传染源

在医院内,气性坏疽患者是主要的传染源。病原体大量存在于患者坏死组织和渗出液中,以及被伤口分泌物污染的敷料、器械和物品等表面。

(二)传播途径

1.接触传播

接触患者伤口的坏死组织和渗出液,接触污染的敷料和织物,尤其是接触者皮肤有破损,病原体可通过破损伤口侵入感染。病原体也可通过医务人员污染的手从一个患者传播到另一个患者。

2.可疑气溶胶传播

伤口冲洗过程中产生气溶胶污染空气、环境等,恰好附近有介入性操作或开放性伤口患者的存在,有引发感染的风险。

3.污染的诊疗器械传播

被病原体污染的医疗器械或物品,未经有效消毒和灭菌,如拔牙、手术等操作导致感染的发生。

(三)人群易感性

梭状芽孢杆菌广泛存在,容易进入伤口,但不一定致病。疾病的发生依赖于下列多种因素。

(1)有伤口存在,尤其是组织肌肉广泛损伤或大片坏死的患者。

(2)人体抵抗力低下。

(3)伤口局部氧浓度降低,伤口的缺氧环境适合梭状芽孢杆菌生长。如大量失血或休克,局部血供障碍。伤口污染泥土、弹片或被覆盖物覆盖。尤其是进行臀部、会阴部手术,接近粪源性细菌,或使用止血带时间过长等,都容易发生气性坏疽。

(四)潜伏期

潜伏期1～4 天,常在伤后 3 天发病,亦可短至 24 小时,个别情况下可短至1～6 小时。

(五)病原体特性和流行特征

1.病原体特性

气性坏疽的致病菌为厌氧菌,革兰染色阳性,可形成芽孢,产生外毒素。梭状芽孢杆菌在自然界广泛存在。在有氧的环境下,菌体不能生长,还能抑制毒素的产生。当皮肤有破损尤其是伤口处有坏死组织,异物存在,或缺血使伤口局部氧浓度降低,有利于细菌大量繁殖生长。

2.流行特征

多为散发,偶有暴发。多见于战争、地震伤害导致的创伤感染暴发。日常生活中的严重损伤以及结肠直肠手术等,也可导致感染发病。

二、气性坏疽的医源性感染控制

(一)管理传染源

(1)战争、地震等伤害引起开放性伤口患者较多时,应认真做好预检分诊工作,将可疑感染患者与其他患者分开,以减少患者之间的交叉感染。

(2)接诊患者车辆的铺单应采用一次性防渗透床单,并做到一人一用,用后严格按照医疗废物焚烧处理。

(3)确诊或可疑气性坏疽患者应单间隔离,伤口局部必须进行彻底清创,在伤后 6 小时内清创,几乎可完全防止气性坏疽的发生。即使受伤已超过 6 小时,在大量抗生素的使用下,清创术仍能起到良好的预防作用。清创后的伤口可用 3% 过氧化氢或 1:1 000 高锰酸钾溶液冲洗、湿敷,对已缝合的伤口,应将缝线拆开,敞开引流。

(4)固定换药室、手术间,诊疗物品固定专用。换药和手术结束后,房间严格终末消毒。

(5)加强病区管理,严格探视制度,做好疾病的预防宣传工作。

(二)切断传播途径

(1)科室:对气性坏疽患者使用后的可重复应用的医疗器械和用品,要双层密闭包装,并标明感染性疾病名称后,送消毒供应室集中处理。供应室应先采用含氯或含溴消毒剂 1 000~2 000 mg/L 浸泡 30~45 分钟后,有明显污染物时应采用含氯消毒剂 5 000~10 000 mg/L 浸泡至少 60 分钟后,再进行清洗和灭菌处理。

(2)医疗废物放置双层包装袋内,粘贴标识,密闭送医疗废物暂存处,交集中处置单位焚烧处理。

(3)截肢后的肢体,采用过氧化氢处理后,专用袋密闭封装,注明特殊感染标识,交火葬场火化,并做好交接登记。

(三)保护易感人群

(1)加强防病的宣传,使医务人员和患者了解疾病的特性,做到疾病的早发现、早治疗,因为早诊断和及时治疗是保存患者肢体和挽救生命的关键。早隔离确诊或疑似患者,还可减少疾病的传播。

(2)医务人员接触患者应做好个人防护,进入病室必须穿隔离衣,戴口罩、帽子,接触伤口或污染物戴手套。给患者冲洗伤口,为防止喷溅或吸入气溶胶,应戴外科口罩及护目镜。医务人员皮肤有伤口或渗出性皮炎等,应戴双层手套或暂时调离现岗位。

(3)主动免疫保护方法仍在试验中。

(唐科毅)

第七节 破伤风感染的预防与控制

破伤风是一种急性致死性疾病。是由破伤风杆菌经皮肤或黏膜伤口侵入人体,在缺氧环境下生长繁殖,产生毒素而引起的以阵发性肌肉强直收缩和痉挛为主要临床特征的特异性感染。

一、破伤风的流行病学

破伤风杆菌是革兰染色阳性厌氧性芽孢杆菌,广泛存在于自然环境,如灰尘、土壤和人畜粪便中。甚至在医院和手术室的空气中也可检出。主要发病为免疫接种开展不充分的贫穷国家,好发人群为青年和新生儿,男性较女性多发。在发病的不同年龄组中,老年人和婴儿死亡率高。在 20 世纪 80 年代,全世界有 100 万新生儿死于破伤风,新生儿破伤风死亡率高达 60%～80%。成人破伤风死亡率在 20%～60%。老年患者和潜伏期短于 4 天的患者死亡率更高。由于有效的疫苗接种以及重症监护和机械通气的使用,90 年代该病的发病率明显下降,在全世界范围内约使 70 万人免于死亡。

(一)传染源

在医院内破伤风感染患者是主要的传染源。破伤风杆菌仅停留在伤口局部繁殖。伤口处组织和分泌物可检出大量病原体。

(二)传播途径

1.接触传播

皮肤破损处接触患者伤口分泌物或被病原体污染的物品,可导致感染发生。也可通过医务人员污染的手,将破伤风杆菌从一个感染患者,传播到下一个经常需要伤口护理的患者。

2.可疑气溶胶传播

进行伤口冲洗或清创,产生大量携带病原体的气溶胶,导致周围环境和空气严重污染,附近患者正好有开放性伤口和多次实施侵入性操作,有感染发病的报道。

3.通过污染医疗用品传播

患者污染的医疗器械和物品,下一个患者使用前未经有效消毒灭菌,可导致疾病的传播。

(三)人群易感性

未接受免疫接种,尤其是皮肤有破损者都为易感人群。但伤口内有破伤风杆菌,并不一定都发病。破伤风的发生除了与细菌数量多、毒力强及缺乏免疫力等情况外,伤口局部有坏死组织、活动性炎症和异物存在导致的厌氧环境,是破伤风发生的有利条件。

(四)潜伏期

破伤风的潜伏期平均为 7～10 天,也可短至 24 小时或长达数月、数年。约有 90% 的患者在受伤后 2 周内发病。潜伏期和前驱期越短,疾病就越严重。

(五)病原体特性和感染特征

1.病原体特性

破伤风杆菌是专性厌氧菌,可形成芽孢。菌体易杀灭,但芽孢有特殊的抵抗力,须经煮沸30 分钟,压力蒸汽 10 分钟或用苯酚浸泡 10～12 小时可将其杀灭。

2.感染特征

破伤风杆菌无法侵入正常的皮肤与黏膜,一般都是发生在创伤后。破伤风杆菌的滋生繁殖需要无氧环境。破伤风芽孢必须在组织内氧化还原电位低至 150 mV 时才能迅速繁殖。未经清创处理污染严重的伤口、组织缺血坏死、引流不畅或伤口合并需氧化脓菌感染时,破伤风便容易发生。少数破伤风可在无明显伤口存在的情况下出现,如皮肤非常细微的伤口沾染土壤、粪肥或接触锈蚀的金属物品也可能被感染,因为有 15%～25% 的患者没有近期受伤的经历。破伤风可发生于手术后和肌内注射药物后,偶发于手术摘除留在体内多年的异物后。也可并发于烧伤、溃疡、冻伤、坏疽、开放性骨折、人工流产和产后。新生儿破伤风常见于脐带残端消毒不严格的接生技术。

二、破伤风的医源性感染控制

坚持预防为主的方针,破伤风是可以预防的。常见的措施是加强劳动保护,防止创伤发生。注射破伤风类毒素进行主动免疫。一旦意外发生创伤,坚持伤口的正确处理,及时进行被动免疫,可预防疾病发生。

(一)管理传染源

(1)对患者实施单间隔离,同种病原体感染患者可同住一室。保持病室环境安静,防止光声刺激。

(2)患者诊疗物品固定专用。

(3)换药或手术最好固定在隔离房间,每次进行伤口清创或换药后,房间都必须进行终末消毒。

(二)切断传播途径

(1)普及新法接生技术,产科严格脐带残端消毒处理,减少新生儿感染破伤风。

(2)严格医疗器械和用品的消毒灭菌,防止病原体经污染医疗器械、设备及用品导致的感染发生。

(3)患者污染的织物类,需要双层包装,集中焚烧。

(4)患者房间的物体表面,可用 500～1 000 mg/L 有效氯或有效溴消毒剂进行擦拭消毒,有污染随时消毒。

(5)对没有保留价值的废弃物,如患者伤口敷料等,严格按照医疗废物进行焚烧处理。

(6)医务人员工作中严格个人防护,进行伤口冲洗时应穿隔离衣、戴口罩和护面屏。接触伤口或污染物戴手套,手有破损戴双层手套或暂时调离工作岗位。

(7)严格实施手卫生,医务人员接触患者前后要严格消毒双手。

(三)保护易感人群

(1)加强职业防护,尽量避免发生创伤,一旦发生皮肤或黏膜破损,应及时正确处理伤口。

(2)对于严重污染的伤口及时进行彻底清创,如切除无活力的组织,清除异物,打开无效腔,敞开伤口,充分引流等措施,可减少或防止破伤风的发生。

(3)对于从事容易发生创伤的医院工作人员,如总务处的水暖工、维修工、医疗废物处理人员等,可给予注射破伤风类毒素(ATT),使人体获得自动免疫。采用破伤风类毒素基础免疫通常需要注射 3 次。首次皮下注射 0.5 mL,间隔 4～6 周再注射 0.5 mL,第 2 针的 6～12 个月后再注射 0.5 mL。以后每隔 5～7 年皮下注射类毒素 0.5 mL,作为强化注射。一般抗体产生是在首次注射类毒素 10 天左右,30 天后达到有效保护抗体浓度。接受全程主动免疫者,伤后仅需皮下注射类毒素 0.5 mL,即可在 3～7 天产生有效的保护抗体。国外一些国家推荐每 10 年进行一次 ATT 的免疫接种,以维持人群的免疫水平。

(4)对于未进行过破伤风主动免疫注射而发生创伤的医院员工,尤其被锈蚀的金属刺伤,且伤口细而深,可注射破伤风抗毒血清(TAT)或人体破伤风免疫球蛋白(TIG)进行被动免疫。破伤风抗毒血清是最常用的被动免疫制剂。常用剂量是 1 500 U 肌内注射,伤口污染严重或受伤超过 12 小时,剂量加倍,有效作用可维持 10 天左右。TAT 是血清制品,容易发生变态反应,注射前必须做皮肤过敏试验,TAT 皮肤试验过敏者,常采用脱敏注射方法。脱敏注射时,应仔细观察接受注射者的各种变化,防止致死性变态反应的发生。如出现面色苍白、出皮疹、血压下降等症状,应立即停止注射,马上给予肾上腺素皮下注射和吸氧等抢救措施。人体破伤风免疫球蛋白预防剂量为 250～500 U,一次注射后免疫效能 10 倍于 TAT,可在体内维持 4～5 周。如果距离最后一次接种 ATT 已超过 5 年的感染或较大创伤者,推荐再给予接种一次 0.5 mL ATT,可减少破伤风发病的概率。但不推荐鞘内和伤口周围局部浸润注射破伤风抗毒血清,因其效果不肯定。

(唐科毅)

第八节　皮肤软组织感染的预防与控制

皮肤软组织感染种类繁多,包括皮肤、软组织感染,压疮感染,烧伤感染,乳腺感染,脐炎和婴儿脓疱病等,有些相当常见,如疖、痈、蜂窝织炎等,有些虽少见,但发病后很凶险,如新生儿皮下坏疽。皮肤软组织感染虽为局部感染,但当免疫缺陷、粒细胞减少、糖尿病、营养不良等情况下,局部感染可成为传染源,播散至全身其他部位,甚至发生败血症等全身感染。

一、病原微生物

皮肤感染病原菌种类很多,包括细菌、真菌、病毒及寄生虫,与医院感染有关的皮肤感染病原菌有:①金黄色葡萄球菌,能穿透皮肤引起脓疱病及伤口感染。②化脓性链球菌,链球菌伤口感染常播散到周围组织并发生败血症。③表皮葡萄球菌。④肠杆菌属,虽然种类不多,但其危害性大。

二、危险因素

(1)患有糖尿病、肾病、贫血等慢性疾病的患者和接受放化疗、免疫抑制剂治疗的患者危险性增高。

(2)抵抗力低下老人及小儿。

(3)接受各种插管的患者。感染部位以导管插入部位感染及脓疱疹最常见。

三、感染诊断

(一)皮肤感染

1.临床诊断

皮肤有脓性分泌物、脓疱、疖肿等或患者有局部疼痛或压痛,局部红肿或发热,无其他原因解释者。

2.病原学诊断

临床诊断基础上,从感染部位的引流物、抽吸物中培养出病原体或者血液、感染组织特异性病原体抗原检测阳性即可诊断。

(二)软组织感染

软组织感染包括坏死性筋膜炎、感染性坏疽、坏死性蜂窝组织炎、感染性肌炎、淋巴结及淋巴管炎。

1.临床诊断

符合下述 3 条之一即可诊断。

(1)从感染部位引流出脓液。

(2)外科手术或组织病理检查证实有感染。

(3)患者有局部疼痛或压痛、局部红肿或发热,无其他原因解释。

2.病原学诊断

临床诊断基础上,符合下述 2 条之一即可诊断。

(1)血液特异性病原体抗原检测阳性,或血清 ISM 抗体效价达到诊断水平,或双份血清 IgG 呈 4 倍升高。

(2)从感染部位的引流物或组织中培养出病原体。

(三)压疮感染

压疮感染包括压疮浅表部和深部组织感染。

1.临床诊断

压疮局部红、压痛或压疮边缘肿胀,并有脓性分泌物。

2.病原学诊断

临床诊断基础上,分泌物培养阳性。

(四)烧伤感染

1.临床诊断

烧伤表面的形态或特点发生变化,如焦痂迅速分离,焦痂变成棕黑、黑或紫罗兰色,烧伤边缘水肿,同时创面有脓性分泌物或患者出现发热＞38 ℃或低体温＜36％,合并低血压即可诊断。

2.病原学诊断

临床诊断基础上,血液培养阳性并除外有其他部位感染或烧伤,组织活检显示微生物向邻近组织浸润。

(五)乳腺脓肿或乳腺炎

1.临床诊断

符合下述 3 条之一即可诊断。

(1)红、肿、热、痛等炎症表现或伴有发热,排除授乳妇女的乳汁淤积。

(2)外科手术证实。

(3)临床医师诊断的乳腺脓肿。

2.病原学诊断

临床诊断基础上,引流物或针吸物培养阳性。

(六)脐炎

1.临床诊断

新生儿脐部有红肿或有脓性渗出物。

2.病原学诊断

临床诊断基础上,有引流物、针吸液培养阳性或血液培养阳性(排除其他部位感染)即可诊断。

(七)婴儿脓疱病

1.临床诊断

皮肤出现脓疱或临床医师诊断为脓疱病。

2.病原学诊断

临床诊断基础上,分泌物培养阳性。

四、预防控制措施

(1)重视皮肤卫生,保持皮肤清洁;尽量避免皮肤潮湿和摩擦刺激。

(2)卧床患者加强护理措施,定期变换体位,避免局部长时间受压,防止压疮发生。

(3)及时处理体表软组织的损伤,积极治疗皮肤病,减少抓破损伤。

(4)所有皮肤侵入性操作必须严格皮肤消毒,执行无菌操作。

(唐科毅)

第九节　呼吸机相关肺炎感染的预防与控制

一、定义

呼吸机相关肺炎(VAP)是指气管插管或气管切开患者接受机械通气 48 小时后发生的肺炎,机械通气撤机、拔管后 48 小时内出现的肺炎也属于 VAP 范畴。

二、流行病学

VAP 属于医院获得性感染,我国大规模的医院感染横断面调查结果显示,住院患者中医院获得性感染的发生率为 3.22%～5.22%,其中医院获得性下呼吸道感染为 1.76%～1.94%。国内外研究结果均显示,包括 VAP 在内的下呼吸道感染居医院获得性感染构成比之首。

我国一项调查结果显示,46 所医院的 17 358 例 ICU 住院患者,插管总天数为 91 448 天,VAP 的发病率为 8.9/1 000 机械通气日。机械通气患者中 VAP 的发病率为 9.7%～48.4%,或为(1.3～28.9)/1 000 机械通气日,病死率为 21.2%～43.2%。国内外的研究结果均表明,若病原菌为多重耐药(MDR)或全耐药(PDR)病原菌,归因病死率可高达 38.9%～60%。VAP 的病死率与高龄、合并糖尿病或慢性阻塞性肺疾病(慢阻肺)、感染性休克(脓毒症休克)及高耐药病原菌感染等相关。

三、危险因素和发病机制

(一)危险因素

发生 VAP 的危险因素涉及各个方面,可分为宿主自身和医疗环境两大类因素,主要危险因素见表 15-7。患者往往因多种因素同时存在或混杂,导致 VAP 的发生、发展。

表 15-7 医院获得性肺炎/呼吸机相关肺炎反生的危险因素

分类	危险因素
宿主自身因素	高龄
	误吸
	基础疾病(慢性肺部疾病、糖尿病、恶性肿瘤、心功能不全等)
	免疫功能受损
	意识障碍、精神状态失常
	颅脑等严重创伤
	电解质紊乱、贫血、营养不良或低蛋白血症
	长期卧床、肥胖、吸烟、酗酒等
医疗环境因素	ICU 滞留时间、有创机械通气时间
	侵袭性操作,特别是呼吸道侵袭性操作
	应用提高胃液 pH 的药物(H_2-受体阻断剂、质子泵抑制剂)
	应用镇静剂、麻醉药物
	头颈部、胸部或上腹部手术
	留置胃管
	平卧位
	交叉感染(呼吸器械及手感染)

(二)发病机制

VAP 的发病机制是病原体到达支气管远端和肺泡,突破宿主的防御机制,从而在肺部繁殖并引起侵袭性损害。致病微生物主要通过两种途径进入下呼吸道。

(1)误吸。

(2)致病微生物以气溶胶或凝胶微粒等形式通过吸入进入下呼吸道,其致病微生物多为外源性,如结核分枝杆菌、曲霉和病毒等。此外,VAP 也有其他感染途径,如感染病原体经血行播散至肺部、邻近组织直接播散或污染器械操作直接感染等。

气管插管使得原来相对无菌的下呼吸道直接暴露于外界,同时增加口腔清洁的困难,口咽部定植菌大量繁殖,含有大量定植菌的口腔分泌物在各种因素(气囊放气或压力不足、体位变动等)作用下通过气囊与气管壁之间的缝隙进入下呼吸道;气管插管的存在使得患者无法进行有效咳嗽,干扰了纤毛的清除功能,降低了气道保护能力,使得 VAP 发生风险明显增高;气管插管内外表面容易形成生物被膜,各种原因(如吸痰等)导致形成的生物被膜脱落,引起小气道阻塞,导致VAP。此外,为缓解患者气管插管的不耐受,需使用镇痛镇静药物,使咳嗽能力受到抑制,从而增加 VAP 的发生风险。

VAP 可自局部感染逐步发展到脓毒症,甚至感染性休克。其主要机制是致病微生物进入血液引起机体失控的炎症反应,导致多个器官功能障碍,除呼吸系统外,尚可累及循环、泌尿、神经和凝血系统,导致代谢异常等。

四、病原学

非免疫缺陷患者的 VAP 通常由细菌感染引起,由病毒或真菌引起者较少,常见病原菌的分布及其耐药性特点随地区、医院等级、患者人群及暴露于抗菌药物的情况不同而异,并且随时间而改变。我国 VAP 常见的病原菌包括鲍曼不动杆菌、铜绿假单胞菌、肺炎克雷伯菌、金黄色葡萄球菌及大肠埃希菌等。但需要强调的是,了解当地医院的病原学监测数据更为重要,在经验性治疗时应根据及时更新的本地区、本医院甚至特定科室的细菌耐药特点针对性选择抗菌药物。

(一)病原谱

我国 VAP 患者主要见于 ICU。VAP 病原谱中,其中鲍曼不动杆菌分离率高达 35.7%~50%,其次为铜绿假单胞菌和金黄色葡萄球菌,二者比例相当(表 15-8)。≥65 岁的患者中铜绿假单胞菌的分离率高于其他人群。

表 15-8　我国呼吸机相关肺炎患者常见细菌的分辨率(%)

菌种	≥18 岁	≥65 岁
鲍曼不动杆菌	12.1~50.5	10.3~18.5
铜绿假单胞菌	12.5~27.5	27.7~34.6
肺炎克雷伯菌	9~16.1	5.1~13.9
金黄色葡萄球菌	6.9~21.4	5.8~15.4
大肠埃希菌	4~11.5	1.3~6.2
阴沟肠杆菌	2~3.4	3.1
嗜麦芽窄食单胞菌	1.8~8.6	4.6~9.6

由于我国二级及以下医院高质量前瞻性的 VAP 流行病学研究尚不足,目前查到的文献绝大部分为回顾性研究,以上数据仅供参考。

(二)常见病原菌的耐药性

细菌耐药给 VAP 的治疗带来了严峻挑战。临床上 MDR 的定义是指对 3 类或 3 类以上抗菌药物(除天然耐药的抗菌药物)耐药,广泛耐药(XDR)为仅对 1~2 类抗菌药物敏感而对其他抗菌药物耐药,PDR 为对能得到的、在常规抗菌谱范围内的药物均耐药。

VAP 常见的耐药细菌包括碳青霉烯类耐药的鲍曼不动杆菌(CRAB)、碳青霉烯类耐药的铜绿假单胞菌(CRPA)、产超广谱 β-内酰胺酶(ESBLs)的肠杆菌科细菌、甲氧西林耐药的金黄色葡萄球菌(MRSA)及碳青霉烯类耐药的肠杆菌科细菌(CRE)等。我国多中心细菌耐药监测网中的中国细菌耐药监测网(CHINET)和中国院内感染的抗菌药物耐药监测(CARES)数据均显亦,在各种标本中(血、尿、痰等)CRAB 的分离率高达 60%~70%,CRPA 的分离率为 20%~40%,产 ESBLs 的肺炎克雷伯菌和大肠埃希菌的分离率分别为 25%~35% 和 45%~60%,MRSA 的分离率为 35%~40%,CRE 的分离率为 5%~18%。而来自痰标本中的某些耐药菌,如 MRSA 的发生率往往更高。

五、诊断

(一)临床诊断标准

VAP 的临床表现及病情严重程度不同,从单一的典型肺炎到快速进展的重症肺炎伴脓毒症、感染性休克均可发生,目前尚无临床诊断的"金标准"。肺炎相关的临床表现满足的条件越多,临床诊断的准确性越高。

胸部 X 线或 CT 显示新出现或进展性的浸润影、实变影或磨玻璃影,加上下列 3 种临床症候中的2种或以上,可建立临床诊断:①发热,体温>38 ℃。②脓性气道分泌物。③外周血白细胞计数$>10\times10^9/L$或$<4\times10^9/L$。

影像学是诊断 VAP 的重要基本手段,应常规行 X 线胸片,尽可能行胸部 CT 检查。对于危重症或无法行胸部 CT 的患者,有条件的单位可考虑床旁肺超声检查。

(二)病原学诊断

在临床诊断的基础上,若同时满足以下任一项,可作为确定致病菌的依据。

(1)合格的下呼吸道分泌物(中性粒细胞数>25 个/低倍镜视野,上皮细胞数<10 个/低倍镜视野,或二者比值>2.5:1)、经支气管镜防污染毛刷(PSB)、支气管肺泡灌洗液(BALF)、肺组织或无菌体液培养出病原菌,且与临床表现相符。

(2)肺组织标本病理学、细胞病理学或直接镜检见到真菌并有组织损害的相关证据。

(3)非典型病原体或病毒的血清 IgM 抗体由阴转阳或急性期和恢复期双份血清特异性 IgG 抗体滴度呈 4 倍或 4 倍以上变化。呼吸道病毒流行期间且有流行病学接触史,呼吸道分泌物相应病毒抗原、核酸检测或病毒培养阳性。

六、VAP 的预防与控制措施

(一)管理要求

(1)应将 VAP 的预防与控制工作纳入医疗质量和医疗安全管理。

(2)应明确医务人员在 VAP 预防与控制工作中的责任,制订并落实 VAP 预防与控制工作的各项规章制度和标准操作规程。

(3)医院感染管理、医务、护理及其他有关部门应在各自专业范围内负责 VAP 预防与控制工作的监督管理,制订 VAP 循证措施依从性核查表,并督促落实。

(4)应制订 VAP 预防与控制知识和技能岗位培训计划,培训内容应定期根据最新循证医学证据和当地流行病学资料进行更新,并对计划的实施进行考核、评价与反馈。

(5)开展呼吸机诊疗活动的临床科室,应配备受过专业训练,具备独立工作能力的医务人员。

(6)医务人员在诊疗活动中应严格执行《医务人员手卫生规范》WS/T313 的要求,遵循洗手与卫生手消毒的原则、指征和方法。

(7)医务人员在诊疗活动中应严格执行《医院隔离技术规范》WS/T311 的要求,遵循"标准预防"和"基于疾病传播途径"的原则。患有呼吸道传染性疾病时,应避免直接接触患者。

(8)医务人员宜每年接种流感疫苗。

(二)预防措施

(1)若无禁忌证,应将患者床头抬高 30°~45°。

(2)应定时对患者进行口腔卫生,至少每 6~8 小时 1 次。

（3）宜使用 0.12%～2%氯己定消毒液对患者口腔黏膜、牙龈等部位擦拭或冲洗,意识清醒的患者可采取漱口的方式。

（4）对患者实施肠内营养时,应避免胃过度膨胀,条件许可时应尽早拔除鼻饲管。

（5）对患者实施肠内营养时,宜采用远端超过幽门的鼻饲管,注意控制输注容量和速度。

（6）应积极预防深静脉血栓形成。

（7）对多重耐药菌如甲氧西林耐药金黄色葡萄球菌（MRSA）、多重耐药或泛耐药鲍曼不动杆菌（MDR/XDR-AB）、耐碳青霉烯肠杆菌科细菌（CRE）、多重耐药或泛耐药铜绿假单胞菌（MDR/XDR-PA）等具有重要流行病学意义的病原体感染或定植患者,应采取隔离措施。

（8）应规范人工气道患者抗菌药物的预防性使用,避免全身静脉使用或呼吸道局部使用抗菌药物预防 VAP。

（9）不宜常规使用口服抗菌药物进行选择性消化道脱污染。

（三）气道管理

（1）严格掌握气管插管指征。对于需要辅助通气的患者,宜采用无创正压通气。

（2）宜选择经口气管插管。两周内不能撤除人工气道的患者,宜尽早选择气管切开。

（3）应选择型号合适的气管插管,并常规进行气囊压力监测,气囊压力应保持在 $25\sim30\ cmH_2O$（$2.45\sim2.94\ kPa$）。

（4）预计插管时间超过 72 小时的患者,宜选用带声门下分泌物吸引气管导管。

（5）对于留置气管插管的患者,每天停用或减量镇静剂 1 次,评估是否可以撤机或拔管,应尽早拔除气管插管。

（6）应定时抽吸气道分泌物。当转运患者、改变患者体位或插管位置、气道有分泌物积聚时,应及时吸引气道分泌物。吸引气道分泌物时,应遵循无菌操作,每次吸引应更换吸痰管,先吸气管内,再吸口鼻处,每次吸引应充分。气管导管气囊上滞留物的清除方法包括以下内容。①清除方法:操作前先清除呼吸机管路集水杯中的冷凝水。协助患者取头低脚高位或平卧位。先吸引下呼吸道分泌物,再吸引口鼻腔内分泌物。将简易呼吸器与气管插管连接,操作者在患者吸气末轻轻挤压简易呼吸器,在患者呼气初用力挤压简易呼吸器,另操作者同时放气囊。再次吸引口鼻腔内分泌物。如此反复操作 2～3 次,直到完全清除气管导管气囊上滞留物为止。②注意事项:操作前应充分做好用物准备。操作时断开的呼吸机管路接头应放在无菌巾上。操作时医务人员应戴无菌手套,不宜使用镊子等替代方式。戴无菌手套持吸痰管的手应避免污染。冲洗吸痰管分泌物的无菌溶液,应分别注明"口鼻腔""气管内"的字样,不应交叉使用。

（7）对多重耐药病原体感染或定植患者、呼吸道传染性疾病患者或疑似患者,宜采用密闭式吸痰管。

（8）连续使用呼吸机机械通气的患者,不应常规更换呼吸机管路,遇污染或故障时及时更换。

（9）呼吸机管路集水杯应处于管路最低位置,患者翻身或改变体位前,应先清除呼吸机管路集水杯中的冷凝水,清除冷凝水时呼吸机管路应保持密闭。

（10）应在呼吸机管路中采用加热湿化器或热湿交换器等湿化装置,不应使用微量泵持续泵入湿化液进行湿化,加热湿化器的湿化用水应为无菌水。

（11）热湿交换器的更换频率不宜<48 小时,遇污染或故障时及时更换。

（12）雾化器应一人一用一消毒。

（13）雾化器内不宜添加抗菌药物。

（14）不应常规使用细菌过滤器预防 VAP。呼吸道传染性疾病患者或疑似患者，可使用细菌过滤器防止病原体污染呼吸机内部。

（四）消毒灭菌

（1）应遵循《医疗机构消毒技术规范》WS/T367 的管理要求和消毒灭菌基本原则。

（2）高度危险性物品应一人一用一灭菌，中度危险性物品应一人一用一消毒。应遵循《医院消毒供应中心 第 1 部分：管理规范》WS310.1 的管理要求，呼吸机螺纹管、雾化器、金属接头、湿化罐等，应由消毒供应室（CSSD）回收，集中清洗、消毒、灭菌和供应。

（3）使用中的呼吸机外壳、按钮、面板等应保持清洁与干燥，每天至少擦拭消毒 1 次，遇污染应及时进行消毒；每位患者使用后应终末消毒。发生疑似或者确认医院感染暴发时应增加清洁消毒频次。

（4）应使用细菌过滤器防止麻醉机、呼吸机内部污染。复用的细菌过滤器清洁消毒应遵循生产厂家的使用说明，一次性细菌过滤器应一次性使用。感染性疾病患者使用后应立即更换。加热湿化器、活瓣和管路应一人一用一消毒，遇污染或故障时应及时更换。

（5）频繁接触的诊疗环境表面，如床栏杆、床头桌、呼叫按钮等，应保持清洁与干燥，每天至少消毒1次，遇污染时及时消毒，每位患者使用后应终末消毒。

（6）病床隔帘应保持清洁与干燥，遇污染时应及时更换。多重耐药菌如 MRSA、MDR/XDR-AB、CRE、MDR/XDR-PA 等具有重要流行病学意义的病原体感染或定植患者使用后应及时更换。

（五）监测

（1）应遵循《医院感染监测规范》WS/T312 的要求，开展 VAP 的目标性监测，包括发病率、危险因素和常见病原体等，定期对监测资料进行分析、总结和反馈。

（2）应定期开展 VAP 预防与控制措施的依从性监测、分析和反馈，并有对干预效果的评价和持续质量改进措施的实施。

（3）出现疑似医院感染暴发时，特别是多重耐药菌或不容易清除的耐药菌、真菌感染暴发以及发生军团菌医院感染时，应进行人员与环境的目标性微生物监测，追踪确定传染源，分析传播途径，并评价预防控制措施效果。

（唐科毅）

第十节　手术部位感染的预防与控制

手术部位感染（SSI）的发生和治疗始终是制约外科手术治疗是否成功的一个因素。尽管对手术部位感染的发生有所持续改进，但手术部位感染率依然有较高的发生率，占医院感染的15％左右，居医院感染发生率的第三位。SSI 会导致手术失败、增加患者痛苦（严重的甚至死亡）、增加患者的经济负担、延长住院时间、增加医疗纠纷等。

一、手术部位感染的流行病学

（一）手术部位感染发生率

不同的医院外科手术部位感染率各不相同，手术部位感染与手术类型、患者潜在的疾病有关,发生率为 0.5%～15%。手术部位感染率居医院内感染的第三位。在美国,外科医师每月要进行大约 200 万次的操作,而且其中 2/3 是在门诊完成的。疾病预防和控制中心估计 2.7% 的手术操作会并发感染,手术部位感染占所有医院感染的 15%,手术部位感染延长住院时间 1～3 天,每例伤口感染的花费在 400～2 600 美元。手术部位感染的发生因手术类型的不同而不同,其中发生感染最高的是心脏手术(每 100 例出院患者中 2.5 例感染)、普通外科 1.9% 和烧伤/外伤 1.1%。心脏手术时体外循环的使用导致宿主防御系统出现比普通手术操作更大的应激反应。王西玲等报道,我国医院手术部位感染率为 7.12%。龚瑞娥、吴安华等一项针对 2 399 例手术患者研究显示,有 110 例次患者手术部位发生感染,感染率为 4.59%,实施手术部位感染综合干预措施后感染率为 2.12%。患者术后在住院期间发生手术部位感染占 62.72%,出院后(随访感染)发生手术部位感染占 36.1%～37.28%。相同种类的手术危险指数级别越高,感染发生率也越高;同样危险指数的手术中,结、直肠切除手术的感染高于其他手术类型,感染率为 10.16%～37.5%,其余类别的手术的感染率则基本相同。手术切口类型级别越高,手术部位感染率越高,Ⅰ 类切口感染率为 2.52%;Ⅱ 类切口感染率为 5.79%;Ⅲ 类切口感染率为 9.72%;Ⅳ 类切口感染率为 73.75%。茅一萍等对 1589 例手术患者调查报道显示,有 155 例手术部位发生感染,感染率为 9.75%。不同手术类别、相同危险指数的手术以剖腹探查手术和结肠手术感染发生最高。

(二)手术部位感染常见的病原体

美国研究报道,凝固酶阴性葡萄球菌和金黄色葡萄球菌是 2 种从感染手术伤口分离出来的最常见的微生物,并且分别占感染伤口的 14% 和 20%,这些细菌是正常皮肤菌群的一部分,因此当伤口开放时可以造成污染。而我国 SSI 致病菌研究及 2010 年全国细菌监测资料显示(图 15-1),手术部位标本分离的病原菌 14 424 株,位于手术部位感染病原体前三位的是大肠埃希菌、金黄色葡萄球菌和铜绿假单胞菌。

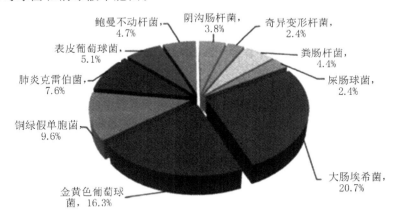

图 15-1　手术部位感染病原体分布

二、手术部位感染的因素

(一)手术部位感染定义

1992 年,由美国感染控制与流行病学专业协会(APIC)、美国医院流行病学学会(SHEA)和外科感染协会组成的联合小组修正提出了"手术部位感染",根据这一定义,将手术部位感染分为切口感染和器官/腔隙感染。切口部位感染被进一步分为表面切口感染(包括皮肤和皮下感染)

或深部切口感染(包括深部软组织),组织结构见图15-2。

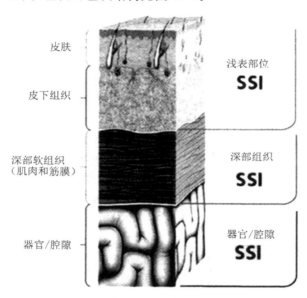

图 15-2　手术部位感染及其分类的解剖学图示

1.切口浅部组织感染

手术后 30 天以内发生的仅累及切口皮肤或者皮下组织的感染,并符合下列条件之一:①切口浅部组织有化脓性液体。②从切口浅部组织的液体或者组织中培养出病原体。③具有感染的症状或者体征,包括局部发红、肿胀、发热、疼痛和触痛,外科医师开放的切口浅层组织。

下列情形不属于切口浅部组织感染:①针眼处脓点(仅限于缝线通过处的轻微炎症和少许分泌物)。②外阴切开术或包皮环切术部位或肛门周围手术部位感染。③感染的烧伤创面,以及溶痂的Ⅱ度、Ⅲ度烧伤创面。

2.切口深部组织感染

无植入物者手术后 30 天以内、有植入物者手术后 1 年以内发生的累及深部软组织(如筋膜和肌层)的感染,并符合下列条件之一。

(1)从切口深部引流或穿刺出脓液,但脓液不是来自器官/腔隙部分。

(2)切口深部组织自行裂开或者由外科医师开放的切口。同时,患者具有感染的症状或者体征,包括局部发热、肿胀及疼痛。

(3)经直接检查、再次手术探查、病理学或者影像学检查,发现切口深部组织脓肿或者其他感染证据。

同时累及切口浅部组织和深部组织的感染归为切口深部组织感染;经切口引流所致器官/腔隙感染,无须再次手术归为深部组织感染。

3.器官/腔隙感染

无植入物者手术后 30 天以内、有植入物者手术后 1 年以内发生的累及术中解剖部位(如器官或者腔隙)的感染,并符合下列条件之一。

(1)器官或者腔隙穿刺引流或穿刺出脓液。

(2)从器官或者腔隙的分泌物或组织中培养分离出致病菌。

（3）经直接检查、再次手术、病理学或者影像学检查，发现器官或者腔隙脓肿或者其他器官或者腔隙感染的证据。

（二）外科手术部位感染的原因

手术部位感染的发生是一个复杂的过程，而且在这一复杂过程中，来源于环境、手术室、宿主、手术操作和微生物的许多因素以复杂的方式相互作用促成手术部位感染的发生。

1.外源性原因

在清洁手术操作中，由于手术不经过黏膜或空腔脏器，外源性污染源是重要的因素。因此，手术室环境和手术人员成为污染的重要媒介物。外科手术必然会带来手术部位皮肤和组织的损伤，当手术切口部位的微生物污染达到一定程度时，会发生手术部位的感染。术前住院时间长、备皮方式、手术室环境、手术器械的灭菌、手术过程中的无菌操作、手术技巧、手术持续时间和预防性抗菌药物使用情况等都是引起手术部位的主要的外源性因素，而这些外源性因素是可以预防的。

2.内源性原因

多数手术部位感染来源于内源性原因，患者方面的主要因素是：高龄、营养不良、肥胖、吸烟等。营养不良、烧伤、恶性肿瘤和接受免疫抑制药物治疗的患者中，宿主的正常防御机制发生了变化，免疫力下降，患者自身的皮肤或黏膜（胃肠道、口咽或泌尿生殖系统的细菌）的菌群移位至手术部位引起感染。术后切口提供了一个潮湿、温暖、营养丰富且易于细菌移生和繁殖的环境，切口的类型、深度、部位和组织灌注水平等许多因素影响微生物的数量和种类。手术部位感染的影响因素见表 15-9。

表 15-9　手术部位感染的影响因素

手术方面	麻醉	患者方面
手术	组织灌注量	糖尿病
备皮方式	温度	吸烟
部位/时间/类型	吸氧浓度	营养不良
缝线质量	疼痛	高龄
血肿	输血	肥胖
预防抗菌药物		药物
机械压力		感染
手术室环境		放疗/化疗
手术器械的灭菌		术前住院时间长
手术部位皮肤消毒		

（1）糖尿病：高糖血症影响粒细胞的功能，包括黏附性、趋化作用、吞噬作用和杀菌活性。用胰岛素治疗的糖尿病患者中手术部位感染的危险高于用口服药治疗的糖尿病患者。Ltham 等前瞻性研究了 1 000 例准备进行冠脉搭桥术或瓣膜置换手术的糖尿病和非糖尿病心脏病患者，发现糖尿病患者的感染率几乎升高了 3 倍。此外，他们证明手术部位感染的最大危险与术后高糖血症（定义为血糖水平高于 200 mg/dL）有关而不是糖化血红蛋白水平或手术前高糖血症。糖尿病与心脏手术后手术部位感染是非常相关的。作为降低手术部位感染的一种措施，围术期高糖血症的控制值得进一步注意。

（2）肥胖：超过理想体重20％的肥胖和手术部位的感染危险性相关。外科医师必须切开可能含有大量细菌的厚层组织，手术切口相对深、技术操作困难和组织中通常预防性抗菌药物浓度不够等均可引起手术部位感染。

（3）吸烟：吸烟与胶原的低生成和包括手术部位感染在内的术后并发症的发生有关。尼古丁延迟伤口愈合，而且可增加手术部位感染的危险。

（4）营养不良：严重的术前营养不良会增加手术部位感染的危险。在一项404种高危普通外科操作的研究中，人血白蛋白水平被认为是预测手术部位感染的变量之一。

（5）术前住院时间长：术前住院时间和手术部位感染危险相关。如果住院时间超过2天，这一危险的升高也可被革兰阴性菌更高的移生所解释，也就是说，革兰阴性杆菌在患者体内定植。

（6）金黄色葡萄球菌的携带者：美国从20世纪50年代以来，大量的研究显示在鼻孔中携带金黄色葡萄球菌的患者发生感染的可能性将升高。许多研究显示，金黄色葡萄球菌的鼻携带者发生金黄色葡萄球菌手术部位感染的危险有可能升高2～10倍，20％～30％的个体在鼻孔内携带金黄色葡萄球菌。

（7）术前预防用药时机：术前给药时机是充分预防手术部位感染的一个关键要素。在手术自切开皮肤前120分钟至0分钟（时间为0是指切开的时间）之间接受抗菌药物的患者手术部位感染率最低（0.6％）；切开后0～180分钟使用抗菌药物的一组患者手术部位感染率是1.4％（与术前2小时内接受抗生素的患者相比较，$P=0.12$），而在切开皮肤180分钟（3小时）后接受抗菌药物的患者手术部位感染率是3.39％（与术前2小时内接受抗菌药物的患者相比较，$P<0.0001$）。手术部位感染的最高危险的组是接受抗菌药物过早的一组，就是说在手术开始的2小时之前使用抗菌药物或者更早，这一组患者手术部位感染率是3.8％，与术前2小时内接受抗菌药物者相比，感染危险性几乎升高了7倍（$P<0.0001$）。证明手术前一天使用药物起不到预防手术部位感染的作用，最佳的抗菌药物预防应该在手术前的短时间内开始，即皮肤切开前30～60分钟使用。

（8）手术持续时间：长时间的手术操作与手术部位感染的高危险有关，手术操作持续1小时、2小时和3小时，手术部位的感染率分别是1.39％、2.7％和3.6％，持续2小时以上的手术操作是手术部位感染的一个独立预测因子。对手术操作时间长和手术部位感染危险性增高之间的关系，最简单的解释便是长时间的切口暴露增加了伤口污染水平，增加了干燥所致的组织损伤程度，由于失血造成患者防御机制的抑制以及降低了抗生素预防的效力。手术持续时间也反映了外科医师的手术技能。在一些研究中，手术技术好的、有经验的外科医师所做的手术切口部位感染率比住院医师或经验较少的外科医师低。

三、管理要求

（一）医院

（1）应将手术部位感染预防控制工作纳入医疗质量管理，有效减少手术部位感染。

（2）医疗机构应当制订并完善外科手术部位感染预防与控制相关规章制度和工作规范，并严格落实。

（3）医疗机构要加强对临床医师、护士、医院感染管理专业人员的培训，掌握外科手术部位感染预防工作要点。

（4）医疗机构应当开展外科手术部位感染的目标性监测，采取有效措施逐步降低感染率。

(5)严格按照抗菌药物合理使用有关规定,正确、合理使用抗菌药物。

(6)评估患者发生手术部位感染的危险因素,做好各项防控工作。

(二)手术部(室)

(1)建筑布局应符合《手术部(室)医院感染控制规范》的相关要求。

(2)洁净手术部(室)的建筑应符合《医院洁净手术部建筑技术规范》GB50333 的要求。

(3)应建立手术部(室)预防医院感染的基本制度,包括手术部(室)清洁消毒隔离制度、手卫生制度、感染预防控制知识培训制度等。

(三)相关临床科室

(1)临床科室感染控制小组应定期对本科室人员培训。

(2)当怀疑 SSI 时,应及时采样进行病原学检测,及时报告本科室手术部位感染病例,采取有针对性的预防控制措施。

四、手术部位感染的预防和控制措施

(一)手术前感染因素和控制措施

(1)应缩短手术患者的术前住院时间。

(2)择期手术前宜将糖尿病患者的血糖水平控制在合理范围内。

(3)择期手术前吸烟患者宜戒烟,结直肠手术成年患者术前宜联合口服抗生素和机械性肠道准备。

(4)如存在手术部位以外的感染,宜治愈后再进行择期手术。

(5)择期手术前患者应沐浴、清洁手术部位,更换清洁患者服。

(6)当毛发影响手术部位操作时应选择不损伤皮肤的方式去除毛发,应于当天临近手术前,在病房或手术部(室)限制区外[术前准备区(间)]进行。

(7)急诊或有开放伤口的患者,应先简单清洁污渍、血迹、渗出物,遮盖伤口后再进入手术部(室)限制区。

清洁切口皮肤消毒应以切口为中心,从内向外消毒;清洁-污染切口或污染切口应从外向内消毒,消毒区域应在手术野及其外扩展≥15 cm 部位擦拭,所使用的皮肤消毒剂应合法有效。

(二)手术中感染因素和控制措施

(1)择期手术安排应遵循先清洁手术后污染手术的原则。洁净手术间的手术安排应遵循《医院洁净手术部建筑技术规范》GB50333 的相关规定。

(2)洁净手术间应保持正压通气,保持回风口通畅;保持手术间门关闭,减少开关频次。应限制进入手术室的人员数量。

(3)可复用手术器械、器具和物品的处置应严格执行《医院消毒供应中心 第 1 部分:管理规范》WS310.1《医院消毒供应中心 第 2 部分:清洗消毒及灭菌技术操作规范》WS310.2 和《医院消毒供应中心 第 3 部分:清洗消毒及灭菌效果监测标准》WS310.3 的要求。

(4)灭菌包的标识应严格执行《医院消毒供应中心 第 3 部分:清洗消毒及灭菌效果监测标准》WS310.3的相关要求。

(5)手术室着装要求符合 WS/T《手术部(室)医院感染控制规范》。

(6)手术无菌操作要求如下:①严格遵守无菌技术操作规程和《医务人员手卫生规范》WS/T313的规定。②开启的无菌溶液应一人一用。③在放置血管内装置(如中心静脉导管)、脊髓腔和硬膜外麻醉导管,或在配制和给予静脉药物时应遵循无菌技术操作规程,应保持最大无菌屏障。④操作应尽可能减少手术创伤,有效止血,减少坏死组织、异物存留(如缝线、焦化组织、坏死碎屑),消除手术部位无效腔。⑤如果外科医师判断患者手术部位存在严重污染(污染切口和感染切口)时,可决定延期缝合皮肤或敞开切口留待二期缝合。⑥根据临床需要选择是否放置引流管,如果需要,宜使用闭合式引流装置引流。引流切口应尽量避开手术切口,引流管应尽早拔除。放置引流管时不宜延长预防性应用抗菌药物的时间。

(7)围术期保温要求:①围术期应维持患者体温正常。②手术冲洗液应使用加温(37 ℃)的液体。③输血、输液宜加温(37 ℃),不应使用水浴箱加温。

(8)环境及物体表面的清洁和消毒:每台手术后,应清除所有污物,对手术室环境及物体表面进行清洁;被血液或其他体液污染时,应及时采用低毒高效的消毒剂进行消毒,清洁及消毒方法应遵循《医疗机构环境表面清洁与消毒管理规范》WS/T512 的要求。

(三)手术后感染因素和控制措施

(1)在更换敷料前后、与手术部位接触前后均应遵循《医务人员手卫生规范》WS/T313 的要求进行手卫生。

(2)更换敷料时,应遵循无菌技术操作规程。

(3)应加强患者术后观察,如出血、感染等征象。

(4)应保持切口处敷料干燥,有渗透等情况时及时更换。

(5)宜对术后出院患者进行定期随访。

(6)当怀疑手术部位感染与环境因素有关时,应开展微生物学监测。

(四)手术部位感染暴发或疑似暴发管理

(1)应收集和初步分析首批暴发病例原始资料。

(2)应制订手术部位感染暴发调查的目标,包括感染人数、感染部位、病原体种类、首例病例发生的时间地点、病例发生的时间顺序、病例的分布、与手术、麻醉或护理相关人员等。

(3)应及时开展现场流行病学调查、环境卫生学检测等工作,如对手术器械、导管、一次性无菌用品、对使用的清洗剂、润滑剂、消毒剂、物体表面、医务人员的手等进行微生物学检测。及时采取有效的感染控制措施,查找和控制感染源,切断传播途径。

(五)围术期抗菌药物的预防用药管理

应遵循《抗菌药物临床应用指导原则(2015 年版)》的有关规定,加强围术期抗菌药物预防性应用的管理。

(唐科毅)

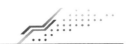

参考文献

[1] 陈素清.现代实用护理技术[M].青岛:中国海洋大学出版社,2021.

[2] 黄俊蕾,赵娜,李丽沙.新编实用临床与护理[M].青岛:中国海洋大学出版社,2019.

[3] 贾雪媛,王妙珍,李凤.临床护理教育与护理实践[M].长春:吉林科学技术出版社,2019.

[4] 蔡华娟,马小琴.护理基本技能[M].杭州:浙江大学出版社,2020.

[5] 姜雪.基础护理技术操作[M].西安:西北大学出版社,2021.

[6] 潘洪燕,龚姝,刘清林,等.实用专科护理技能与应用[M].北京:科学技术文献出版社,2020.

[7] 窦超.临床护理规范与护理管理[M].北京:科学技术文献出版社,2020.

[8] 高淑平.专科护理技术操作规范[M].北京:中国纺织出版社,2021.

[9] 曾菲菲,张绍敏.护理技术[M].北京:北京大学医学出版社,2020.

[10] 陈春丽,任俊翠.临床护理常规[M].南昌:江西科学技术出版社,2019.

[11] 管清芬.基础护理与护理实践[M].长春:吉林科学技术出版社,2020.

[12] 任潇勤.临床实用护理技术与常见病护理.[M]昆明:云南科技出版社,2020.

[13] 邵小平,杨丽娟,叶向红,等.实用急危重症护理技术规范[M].上海:上海科学技术出版社,2020.

[14] 赵静.新编临床护理基础与操作[M].开封:河南大学出版社,2021.

[15] 周霞.护理教学与临床实践[M].北京:中国纺织出版社,2021.

[16] 许军.实用临床综合护理[M].长春:吉林科学技术出版社,2019.

[17] 尹玉梅.实用临床常见疾病护理常规[M].青岛:中国海洋大学出版社,2020.

[18] 金莉,郭强.老年基础护理技术[M].武汉:华中科学技术大学出版社,2021.

[19] 李峰.护理综合实训教程[M].济南:山东大学出版社,2021.

[20] 廖喜琳,刘武,周琦.护理综合实训指导[M].西安:西安交通大学出版社,2020.

[21] 刘爱杰,张芙蓉,景莉,等.实用常见疾病护理[M].青岛:中国海洋大学出版社,2021.

[22] 于红,刘英,徐惠丽,等.临床护理技术与专科实践[M].成都:四川科学技术出版社,2021.

[23] 奖争艳.外科护理技术[M].上海:同济大学出版社,2021.

[24] 章志霞.现代临床常见疾病护理[M].北京:中国纺织出版社,2021.

[25] 沈燕.实用临床护理实践[M].北京:科学技术文献出版社,2019.

[26] 孙丽博.现代临床护理精要[M].北京:中国纺织出版社,2020.

[27] 涂英.基础护理技能训练与应用[M].北京:科学出版社,2021.

［28］万霞.现代专科护理及护理实践［M］.开封:河南大学出版社,2020.

［29］刘萍.内科临床护理技能实践［M］.汕头:汕头大学出版社,2019.

［30］曹伟波.新编肾内科疾病诊疗精要［M］.长春:吉林科学技术出版社,2019.

［31］单珊.消化内科常见病护理新进展［M］.汕头:汕头大学出版社,2019.

［32］方习红,武丽丽,孙丽.现代神经内科护理［M］.长春:吉林科学技术出版社,2019.

［33］付玉娜.内科系统疾病的诊疗与护理［M］.天津:天津科学技术出版社,2020.

［34］解春丽,王亚茹,甘玉萍.实用临床内科疾病诊治精要［M］.青岛:中国海洋大学出版社,2019.

［35］鞠炜仙.内科常见疾病诊治与护理［M］.北京:科学技术文献出版社,2020.

［36］石静静.浅谈护理工作中的人性化护理［J］.医药卫生.2019,(5):137.

［37］花春英,韩东梅.护士在糖尿病治疗中的地位及作用不可或缺［J］.糖尿病之友,2020,(1):48-49.

［38］赵丽红,郑宏来.中风的预防、治疗及护理康复［J］.基因组学与应用生物学,2021,40(3):1410-1416.

［39］赵明.优质护理服务在儿科护理中的意义［J］.中国医药指南,2019,17(30):375-376.

［40］赵虹,杨涛.优质护理干预在妇产科护理中的效果观察［J］.山西医药杂志,2020,49(5):631-632.